理学療法研究の進めかた
基礎から学ぶ研究のすべて

理学療法研究の進めかた

基礎から学ぶ研究のすべて

神戸大学教授
編集 ● 森山英樹

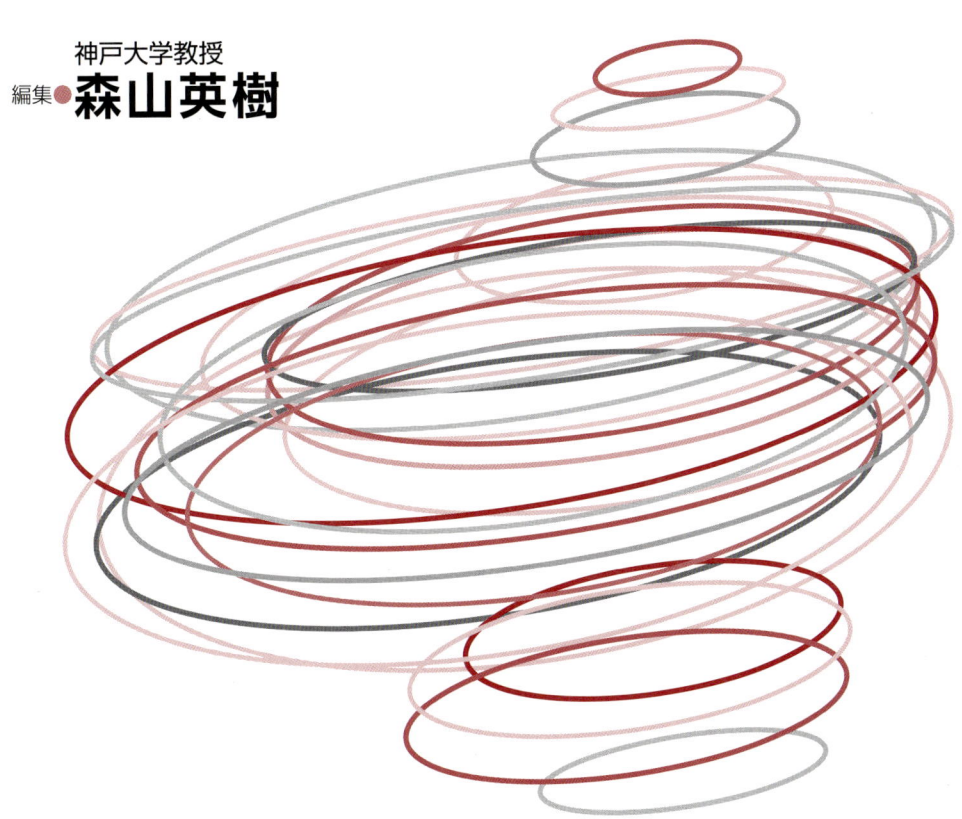

文光堂

■**編集**

森山　英樹　　神戸大学大学院保健学研究科教授

■**執筆**（執筆順）

森山　英樹　　神戸大学大学院保健学研究科教授
大熊　敦子　　帝京平成大学健康メディカル学部理学療法学科講師
小澤　淳也　　広島国際大学総合リハビリテーション学部リハビリテーション学科准教授
金村　尚彦　　埼玉県立大学保健医療福祉学部理学療法学科准教授
高橋　真　　　広島大学大学院医歯薬保健学研究院応用生命科学部門講師
木藤　伸宏　　広島国際大学総合リハビリテーション学部リハビリテーション学科准教授
西原　賢　　　埼玉県立大学保健医療福祉学部理学療法学科准教授
森沢　知之　　兵庫医療大学リハビリテーション学部理学療法学科講師
小野くみ子　　神戸大学大学院保健学研究科助教
阿南　雅也　　広島大学大学院医歯薬保健学研究院応用生命科学部門助教
田中　亮　　　広島国際大学総合リハビリテーション学部リハビリテーション学科講師
小野　玲　　　神戸大学大学院保健学研究科准教授

序　文

　日本理学療法士協会の学術局は，「Pure scienceとしての理学療法学の確立と職能に資する実践理学療法学の推進」を基本理念としています．科学的根拠に基づいた治療が医療界の潮流となっており，世界的に根拠のない治療は保険算定の対象外とされる方向にあります．科学的検証が進展している腰痛症において，1994年の米国腰痛ガイドラインでは運動療法は根拠がなく効果が不明とされていましたが，2007年のガイドラインでは根拠がある有効な治療になりました．この真逆の結論が得られた理由は，10年余りの間に欧米の理学療法士が研究を通じて多くの科学的根拠を発信した結果に他なりません．日本の理学療法界の現状を打開するためには，科学的検証を行い，着実に公表していくしかなく，これこそが職能に資する理学療法学と考えます．またそれと両輪となる学問としての理学療法学の確立もきわめて重要であり，Pure scienceを志向するための研究能力の向上も欠かすことができません．通常，研究能力は実践するなかでの口伝あるいは模倣により涵養されてゆくものですが，これらが体系的に纏められている書籍があれば，無為な時間を過ごすことなく，より高みに到達できるだろうとの想いから本書を企画するに至りました．

　本書では，研究の考え方(1章)，研究計画の立案(2章)から，現在の理学療法の研究分野ほぼすべてを網羅した実践的なマニュアル(3～17章)，統計学的分析法(18章)，学会発表の方法(19章)，論文の書き方や投稿(20章)まで，理学療法研究を行ううえで必須となる内容のすべてを盛り込みました．研究分野は，大きく基礎研究と臨床研究の2つに分けました．臨床研究に分類した分野でも厳密には基礎研究に該当する分野もありますが，本書では主に人を対象とする分野を臨床研究に，それらの源泉となる分野を基礎研究に分類しました．またマニュアルは，当該分野の研究を行ううえで必要な基礎知識と基本技術で構成し，各研究分野で多くの実績をあげている理学療法士に，自身が試行錯誤しながら培ってきた知識や技術を余すことなく執筆していただきました．

　本書を執筆するにあたり，さまざまな本や雑誌などから学んだことを参考にさせていただきました．すべての出典について明記できていない場合もあるかもしれませんが，お許し願いたい．本書が，読者の研究への取り組みを変革し研究法に熟達する契機となり，その結果，学問としての理学療法学が確立され，職能に資する理学療法学が推進されるための礎石となれば，編者として望外の喜びです．

2014年2月

森山　英樹

目　　次

I　総　論

1 総論 ……………………………………………………………………………… 2

1. 研究とは何か ………………… 2
2. 研究する意義 ………………… 2
3. 求められる資質 ……………… 2
4. 研究の方法 …………………… 3
   1) 研究の流れ ………………… 3
   2) 研究の種類 ………………… 3
5. 研究成果の公表 ……………… 3
   1) 公表する意義 ……………… 3
   2) 学会発表 …………………… 4
   3) 論文発表 …………………… 4
   　a. 研究論文 ………………… 4
   　b. インパクトファクター … 4
   　c. オープンアクセスジャーナル … 5
6. ラボノート …………………… 5
7. 研究費 ………………………… 6
   1) 科学研究費補助金 ………… 6
   2) その他の競争的資金 ……… 6
8. 研究業績 ……………………… 6
9. 研究の不正 …………………… 7

2 研究計画 ………………………………………………………………………… 8

1. 研究計画 ……………………… 8
2. 研究テーマの設定 …………… 8
3. 情報収集（文献検索）………… 8
   1) 文献 ………………………… 8
   2) PubMed ……………………… 9
   3) 医中誌 ……………………… 10
   4) それ以外の文献データベース … 11
4. 文献情報の収集と整理 ……… 11
   1) EndNote …………………… 11
   2) Mendeley …………………… 11
5. 研究計画書の作成 …………… 12
   1) 題名 ………………………… 12
   2) 序論 ………………………… 12
   3) 研究デザイン ……………… 12
   4) 目的 ………………………… 12
   5) 仮説 ………………………… 12
   6) 方法 ………………………… 12
   7) スケジュール ……………… 13
   8) 研究資金 …………………… 13
   9) 参考・引用文献 …………… 13
6. 倫理 …………………………… 13
   1) ヘルシンキ宣言 …………… 13
   2) ヒトゲノム宣言 …………… 13
   3) 動物実験指針 ……………… 13
   4) カルタヘナ議定書 ………… 14
7. 予備実験と研究計画の修正 … 14

Ⅱ　基礎研究

3　細胞培養 ……………………………………………………………………… 16

● 基礎知識 …………………………… 16
1. 細胞培養とは …………………… 16
2. 細胞の種類と培養方法 ………… 17
3. 細胞の入手 ……………………… 17
4. 実験対象の細胞の選択 ………… 18
5. 試薬・器具・機器 ……………… 18
   1) 培地 ………………………… 18
   2) 血清 ………………………… 18
   3) PBS（−） …………………… 19
   4) トリプシン / EDTA ………… 19
   5) 培養容器 …………………… 19
   6) ピペット …………………… 19
   7) CO_2 インキュベーター …… 19
   8) 倒立顕微鏡 ………………… 19
   9) 低速遠心器 ………………… 19

● 基本技術 …………………………… 20
1. 細胞培養に必要な準備 ………… 20
   1) 清潔の管理（滅菌・洗浄・無菌操作）…… 20
   2) 無菌操作について ………… 20
   3) 毎回共通の準備と後片付け … 21
2. 培地交換 ………………………… 22
3. 凍結細胞を起こして播く ……… 23
4. 組織からの細胞培養 …………… 24
5. 細胞の継代 ……………………… 24
6. 細胞数の測定 …………………… 25
7. 細胞の凍結保存 ………………… 27
8. 細胞固定および染色法 ………… 28
9. トラブルへの対処 ……………… 29
   1) コンタミが生じた場合 …… 29
   2) 実験記録をつけることの意義 …… 29

4　動物実験 ……………………………………………………………………… 30

● 基礎知識 …………………………… 30
1. 動物実験とは？ ………………… 30
2. 理学療法における動物実験の意味 …………………………… 30
3. 動物実験の目的 ………………… 30
   1) 倫理的理由 ………………… 30
   2) 科学的理由 ………………… 30
   3) 経済的理由 ………………… 31
4. 実験動物の種類 ………………… 31
5. 動物モデル ……………………… 31
6. 実験の準備 ……………………… 33
   1) 実験計画の立案 …………… 33

● 基本技術 …………………………… 35
1. 動物飼育管理 …………………… 35
2. 衛生管理 ………………………… 35
3. 動物飼育の実際 ………………… 35
4. 動物実験の実際 ………………… 36
   1) 個体識別 …………………… 36
   2) 保定 ………………………… 36
   3) 採血 ………………………… 36
      a. 動物を屠殺しない場合 … 36
      b. 動物を屠殺する場合 …… 36
   4) 投与方法 …………………… 37
      a. 経口投与 ………………… 37
      b. 注射による投与 ………… 37
   5) 麻酔方法 …………………… 37
      a. 吸入麻酔 ………………… 37
      b. 注射麻酔 ………………… 38
   6) 安楽死 ……………………… 39
      a. 化学的方法 ……………… 39
      b. 物理的方法 ……………… 39
      c. 付随的方法 ……………… 39
   7) 手術の実際（アジュバント関節炎モデル）…………………… 39

5 組織学 … 42

● 基礎知識 … 42
1. 組織学とは？ … 42
2. 試薬・器具・機器 … 42
   1) 顕微鏡 … 42
      a. 光学顕微鏡 … 42
      b. 共焦点レーザー顕微鏡 … 42
      c. 電子顕微鏡 … 43
   2) ミクロトーム … 43
   3) クリオスタット … 43
   4) 染色壺 … 44
   5) スライドグラス … 44
   6) ピペット … 44
3. 試薬・機器に関する基礎知識 … 44

● 基本技術 … 45
組織標本の作製方法 … 45
1. 固定 … 45
   1) 物理的固定 … 45
   2) 化学的固定 … 46
2. 薄切 … 47
3. 染色 … 49
   1) 一般染色(HE染色) … 49
   2) 組織化学 … 50
      a. 組織化学の原理 … 51
      b. 抗体の選択方法 … 51
      c. 免疫組織化学の実際 … 52

6 生化学 … 55

● 基礎知識 … 55
1. 生化学分析とは … 55

A. リアルタイムPCR法 … 56
● 基礎知識 … 56
1. polymerase chain reaction(PCR)とは … 56
2. ハウスキーピング遺伝子(内部標準遺伝子)による標準化 … 58

● 基本技術 … 58
1. 準備 … 58
   1) サンプル調整用 … 58
   2) 機器 … 58
   3) 試薬 … 58
   4) その他 … 58
2. リアルタイムPCR法の手順 … 59
   1) RNaseのコントロール(RNAを扱う際の準備および注意点) … 59
   2) サンプル採取 … 59
      a. 組織・細胞の破砕(ホモジナイズ) … 59
      b. RNAの抽出 … 60
      c. RNAの濃度・純度のチェック … 61
      d. 逆転写反応(cDNAの作製) … 61
      e. リアルタイムPCR法による解析 … 62
      f. 解析方法 … 64

B. ウエスタンブロッティング法 … 65
● 基礎知識 … 65
1. 電気泳動 … 65
2. ウエスタンブロッティング法 … 66
   1) 分光光度計を利用した蛋白質定量 … 67
   2) 電気泳動(SDS-PAGE)の手順 … 68
3. ブロッキングと抗体反応 … 75

7 生理学 … 78

● 基礎知識 … 78
1. 生理学とは … 78
2. 生理学の分類 … 78
3. 生理学と理学療法学 … 79
4. 生理学研究と動物実験 … 80
5. 脳損傷後の機能回復と運動野の可塑的変化 … 80
6. 脊髄伸長反射回路の可塑的変化 … 82

- 7. 運動時の心拍数調節における
  心臓交感神経の役割 …………… 82
- ●基本技術 ………………………………… 87
  - 1. H反射 ………………………………… 87
    - 1) ヒラメ筋H反射の誘発方法 ……… 87
      - a. 姿勢 ……………………………… 87
      - b. 刺激電極, 刺激条件 …………… 89
      - c. H反射の誘発 …………………… 89
      - d. 脊髄運動ニューロンプールの
        興奮性評価 ……………………… 89
    - 2) 2シナプス性Ia相反抑制,
      シナプス前抑制 …………………… 90
- 2. ヒトの筋交感神経活動記録：
  マイクロニューログラフィ ……… 91
  - 1) 記録電極と増幅器 ………………… 92
  - 2) 記録方法 …………………………… 92
  - 3) 静的運動時のMSNA計測例 ……… 92
- 3. 麻酔下/除脳下での
  ラット腎交感神経活動計測 ……… 94
  - 1) 麻酔 ………………………………… 94
  - 2) カニュレーション ………………… 94
  - 3) 腎交感神経活動の記録方法 ……… 95
  - 4) 腎交感神経活動の記録例 ………… 96

Ⅲ　臨床研究

8　動作解析 …………………………………………………………………………………………… 100

- ●基礎知識 ………………………………… 100
  - 1. 理学療法と動作解析 …………… 100
  - 2. 身体運動学とは何か …………… 100
  - 3. 測定, 計測, 解析, 分析の
    正しい意味 ……………………… 101
  - 4. 動作解析に必要な原理 ………… 102
    - 1) 座標系とは何か …………………… 102
    - 2) 位置データの三次元化 …………… 102
    - 3) サンプリング周波数 ……………… 103
    - 4) 床反力計との同期 ………………… 104
  - 5. 動作解析機器で何ができるのか ‥ 104
    - 1) 計測機器と環境の問題 …………… 105
    - 2) 研究計画自体の問題 ……………… 105
  - 6. 動作解析における
    生体力学的パラメータ ………… 105
    - 1) 身体重心 …………………………… 105
    - 2) 床反力と床反力作用点 …………… 106
  - 3) 関節角度, 関節角速度,
    関節角加速度 …………………… 108
  - 4) 関節モーメントと
    関節モーメントのパワー ………… 109
- ●基本技術 ………………………………… 111
  - 1. 三次元動作計測機器を用いた
    計測の準備 ……………………… 111
    - 1) 被験者情報の聴収譲渡 …………… 111
    - 2) 機器の設定とキャリブレーション …… 111
    - 3) 反射マーカの貼付 ………………… 112
  - 2. 計測の実際 ……………………… 114
  - 3. データ処理 ……………………… 115
  - 4. 解析方法と特徴点の出し方 …… 115
  - 5. トラブルへの対処 ……………… 116
    - 1) 反射マーカが撮影できない,
      認識できない, または消える …… 116
    - 2) 実験記録を付けることの意義 …… 117

9　筋電図 ………………………………………………………………………………………………… 118

- ●基礎知識 ………………………………… 118
  - 1. 筋電図とは ……………………… 118
  - 2. 筋活動電位の発生原理 ………… 118
    - 1) 筋の形態と活動電位 ……………… 119
  - 2) レートコーディング ……………… 119
  - 3) リクルートメント ………………… 119
  - 4) 発生した活動電位が筋電計の
    電極から検出されるまで ………… 119

- ● 基本技術 …………………………… 120
  1. 記録用電極の種類 ………………… 120
     1) 針電極 …………………………… 120
     2) 表面電極 ………………………… 120
  2. 増幅器について …………………… 120
     1) 感度 ……………………………… 120
     2) ノイズ除去 ……………………… 120
     3) 前置増幅方式の増幅器 ………… 122
  3. 電極の貼付 ………………………… 122
     1) 皮膚表面処理 …………………… 122
     2) 適切な電極貼付位置 …………… 122
  4. データ記録 ………………………… 123
     1) アナログデジタル変換 ………… 123
  5. 実際の運動時の筋電波形の記録 … 125
     1) 等尺性収縮の運動 ……………… 125
     2) 筋長が変化する運動 …………… 125
     3) 筋の解剖学的構造が波形に及ぼす
        影響 ……………………………… 126
     4) 被験筋による特徴 ……………… 126
  6. 記録した波形の処理と解析 ……… 126
     1) 記録後のノイズ除去 …………… 126
     2) 正規化 …………………………… 126
     3) 振幅の平均値の算出のための
        2乗平均平方根 ………………… 126
     4) 振幅の平均値の算出のための
        整流平滑 ………………………… 126
     5) 振幅の平均値の算出のための
        IEMG …………………………… 126
     6) 周波数分析 ……………………… 127
  7. 筋電図活用の限界 ………………… 128
     1) 電極が波形に及ぼす影響 ……… 128
     2) 筋電波形の振幅と筋収縮力の
        相関関係 ………………………… 128
     3) 検出できる筋 …………………… 128
     4) 被験者間の比較 ………………… 128

10 脳研究 …………………………………………………………………………… 129

- ● 基礎知識 …………………………… 129
  1. 脳研究と理学療法 ………………… 129
  2. 脳研究の手法 ……………………… 129
  3. 非侵襲的脳機能計測方法 ………… 130
     1) 機能的核磁気共鳴画像法 ……… 130
     2) 陽電子断層撮影法 ……………… 131
     3) 機能的近赤外分光法 …………… 131
     4) 脳電図 …………………………… 131
     5) 脳磁図 …………………………… 132
     6) 経頭蓋磁気刺激法 ……………… 132
- ● 基本技術 …………………………… 133
  1. fNIRS ……………………………… 133
     1) 実験デザイン(プロトコル) …… 133
     2) 計測部位の決定,ホルダの選択,
        チャンネル設定 ………………… 133
     3) ホルダ設置位置の決定 ………… 133
     4) プローブの取り付け ………… 134
     5) 計測 ……………………………… 135
     6) 解析 ……………………………… 136
        a. スムージング補正 …………… 136
        b. ベースライン補正 …………… 136
        c. 加算平均 ……………………… 136
     7) 空間標準化 ……………………… 137
  2. TMS ………………………………… 138
     1) 刺激場所の同定・安静時/
        運動時閾値の決定 ……………… 138
     2) 刺激強度の決定,MEP記録 …… 139
     3) MEP振幅値は何を反映しているか … 139
     4) stimulus-response/
        input-output curve …………… 141
     5) cortical silent period(CSP) …… 141
     6) 皮質内抑制・促通 ……………… 142
     7) 安全性 …………………………… 142

11 呼吸 … 144

A. 肺機能検査 … 144
- 基礎知識 … 144
  1. 肺機能検査(スパイロメトリー)とは … 144
  2. どのような研究に用いられるか … 144
  3. スパイロメトリーから得られる情報 … 145
     1) 緩徐な換気で計測する方法 … 145
     2) 努力換気で計測される指標 … 147
- 基本技術 … 148
  1. スパイロメトリーに必要な準備 … 149
     1) 測定に必要な物品 … 149
     2) スパイロメータの補正 … 149
     3) 感染管理 … 149
     4) 測定準備 … 149
  2. 測定上の注意点 … 149
  3. スパイロメトリーの測定手順 … 150
     1) VC(%VC),肺気量分画の測定手順 … 150
     2) VC測定結果の妥当性と再現性 … 151
        a. 妥当性の確認 … 151
        b. 再現性の確認 … 151
     3) FVC,FEV_1(FEV_1%),F-V曲線の測定 … 151
     4) FVC測定結果の妥当性と再現性 … 152
        a. 妥当性の確認 … 152
        b. 再現性の確認 … 154
  4. 測定後 … 154

B. 呼吸筋力テスト … 154
- 基礎知識 … 154
  1. 呼吸筋力テストとは … 154
  2. どのような研究で用いられるか … 155
  3. 呼吸筋力テストから得られる情報 … 155
     1) PImax … 155
     2) PEmax … 155
- 基本技術 … 156
  1. 呼吸筋力テストに必要な準備 … 156
     1) 測定に必要な物品 … 156
     2) 感染管理 … 156
     3) 測定準備 … 156
  2. 測定上の注意点 … 156
  3. 測定方法 … 156
  4. 測定後 … 157

12 循環 … 158

- 基礎知識 … 158
  1. 運動負荷試験とは … 158
  2. どのような臨床研究に用いられるか … 159
     1) 6MWT … 159
     2) SWT … 159
     3) CPX … 160
        a. 呼気ガス分析装置 … 160
        b. 運動負荷装置 … 161
        c. 運動負荷のプロトコル … 161
        d. CPX(ramp負荷)から得られる情報 … 162
- 基本技術 … 165
  1. 6WMT … 165
     1) 測定前の準備 … 165
     2) 測定の手順 … 166
  2. SWT … 166
     1) 測定前の準備 … 166
     2) 測定の手順 … 167
  3. CPX … 167
     1) 検査に必要な準備 … 167
        a. 検査室の環境 … 167
        b. 必要物品 … 167
        c. 呼気ガス分析装置のセットアップと較正 … 167
        d. 対象者の準備 … 168
        e. 負荷試験中,運動負荷試験後の注意事項 … 170

13 代謝 ... 171

- **基礎知識** ... 171
  1. 代謝とは ... 171
  2. エネルギー代謝 ... 171
  3. エネルギー代謝の測定 ... 171
  4. 呼吸商 ... 172
  5. ATPの合成経路 ... 173
  6. 基礎代謝量 ... 174
  7. エネルギー代謝率 ... 174
  8. 代謝当量 ... 174
  9. 推定エネルギー必要量 ... 175
  10. 酸素摂取量 ... 177
  11. 身体活動後の代謝亢進 ... 178
  12. 最大酸素摂取量 ... 178
  13. 無酸素性代謝閾値 ... 178
- **基本技術** ... 179
  1. エネルギー代謝量の評価 ... 179
  2. 基礎代謝量の求め方 ... 179
  3. 最大酸素摂取量の求め方 ... 180
  4. 一定強度の運動における酸素摂取量の求め方 ... 180

14 ランダム化比較試験・症例研究 ... 182

- **基礎知識** ... 182
  1. 根拠に基づく理学療法 ... 182
  2. RCT ... 182
     1) 選択バイアス ... 183
     2) 評価バイアス ... 183
     3) 分析バイアス ... 183
     4) 公表バイアス ... 183
  3. 理学療法分野でのRCTの課題 ... 184
  4. シングルケースデザイン ... 185
     1) AB型デザイン ... 185
     2) ABA型デザイン ... 186
     3) Alternative Treatment Design ... 186
     4) 多層ベースライン法 ... 186
  5. シングルケースデザインの課題 ... 186
- **基本技術** ... 187
  1. RCTの手順 ... 187
     1) 母集団からの無作為抽出 ... 187
     2) ベースラインの測定 ... 189
     3) 患者のランダム割付け ... 189
     4) 介入(新しい治療)の盲検化 ... 190
     5) 患者のフォローアップ ... 190
     6) アウトカムの盲検的評価と群間比較 ... 190
  2. シングルケースデザインの手順 ... 191
     1) 独立変数の決定 ... 191
     2) 従属変数の決定 ... 191
     3) 評価 ... 191
        a. ベースライン期 ... 191
        b. 介入期 ... 192
        c. 第2ベースライン期 ... 192
     4) 測定結果の解析 ... 192
        a. データのプロット ... 192
        b. celeration lineの描画 ... 192

15 質問紙 ... 194

- **基礎知識** ... 194
  1. 質問紙とは ... 194
  2. 質問紙の構成 ... 194
     1) 調査項目 ... 195
        a. 項目の内容 ... 195
        b. 項目の信頼性と妥当性 ... 196
        c. 項目のわかりやすさ ... 196
     2) 回答方法 ... 197
     3) フェイスシート ... 198
        a. タイトル ... 198
        b. 質問紙の概要の教示 ... 198
        c. 人口統計学的変数 ... 198

3. 質問紙調査の基礎 199
　1) 研究協力者の募集(サンプリング) 199
　2) 依頼文書 200
　3) 同意書 200
　4) 質問紙配布・回収 201
　5) 催促状 201
　6) 謝礼とフィードバック 202
● 基本技術 202
1. 調査の計画・準備 202
　1) 先行研究を調べる 202
　2) リサーチクエスチョンを設定する 202
　3) リサーチクエスチョンを吟味する 203
　4) 研究で扱う概念を定義する 203
2. 質問紙調査の実施 204
　1) 質問紙を作成する 204
　2) 統計解析の方法を想定する 204
　3) 協力者を募集する 205
　4) 質問紙を配布・回収する 205

16　疫学　207

● 基礎知識 207
1. 疫学とは 207
2. 臨床研究の重要性 207
3. 疫学的思考の例 208
4. 誤差の種類 210
● 基本技術 211
1. 偶然誤差 211
2. 系統誤差 211
　1) 選択バイアス 211
　2) 情報バイアス 213
　3) 交絡 214
3. 系統バイアスの解釈 217

17　システマティックレビュー・メタアナリシス　219

● 基礎知識 219
1. システマティックレビューとメタアナリシスの基本事項 219
　1) EBMとEBPT 219
　2) エビデンスの強さと研究デザイン 219
　3) システマティックレビューとメタアナリシス 220
2. システマティックレビューの手順 221
　1) 疑問の定式化 221
　2) 研究論文の検索 221
　3) 組み入れ基準と除外基準の適用 222
　4) データの抽出と評価 222
　5) データの解析 223
3. メタアナリシスの方法 223
　1) 要約指標の決定 223
　2) データの統合 223
　3) 異質性の確認 225
　4) 追加的な分析 225
　　a. 感度分析 225
　　b. サブグループ解析 226
　　c. メタ回帰分析 226
　5) メタアナリシスを行うためのソフトウエア 226
● 基本技術 227
1. PRISMA声明に従ったシステマティックレビューおよびメタアナリシス 227
　1) タイトル 227
　2) 抄録 227
　3) はじめに 227
　4) 方法 230
　5) 結果 232
　6) 考察 233
　7) 資金 233
2. MOOSE提案に従った観察研究のメタアナリシス 234

Ⅳ 公表

18 医療統計 ……………………………………………………………………… 238

1. 統計解析の基本事項 …………… 238
   1) なぜ統計解析が必要か …………… 238
   2) データの尺度 …………… 238
      a. 比率尺度（比尺度）…………… 238
      b. 間隔尺度 …………… 239
      c. 順序尺度 …………… 239
      d. 名義尺度 …………… 239
   3) 代表値と散布度 …………… 239
      a. 代表値 …………… 239
      b. 散布度 …………… 240
2. 統計学的検定の基礎 …………… 240
   1) 母集団と標本 …………… 240
   2) 分布 …………… 241
   3) 統計学的検定の手順 …………… 242
      a. 仮説の設定 …………… 242
      b. 有意水準の設定 …………… 242
      c. 検定統計量の算出 …………… 242
      d. 有意確率の算出 …………… 243
      e. 判定 …………… 243
3. 統計学的検定に使うデータの準備 … 243
4. 統計学的検定の選択 …………… 243
5. 統計学的検定の実際 …………… 244
   1) 差を比較する …………… 244
      a. 独立したサンプルのt検定 …………… 244
      b. 対応のあるt検定 …………… 246
      c. Mann-WhitneyのU検定 …………… 247
      d. Wilcoxonの符号付順位和検定 … 248
      e. 分散分析 …………… 248
      f. 反復測定による分散分析 …………… 250
      g. Kruskal-Wallis検定 …………… 250
      h. Friedman検定 …………… 251
   2) 関連性を調べる …………… 252
      a. カイ2乗検定 …………… 252
      b. Pearsonの相関係数 …………… 253
      c. Spearmanの相関係数 …………… 254
   3) 因果関係を調べる …………… 254
      a. 単回帰分析 …………… 254
      b. 重回帰分析 …………… 256

19 学会発表 ……………………………………………………………………… 258

1. 学会 …………… 258
2. 口頭発表 …………… 258
   1) 演題登録 …………… 258
   2) 発表前の確認事項 …………… 258
      a. 聴衆の分析 …………… 258
      b. 発表時間 …………… 258
   3) スライドの作成 …………… 258
   4) 発表 …………… 259
   5) 質疑応答 …………… 260
3. ポスター発表 …………… 260
   1) ポスター発表の長所と短所 …………… 260
   2) 発表前の確認事項 …………… 260
   3) ポスターのレイアウト …………… 260
   4) ポスターの項目 …………… 262
   5) テキスト …………… 262
   6) 発表 …………… 263

20 論文執筆 ……………………………………………………………………… 264

1. 論文執筆の準備 …………… 264
   1) 執筆構想 …………… 264
   2) 投稿雑誌と原稿の種類の決定 …………… 264
   3) 投稿規程と最近の掲載論文の入手 … 264
   4) 関連文献の入手 …………… 265
   5) IMRAD …………… 265
   6) アウトラインの作成 …………… 265
2. 原稿の様式 …………… 265

- 1) 余白 ……………………………… 265
- 2) フォント ………………………… 266
- 3) 行間 ……………………………… 267
- 4) 文字列 …………………………… 267
- 5) ページ番号 ……………………… 267
- 6) 行番号 …………………………… 268
- 7) 記号と特殊文字 ………………… 268
- 8) 字間 ……………………………… 269
- 9) 句読法 …………………………… 269
- 10) 数字 ……………………………… 269
- 11) 連続する数字と単位 …………… 269
- 3. 論文の執筆 ………………………… 269
  - 1) 序論(Introduction) ……………… 269
  - 2) 方法(Methods) ………………… 270
  - 3) 結果(Results) ………………… 270
  - 4) 考察(Discussion) ……………… 270
  - 5) 謝辞(Acknowledgements) ……… 270
  - 6) 引用文献(References) ………… 270
- 7) アブストラクト・抄録(Abstract) …… 270
- 8) タイトル・標題(Title)(副題を含む) ……………………………………… 271
- 4. 図表の作成 ………………………… 271
  - 1) 表(Table) ……………………… 271
  - 2) 図(Figure) …………………… 272
- 5. 論文投稿の準備 …………………… 272
  - 1) カバーレター・添付手紙(Cover letter) ………… 272
  - 2) タイトルページ(Title page) …… 272
  - 3) 推敲 …………………………… 275
- 6. 論文投稿から雑誌掲載まで …… 276
  - 1) 論文投稿 ……………………… 276
  - 2) 査読・判定 …………………… 277
  - 3) 再投稿 ………………………… 277
  - 4) 校正 …………………………… 277
  - 5) 論文別刷 ……………………… 278

索引 …………………………………………………………………………………………… 281

I 総論

総論

1. 研究とは何か

　研究というと，高尚なことのように捉えられがちであるが，誰でも意識はしていないものの，多かれ少なかれ，研究を行っている．日頃疑問に思うことや興味をもったことについて，資料を集めたり，本を読んだりすると思う．そのような行為は広い意味で研究であり，誰でも行っていることである．

　このような広い意味での研究は，研究と聞いて抱くイメージとは異なるかもしれない．研究の定義は難しく，研究を生業にする者は誰しも，研究とは何か？という問いに対して一家言もち，その答えは個人により異なる．総務省統計局の科学技術研究調査では，研究を「事物・機能・現象などについて新しい知識を得るために，あるいは，既存の知識の新しい活用の道を開くために行われる創造的な努力及び探求をいう」と定義している．研究の行為に限っていうならば，この定義におおむね異論はないと思う．

2. 研究する意義

　理学療法士自らが研究を行う意義は，理学療法士だからこそ持ち得る視点があるためであり，理学療法士にしかできない研究があることに尽きる．生じた疑問や問題点は，理学療法士固有のものであり，それらの解決のためには，先行する学問領域からの知見を積み重ねることのみでは不十分であり，自ら主体的に研究するしか道はない．

　研究の真の目的は，まだ誰も答えを見つけていない未解決の科学的問題を自分で見定め，その答えを発見すること，あるいは自分で創造することである．また，その答えは，永く遍く人類の資産となるものであることが望ましい．そのためには，「研究のための研究」にならないことが大事である．そして，単に事実を集めるだけの「ファクト・コレクター」[1]の研究から脱却しなければならない．

3. 求められる資質

　研究するために必要な特別な資質はない．研究が好きという気持ちのみでは全く以て不十分ではあるが，絶対的な前提として必要であるように思う．そのうえで，他書[2,3]でも引用されている数学者の藤原正彦が述べた数学者として成功するために必要な性格条件[4]が，求められる資質に適用できる秀逸なものである．ここで一部抜粋する．①知的好奇心が強いこと．研究へのモチベーションは原則としてすべて，真理を知りたい，未知の世界に光を当てたい，新しい方法を探りたい，という好奇心である．②野心的であること．学問に新しい知見を加えるという創造活動に不可欠なのが野心である．また自己の殻と限界を破壊するような爆発力が必要であり，そのためのエネルギーが野心である．③執拗であること．真理への到達には，魂の持続的燃焼が必要であり，そのために執拗さが必要である．④楽観的であること．研究とは失敗の連続である．自分の能力について悲観的では，攻撃精神は萎えてしまう．

　研究する資質というと，優秀な頭脳と非凡な好奇心が必須と考えられがちであるが，この4つの条件の中に入っていない．勉強ができることと研

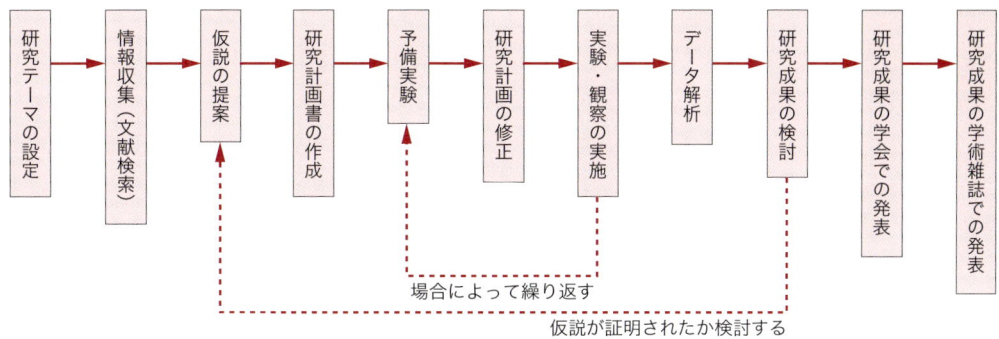

図1 研究の流れ
（野地澄晴：理系のアナタが知っておきたいラボ生活の中身，羊土社，p.16，2012より一部改変）

究ができることは，全く異質のものである．

4. 研究の方法

1) 研究の流れ

研究は，ある疑問や問題（研究テーマ）の検証，あるいは探索のために行われる科学的で妥当性のある計画された一連の手続きである（図1）．

研究の流れのなかで，特に重要なことは，仮説の提案である．仮説に基づき，どのような実験や観察を行えばよいかを検討する．仮説の検証のための実験を行い，もし最初の仮説が実験で証明されなければ，その仮説を棄てて別の仮説を立てる．もちろんすべての研究がこのように論理的に進められるわけでなく，ひらめきによって思わぬ飛躍があったり，最初の目的とは異なった思わぬ発見をしたりすることもある．これが，いわゆるセレンディピティ（serendipity）である．

2) 研究の種類

厳密に区分することはできないが，研究には基礎研究と応用研究の2つがある．医学全体にいえることであるが，1980年くらいまで，つまりプレEBM（evidence-based medicine）の時代であれば，基礎と臨床の距離は近く，基礎医学的知識はそのまま臨床医学に活かすことができた．理学療法においても同様の事例が数多くある．例えば，温熱療法による軟部組織の伸張性の向上の根拠は，ラットの尾を暖めた方がよく伸びたとする実験結果[5]が根拠になっている．また，持続的他動運動（continuous passive motion：CPM）は，Salterらのウサギの軟骨損傷に対する一連の実験結果が根拠となっている[6]．しかし現在，基礎医学の知見を臨床現場にもっていくトランスレーションの距離は遙かに遠くなっている．基礎医学の発見は直接臨床現場にはもっていけないし，そこに至るまでには大きなハードルを乗り越えなければならない．しかし，基礎医学の価値が損なわれているわけではなく，基礎医学はほとんどすべての臨床医学的知見の源泉である．理学療法においては，その歴史も浅いことから，基礎研究のみならず，臨床研究においても理学療法士自身が取り組まなければならない課題は山積している．

5. 研究成果の公表

1) 公表する意義

研究成果の発表は，研究においてきわめて重要なステップである．研究はその成果を発表して，はじめて終了したことになる．たとえネガティブな結果であろうと，それが正しい実験の結果であれば，十分に発表する価値がある．逆にいえば，発表することを意識して研究を進める必要がある．研究を公表するための手段は数多くあるが，学会での発表と学術雑誌での論文発表に大別される．

2）学会発表

学会発表は，その学会に加入する会員にとって重要な仕事である．学会活動の中心である学会場は新しい研究成果が公表される場であり，他の会員にその仕事の内容が正しく理解され，賞賛や批判を受けることにより，その研究がより洗練され発展していく．

国内では，さまざまな学会や研究会が1年中どこかで開かれている．学会は，同じ分野で研究する者が集まり，お互いの研究について情報交換し，議論をする場である．どの研究者が先端を走り，何を目指しているのかを知ることができる．場合によってはその研究者に直接話を聞くこともできることが，論文では経験できない学会のよいところである．また国際学会には，世界各地から2〜4年に一度，何千人も集まり行われる大きな国際学会と少人数の専門家だけが集まる国際会議がある．当然のことながら，英会話力が必要である．

3）論文発表

論文発表は，学会発表以上に，研究成果を公表するための重要な手段である．なぜなら，自ら行った研究により得られた成果を，学術雑誌などに研究論文という形あるものとして残すことができるからである．後生に形あるものを残すことができる仕事は，研究者と芸術家だけではないかと思う．

a. 研究論文

研究論文は，査読（第20章 論文執筆 参照）を受け，学術雑誌に掲載された論文である．学術雑誌を調べると毎週，毎月，膨大な数の研究論文が発表されていることがわかる．世界的には，年間に約60万報もの論文がどこかの学術雑誌に掲載されているが，玉石混淆である．多くの論文の中から優れた論文を見つけるには論文を評価できることも必要である．

b. インパクトファクター

多くの研究論文を，優れた論文と悪い論文に分けることは，その論文のテーマの専門家であれば，ある程度可能である．しかし研究分野が少しでも異なると困難となる．まして初心者ともなると，どの論文が優れているのか判断をすることはできないだろう．その判断をする際の指標の1つとして，インパクトファクター（impact factor：IF）がある．

研究成果を発表するときには，必ず関連する論文は余すことなく引用しなければならない．これは，著者が論文の中で述べる新しい知見に至る過程で，参考にした論文を読者に明らかにし，自分の立場を明確にし，これまでの研究者の業績に評価と敬意を示すために行われる．一般的には，役に立つ情報が多い論文ほど，被引用回数（他の論文に引用された回数）が多くなるため，その論文が当該分野に与えた影響度が大きいとされる．インパクトファクターは，個々の論文ではなく，ある学術雑誌に過去2年間に掲載された論文の被引用回数の平均値を計算したものである．その値が大きい方が，より引用されやすく注目度の高い論文を多く掲載している学術雑誌といえる．

一方で，インパクトファクターは学術雑誌の評価として問題があると批判もされる．その理由には，次の点がある．①学問領域によってインパクトファクターが異なる．学問領域の活発さやレベルの高さだけではなく，論文の引用頻度や慣習が異なっていることによる．したがって，異なる領域の学術雑誌のインパクトファクターを比べることは意味がないと考えられている．②原著論文より総説の方がインパクトファクターが高くなる．学術雑誌の中には，総説だけを掲載するものがある．総説は一般的に引用されやすいため，主に総説の掲載数が多い学術雑誌はそれだけでインパクトファクターが高くなる傾向がある．③倫理的な問題を含むこととして，Self citeがある．学術雑誌の編集者が自誌のインパクトファクターを上げたいと思えば，投稿者に対して，自誌の論文をで

きるだけ引用するように強制することで，数字上のインパクトファクターを上げることが可能である．④分子と分母の問題がある．学術雑誌には，原著論文や総説の他にも，編集者への手紙や短い抄録論文など，いくつかの種類の論文が掲載されている．これらを掲載論文としてカウントするか，それに対する引用をどのように扱うのか，論文の種類をどのように判定するかは大きな問題である．

インパクトファクターの差が25％以内の学術雑誌は同一ランクに属していると考えてよいといわれており，あまり小さなインパクトファクターの差まで気にするのは，過剰反応といってよいだろう．いずれにせよ，インパクトファクターだけに頼ることなく，多角的にみて，優れた論文かどうかを判断できる力を養わなければならない．

> **用語**
> **原著論文**
> 独創性(オリジナリティ)に富み，主張が明確に表明されている研究成果を公表する論文である．

> **用語**
> **総説(review，レビュー)**
> これまで発表されたある学問領域の原著論文や書籍をもとに，研究の流れや知見をまとめた論文である．

> **メモ**
> **インパクトファクターの算出方法**
> 2013年のある学術雑誌のインパクトファクターは，次のように計算される．2013年のインパクトファクター＝(2011年と2012年にある学術雑誌に掲載された論文が2013年に引用された回数)/(2011年と2012年にある学術雑誌に掲載された総論文数)．インパクトファクターの高い学術雑誌で発表された論文は，引用される可能性が高いことを意味している．

> **メモ**
> **インパクトファクターの閲覧方法**
> 各学術雑誌のインパクトファクターを見るためには，トムソンサイエンティフィック社が提供しているWeb of ScienceのなかのJournal Citation Reports (JCR)を閲覧する必要がある．ただし，JCRは有料であるため，契約していない場合，一覧を見ることができない．各学術雑誌のウェブサイトには，通常，最新(年1回更新)のインパクトファクターが掲載されている．

c. オープンアクセスジャーナル

世界の主要国で，国家予算を使った研究の成果は国民が無料でアクセスできるようにしなければならないとするオープンアクセス化の流れが始まっている．従来の学術雑誌では掲載論文の著者がある程度の掲載料を支払うとともに読み手も購読料を支払う．オープンアクセスジャーナルの場合，読み手は無料であるが，著者が高額な掲載料を支払う．オープンアクセスジャーナルでは，論文の内容が正しいとみなされればトップレベルの内容ではなくても掲載されるという編集方針を基本としていることもあり，この場合，研究内容の質が担保されないなど，さまざまな問題も孕んでいる．

6. ラボノート

ラボノートは，Laboratory Notebookの略であり，実験ノートや研究ノートなどと呼ばれることもある．研究の課題・仮説・実験の目的・計画・手順・使用する装置・材料・試料・実験結果・考察・アイデアなど，あらゆる研究活動を記録するためのノートである．

ラボノートの導入にあたっては，その日常的な記載・管理の煩わしさを懸念する研究者も存在し，必ずしもすべての研究者が積極的であるわけ

ではない．しかし現在，多くの研究機関において研究者の意識の向上や，大学などの研究推進部などがラボノートの重要性や必要性に関する啓蒙活動を行った成果もあり，多くの施設においてラボノートの導入が定着しつつある．

ラボノートの書き方については，ネット上の情報などで米国でのスタイルが数多く紹介されており，わが国においてもそれに準じて運用しようとしている施設が多い．ラボノートの詳細については，「ラボノートの書き方 改訂版」[7]を参照されたい．

7. 研究費

研究には資金が必要であり，資金がなければ研究ができない．また，研究テーマは研究費に依存する．研究費の多くは競争的資金である．競争的資金とは，広く研究課題を募り，申請された課題の中から，専門家を含む複数の評価者による科学的・技術的な観点を中心とした評価に基づいて，実施すべき課題を採択し，研究者などに配分する研究資金である．

1) 科学研究費補助金

国が支援する競争的資金の最たるものが，科学研究費補助金である．一般に科研費と略称され，人文・社会科学から自然科学までのすべての分野にわたり，基礎から応用までのあらゆる独創的・先駆的な学術研究を対象とする．研究者が比較的自由に行うものから，あらかじめ重点的に取り組む分野や目標を定めてプロジェクトとして行われるもの，具体的な製品開発に結びつけるためのものなど，さまざまな形態がある．文部科学省およびその外郭団体である独立行政法人日本学術振興会が交付する．なお，科研費には誰でも応募することができるわけではなく，応募時点で，①研究機関に，当該研究機関の研究活動を行うことを職務に含む者として，所属する者であること，②当該研究機関の研究活動に実際に従事していること，③大学院生などの学生でないこと（ただし，所属する研究機関において研究活動を行うことを本務とする職に就いている者で，学生の身分も有する場合を除く）のすべての要件を満たしている者が対象となる．名称の類似した競争的資金制度として，厚生労働省が交付する厚生労働科学研究費補助金や環境省が交付する廃棄物処理等科学研究費補助金があるが，単に科学研究費補助金と呼称される場合，文部科学省の制度を指す．

2) その他の競争的資金

学会や研究会などの学術団体の他，財団や企業からも多くの公募がある．これらの公募には，財団や企業の開発活動へ貢献できるものが採択されやすい．こうしたことから応募の際には，公募の目的などを考慮し，研究目標を応募側の目的に合わせる必要がある．これらの情報は，公益財団法人助成財団センターなどから入手されたい．

8. 研究業績

研究を生業としたいと考えている者はもとより，研究費の助成を受けたいと考えるならば，研究成果（業績）をしっかりと発表していくことが必須である．何をもって業績とするかについて，査読を経て学術雑誌に掲載された原著の英語論文が筆頭にあげられる．次に英語で書かれた総説がくる．その次に日本語で書いた原著論文，総説，その他の論文がある．昔は日本語で書かれた原著論文の価値も高かったが，今では高い情報的価値をもつものは英語で書かれるため，日本語論文はあまり高く評価されなくなってしまった．ただし日本国内でその学問領域において認知してもらうためには，日本語の論文や総説も欠かせない．

近年，研究業績の評価にインパクトファクターが用いられることが多くなった．その年に発表した論文の掲載誌のインパクトファクターの合計点を報告させ，それによって業績評価をしている大学もある．しかし，前述したとおりインパクト

ファクターは学術雑誌の評価であり，掲載されている個々の論文のインパクトを表しているのではない．研究業績の評価の1つの目安として，インパクトファクターを使うことはできるが，それを客観的・絶対的な指標と考えるのは間違いであるといえる．

研究業績を評価する1つの指数として，h指数（h-index）がある．算出方法は，自分の論文を被引用回数の順番に並べ，上から順位をつける．上から見ていき，論文の順位が被引用回数を上回った順位をh指数とする．つまり，上から数えて10番目の論文の引用回数が12回だとして，11番目の論文の引用回数が9回とすると，h指数が10ということになる．h指数は，若い研究者の場合，低めに出るし，研究分野によって大きく異なるので，絶対的な指標とはいえないが，研究者を評価する1つの指標として使われることもある．

> **メモ**
>
> **h指数**
> 前述したWeb of Scienceにはh指数が標準装備されており，自分の執筆した論文の一覧を出したあと，「引用レポートの作成」というボタンをクリックすると表示される．Web of Scienceを利用できない場合，学術情報に特化した検索エンジンであるGoogle Scholarを用いて，h指数を簡易的に算出することができる．Google Scholarの検索結果にリストアップされる各文献データには「引用元〇〇」というリンクがついており，その文献が他のどの文献で引用されているか，また他の論文に引用された回数が表示されるので，これを使用すれば算出できる．ただし，Web of Scienceで計算された引用回数とGoogle Scholarで表示された引用回数は完全に同じではない．両者では集計に用いる学術雑誌が異なるし，雑誌収載にあたって審査を行い公開しているWeb of Scienceに対し，Google Scholarの検索対象雑誌は明らかになっていない．

9. 研究の不正

国内外を問わず，大学や研究機関における研究データ捏造など，研究活動にかかわる不正行為が次々と発覚している．科学研究における不正行為は，真実の追究を積み重ね，新たな知を創造していく営みである科学の本質に反し，科学者としての倫理にもとる行為であり，許すことのできないものである．科学における不正行為として，改竄（研究資料・機器・過程を変更する操作を行い，データや研究活動によって得られた結果などを真正でないものに加工すること），捏造（存在しないデータや研究結果などを作成すること），盗用（他の研究者のアイデア，分析・解析方法，データ，研究結果，論文・用語を当該研究者の了解もしくは適切な表示なく流用すること）などがある．

●参考図書●

1) 井村裕夫：ファクトとセオリー―研究の進め方をめぐって．井川洋二（編），ロマンチックな科学者―世界に輝く日本の生物科学者たち，羊土社，1992.
2) 坪田一男：理系のための研究生活ガイド―テーマの選び方から留学の手続きまで，第2版，講談社，2010.
3) 野地澄晴：理系のアナタが知っておきたいラボ生活の中身―バイオ系の歩き方，羊土社，2012.
4) 藤原正彦：数学者の休憩時間，新潮社，1993.
5) Lehmann JF, Masock AJ, Warren CG, et al : Effect of therapeutic temperatures on tendon extensibility. Arch Phys Med Rehabil, 51(8): 481-487, 1970.
6) Salter RB : The biologic concept of continuous passive motion of synovial joints. The first 18 years of basic research and its clinical application. Clin Orthop Relat Res, 242 : 12-25, 1989.
7) 岡崎康司，隅藏康一：理系なら知っておきたいラボノートの書き方 改訂版―論文作成，データ捏造防止，特許に役立つ書き方＋管理法がよくわかる！，羊土社，2011.

（森山英樹）

2 研究計画

1. 研究計画

　研究の成否は，研究計画ですべて決まるといっても過言ではない．どのくらい具体的で吟味された研究計画を立案できるかによって，研究の結果が左右され，結果に対する解釈や考察も影響される．研究計画は，第1章 総論で述べたように，ある研究テーマに対して仮説を立て，その内容を文献検索を通して先行研究やこれまでの理論と照らし合わせることで，仮説を検討し絞る．その仮説を検証するための方法を検討する段階が研究計画である．

2. 研究テーマの設定

　研究は，疑問に思うことから始まる．疑問や問題から研究テーマが生み出される．研究テーマに良いものと悪いものがあるとすると，良い研究テーマとはいったいどんなテーマだろうか．良い研究テーマの条件として，「FINER」[1, 2]がある．FINERとは，Feasible（実施可能であること），Interesting（真に興味あるテーマであること），Novel（新規性のあること），Ethical（倫理的であること），Relevant（必要性が高いこと）の頭文字を取ったものである．しかし，特に初心者とっては，どのような研究テーマが良いものかわからないと思う．研究テーマから仮説を立てるが，その際に鍵となるのが，研究テーマに関連する情報収集である．

3. 情報収集（文献検索）

1）文献

　文献（literature）とは，すでに公表された研究などの記録のことで，他の研究者がこれまで何を行い，何を考えたかが示されている．テーマを選択した場合に最初にしなければならないことは，そのテーマに関連する文献を探して（文献検索），理解し，どこまで解決され，残されている問題は何なのかを調べることである．理想的には，当該分野であれば，世界で自分が一番詳しいと言えるほど，文献を集め，読み込む．現代の学問や研究は，多くの偉大な先人の才能や努力の蓄積の上に成り立っている．すなわち，「巨人の肩の上に立つ」という意識を強く持つことが重要である．新しい分野で研究を始める時には，その分野の知識を確実に収集できるかどうかが鍵となる．さらに，文献には必ず引用文献があり，その引用文献を調べることにより，研究や実験の内容がさらに理解できる．

　文献は，原著論文を中心とした一次資料と総説や書籍などの二次資料とに分けることができる．すなわちオリジナリティをもつ文献が一次資料である．これに対して一次資料を効率的に探すための情報を掲載したものが二次資料である．発刊される学術雑誌の種類や論文は膨大な数にのぼり，それらのすべてに目を通すことは至難の技であるため，二次資料は一次資料を探すための手段としても用いられる．通常，研究に関する完全に詳細な情報を二次資料から得ることはできない．したがって，文献検索では，可能なかぎり一次資料を調べることが必要である．テーマに関連した一次

資料を探すことが難しいようであれば，日本語か英語の総説などの二次資料を探すことを薦める．

> **メモ**
>
> **英文抄読会**
> 英語文化圏は，日本語文化圏の数十倍である．当然のことながら，日本語論文より英語論文の方が圧倒的に多く，研究者も読者も多い．研究にあたっては日本語論文の抄読も必要であるが，英語論文の方が多くの情報がある．抄読会の方法はさまざまであるが，論文の研究目的，方法，結果，考察を簡潔にまとめて，最後に論文に対する私見を交えて，A4判の用紙2枚程度にまとめたレジュメを作成して報告する．研究仲間で抄読会を行えば，1人よりも短時間で多くの情報が得られ，より広い知見を得ることができる．通常，英語の論文を読むことになるので，英語の読解力が要求される．

2) PubMed

インターネットが普及し文献データベースが充実した今日，研究活動において文献検索はますます重要かつ便利になった．とりわけ医学関連の文献については，研究だけでなく臨床の場でも，良質な文献をいかに的確に探すかが日常的な課題となっている一方，人の生命を扱う医学情報は専門家のためだけでなく，患者や一般市民にも開放するべきとの考えから，フリーアクセスの文献データベースサービスが生まれた．PubMed（パブメド）はその代表例である．

PubMedは，米国を中心に世界約80カ国で発刊されている学術雑誌に掲載された生命科学分野の文献を検索できるデータベースである．PubMedは，アメリカ国立衛生研究所（National Institutes of Health：NIH）所属の米国国立医学図書館（National Library of Medicine：NLM）内にあるNational Center for Biotechnology Information（NCBI）の統合型分子生物学データベースシステムEntrez（アントレ）の一部である．使用言語は，英語で，インターネットを通じて，無料でアクセス可能である．アクセスしてキーワードを入力すれば，最新の文献が表示され，その要約を読むことができ，全文（フルテキスト）や関連文献へのリンクもあるなど，多くの機能がある．

同じく，米国国立医学図書館が作成しているデータベースに，MEDLINE（メドライン）がある．MEDLINEは1966年から現在までの生物医学雑誌に掲載された論文や記事の書誌と抄録を提供している（1965年以前のOLD MEDLINEもある）．PubMedとの相違点は，PubMedがMEDLINEを主な情報源として，MEDLINEに未収載状態の最新書誌情報データベース（Pre MEDLINE）が検索できることである．そのため，PubMedでは最新の情報が入手できる反面，出版予定（in press, 第20章 論文執筆 参照）の文献まで検索されるので，入手できないことがある．注意点として，PubMedでは，出版社から収載を申請された学術雑誌のうち，厳密な審査を踏まえその一部を選定収載しているに過ぎない．したがって，世界の生命科学分野の学術誌を網羅的に収載しているわけではないので，PubMedによる文献検索のみで，英語論文のすべてを検索したとするのは間違いである．PubMedの使用方法に関しては，多くの大学がインターネット上で詳細かつわかりやすいマニュアルを提供しているため，ここでは割愛する．

現在，PubMedの検索式を保存できるサービスがあり，その検索結果を定期的にメールやRSSで届けてくれるサービスがある．関連分野の過去の文献を網羅的に読んだ後には，最新の文献を定期的に教えてくれるので便利である．このサービスを利用するためには，はじめにMy NCBIに登録する必要がある．まずPubMedのトップページで右上にある「Sign in to NCBI」をクリックし，表示された画面で「Register for an NCBI account」から基本情報を入力し，「NCBI Username」と「Password」を取得する．その後，それらを使用して「Sign in」すると，右上にある「Sign in to NCBI」が「自分で設定したNCBI Username名」，「My NCBI」「Sign Out」に変わる（図1）．検索ボックスに適当な検索式を入力すると，検索ボックス

Ⅰ 総論

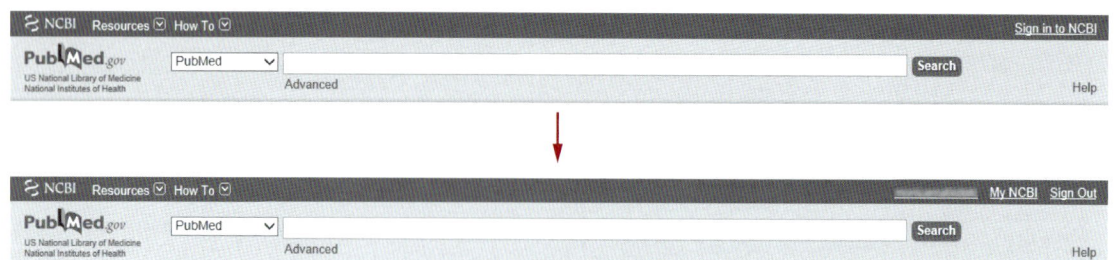

図1　My NCBI への登録

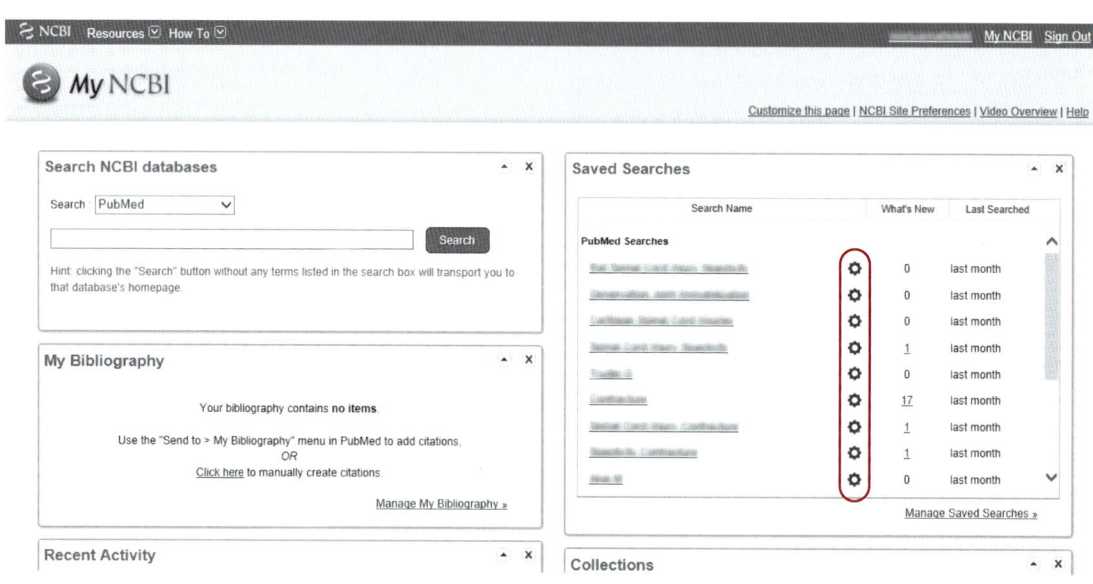

図2　My NCBI

の下に「RSS」,「Save search」,「Advanced」が表示される.「RSS」をクリックすると,その検索式で検索した最新の論文をRSSで届けてくれる.また「Save search」では,その検索式がMy NCBIに保存される.保存する際に,Eメールで届けてくれる頻度,曜日,検索結果の数などが設定できる.なお,その設定は,右上にある「My NCBI」をクリックすると表示されるMy NCBIの画面での「歯車のマーク」から変更できる(図2).この他,My NCBIの画面では,自分の検索履歴の閲覧や各種設定ができる.

> **メモ**
>
> **全文(フルテキスト)**
> 基本的に有料であるが,文献の出版会社のウェブサイトで,フルテキストがPDF形式でダウンロードできる.ただし,オープンアクセスジャーナルに掲載されている文献,著者が料金を支払い無料化した文献,Free PMC (PubMed Central) Article (例外があるが,NIHの助成金による研究)は無料でダウンロードできる.

3) 医中誌

医学中央雑誌(医中誌)は,日本語の文献データベースのほとんど唯一無二の存在であり,医学英

語文献を探すならPubMed，医学日本語文献を探すなら医中誌Webというくらい，なくてはならない存在である．

長い間冊子体として提供されていたが，1992年よりCD-ROM版の提供が始まり，2000年よりインターネットによる医中誌Webの提供が始まると，読む雑誌というより，検索のためのデータベースとしての意味合いが強くなった．そして，冊子体での発行は2002年に終了，CD-ROM版の提供も2006年3月に終了，現在ではインターネットによる医中誌Web（法人向け），医中誌パーソナルWeb（個人向け）による提供のみとなっている．いずれも有料であるが，日本語文献を検索するうえでは必須のデータベースである．

使用方法については，医中誌Webを運営している医学中央雑誌刊行会をはじめ，インターネット上で詳細かつわかりやすいマニュアルが提供されているため，ここでは割愛する．

4）それ以外の文献データベース

医学英語文献のデータベースは，PubMedだけではない．有料ではあるが，薬学関連の調査で定評があるEMBASE（エムベース）や看護系の文献を収載したCINAHL（シナール）など，MEDLINEを含めた文献データベースに付加機能をつけてサービスを提供している．

日本語文献では，CiNii（サイニイ）やメディカルオンラインなどがある．

4.文献情報の収集と整理

1) EndNote

文献検索の結果，得られた情報が莫大な量になると，整理・保存しておくことが必要となる．文献管理を，データベースソフトなどを用いて行っている人もいるが，作業をより効率化するためには，文献管理に特化したソフトを用いるのが最も賢明である．文献管理ソフトのスタンダードがEndNoteである．

EndNoteでは，文献データベースの作成やオンラインでの文献情報の自動取り込みなどができる．しかし，EndNoteが必須のソフトである理由は，論文執筆支援にある．通常は論文を執筆する過程で，本文中に引用文献情報を挿入し，引用文献のリストを作成する．EndNoteでは，自分の書いた論文にEndNoteを使用して引用文献の情報を埋め込み，最後に指定した学術雑誌の形式に引用文献を変換し（雑誌により，引用文献リストの形式が異なる），引用文献リストを作成できる．もし引用文献が10前後しかなければ，この作業は大変なことではないかもしれない．しかしこれが20〜30以上になってくると，そのために費やす時間は大変なものである．また書き直しなどにより，順序が入れ替わったりした場合は，作業をやり直す必要が出てくる．EndNoteでは，PubMedに収載されているほとんどすべての学術雑誌の形式に対応している．なお，論文執筆の際のテキストエディタソフトとしてMicrosoft Wordを使用する場合，EndNoteがパソコンにインストールされていれば，Microsoft WordにEndNoteのタブとリボンが表示され，執筆した論文にはそのまま目的の学術雑誌の指定する形式に合わせた文献情報の挿入ができ，また一度ある学術雑誌に合わせて作成しても，他の学術雑誌の形式に変換することができる．使用方法は，「最新EndNote活用ガイド デジタル文献整理術」[3]に詳しい．

2) Mendeley

EndNoteは，文献管理ソフトのスタンダードであるが，高価であることが難点である．Mendeleyは，無料かつ多機能な文献管理ソフトである．Windows・Mac・Linax版とOSを選ばず使用できる．パソコンにインストールするアプリケーションMendeley Desktopと，ウェブブラウザで利用できるMendeley Webを組み合わせて使用する．ただし，ウェブブラウザさえあれば，Mendeley Desktopがインストールされていないパソコンで

表1 研究デザイン

観察的研究
  症例報告
  ケース・シリーズ研究
  横断研究
  縦断研究（前向き研究・後向き研究）
  ケース・コントロール研究
  コホート研究
実験的(介入)研究
  非無作為化比較対照試験
  無作為化比較対照試験
  対照なしの介入試験
臨床疫学的研究
  メタアナリシス
  システマティックレビュー

も自分で登録した論文情報を参照できる．文献整理に関しては，EndNoteよりも優れているように思う．また引用文献の挿入に関しても，形式を選択すればほぼ正確に作成できるが，EndNoteのように全自動とまではいかない．使用方法は，インターネット上に詳しい．

その他，Windows用であればGetARef，Mac用であればPepers，ウェブブラウザ上で使用するならばRefWorksがあり，価格や操作性を加味し，文献管理ソフトを決めて欲しい．

5. 研究計画書の作成

研究テーマを設定し，文献検索を通して，明確になった仮説を検証する方法を記載してあるものが研究計画書である．研究計画書には，対象となる問題，重要性，答えを出すべき研究テーマ，仮説，そしてその手順（プロトコル）を記載する．以下に，研究計画書に必要な項目について説明する．

1）題名

題名は研究自体を凝縮し，かつそれを明確に示すものでなければならない．すなわち題名は，仮説や具体化された研究テーマと強いつながりがなければならない．

2）序論

序論では，何が問題なのか，なぜこの研究が行うことが重要なのか，そして導き出された研究テーマについて明記する．まず，背景では過去に報告された論文の要点（何がわかったのか）とそれに対する批評などについて述べる．ただ単に何が行われて，何がわかったということを述べるだけでは意味がない．

3）研究デザイン

代表的な研究デザインを表1に示す．研究デザインを明確にすることで，この研究がどの研究分野に属するのか分類が容易となる．

4）目的

研究目的は，漠然とした疑問ではなく，設定した研究期間内に，何を，どこまで明らかにしようとするのか，具体的なものとする．

5）仮説

仮説の提案は，研究の一連の流れのなかで特に重要なことである（第1章 総説参照）．仮説は，その研究を実施する人が期待する結果を表現していなければならない．

6）方法

方法は，研究計画書のために特別のことを記載するのではない．そのまま論文に転用できる程度に仕上げなければならない．論文でも同様であるが，それを読むだけで，その研究を追試できるような再現性の高い記載が求められる．さらに，研究計画書においては，第三者がこの方法から研究の妥当性について判断できるように書くことも必

要である．方法に記載するべき項目を表2に示す．

7) スケジュール

研究を構成する実験項目に分解し，経時的に並べた上で，それらに費やす時間の見積もりを記載する．月ごとか週ごとに分けて記載するのが一般的である．

8) 研究資金

研究を遂行する上で必要となる費用の見積りを，いつどこで利用されるのかも含めて，できるだけ詳細に記載する．

9) 参考・引用文献

前述したとおり，「巨人の肩の上に立つ」という意識を持ち，研究計画を立案する上で，参考にした文献を余すことなく記載する．

6. 倫理

研究に関わる倫理的問題は数多くあり，さまざまな議論がある．研究を実施する前に，必ず所属機関の方針を確認し，倫理委員会の承認を受け，倫理規則に従った対応をしなければならない．臨床研究においては，初学者は，研究に必要な知識を提供するe-learningサイトである「ICR臨床研究入門」で学習することを薦める．また現在，臨床研究を行う際には，臨床試験登録を行うことが推奨されている．これは世界的な潮流であり，今後より加速していくと考えられる．わが国ではUMIN臨床試験登録システム（UMIN Clinical Trials Registry：UMIN-CTR）が，医学雑誌編集者国際委員会（International Committee of Medical Journal Editors：ICMJE）に認められている．生命科学の倫理の問題は重く，それだけに安易に述べるのは問題であるので，ここでは基本原則だけ紹介する．

表2 方法に記載するべき項目

生命倫理・安全対策などに関する留意事項
研究を実施する構成員
対象（選択基準と除外基準，実験を棄権することができる条件）
使用機器（製造会社や精度なども含めて）
介入方法（介入条件や頻度など）
観察方法
分析・分析方法（統計学的手法も含めて）

1) ヘルシンキ宣言

ヘルシンキ宣言は，世界医師会総会で採択された「人を対象とする生物医学的研究に携わる医師のための勧告」である．ヘルシンキ宣言の重要な原則として，人を対象とする臨床試験を実施するためには，①科学的・倫理的に適正な配慮を記載した試験実施計画書を作成すること，②治験審査委員会で試験計画の科学的・倫理的な適正さが承認されること，③被験者に，事前に説明文書を用いて試験計画について十分に説明し，治験への参加について自由意思による同意を文書に得ること，の3項目が必須とされている．

2) ヒトゲノム宣言

ヒトゲノムと人権に関する世界宣言（ヒトゲノム宣言）は，ユネスコ総会で採択された．ヒトゲノムに関する研究や結果の応用が個人および人類全体の健康の改善に展望を開くことを認識し，そのような研究が人間の尊厳，自由および人権，ならびに遺伝的特徴に基づくあらゆる形態の差別の禁止を尊重すべきことが強調されている．

3) 動物実験指針

動物実験指針は，動物の倫理的扱いを具体的に指示するものである．米国では全国統一の指針（NIH指針）（現在は，全米科学アカデミーの下部組織である実験動物研究協会（Institute for Laboratory Animal Research：ILAR）の指針，ILAR指

針と呼ばれている）が制定され，世界に周知されてきた．動物実験の適正な実施に重要な役割を果たしている．実験動物を倫理的に扱うことは，研究を行う上での基本であり，すべての実験は倫理的な配慮のもとに行わなければならないというのが基本概念である．日本では，行政指導によって各研究機関がそれぞれ指針を作成し，自主管理に用いている．

4）カルタヘナ議定書

カルタヘナ議定書は，生物多様性の保全や自然環境の持続可能な利用に対する悪影響を防止するために，遺伝子組換え生物などの国境を越える移動に関する手続きなどを定めた国際的な枠組みである．わが国では，これに対応するための国内法として遺伝子組換え生物などの使用などの規制による生物の多様性の確保に関する法律（遺伝子組換え生物など規制法，カルタヘナ法（従来の組換えDNA実験指針に代わるもの））が制定され，これに基づき，遺伝子組換えに関する安全委員会が設置され，安全性の審査や教育訓練が行われている．なお，名称は，コロンビアのカルタヘナで生物多様性に関する最初の会議が開催されたことに由来する．

7. 予備実験と研究計画の修正

研究計画書が完成した段階で予備実験を行い，その結果をみて研究計画の修正を行う必要がある．綿密に計画されたものであっても，実施可能かどうかは別の問題である．測定方法や調査方法の再現性や妥当性を確認する．特に，新たな測定方法を用いる場合には，研究の内的妥当性と外的妥当性を推論する場合に必要である．その他，対象者の確保が容易かどうか，必要な時間の見積り，実施しなければわからないような見落としを検討する．各段階での問題を検討し，研究計画を修正する．

●参考図書●

1) 木原雅子，木原正博：医学的研究のデザイン―研究の質を高める疫学的アプローチ，第2版，メディカル・サイエンス・インターナショナル，1997.
2) 野地澄晴：理系のアナタが知っておきたいラボ生活の中身―バイオ系の歩き方，羊土社，2012.
3) 讃岐美智義：最新EndNote活用ガイド デジタル文献整理術，第5版，克誠堂出版，2012.

（森山英樹）

II 基礎研究

3 細胞培養

基礎知識

1. 細胞培養とは

　培養技術の進歩により，さまざまな組織や細胞を体外に取り出して生育させることが可能となった．生体から切り出した組織片をそのまま培養器中で生育させることを組織培養と呼び，組織を蛋白分解酵素などで処理して細胞を単離し培養することを細胞培養と呼ぶ．細胞培養を行う1つの目的は「生体内で起きている現象を培養器内で再現する」ことである．

　理学療法では，重力や運動，物理療法など，さまざまな外的刺激が生体の治療に用いられる．EBM（evidence-based medicine：根拠に基づく医療）実践の重要性が叫ばれる昨今，各種の外的刺激がどのような機序で生体組織に伝わり，それを構築する細胞群にどう影響を及ぼしているのかを詳細に検証し明らかにしていくことは今後のわれわれの使命ともいえるだろう．

　したがって，多様な細胞が複雑なネットワークを構築して機能している生体から，ある細胞のみを単独で取り出して単純な環境で飼い，特定の外的刺激を与えたり，その影響を調べたりできる細胞培養系は重要な意義を持つ．もちろん，培養という環境は生体内とは大きく異なるため，細胞培養実験で得られた結果が生体内の状況を100％反映すると考えるのは危険である．あくまでも多様な生命現象の機序の一端を解明する1つの手法であり，精力的に行われている幾多の動物実験や臨床研究と相互に強固な架け橋を築きながら，臨床への寄与を最終目標として進められていくべきである．

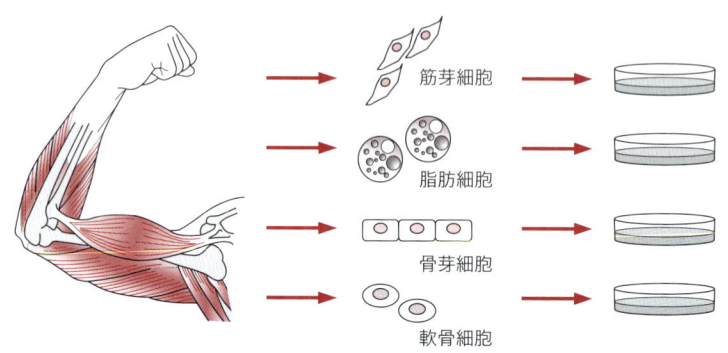

生体組織から細胞を単離して培養器内で飼うことを「培養」という．

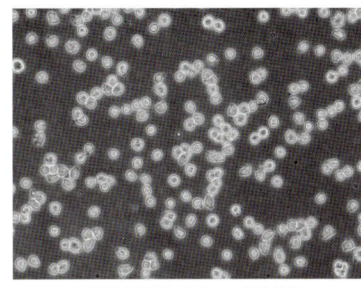 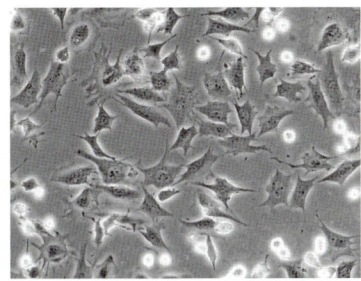 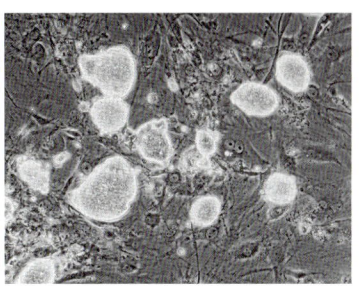

浮遊性細胞（リンパ球様）　　接着性細胞（軟骨細胞株）　　接着性細胞（胚性幹細胞）

図1　細胞の種類

（（独）国立成育医療研究センター研究所　佐藤天平研究員より提供）

2. 細胞の種類と培養方法（図1）

　動物細胞には浮遊性細胞と接着性細胞がある．浮遊性細胞は主に血球系で，培地（細胞の生育に必要な栄養を含んだ培養液）中に浮遊した状態で分裂・増殖が可能である．一方，接着性細胞は物体表面（培養皿底面）に足を延ばすような形で接着して分裂・増殖し，単層を形成する．なお「単層」と記載したのは，接着性細胞は増殖が進み培養皿一杯になると増殖が停止する（contact inhibition）性質を持つためである．われわれが実験に使用するのは，運動器系組織由来の筋細胞や骨芽細胞，軟骨細胞など，接着性細胞がほとんどであるため，以降は接着性細胞の培養について述べることとする．

3. 細胞の入手

　細胞は，①生体組織から細胞を取り出して培養を開始する（初代培養），②知り合いから分譲を受ける，③細胞バンクから有料で分譲を受ける，④業者から購入する，などの方法で入手する．①の場合は組織片から細胞が培養皿に這い出して増殖し，安定して継代（passage：培養皿一杯に増えた細胞を剥がし，新しい培養皿数枚に分けて植え継ぐ）を繰り返せる状態まで育てて使用することが多い．一方②〜④の場合，細胞は凍結保存されている場合が多いため，これを解凍して継代し使用する．

メモ

細胞バンクの例
- ATCC-American Type Culture Collection（http://www.atcc.org/）：日本では住商ファーマインターナショナル（http://www.summitpharma.co.jp/japanese/index.html）を通じて購入
- JCRB細胞バンク（http://cellbank.nibio.go.jp/）

用語

初代培養細胞
生体組織を取り出して分散させ，培養器内で培養を開始し，継代する前までの細胞．その組織中に含まれる種々の細胞が混在して増殖する場合が多い．

用語

株化細胞
初代培養細胞は分裂回数が増えるうちに増殖能力が低下し，最終的には分裂を停止するが，まれに増殖能を維持する細胞が出現する．この無限増殖能を獲得した細胞のことを株化細胞という．数代以上にわたって培養可能なものを細胞系（cell line），特有の性質を持つもののみをクローニングや選択培地などで選択的に増殖するようにしたものを細胞株と呼ぶ．

4. 実験対象の細胞の選択

培養を開始する前に，研究目的にあった細胞を選択する必要がある．ヒト，マウス，ラットといった由来する生物種についても検討するべきであるし，また，キャラクターが均一で安定した細胞株を選択するのか，生体内の特徴が比較的保たれている初代細胞を選択するのかといった検討も必要であろう．過去文献や対象細胞の培養経験者から十分に情報収集を行い，適切なものを決定する(表1)．

表1 培養可能な正常細胞の例

間葉系細胞	脂肪細胞，筋細胞，軟骨細胞，骨細胞，血管内皮細胞
神経外胚葉系細胞	神経細胞，グリア細胞
造血系細胞	リンパ球，ストローマ細胞
幹細胞	胚性幹細胞，体性幹細胞(間葉系幹細胞など)

実験対象として培養細胞を選択する際，軟骨細胞，骨芽細胞，筋芽細胞というような「分化した」細胞，つまりすでに何らかの役割を担った細胞自体を選択することが多いが，実験目的によっては，対象の細胞に分化する以前の，いわば前駆細胞を培養し，分化の過程を追いながら実験・解析を行う場合も考えられる．分化能を持つ細胞を分化させるためには，細胞によってさまざまな添加因子を加えた培地(分化誘導培地)を使用して培養を行う．

近年，医療技術の発展と共に，再生医療への興味や期待が高まってきており，この主役となるのは，さまざまな細胞への分化能を有する「幹細胞」である．生体内にある程度存在している幹細胞は，例えば損傷を受けて失われた組織をもう一度再生させるための移植材料としても注目を集めている．間葉系の細胞に分化する能力を持った間葉系幹細胞は，われわれの実験系でもしばしば使用されることがあり，分化させたい細胞によって誘導培地を選択して培養を行う．分化過程で細胞の形態変化などが起こってくるため，経時的に顕微鏡下での観察を行い，目的とする細胞が得られていることを確認する．

> **メモ**
>
> **分化過程をみる実験**
>
> 例えば，「どのような外的刺激を加えた場合に前駆細胞から成熟細胞への分化が促進されやすいか検証する」といった実験系などでしばしば選択される．

5. 試薬・器具・機器

1) 培地(図2)

細胞を培養するための栄養分を含んだ溶液．基本培地の組成は，塩化ナトリウムを主とする無機塩類，各種アミノ酸，糖類，ビタミン類である．通常はここに，ホルモンや細胞増殖因子など多数の必須因子を含む動物の血清を添加して使用する．また多くの培地はpHを示すためのフェノールレッドが添加されているため，赤色をしている．例えば培地が古くなったり雑菌の繁殖が生じたりすると培地が酸性に傾き，黄色っぽく変化する．調整・滅菌済みの市販品もあるが，粉末培地を溶解して作製することもできる．この場合は使用前に必ずオートクレーブ(高圧蒸気滅菌器)で滅菌を行う(120℃に設定し15分以上)．

2) 血清(図2)

ヒト・動物細胞を増殖させるために添加する．主に仔ウシ血清が用いられる(細胞によってはウシ胎仔血清を用いる場合もある)．ただし，血清中に含まれる補体が細胞を傷害する可能性があるため，これを非働化させなければならない．購入した血清は37℃の水浴で解凍した後，56℃の恒温槽に30分入れることで非働化処理を行う．その後は氷冷し，すぐに使用しない血清は-20℃以下で冷凍保存する．

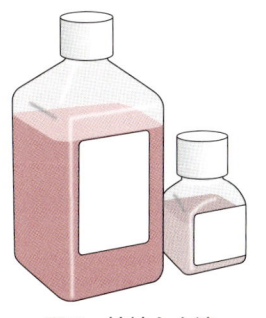

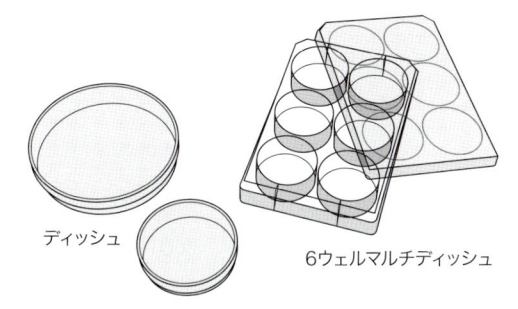

図2　培地と血清　　図3　プラスチック製培養容器　　図4　ピペッター

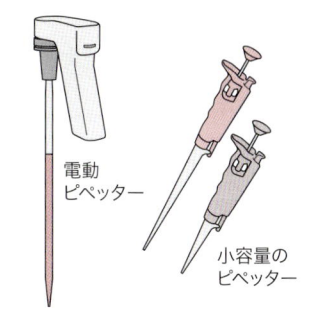

3）PBS(−)

生体と等しい浸透圧となるよう塩濃度を調整したリン酸緩衝生理食塩水（Dulbecco's phosphate buffered seline）からマグネシウムとカルシウムを除いた溶液．細胞を洗う際に用いる．

4）トリプシン / EDTA

接着し合っている細胞を培養皿から剝がす場合，蛋白質による接着を消化酵素であるトリプシンで，カルシウムを介した結合をEDTA（エチレンジアミン四酢酸）でいったん壊してバラバラにする．37℃あたりで最も効きがよくなるが，長時間この溶液に細胞をさらすと細胞膜が消化されて傷んでしまうため，十分に剝がれたら血清を含む培地（酵素の阻害剤が含まれている）を適量加えて酵素の働きを止める．

5）培養容器

滅菌済みのプラスチック培養皿を用いることが多い．用途に応じてさまざまなサイズがあるが，汎用されるのはフラスコや直径6cm，10cmの培養皿（ディッシュ），6ウェルなどのマルチウェルプレートなどである（図3）．細胞が剝がれにくいコーティングなどを施したものもあり，必要に応じて選択する．

6）ピペット（図4）

電動ピペッターに差し込んで使うメスピペットは，5ml，10mlがよく使われる．ガラス製のものを使用の度に滅菌して使用する実験室もあるが，個包装のディスポーザブル式プラスチック製メスピペットを使用することも増えている．細胞を播いたり試薬を添加するときには先端にディスポーザブル式プラスチック製チップを着けて使用する小容量のピペッターが用いられることが多い．

7）CO₂インキュベーター（図5）

細胞を培養するための標準的な恒温器．培養中の培地のpHを適切に保つため，炭酸ガスを供給し庫内のCO₂濃度を5％に維持している．動物細胞の培養には通常37℃設定で用いられる．

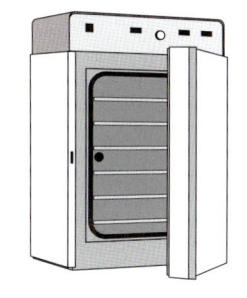

図5　CO₂インキュベーター

8）倒立顕微鏡

培養皿の上方から光を当て，対物レンズが培養皿底面から細胞の姿をとらえる顕微鏡．コントラストをとらえるため，位相差観察ができるものが望ましい．

9）低速遠心器

15mlおよび50mlの遠心チューブを遠心する．細胞を含む液を2,000回転程度で遠心することで細胞を沈殿させ，回収に使用する．

Ⅱ 基礎研究

基本技術

1. 細胞培養に必要な準備

1) 清潔の管理（滅菌・洗浄・無菌操作）

　培養実験では，日常でいう「清潔」よりも厳重な意味での清潔管理が必要となる．目に見えない空気中や手指からの雑菌などの混入（contamination：通称コンタミ）を許さず，目的の細胞だけを純粋に培養するため，あらかじめすべての培地や器具を滅菌し，各操作を細心の注意を払って「無菌的に」行う．具体的には，実験前には十分な手洗いと70％エタノールによる手指殺菌を行い，培地や培養皿の蓋を取って取り扱うような操作はクリーンベンチ内で実施することなどが必要となる．

　培養環境にいったんカビや雑菌のコンタミが生じると，その増殖は非常に速く，完全に除去することは難しい．実験の進行がストップするばかりか，同環境を使用する共同実験者にも多大な迷惑をかけることになる．実験室や器具の清掃をこまめに行いほこりの立つ状況を避けること，1つ1つの実験手技を雑に行わず，各操作に習熟するまで丁寧に練習を積むことが重要である．

> **メモ**
> 滅菌方法
> - 物理的殺菌（乾熱滅菌，蒸気滅菌，UV照射，ガンマ線照射）
> - 化学的殺菌（エチレンオキサイドガス，エタノール，次亜塩素酸）
> - 物理的除菌（洗浄，ろ過）

> **用語**
> **クリーンベンチ**（図6）
> 細胞を無菌的に取り扱うための場所．エアフィルターで除菌した空気を一定方向に流動させることで無菌状態を作る．使用しない間は照明を切って紫外線ランプに切り換え，庫内を殺菌する．内部には滅菌用のガスバーナー，不要な培地を吸引するアスピレーターが設置されている．操作はガラス越しとし，作業する両手を差し込む隙間を開けて（ぎりぎりだと操作がしづらいため顎の高さくらいまで開ける）使用する．

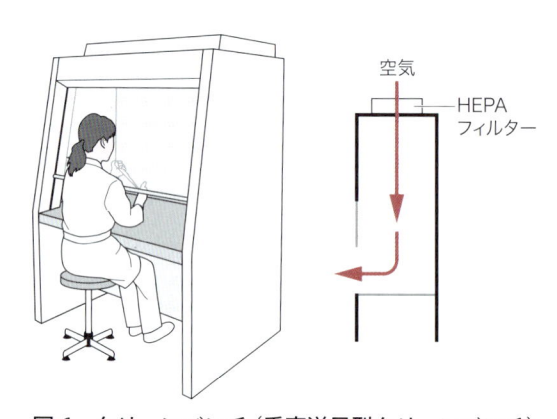

図6　クリーンベンチ（垂直送風型クリーンベンチ）

2) 無菌操作について

　使用する物品や器具，場所などについては常に「清潔か？」「汚染を拡大させてはいないか？」に注意する．細胞はいわばむき出しの状態であるため，急激な環境の変化に弱いことを心得なければならない．例えば，急激な温度変化を避けるため，培地やPBS（−）など使用する溶液はあらかじめ37℃に温めておく準備が必須となる．また，細胞は乾燥に弱いため，培地を取り除くなどの操作の際は細胞表面が乾かないよう各手順を素早く行う必要がある．操作に時間がかかる場合はその都

度培養皿の蓋を閉めて乾燥を防ぐ．1回に取り扱う培養皿の数が増えてくると，手順の効率化も考えなければならない．各操作の習熟に努めるだけでなく，事前に計画を立てて臨むことが必要となる．操作手順（プロトコル）を1枚の紙にまとめ，実験中にすぐ見られる所（クリーンベンチなど）に貼っておくと便利である．

3）毎回共通の準備と後片付け

以下の手順は各操作共通で行う．実験室は複数人数で使用する場所であり，個々が清潔管理に留意していないと，不用意に他者の研究環境に汚染を拡大し，研究の進行を遅らせてしまう可能性もある．基本的に，空気中も実験者の手袋もすべて雑菌だらけと考え，消毒をその都度怠らないよう習慣づけねばならない．

準備

❶ 37℃の水浴に培地やPBS（－）などのビンを入れ温めておく（水浴中も雑菌が多い．ビンの転倒に注意する）．

▼

❷ 十分な手洗いの後，ゴム手袋を両手に装着し，作業に必要な物品を準備する．

▼

❸ クリーンベンチの紫外線殺菌灯を消灯し，扉を開けてファンのスイッチを入れ，照明を点灯する．

▼

❹ 70％エタノールを手指や使用する机上，器具に霧吹きで吹きかけて拭き，丁寧に消毒する．

▼

❺ クリーンベンチ内へ持ち込む器具や培地ビンなどにも同様に70％エタノールを吹きかけて拭き消毒する．

▼

❻ クリーンベンチ内のガスバーナーに火をつけ，使用する前後，ピンセットの先や培地ビンの口をさっと炎であぶって殺菌する．

後片付け

❶ 細胞を播いた培養皿をCO_2インキュベーターに戻す．

▼

❷ 使用した培地や試薬などを冷蔵庫に戻す．

▼

❸ ガスバーナーを閉め，70％エタノールでクリーンベンチの奥から手前に向かって拭く．

▼

❹ クリーンベンチのファンを消し，扉を閉めて，照明を紫外線殺菌灯に切り替える．

▼

❺ ゴミ捨て，器具の洗浄，廃液の処理などを行う．

Ⅱ 基礎研究

> **メモ**
> **ゴミ捨て**
> 細胞が触れたものは微生物のコンタミがあるものと考え，オートクレーブ滅菌してから廃棄する．

> **メモ**
> **廃液の処理**
> 廃液トラップにあらかじめ殺菌効果のある次亜塩素酸やクレゾール石鹸などを入れておくとよい．トラップに溜まった廃液は廃液タンクに一時保管し，研究機関のルールに従って処理を行う．

2. 培地交換

　培養細胞は培地中の栄養を取り込み，不要物を排出しながら成長・増殖する．したがって，培養日数が増えるごとに培地は劣化して行く．生きのよい状態で細胞を飼うには，適切な頻度で培地交換を行う必要がある．培養皿中の細胞数や増殖率によって培地の劣化スピードは異なるが，2〜3日に1回の頻度で交換することが多い．各操作に共通することであるが，細胞の生えている面をピペットなどの先端で引っ掻いたりしないよう，また，勢いよく溶液を注いで細胞が剥がれてしまわないよう注意する．

手順

❶ CO_2 インキュベーターから培地交換を行う培養皿を取り出し，肉眼でコンタミの有無などを確認する．

▼

❷ 顕微鏡で細胞の増殖状態を確認し，問題なければクリーンベンチ内に培養皿を入れる．

▼

❸ 蓋を外した培養皿を持って少し傾け，アスピレーターの先を培地に差し込んで吸い取る．

▼

❹ 10m*l* メスピペットを電動ピペッターに差し込み，培地ビンの蓋を開ける．

▼

❺ ピペットで培地を10m*l* 吸い，細胞が剥がれないよう培養皿の壁に沿わせてゆっくり入れる．

▼

❻ 培地ビンの口と蓋を炎でさっとあぶり蓋をする．使用済みのピペットを外して捨てる．

> **メモ**
> **コンタミの有無の確認**
> 培地が急に黄色く変色しておりザラザラしたものがたくさん浮いている場合は酵母のコンタミが考えられる．カビのコンタミの場合は，肉眼もしくは検鏡した際に菌糸やカビの塊が確認できる．

> **メモ**
> **使用済みのピペットの取り扱い**
> 一度使用したピペットは汚染の可能性があるため，培地ビンに再び戻さないよう注意する．

3. 凍結細胞を起こして播く

原則として，購入した細胞に付いてくる説明書を熟読し，そのとおりに作業する．なお，専用培地が付属している場合はこれを使用して細胞を起こす．解凍培養直後の細胞はそのまま実験に使用するのではなく，安定に増殖することを確認した後，2継代目以降から使用したほうがよい．なお，購入した細胞を凍結保存から起こした場合，それをp1（passage=1：継代1回目）とする．その後継代するにつれて，p2，p3と継代数を数える．

手順（図7）

❶ 液体窒素から凍結細胞のバイアルを取り出し，蓋が液面に接触しないよう37℃水浴に入れて溶解する．細胞を溶解する際は，氷がすべて解けきらない状態で水浴から取り出す（死細胞が多くなるのを防ぐ）．

❷ バイアルを水浴から取り出し，70％エタノールで消毒した後，クリーンベンチ内に入れる．

❸ バイアルの蓋を開け，緩やかなピペッティングを行い，氷を溶かすとともに細胞を懸濁する．

❹ 懸濁した細胞を15m*l* 遠心チューブへ移し，専用培地をゆっくりと加え，総量を10m*l* にする．

❺ 800rpmで5分間遠心した後，上清を取り除き，タッピングで細胞をほぐした後，専用培地を必要量加えて細胞を懸濁する．

❻ 説明書に沿って必要な枚数の培養皿を用意し，細胞懸濁液を均一に分注する．

❼ 培養皿の蓋に油性ペンで日付や細胞名，継代数，自分の氏名など必要な情報を書き込む．

❽ インキュベーターに戻して一晩培養し，翌日培地交換を行う．

用語

ピペッティング
溶液中にピペットチップの先を3mmほど入れ，ピペットで溶液を何度か吸ったり吐いたりして撹拌すること．ゆっくりと安定した速度で行い，気泡を立てないようにする．

用語

タッピング
チューブの外側から底部分を指で軽くはじくこと．

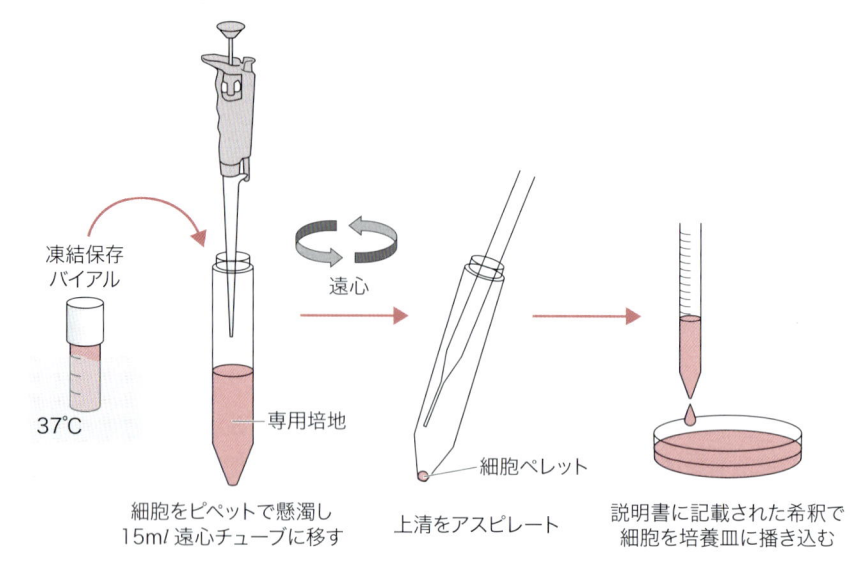

図7　凍結細胞を起こして播く手順

4. 組織からの細胞培養

　生体内の状態に最も近く，その状態をよく反映する細胞を得る手段として，生体組織から初代培養を行う場合がある．生体組織からの細胞単離を行う場合は，汚染に細心の注意を払う必要がある．目的の組織の摘出を行う場所や使用する器具について十分な準備を行った上で開始しなければならない．実施方法については目的とする組織・細胞ごとに異なり，過去文献などを参照して適切な方法を確立する．

5. 細胞の継代

　接着性細胞の性質を維持するには，細胞がコンフルエントになる手前（約90％コンフルエント）の段階で細胞を継代していく必要がある．細胞によっては継代を行う頻度や播き数が細かく指定されているものもあるため，この場合は厳密に指示に従う．また，1枚の培養皿に播く細胞数を少なく（細胞密度を薄く）しすぎると増殖率が悪くなるため，コンフルエントに近い細胞を1：5以下の希釈で継代することが望ましい．

> **メモ**
>
> **実験例：マウス骨髄からの間質細胞の単離**
>
> 骨髄間質細胞は骨芽細胞の前駆細胞ともいえる接着性細胞である．マウスから大腿骨を摘出し，大腿骨の両端を切り落とした後，注射器を用いてPBS（−）で骨幹部から骨髄を洗い出す．ここに必要量の培地を加え，培養皿を軽く揺すって洗い出した骨髄を培養皿に均一に行き渡らせる．一晩CO_2インキュベーター内で培養し，培養皿底面に接着しているものを骨髄間質細胞とみなす．十分な数の接着細胞が確認できれば，クリーンベンチ内で上清（血球など接着性でないものが含まれる）を吸い取り，新たに培地を加えて接着性細胞のみを増殖させる．その後は継代を行い，実験にはp3からp6あたりの形質が安定した若い代を使用することが望ましい．

手順（10cm培養皿×1枚⇒10cm培養皿×2枚の場合）

❶ トリプシン/EDTA溶液を冷凍庫から出し，37℃水浴で溶かす（温めすぎないよう注意）．

▼

❷ 継代を行う細胞をCO_2インキュベーターから取り出し，細胞の状態をチェックする．

▼

❸ 細胞と培地，PBS（−）をクリーンベンチ内に入れる．

▼

❹ 細胞の培地をアスピレーターで除去した後，優しくPBS（−）10ml を加えて軽く回すように細胞を洗う．

▼

❺ PBS（−）をアスピレーターで除去し，トリプシン/EDTAを2ml 加えて全体になじませる．

▼

❻ 肉眼や顕微鏡で細胞のはがれを確認し，はがれにくいならインキュベーターに数分間戻し温める．

▼

❼ 十分はがれたら培養皿をクリーンベンチに戻し，培地を2ml 加えてトリプシンの働きを止める．

▼

❽ 泡立てないよう注意して緩やかにピペッティングを行い，細胞をバラバラにする．

▼

❾ 新しいディッシュ2枚に新しい培地を9ml ずつ分注しておき，ここに細胞の懸濁液を1ml ずつ加える．

▼

❿ ディッシュを軽く揺らして細胞を均一に分散させ，インキュベーターに戻す．

▼

⓫ 一晩培養し，翌日に状態をチェックして培地交換を行う．

※上記の方法では，もとのディッシュの細胞を約4倍希釈で継代したことになる．

6. 細胞数の測定

顕微鏡下で細胞を数える際は，格子状に目盛りのついた血球計算盤といわれるガラス板を用いる（図8）．カバーグラスをここにセットすると，格子目盛りの上には0.1mmの高さの空間ができるよう作られている．したがって，ここに細胞懸濁液を注入し，1mm×1mmの区画に存在する細胞を数えれば，0.1mm^3（＝0.1ml）中の細胞数を知ることができる．なお，計測前に染色剤（トリパンブルー）を添加すると死細胞が濃く染まって見えるため，細胞の生存率を確認できる．

Ⅱ 基礎研究

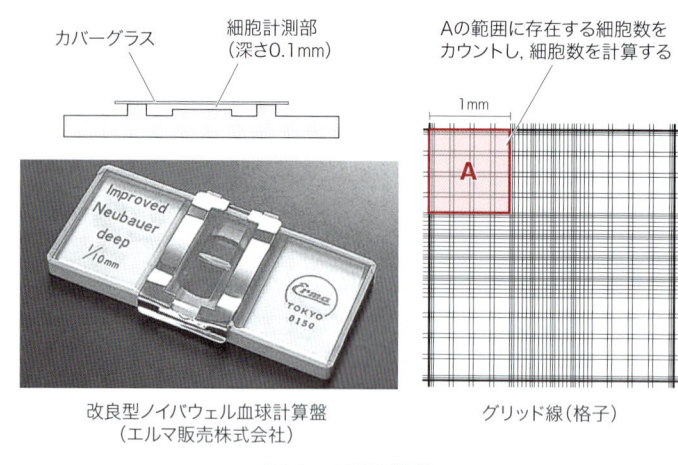

図8 血球計算盤

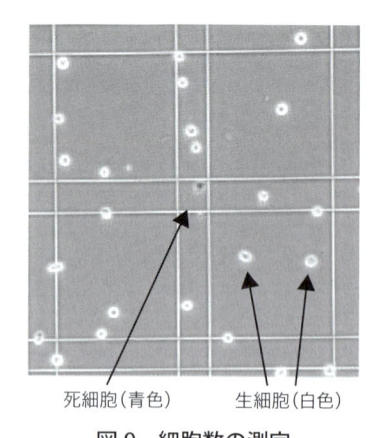

（改良型ノイバウェル血球計算盤（エルマ販売株式会社））

グリッド線（格子）

Aの範囲に存在する細胞数をカウントし，細胞数を計算する

図9 細胞数の測定

トリパンブルーを用いると，細胞の生死を色で判断することができる

死細胞（青色）　生細胞（白色）

手順

❶ 血球計算盤とカバーグラスの表面を70％エタノールで消毒し，拭き取ってよく乾かす．

❷ 血球計算盤に乗せたカバーグラスの両端を親指で血球計算盤に強く押しつけ，密着させる．

❸ 細胞懸濁液にトリパンブルーを1滴たらし，死細胞が染まるまで1～2分放置する．

❹ 細胞懸濁液をよくピペッティングした後，すぐに血球計算盤に注入し，溝の上まで満たす．

❺ 顕微鏡に血球計算盤を置き，格子に焦点を合わせる（10×対物レンズを使用）．

❻ カウンターを使用し1mm²区画の全細胞数と死細胞数を計測する．

メモ

計測数の確認

誤差が生じやすいので，正確に数えるためには少なくとも2回は細胞懸濁液を注入し直して計測する．また，1回の注入に対し異なる1mm²区画の細胞数を計測する（少なくとも2回）．

メモ

細胞数の計算

細胞懸濁液1mlあたりの細胞数＝計測した細胞数の平均×10⁴

メモ

細胞の生存率

生存率（％）＝（計測した全体の細胞数−染色された細胞数）/計測した全体の細胞数×100

7. 細胞の凍結保存

　もともとの細胞の性質は，継代を繰り返すごとに失われ，変化して行ってしまうことが多くある．したがって，入手した細胞は継代の回数が増大しないうちにストックとして凍結しておくとよい．接着性細胞の場合，培養開始から数日後の増殖力の旺盛な時期，80％コンフルエントあたりで培地交換を行っておき，翌日に凍結作業を行うとよい．凍結した細胞は－80℃のディープフリーザー内でも数ヵ月保存できるが，長期の場合は液体窒素中に保存するとよい．なお，凍結の際は市販の凍結用培地（セルバンカーなど）を使用すると簡便である．一般に10^6cells/ml程度（≒10cm培養皿1枚分）で凍結を行う．

手順（10cm培養皿×1枚の場合）

❶ 細胞の培地をアスピレーターで除去した後，優しくPBS（－）10mlを加えて軽く回すように細胞を洗う．

❷ PBS（－）をアスピレーターで除去し，トリプシン/EDTAを2ml加えて全体になじませる．

❸ 細胞が十分はがれたら，2mlの培地を加えて細胞浮遊液とする．

❹ 5mlの遠心チューブにメスピペットで回収した細胞浮遊液を入れ，1,500rpmで1分間遠心する．

❺ 凍結用チューブを準備し，油性ペンで日時や細胞名，継代回数などを記入する．

❻ 遠心が済んだら5mlチューブの外側を70％エタノールで消毒し，クリーンベンチへ入れる．

❼ 上清をアスピレーターで吸い取り，ここにセルバンカーを1ml加えてよくピペッティングする．

❽ ピペットで凍結用チューブに全量を移してキャップを閉める．

❾ ゆっくりした速度で凍結させるため，氷中に5分，－20℃に50分，－80℃に12時間保存して凍らせ，最後に液体窒素中に移して保管する．

メモ

長期保存の期間

細胞の保存は液体窒素保存が望ましい．液体窒素内であれば半永久的に保存可能であるが，ディープフリーザー内（－80℃）であれば1年が限度とされる．

　培養細胞は，培養状態や保存状態によりその性質が変化して行ってしまうことがある．図10に細胞の性質変化の一例を示したが，実験対象の特性が一定に揃わないことは，基礎実験には致命的となる．凍結時の細胞密度を薄くしすぎないこと，タイミングを誤らないことが必要である．

Ⅱ 基礎研究

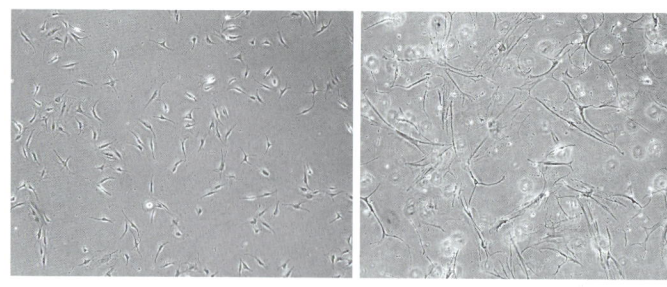

図10 細胞の保存状態による性質変化
位相差顕微鏡で観察したヒト滑膜細胞の形態．保存状態による性質変化を示す．左図は保存状態の良い細胞で，播種2日後．増殖しやすく，小さめで比較的厚みのある定型的な形状を呈している．右図は保存状態が不良だった細胞で，播種14日後．増殖しにくく，多方向へ薄く伸びる形状を呈している．死細胞（浮いているもの）も多い．

8. 細胞固定および染色法

培養皿上の細胞の形態をそのまま保存したりする場合には固定を行う．本項では，細胞の形態観察に適するホルマリン固定法とギムザ染色について記載する．

> **メモ**
> **ギムザ染色液について**
> ギムザ染色液は毒物なので，むやみに捨てずできるだけ再生使用する．

手順

❶ 細胞を CO_2 インキュベーターから取り出す（以降は無菌的に操作する必要はない）．

▼

❷ 培地中に，試薬特級ホルマリン（37％ホルムアルデヒド）を10％（ホルムアルデヒドとしての最終濃度が3.7％）になるよう加える．

▼

❸ このまま数分から2時間程度放置する．

▼

❹ 細胞のはがれに気をつけて静かに水道水で表面を洗った後，風乾する．

▼

❺ ギムザ染色液を水道水で10～20倍に希釈する．

▼

❻ 1枚の培養皿に2mlの染色液を入れ，約30分放置する．

▼

❼ 染色液を捨て，水道水で表面をよくすすいだ後，培養皿を風乾する．

▼

❽ 観察時には水を1滴たらしてカバーグラスをかけ，顕微鏡下で観察を行う．

9. トラブルへの対処

1) コンタミが生じた場合

一度コンタミしてしまった場合，汚染されたものだけを特定して除去するのは難しいため，培養中の細胞をすべて廃棄して，凍結細胞から新たに培養を開始した方がよい．どの過程でコンタミの原因が生じたのかを十分に検討し対処することが重要である．培地やPBS(−)自体がコンタミしている場合はこれを廃棄し，新しく作り直す．水浴やCO_2インキュベーター内が汚染されていることもあるため，70％エタノールで十分拭き上げて消毒を行う．

2) 実験記録をつけることの意義

他分野の研究でも同様だが，日々の実験記録をつけることには大きな意味がある．実験記録には，実験日時，行う作業の内容と手順，使用した培地の種類や作成日，加えた血清の濃度やロット番号，細胞の種類と継代数，開始時刻と終了時刻，細胞の様子，その他気になったことなど，とりあえず詳細に記録を残す習慣をつけておく．これは細胞を管理したり結果をまとめたりする際だけではなく，コンタミや実験の遅れなど，万が一の問題が生じたときこそ役に立つ．すなわち，問題が生じた原因を突き止め，迅速なトラブルシューティングが可能となるのである．また，研究室の先輩や指導教員とディスカッションを行う際にもこの実験記録を持参し，自分の操作に誤りがないか，効率化できる部分はないかなどの確認に用いるなど，今後の実験系をさらに良いものにして行くためのツールとして活用することが望ましい．

用語

ロット番号

血清はメーカーによって品質に差があったり，同メーカーのものでもロット間で細胞の生育状態に違いが出ることがある．近年，血清の品質はかなり安定してきたが，厳密に実験を行う場合は，新しい血清を使用する前に，細胞増殖に影響が出ないかどうかを通常の培養条件で確認しておくとよい．

●参考図書●

1) 井出利憲，田原栄俊：無敵のバイオテクニカルシリーズ 改訂 細胞培養入門ノート，羊土社，2010.
2) 許南浩（編）：細胞培養なるほどQ&A 意外と知らない基礎知識＋とっさに役立つテクニック，羊土社，2003.
3) 渡邊利雄：バイオ実験イラストレイテッド6 すくすく育て細胞培養，秀潤社，1996.

（大熊敦子）

4 動物実験

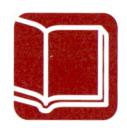

基礎知識

1. 動物実験とは？

「厚生労働省の所管する実施機関における動物実験等の実施に関する基本指針」において，動物実験とは「動物を教育，試験研究又は生物学的製剤の製造の用その他の科学上の利用に供すること」と定義される．動物実験は，動物からヒトに関する情報を集める手続きで，通常は，動物に拘束あるいは何らかの処置が加えられて反応が観察される．

2. 理学療法における動物実験の意味

理学療法において「根拠に基づいた医療」(evidence-based medicine：EBM)の重要性が指摘されているようになって久しい．EBMにおける「根拠」とは，正しい手法で行われた臨床疫学研究による統計学的裏打ちを指す．したがって，「証明された理論・メカニズムに基づいた治療」という意味での根拠ではない．

理学療法分野の基礎研究では，基礎医学(解剖学，生理学，運動学，病理学，生化学，分子生物学など)を中心とした科学的手法を用いて，構造，機能，疾患とそのメカニズムを追求したり，物理療法や運動療法などの治療技術が形態や機能に及ぼす影響とそのメカニズムを追求する．それにより，既存の治療技術の理論的裏付けや，疾患や病態の改善・予防を目的とした新たな治療方法の開発に貢献するデータを得ることができる．

> **用語**
>
> **基礎研究**
> 特別な応用，用途を直接に考慮することなく，仮説や理論を形成するため，または現象や観察可能な事実に関して新しい知識を得るために行われる理論的または実験的研究をいう．
> (総務省HP http://www.stat.go.jp/data/kagaku/2012/a3_24you.htm)

3. 動物実験の目的

動物が研究に利用される理由には，倫理的理由，科学的理由，経済的理由がある．

1) 倫理的理由

人体実験を避けたいという人道上の要請に基づく．動物実験の一番大きなメリットは，さまざまな疾患や病態を実験的に惹起することができ，その経時的変化を追跡し，病変部などの生体組織を自由に採取できる点である．ただし，動物に対する実験においても動物福祉の観点から十分な配慮が求められており，その対策がなされている．

2) 科学的理由

動物実験の大きなメリットは，再現性の高い，正確な実験データを手に入れることができる点で

表1 動物実験と臨床研究のメリット・デメリット

動物実験	臨床研究
個体差の影響が少ない(遺伝・環境要因が統一されている)	種特異性を考慮する必要はない
ヒトには行えない操作が可能(拘束,処置,遺伝子操作など)	倫理的・技術的に困難
ヒトでは困難であるサンプルの採取が容易(例:脳組織,関節組織など)	サンプル採取の種類・方法が限定される(例:尿,血液,生検による一部の臓器・組織)
実験対象の入手が比較的容易	サンプル採取の種類・方法が限定される
飼育環境が整った場所でのみ実験が可能	対象患者の同意が必要

ある.実験動物はヒトと異なり,遺伝,環境要因がコントロールされている.加えて,動物に対してであれば,同一の種類,期間,頻度や強さの拘束や処置を加えることが可能となる.すなわち,予想される交絡因子(結果に影響を与えるであろう因子)の影響をコントロールすることが可能となり,その結果,得られたデータの信憑性・妥当性は高まる.もう1つの大きなメリットとして,ヒトに対しては実現不可能な操作(拘束,処置,遺伝子操作など)が可能となる.動物実験と臨床研究のメリット・デメリットを表1に示す.

用語

臨床研究
医療における疾病の予防方法,診断方法および治療方法の改善,疾病原因および病態の理解ならびに患者の生活の質の向上を目的として実施される次に掲げる医学系研究であって,ヒトを対象とするものをいう.
① 介入を伴う研究であって,医薬品または医療機器を用いた予防,診断または治療方法に関するもの.
② 介入を伴う研究(①に該当するものを除く).
③ 介入を伴わず,試料などを用いた研究であって,疫学研究(明確に特定された人間集団の中で出現する健康に関するさまざまな事象の頻度および分布ならびにそれらに影響を与える要因を明らかにする科学研究をいう)を含まないもの.
(厚生労働省HP http://www.mhlw.go.jp/general/seido/kousei/i-kenkyu/rinsyo/dl/shishin.pdf)

3) 経済的理由

薬剤を投与する実験であれば,ヒトと比べて体重がきわめて小さい動物の方が投与量は少ない.

4. 実験動物の種類

代表的な実験動物として,げっ歯類ではマウス,ラット,スナネズミ,ハムスター,モルモット,哺乳類ではウサギ,イヌ,ネコなどが用いられる(図1).一般にはラット,マウスがよく使用され,遺伝子改変動物のほとんどはマウスである.動物の種類によりメリット・デメリットがあり,実験の目的・方法により最適な動物を選択する必要がある(表2).

マウスやラットでは微生物学的統御や遺伝的統御がなされ,その方法によりいくつかに分類されている(表3,4).発育・近隣環境だけでなく,実験動物の遺伝子構成の同一性は実験の再現性の観点から重要である.また,環境要因としての微生物の統御も重要であり,実験の目的により適切な動物を選択する.

5. 動物モデル

疾患動物には,何らかの処置を行って疾患を誘発させるもの(実験的発症モデル,表5)と,自然に異常をきたすもの(自然発症疾患モデル,表6)がある.さらに,ヒトの正常機能を検索するため

Ⅱ 基礎研究

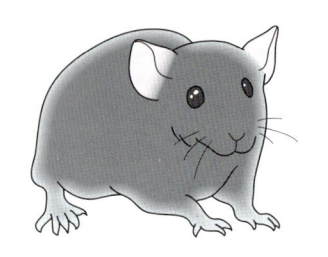

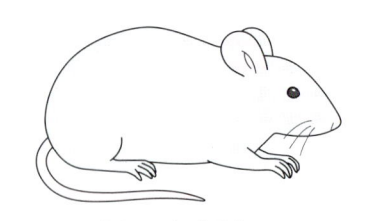

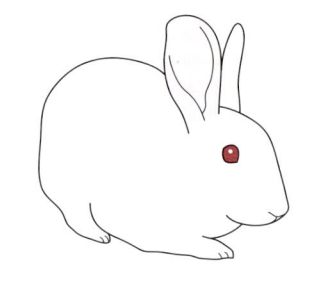

図1 実験動物
左からマウス，ラット，ウサギ．

表2 実験動物の特徴

動物種(学名)	特徴
マウス (Mus musculus)	実験動物の中で最も小型(♂20〜40g) 遺伝学的，微生物学的コントロールがよくなされている 全遺伝子が解読されている 遺伝子改変動物のほとんどがマウス 市販されている抗体が最も多い
ラット (Rattus norvegicus)	マウスと比べ大型(♂300〜800g) 遺伝学的，微生物学的コントロールがマウスほど確立されていない マウスより大型で外科的処置がしやすい 市販されている抗体が比較的少ない
ウサギ (Oryctolagus cuniculus)	マウス，ラットと比べ大型(ニュージーランド白ウサギ♂3.5kg以上，，♂4kg以上) 遺伝的コントロールがマウス，ラットほどなされていない(一部でSPFは購入可能)
イヌ (Canis)	マウス，ラットと比べ大型(ビーグル，♂9〜14kg) 遺伝的コントロールがマウス，ラットほどなされていない

表3 微生物統御からの実験動物の区分

群	定義	微生物状態	作出方法	維持
無菌動物 (Germfree animals)	検出しうるすべての微生物・寄生虫をもたない動物	検出可能な微生物はいない	帝王切開または子宮切断由来	無菌環境
ノトバイオート (Gnotobiotes)	持っている微生物叢のすべてが明確に知られている，特殊に飼育された動物	もっている微生物が明確である	無菌動物に既知の微生物を定着させる	無菌環境
SPF動物 (specific pathogen-free animals)	特に指定された微生物・寄生虫をもたない動物	もっていない微生物が明確である	無菌動物やノトバイオート動物に微生物を自然定着させる	バリア区域
コンベンショナル動物 (conventional animals)	上記の微生物コントロールがなされていない	微生物叢が不明瞭	普通の環境で繁殖維持したもの	一般環境

に用いる生物学的モデルがある．ここでは，理学療法の対象として頻繁に遭遇する疾患モデルの一部を紹介する．なお，これ以外にも特定の遺伝子の機能解析のため，遺伝子操作が行われた動物(遺伝子改変マウス)が動物実験にはよく利用される．

表4 遺伝的統御からの実験動物の区分

群	定義
近交系 (Inbred strain)	兄妹交配または親子交配を20代以上継続させて遺伝形質を均一化させた系統
ミュータント系 (mutant strain)	突然変異遺伝子がその動物のラインで固定化(近交系が確立)され,または他の系統動物に導入されて確立された動物
クローズドコロニー (Closed colony)	5年以上外部から種マウスを導入することなく,一定の集団内のみで繁殖を続け,常時実験供試動物の生産を行っている群
交雑種 (Hybrid)	系統間の雑種

表5 実験的発症モデル

領域	疾患モデル	方法の例
中枢性疾患	脳梗塞	中大脳動脈,両総頸動脈,両椎骨動脈を結紮,ナイロン糸挿入により閉塞
	脊髄損傷	脊髄を外科的に切除,脊髄への重り落下による挫滅損傷
整形外科疾患	骨折	機械的負荷による骨折,外科的に切断
	筋損傷	切傷,挫滅,遠心性収縮,薬剤投与
	腱・靱帯損傷	外科的に切除
	関節リウマチ	フロイントアジュバント投与,コラーゲン投与
	変形性関節症	モノヨード酢酸,前十字靱帯もしくは半月板切除
心疾患	心肥大	モノクロタリン投与
内科疾患	I型糖尿病	ストレプトゾトシン投与
	骨粗鬆症	卵巣摘出
廃用性疾患	関節不動	ギプス固定,内固定
	免荷	後肢懸垂

表6 自然発症疾患モデル

退行性疾患(老化)モデル	老化促進マウス(aenescence-accelerated mouse:SAM)
筋ジストロフィーモデル	mdxマウス,mdxラット
I型糖尿病モデル	NODマウス,BBラット
II型糖尿病モデル	KKマウス,KKAyマウス,GKラット,OLETFラット

> **メモ**
>
> **遺伝子改変動物**
> - トランスジェニック動物
>   外部から特定の遺伝子を人為的に導入し発現させるようにした動物.
> - ノックアウト動物
>   DNA配列の一部を欠損させて特定の遺伝子の発現を抑制させた動物.

6.実験の準備

1)実験計画の立案

　研究の意義および動物実験を必要とする理由が科学的合理性に基づいているとともに,動物愛護の観点に立った実験計画が立案されている必要がある.実験計画が適切になされているかは,実験実施者が作成した「動物実験計画書」の内容を所属機関の動物実験委員会などで客観的に審査・点検され,認可を受けなければならない.以下に,動物実験責任者が検討すべき事項例を示す.

表7 動物の苦痛の分類（SCAWの分類）

カテゴリー	苦痛の程度	例
A	無脊椎動物または動物の組織を用いた実験	
B	脊椎動物を用い，ほとんど苦痛を与えない実験	保定，絶食，絶水，腹腔内・皮下注射，安楽死後の材料採取，灌流固定，X線照射
C	脊椎動物を用い，軽いストレスまたは痛みを伴う実験	小規模外科処置，注射（腹腔内，皮下以外），短時間の行動実験・負荷（走行など）
D	脊椎動物を用い，回避できない重度のストレスや痛みを伴うと思われる実験	長時間の身体拘束，痛みを引き起こす解剖学的・生理学的欠失作製，大規模な外科手術，重度の行動・環境負荷（寒冷，温熱，回転）
E	麻酔していない動物を用い，動物が耐え得る限界に近いかそれ以上の苦痛を与えると思われる実験	無麻酔での筋弛緩薬や麻酔薬を外科処置の身体拘束のために使用すること，無麻酔の動物に酷い熱傷や損傷，不可避なストレスや死に至るストレスを与えること

＊カテゴリーA〜Cは問題なく承認．カテゴリーDについては慎重な対応が求められる．
　カテゴリーEの処置は法律的に禁止されている．

> **メモ**
>
> **3R**
> 1959年に英国のRussellとBurchによって動物実験の基本的な姿勢として提唱された概念であり，Replacement（代替），Reduction（削減），Refinement（実験精度向上）の3つの頭文字からなる．可能な限り動物を使用しない実験に置き換える，実験に使用する動物数をできるだけ減らす，実験方法の改良などにより動物の負担を軽減させ，不必要な苦痛を与えないことを意味する．

動物実験計画立案時に検討を要する事項

① 動物実験の目的とその必要性
② in vitroの実験系および系統発生的に下位の動物種へ置換えが可能か（代替法の活用）
③ より侵襲の低い方法への置換えが可能か
④ 使用する実験動物種ならびに遺伝学的および微生物学的品質
⑤ 動物実験実施者および飼養者に対する教育訓練の実績
⑥ 使用する実験動物の数（必要最小限となるよう計画されているか）
⑦ 実験処置により発生すると予想される障害や症状および苦痛の程度
⑧ 実験動物にとって耐え難い苦痛が予想される場合の苦痛軽減措置（表7）
⑨ 鎮静，鎮痛，麻酔処置（麻酔薬や鎮痛薬などの投与および吸入など）
⑩ 術後管理の方法
⑪ 実験動物の最終処分方法（安楽死の方法など）

> **メモ**
>
> **In vivo（イン・ビボ）**
> "生体内で"という意味で，マウス・ラットなどの実験動物を使った実験を示す．
>
> **In vitro（イン・ビトロ）**
> "生体外で"という意味で，試験管や培養器などヒトや動物の細胞を用いて行う実験．環境が人工的にコントロールされた条件．

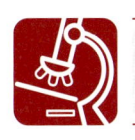

基本技術

1. 動物飼育管理

　動物福祉の観点だけでなく，データの信頼性の観点からも適切な飼育環境を保持することは重要である．飼育環境とは，飼育する場所の温度，湿度，換気，照明，騒音，衛生などを含む．マウスやラットの場合，温度は18〜26℃程度，相対湿度は40〜70％程度の環境が望ましい．また，照明の明暗により昼夜をコントロールする．飲水や食餌に関しても，特別な事情がない限り，動物の要求に応じて十分な飼料や飲用水を与えられなければならない．ケージ内で飼育する場合，過密飼育とならないように十分なスペースが確保される必要がある．例えばマウス（ラット）の場合，10週齢までは1ケージあたり5(3)匹程度，それ以降は3(1)匹とする．

　これらの飼育環境の条件の多くは，実験動物飼育施設により決められ，管理されているのが一般的と考えられるが，実験者は飼育環境の詳細について把握しておくべきであり，実験結果を論文にまとめる時にもこれらの情報を記載する必要がある．

2. 衛生管理

　動物を飼育する施設には衛生管理上の配慮が必要である．動物飼育室などは必要な頻度で適当な洗剤や消毒剤を用いて消毒や清掃を行う．特に飼育ケージは適切に管理しなければならない．床敷を使用する場合は，動物やケージを清潔に保つために必要な頻度で交換する．マウス，ラット，ハムスターなどの小型げっ歯類の飼育では，週1回以上の床敷交換が必要である．

3. 動物飼育の実際

　正しい動物飼育は，疾病管理や環境管理に繋がるだけでなく，正確なデータや実験の成功のために重要である．動物管理の主な作業は給餌，給水，ケージ交換や清掃といった衛生管理と動物観察などである．動物に実験的処置を行った後には，その影響がいろいろと現れる．これを毎日記録し，無処置対照動物と比較したものが重要なデータとなる．日常的な動物管理の手順を以下に記す．

日常的な動物管理

手順

❶ 入室（入退室記録簿に名前，所属，入室時間などを記入）

▼

❷ 予防衣・帽子・マスク・手袋などの着用

　　　　　　　　　　　　　手指のアルコール噴霧
▼

❸ 実験飼育室物品搬入，入室

▼

❹ 実験/動物管理（給水・給餌，ケージ，床敷交換）

▼

❺実験飼育室内清掃

　　　　　　　　　　　　　手指のアルコール噴霧

❻実験飼育室退室

　　　　　　　　　　　　　手指，搬出物品のアルコール噴霧

❼廃棄物処理（小型，大型オートクレーブ）

❽予防衣脱衣

❾退出（退出時間などノートに記入）

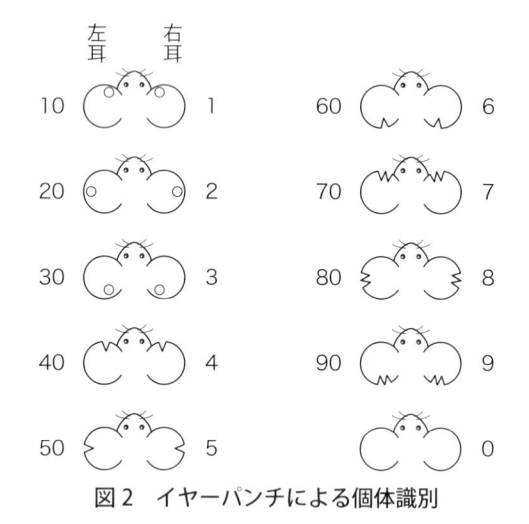

図2　イヤーパンチによる個体識別

4. 動物実験の実際

1）個体識別

動物実験では，動物個体を識別する必要があるため標識を付けて区別する．動物の身体にマジックで番号を記す方法の他，色素塗布（ピクリン酸，インク），イヤーパンチ（図2）などが用いられる．

2）保定

動物に無用なストレスを与えたり，傷つけると正しい実験データが得られない．動物の正しい取り扱いと保定は習得する必要がある．

マウス：ケージから出す際は尾部を持ちあげ，保定は母指と示指で背頸部の皮膚を摘む．頸部の固定が弱いと噛まれることがあるので注意する．

ラット：ケージから出す際は尾部を持ち上げるか，もしくは背面からすくい上げる．保定はマウスと同じ要領で行う（図3）．腹腔内注射を行う際には後肢の動きを抑え腹位に固定する（図4）．

3）採血

ヒトと同様，動物の血液や血清を分析することで，全身・臓器の機能を比較的容易に推測できる点で有用である．血液採取の方法はその用途・目的により異なる．マウスやラットなどの小動物について以下に述べる．

a. 動物を屠殺しない場合
（1）尾静脈採血

動物を固定し，尾の先端に近い部分をカミソリでわずかに傷つけ出血させる．止血が必要であれば瞬間接着剤を使用し傷を塞ぐ．

（2）心臓採血

エーテルで麻酔して背位に保定する．心臓の鼓動を確かめ，左肋間軟部に注射器で採血する．ラットの場合，2～3 mlは採血が可能．

b. 動物を屠殺する場合

動物を麻酔し，胸部を開いて心臓を露出させる．注射器を用い，心臓内の血液を採取する．麻酔により死亡して時間が経過しすぎると，血液が凝固して十分な量を採取することができないので注意

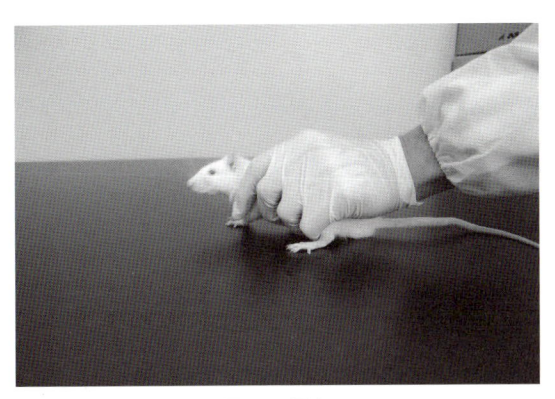

図3　保定

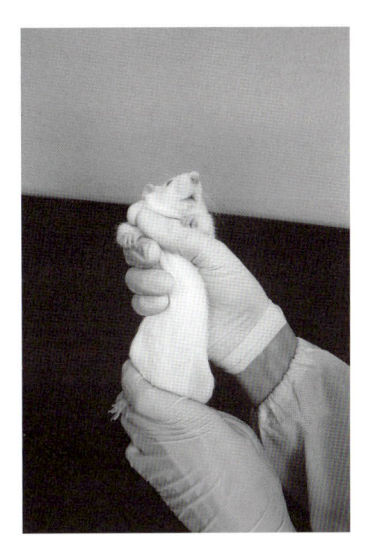

図4　保定

表8　動物実験に用いられる代表的な麻酔薬および鎮痛薬

麻酔薬	商品名	投与経路	麻酔時間
ジエチルエーテル	ジエチルエーテル	吸入	回復時間短い
イソフルラン	フォーレン吸入麻酔液	吸入	回復時間短い
セボフルラン	セボフルレン吸入麻酔液	吸入	回復時間短い
ペントバルビタールナトリウム	ソムノペンチル	腹腔内	20〜40分

鎮痛薬	商品名	投与経路	麻酔時間
ブプレノルフィン(オピオイド系)	レペタン注	皮下注射	12時間毎
ブトルファノール(オピオイド系)	ベトルファール	皮下注射	4時間毎

する．

4) 投与方法

a. 経口投与

　自然状態に近い投与法であり，消化管から薬物を吸収させることが必要な場合はこの方法しかない．金属製ゾンデはよく使用される．動物を保定し，注射筒をつけたゾンデを口腔内に入れ，胃壁に先端が突き当たるまで挿入する．

b. 注射による投与

　注射による投与経路には皮内，皮下，腹腔内，静脈内，筋肉内などが用いられる．それ以外にも，局所への薬物投与による実験も多い．

5) 麻酔方法

　麻酔のトラブルによる死亡，あるいは手術中の覚醒による不完全な処置などは，動物実験の失敗としては多く，細心の注意を払う必要がある．以下に，ラット，マウスの実験で頻繁に使用される麻酔を紹介する．動物実験に用いられる代表的な麻酔薬を表8に示す．

a. 吸入麻酔

　吸入麻酔は注射麻酔に比べ麻酔深度の調節が容易で，短時間で覚醒するため比較的安全な麻酔法

Ⅱ 基礎研究

麻酔投与の実際(腹腔内投与)

手順

❶ 動物の体重を測定し,麻酔の投与量を決める.

▼

❷ 接続部の汚染に注意しながらシリンジに注射針を取り付ける.

▼

❸ 必要な量の麻酔薬をシリンジに取る.

▼

❹ アルコールを噴霧して動物の腹部を消毒する.

▼

❺ 動物の背部を持ち,腹部を上側に向けた状態でしっかりと保定する.その際に後肢を確実に押さえることが重要(図5).

▼

❻ 横隔膜よりもやや下に注射針を刺した後,一度シリンジの内筒を軽く引き,シリンジ内に血液や液体が入らないことを確認.もし入ってきたら,針を一度抜き,刺す位置を少しずらす.

▼

❼ シリンジの内筒を引いても何も入らないことを確認した後,必要な量だけ注射液を注入する.その際,投与量を間違えないように注意する.

▼

❽ 麻酔がかかるまでしばらく待ち,刺激にも反応がなくなったのを確認した後,処置を開始する.麻酔が浅い場合は,希釈した麻酔薬を少しずつ追加するか,吸入麻酔薬を追加投与する.死亡するリスクが高まるため,反応をみながら注意深く行う.

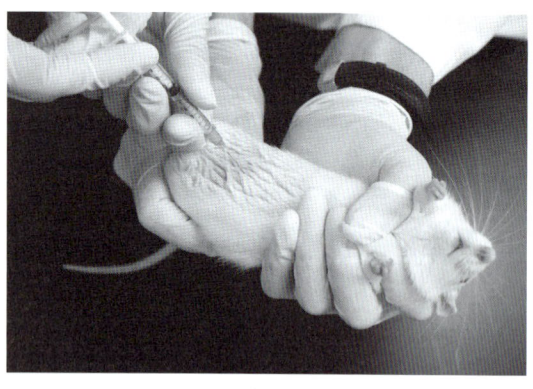

図5 腹腔内投与

である.イソフルランやセボフルランなどは小動物用の吸入麻酔器で適正濃度の麻酔薬を注入する.短時間の麻酔であれば,麻酔ビンなどの中のペーパータオルに麻酔薬を染み込ませて密閉し,揮発させる.小型ビーカーや50ml遠心チューブに脱脂綿などを詰め,麻酔薬を染み込ませ,動物の鼻に当て吸入させる.必要以上に吸入させると死亡する危険がある.なお,エーテルは安価で気化しやすく,利用しやすい反面,眼や鼻腔への刺激性や引火性・爆発性を有するため,使用には注意を要する.海外の研究機関によってはエーテルの使用を禁止しており,研究結果を国際誌に投稿することが予定されている場合,イソフルラン,セボフルラン,メトキシフルランなどの使用が望ましい.

b.注射麻酔

麻酔前に動物の体重を測定する.ペントバルビタールの場合,体重1kgあたり40〜50mgを腹腔

内に注射投与する．麻酔時間は20～40分程度．体重が軽いマウスの場合，相対的に麻酔薬の濃度が高くなるため，生理食塩水で5～10倍に希釈して用いる方が安全である．なお，ペントバルビタールには鎮痛作用がないため，外科的手術や疼痛を伴う処置を行う場合，オピオイド系（ブプレノルフィン，ブトルファノール）もしくはNSAIDs系鎮痛薬（メロキシカム，カルプロフェン）を併用することが推奨される．

6）安楽死

動物に苦痛を与えずに死に至らしめること，残酷な方法は用いないことが必要である．大きく分けて科学的方法と物理的方法の2種類がある．

a. 化学的方法

ペントバルビタールの過剰投与：通常の2～4倍量を注入する．

b. 物理的方法

頸椎脱臼：頸部と頭部を一気に伸長することで頸椎を機械的に離脱させる．熟練者が行う必要がある．

c. 付随的方法

放血（脱血）：麻酔下にて心臓下大静脈を切断するなどして放血殺する．灌流固定時や臓器採取の際，臓器が血液にぬれるのを避けるには便利な方法である．

断頭：ギロチンを用いて頭部を一気に切断する．

7）手術の実際（アジュバント関節炎モデル）

ここでは，関節炎症・破壊関節炎の動物モデルとして用いられているアジュバント関節炎モデルの作製方法について紹介する．アジュバント関節炎とは，結核菌や牛酪菌の死菌体を流動パラフィンに溶かした完全フロイントアジュバント（Complete Freund's adjuvant：CFA）を膝関節内に投与することにより，関節炎を誘発させるモデルである．

> **メモ**
> **アジュバント**
> 抗原と一緒に生体に投与することで，投与した抗原に対する免疫反応を増強するために用いる物質．

使用する試薬

- Freund's Adjuvant, Complete（シグマ，Lot No F5881）
- ペントバルビタールナトリウム（ソムノペンチル，共立製薬株式会社，DY11441）
- ブプレノルフィン（レペタン，大塚製薬株式会社，03531650）
- ジエチルエーテル（米山薬品工業株式会社，01348）
- ヨウ素系消毒液

手術用具

- 保定台（コルクボード）
- 小綿球
- 持針器
- 縫合針
- 縫合糸
- 無鈎ピンセット，有鈎ピンセット
- ハンカチ
- ハサミ（直ハサミ，小直ハサミ）
- 開創器
- ディスポ注射筒（1ml，滅菌済み）
- ディスポ注射針（21G，滅菌済み）

Ⅱ 基礎研究

手順

❶ 未滅菌のすべての手術用具をアルミホイルに包み，乾熱滅菌器で120℃，20分以上加熱する．

▼

❷ 実験テーブルに敷いた新聞紙を70％エタノールで噴霧し消毒した後，アルミホイル，新聞を広げる．

▼　手指のアルコール噴霧

❸ アルミホイル上に実験器具を整然と並べる．

▼

❹ 動物に対し，50mg/kg体重のソムノペンチルと，0.1mg/kg体重のブプレノルフィンを腹腔内に投与する．

▼

❺ 麻酔した動物を保定台上に置き，術中の麻酔維持が行えるよう補助麻酔ビンを頭部に置く．

▼　手指のアルコール噴霧

❻ 刺激に対する反応をみて麻酔がかかったのを確認し，膝関節正面に正中線で皮膚を切開し，膝蓋腱を露出させた後，開創器をかけて視野を確保する．

▼　手指，搬出物品のアルコール噴霧

❼ 注射器にCFAを取り（ラットの場合，0.1～0.2ml程度），膝蓋腱の外側から針を刺入し，関節包内に注射液をゆっくり注入する．

▼

❽ 切開した皮膚を直ちに縫合する．

▼

❾ 小綿球をヨウ素系消毒液に漬け，縫合部を消毒する．

▼

❿ 動物をケージに戻す．体温が低くなりすぎないように注意し，動物が覚醒することを確認する．

▼

⓫ 翌日には必ず動物を観察する．注射した膝関節の腫脹が観察されれば，膝関節炎症が惹起されていることが確認できる．

その他の動物実験モデル

以下に，理学療法分野で行われている動物実験のモデルや介入方法，解析方法の一部を紹介する．もちろん，理学療法の動物実験はこの限りではない．斬新で画期的な研究のため，研究者独自の着眼点で合目的的な実験モデルを開発することが望ましい．

① 後肢懸垂（図6）
② トレッドミル走行（回7）
③ 三次元動作解析（図8）

●参考図書●

1) 厚生労働省の所管する実施機関における動物実験等の実施に関する基本指針．http://www.mhlw.go.jp/general/seido/kousei/i-kenkyu/doubutsu/0606sisin.html
2) 中野健司：動物実験入門．初めて動物実験を行う人のために，川島書店，1988．
3) 緒方規矩雄（監修）：図説 動物実験の手技手法，共立出版，2002．
4) 奈良勲（監），内山靖（編）：標準理学療法学．理学療法研究法，医学書院，2006．
5) 日本生理学会HP「生理学領域における動物実験に

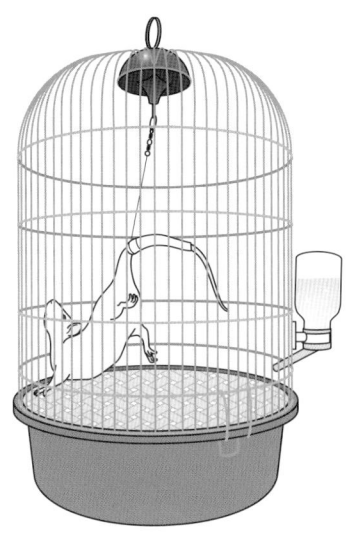

図6 後肢懸垂

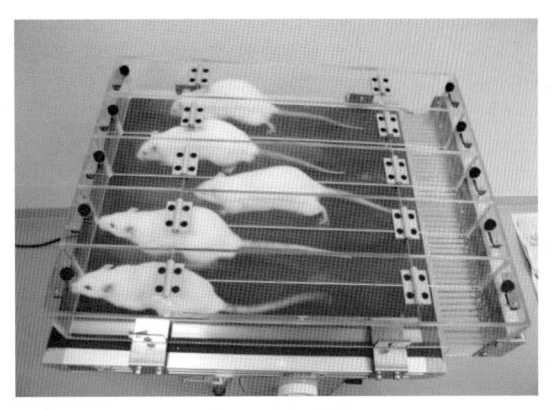

図7 走行運動

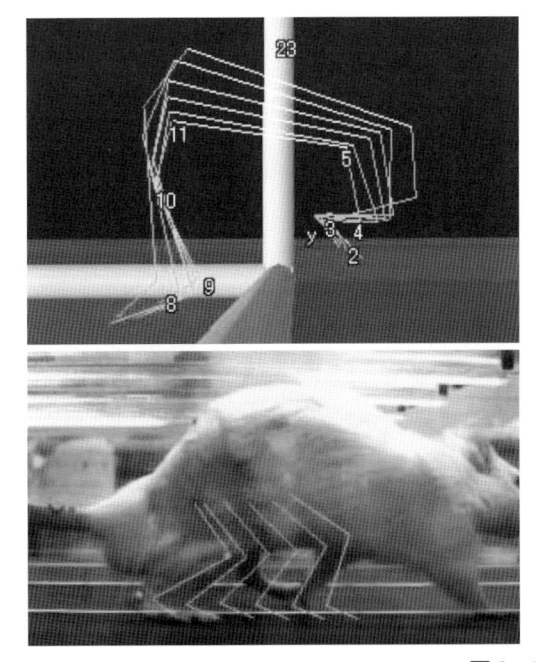

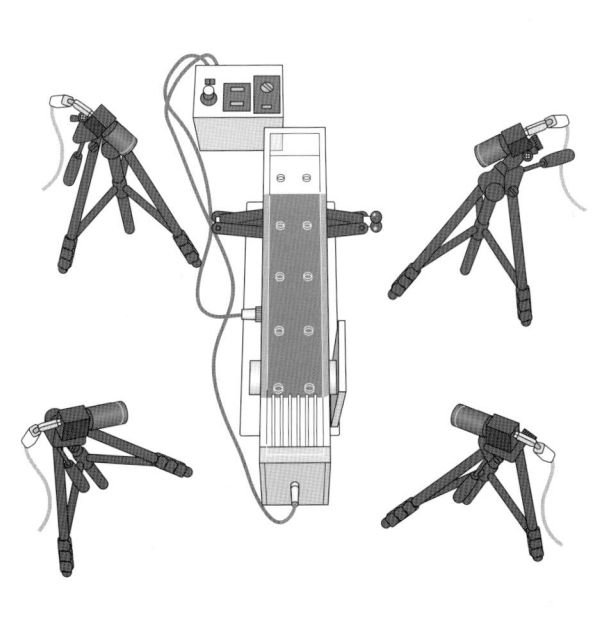

図8 三次元動作解析

関する基本的指針」http://physiology.jp/exec/page/doubutsu_jikken_shishin/
6) 東北大学動物実験センターHP：動物実験に用いられる代表的な麻酔薬と鎮痛薬. http://www.clar.med.tohoku.ac.jp/kitei/hoi6.pdf
7) Ozawa J, Kurose T, Kawamata S, et al : Morphological changes in hind limb muscles elicited by adjuvant-induced arthritis of the rat knee. Scand J Med Sci Sports, 20(1) : e72-79, 2010.

（小澤淳也）

5 組織学

基礎知識

1. 組織学とは？

　組織学とは，動物やヒトの細胞や細胞間質で構成される組織の微細構造を，顕微鏡を用いて観察し，機能を研究する学問である．正常な構造を観察するものが組織学であるのに対し，病的な組織の観察は病理学とされるが，研究手法は基本的に共通している．

　理学療法の主な目的は生活機能の維持・向上であることから，理学療法の実証研究では，効果判定に疼痛，関節・運動機能やADL遂行能力，参加制約などの「生活機能」がアウトカムとして用いられることが多い．しかし，これらは体内で生じている解剖病理・生理学的変化（異常）が表出されているものを評価しているに過ぎない．生体で生じる現象の原因を生体内の"物質"に求め，"可視化"することが基礎研究の目的であるが，中でも組織学は対象臓器・組織・細胞の形態学的・病理学変化は勿論，分子生物学，分子遺伝学的変化を調べる研究手法の1つとして大変有用である．

2. 試薬・器具・機器

1) 顕微鏡

　組織学において顕微鏡は欠くことのできない装置である．多様な顕微鏡が存在し，おのおの異なる特徴を持つ．研究に用いる際には，観察の目的に合致した顕微鏡を選択する必要がある．以下に顕微鏡の種類とそれぞれの特徴について記す．

a. 光学顕微鏡

　正立顕微鏡：試料ステージ上に対物・接眼レンズが配置されている．通常の組織標本の観察に使用される(図1)．

　倒立顕微鏡：試料ステージ下に対物レンズが配置されており，標本を下側から観察する．シャーレに入った培養細胞などの観察に用いられる．

　実体顕微鏡：試料を2方向から観察することで標本が立体的に見える．観察しながら操作を行えるため手術・臓器解剖や組織片の切り出しに有用．

　位相差顕微鏡：レンズ系の中に位相板を差し込むことで，透明光と回折光を干渉させて明暗や立体感のある像に変える．透明な培養細胞でもその輪郭を観察することができる．

　蛍光顕微鏡：水銀ランプの紫外線や可視光線を励起光として標本に照射し，蛍光標識された抗体や蛋白から放出された蛍光（放出光）を観察する．蛍光物質をマーカーとして特定の分子のみを識別することができる．

b. 共焦点レーザー顕微鏡

　レーザー光を励起光として標本に照射し，蛍光標識された抗体や蛋白の放出光を観察する．レーザー光は焦点を収束させることができるため，厚い切片であっても薄い焦点面で観察することができるため鮮明な画像が得られる．さらに，複数の

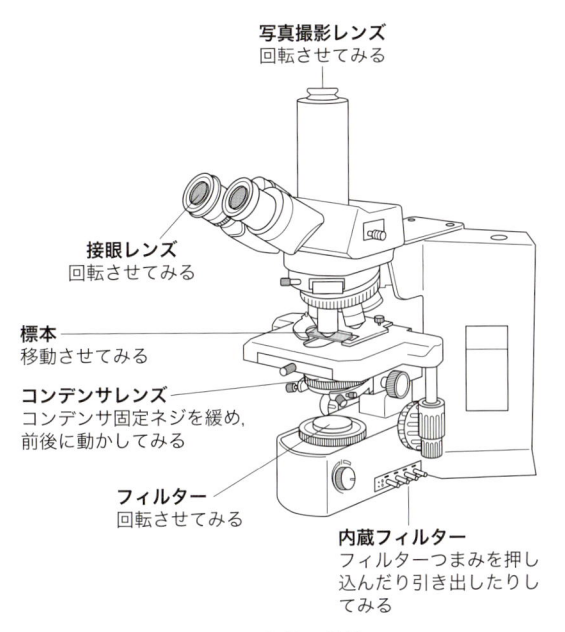

図1 光学顕微鏡

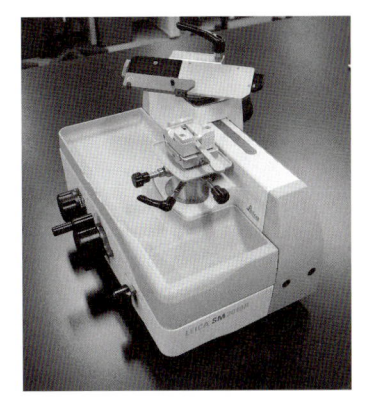

図2 ミクロトーム（滑走式）
（ライカ SM2010R）

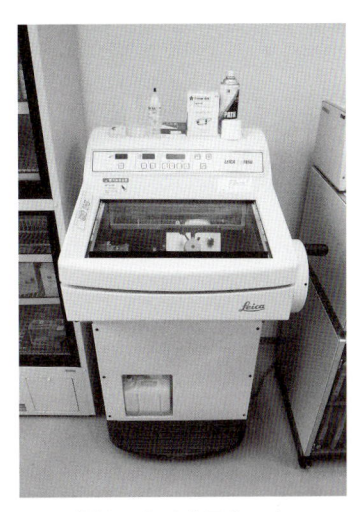

図3 クリオスタット
（ライカ CM1850UV）

焦点面の二次元画像をコンピューター内で立体構築して，三次元画像を得ることができる．

c. 電子顕微鏡

光学顕微鏡の光源の代わりに電子線を用い，レンズの代わりに磁場や電場を用いた顕微鏡であり，試料を透過した電子を検出する透過電子顕微鏡（transmission electron microscope：TEM）と，試料表面を電子線で走査することで像を得る走査電子顕微鏡（scanning electron microscope：SEM）の2種類がある．TEMは細胞内の微細構造を，SEMは細胞や組織の表面の微細な立体構造の観察に用いる．光学顕微鏡や共焦点レーザー顕微鏡で観察可能な倍率が1倍から1,500倍程度であるのに対し，電子顕微鏡は数百倍から10万倍以上の高倍率での観察が可能である．

2) ミクロトーム（図2）

パラフィン包埋された試料はミクロトームを使用して薄切（3〜10μm厚）を行う．固定した試料台に対してナイフ（刃）を移動させて削る滑走式と，固定した刃に対して試料台を移動させる回転式がある．それぞれの長所として，前者は大きな切片の作製に，後者は小さな試料の連続切片の作製に向いている．また，透過型電子顕微鏡用の超薄切片（〜0.1μm厚）の作製には，試料観察用の実体顕微鏡が付いたウルトラミクロトームが使用される．

3) クリオスタット（図3）

凍結固定した試料の切片（凍結切片）を作製する際に使用する．−20℃前後の低温度下で，回転式ミクロトームの要領で薄切を行う．切片の厚み

図4　染色壺

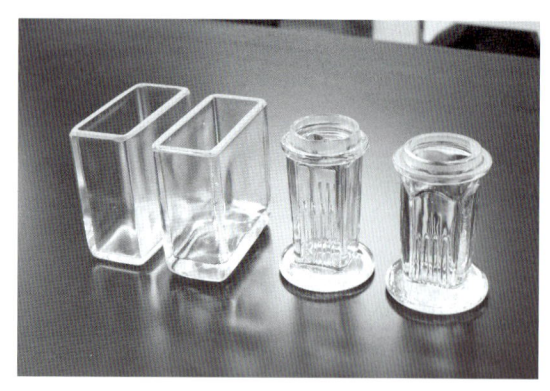

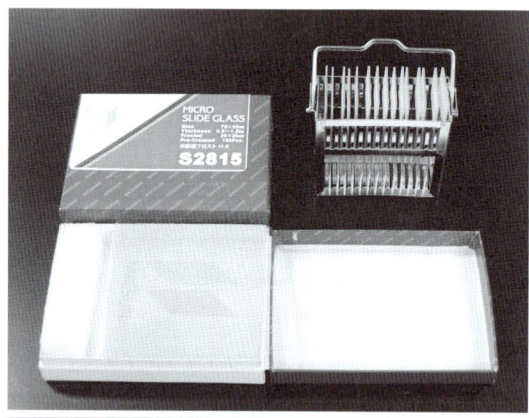

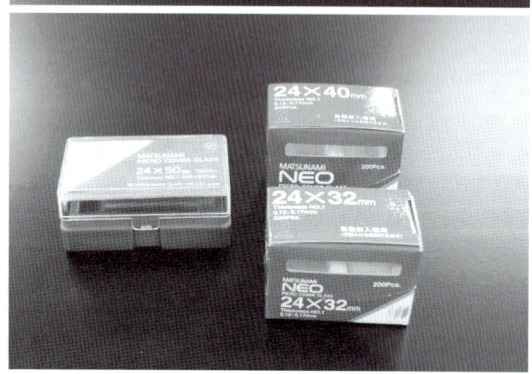

図5　スライドグラス(上)とカバーグラス(下)
（松浪硝子工業）

は観察用途により異なるが，一般にパラフィン切片よりもやや厚いものが作製される．

4）染色壺(図4)

コプリンジャーとも呼ばれ，スライドグラスを試薬や洗浄液に浸漬する際に使用する．通常5枚のスライドグラスを入れることができる円筒形のものと，スライドラックが入る大口の直方形のものがある．前者は使用する液量が少量で済み，後者は大量のスライドグラスを一度に移動できる点で優れている．

5）スライドグラス(図5)

スライドグラスは顕微鏡観察を行う切片を載せるのに用いるガラス板である．板ガラスを切放したのみで端面の処理をしていないものを「切放」，端面を面取り・研磨したものを「縁磨」，長辺の一方の端を磨ガラスとし，鉛筆でも書き込めるようにしたものを「フロスト」と呼ぶ．

6）ピペット

比較的少量の液体の計量や分注に用いる．染色用試薬の調製や，試薬を組織切片上に滴下する際などに使用する．マイクロリットル単位の液体を測り取る場合，マイクロピペットを用いる．ギルソン社やエッペンドルフ社のものが知られている．

3.試薬・機器に関する基礎知識

組織学ではさまざまな機器・薬品を使用する．薬品や機器を適切に取り扱い，安全に実験し，正しいデータを得るためには，取り扱う物質の性質を知ることが重要となる．

① **有害物質**

医薬用外毒物：赤地に白抜きの文字で医薬用外毒物；経口致死量 30mg/kg体重以下

医薬用外劇物：赤線の枠内に赤文字で医薬用外劇物；経口致死量 30〜300mg/kg体重

医薬用毒物：黒地に白抜きの文字で医薬用毒物

医薬用劇物：黒線の枠内に黒文字で医薬用劇物

② **危険物**

第4類(引火性液体：エーテルなど多くの有機溶剤)

高圧ガス

放射性物質

③ 危険装置

高圧装置（オートクレーブ，二酸化炭素や酸素などの高圧ガス）

高温・低温装置（乾熱滅菌器，液体窒素）

高電圧，高エネルギー装置

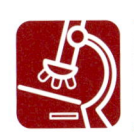

基本技術

組織標本の作製方法

試料を組織学的に観察するためには，顕微鏡観察が可能となるよう組織標本を作製する必要がある．以下にその方法を記載する．試料の調製の一般的なフローチャートを図6に示す．

1. 固定

良い組織標本は正確なデータを得るために必要であり，その条件として良好な組織固定はきわめて重要である．固定は生物の組織や細胞の蛋白などを分解や腐敗から保護し，形態の維持に貢献する．固定法には急速凍結による物理的固定と，薬品による化学的処理を行う化学的固定がある．

1) 物理的固定

凍結固定は，液体窒素で十分に冷却したイソペンタンを使用し，試料を急速に凍結することで，細胞損傷を最小限に抑える．化学的固定では一般に酵素活性や抗原活性が失われるが，凍結固定した試料（凍結切片）は組織化学や免疫組織化学に優れる．

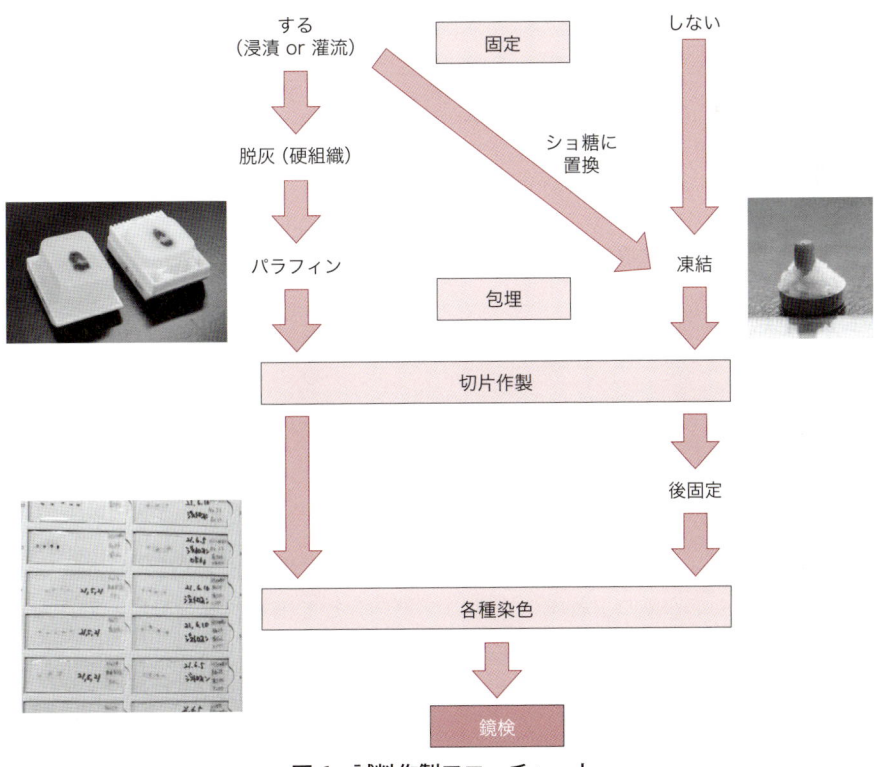

図6 試料作製フローチャート

表1　固定液の比較

種類	アルデヒド系	有機溶媒系	ピクリン酸系
代表的な固定液	中性ホルマリンパラフォルムアルデヒド　グルタールアルデヒド　カルノフスキー固定液	エタノール　メタノール　アセトン	ブアン固定液　ザンボーニ固定液
長所	分子間の架橋による固定で，固定力は強い	浸透・固定が早い	浸透・固定が早い
短所	固定の浸透が遅い	脂質の流出	蛋白質の変性・核酸の分解が生じる
適性	一般染色，免疫組織化学，*in situ* hybridization	塗抹標本，凍結切片（脂質の検出には不向き）	一般染色（蛋白，核酸の検出には不向き）

表2　固定液作製方法

10％ホルマリン（100 ml）

ホルムアルデヒド	10 ml
0.2Mリン酸バッファー	50 ml
蒸留水	40 ml

＜作製方法＞
ビーカーに入れ，スターラーでよく攪拌する
＜注意点＞
・10％ホルマリンを作製する際，市販のホルマリン原液を100％として計算する．市販のホルマリンはホルムアルデヒドを37％程度含む
・使用直前に試薬調整

4％パラフォルムアルデヒド（100 ml）

パラフォルムアルデヒド	4 g
NaOH水溶液（1N）	数滴
0.2Mリン酸バッファー	50 ml
蒸留水	50 ml

＜作製方法＞
1. 沸騰させた蒸留水（50 ml程度）にパラフォルムを入れる
2. 白濁するのでNaOH（1Nで調整済み）をピペットマンで少量（50〜100 µlほど）入れる．溶解すると白濁した液が透明になる
3. しばらく冷やしてからろ過する
4. その後，蒸留水を追加し50 mlに調整する

＜注意点＞
・必ず使用直前に作製する．時間経過により混濁すると使用できない
・強い臭気があり有害なので，ドラフトチェンバーの中で作業する

2）化学的固定

固定液にはさまざまなものがあり，標本の用途によって選択する必要がある．さまざまな固定液の特徴および主要な固定液である10％ホルマリンと4％パラフォルムアルデヒド（paraformaldehyde：PFA）の作製方法をそれぞれ表1，2に示す．

固定法には固定液に浸ける方法（浸漬固定）と血管を介して固定液を全身に灌流させる方法（灌流固定）がある．一般に凍結固定と比べ，固定試料は組織像の保持に優れ，パラフィン包埋した試料は長期保存が可能である．ここでは灌流固定の方法を紹介する．

灌流固定の手順

準備するもの

① 動物解剖用の器具：解剖台，ピンセット，ハサミ，鉗子，カミソリの刃など
② イルリガートル（ペリスタポンプ，注射筒でも良い）
③ 注射針
④ チューブ
⑤ 麻酔用ビン
⑥ 固定液
⑦ 生理食塩水

※ イルリガートルと先端に注射針を装着したチューブをつなげ，生理食塩水を入れておく（ラットの場合50 ml程度）．チューブ内に空気が入らないように注意する．生理食塩水が流出しないようにチューブを鉗子で留め，その上から固定液を注いでおく．

手順

❶ 適量のジエチルエーテルを動物が入った麻酔用ビンに入れて吸引させる（約2分）．

❷ 心停止しないよう注意しながら刺激に対する反応がなくなるまで待つ．

❸ 動物を取り出し，背臥位に寝かせる．

❹ 開腹し，肺や肝臓や大血管を傷つけないよう注意しながら心臓を露出させる．

❺ 下大静脈を切断し，左心室に針先を挿入する（図7）．

❻ 鉗子を外し，生理食塩水を灌流させて血液を洗浄する．

手指，搬出物品のアルコール噴霧

❼ 生理食塩水の後，固定液が全身に灌流し，組織が硬直したのを確かめた後，対象組織を採取し，適切な形，サイズに切り出す．

❽ 採取した組織を固定液に浸けて後固定する．

2. 薄切

　一般的に，顕微鏡で組織を観察するためには組織を薄切する必要がある．そのためには，1) 組織を凍結してミクロトームで薄切して観察する，2) 組織を凍結しないでそのまま薄切して観察する，3) 組織をパラフィン（もしくはセロイジンや樹脂）に包埋して薄切して観察する，4) 培養細胞あるいは血液など塗抹標本を観察する方法があ

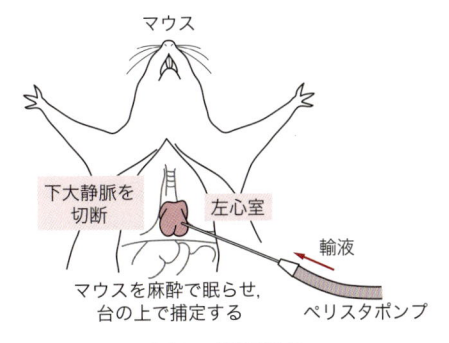

図7　灌流固定

II 基礎研究

る．また，硬組織（骨，歯など）は通常はそのままでは薄切できないため，固定後に脱灰を行う．ここでは，パラフィン試料と凍結試料の薄切方法を紹介する．

> **メモ**
> **脱灰**
> 石灰化したり骨化した組織はそのままでは薄切できないため，カルシウム塩を酸（塩酸，蟻酸，硝酸）やキレート剤（EDTA）などで除去する．試料を免疫組織化学に用いる場合，キレート剤の方が抗原の保存に優れている．また，特殊な方法として粘着フィルムとタングステン製替刃ナイフを用いた非脱灰硬組織凍結切片作製法がある．

パラフィン切片の作製
準備するもの
① 滑走式ミクロトーム
② 替刃（ディスポーザブル）
③ スライドグラス
④ 伸展器
⑤ 毛筆（面相筆）

手順

❶ ミクロトームのハンドルが動かない状態でパラフィンブロックを試料台に固定する．

❷ ブロック面とナイフの位置関係を調製した後（刃合わせ），パラフィンに埋没したサンプルが露出するまで厚めの切片を切る（面出し）．

❸ 観察したい部分が出てきたら3～10μmの切片を作製する（本削り）．

❹ スライドグラスや面相筆などを用い，湯浴式パラフィン伸展器の湯に切片を浮かべ切片を原寸大に伸ばす．

❺ 切片をパラフィン伸展台に移し，37℃で1晩以上乾燥させる．

> **メモ**
> **パラフィン切片作製のコツ**
> 1. パラフィン包埋の行程において，脱水を十分に行う．
> 2. 切片が綺麗に切れない時には，替刃が交換されているか，ブロックや替刃がホルダーにきちんと固定されているかを確認する．氷などを使用してパラフィンブロックの温度を低くする（目盛より厚く切れるので注意）．
> 3. 薄切した切片が取りにくい時（刃に切片がへばりつく，カーリングが強すぎるなど）には，息の吹きかけや加湿器などでブロック表面を加湿してから薄切する．

凍結切片の作製

準備するもの
① クリオスタット
② OCTコンパウンド（凍結用包埋剤）
③ スライドグラス
④ ピンセット

> **メモ**
> **凍結切片作製のコツ**
> 1. 凍結試料を指で直接触れない（溶けてしまったらアウト）．
> 2. 試料ホルダーとナイフホルダーに凍結試料と刃を確実に固定する．
> 3. 厚い切片を作製するときは高い温度で，薄い切片を作製するときは低い温度で行う．

手順

❶ クリオスタット内に凍結試料を移し，OCTコンパウンドでサンプル台に貼り付ける．

▼

❷ 厚めの設定（30μmほど）で切片を切り面出しを行う．

▼

❸ 観察したい部分が出てきたら8～12μmの切片を作製する．

▼

❹ スライドグラスに切片を近づけて貼り付ける．

凍結切片標本とパラフィン標本切片の違い

① 一般に凍結切片の方がパラフィン切片よりも抗原性保持に優れている．
② パラフィン切片では脂質が流出して観察ができないが，凍結切片では脂質が保たれるため観察が可能．
③ パラフィン切片よりも凍結切片の方が作製にかかる時間が短い．
④ 光学顕微鏡レベルの組織形態の保存はパラフィン切片の方が優れる．
⑤ 電子顕微鏡レベルでの免疫組織化学の観察は凍結切片でのみ可能．

3. 染色

作製した組織切片を，さまざまな色素を用いて細胞や組織の構造を観察しやすくするために染色を行う．組織の概要を全体的に把握する目的の一般染色と，組織中の特定の成分を選択的に検出する特殊染色や免疫組織化学（免疫染色）がある．

ここでは，最も一般的な一般染色であるヘマトキシリン・エオジン（hematoxylin eosin：HE）染色，特性の蛋白局在を検出する免疫組織化学の方法を紹介する．

1) 一般染色（HE染色）（図8）

HE染色は，病理診断，組織学的研究において最もよく用いられる一般的な染色法である．ヘマトキシリンは細胞核やリボゾームのリン酸基と結合し，青藍色から淡青色に染色される．染色液には進行性染色液（マイヤー，リリーマイヤー）と退行性染色液（カラッチ，ギル）がある．エオジンは細胞質，細胞間質，線維質と結合し，これらを赤から濃赤色に染める．水溶性とアルコール溶性がある．

Ⅱ 基礎研究

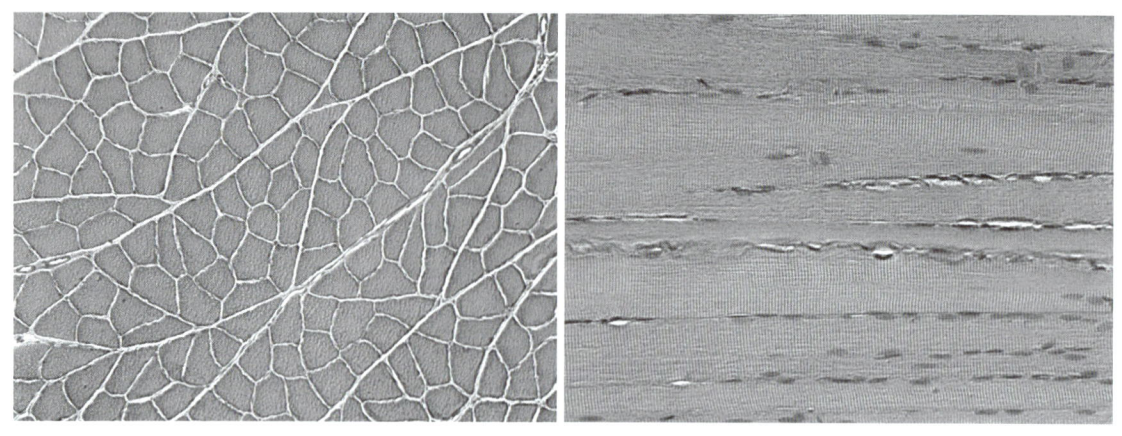

図8 HE染色：ラット骨格筋
左：横断像．右：縦断像．
同じ組織であっても，作製する切片の断面が異なれば見え方や得られる情報が異なる．
(広島国際大学大学院医療・福祉科学研究科　金口瑛典氏　作製協力)

手順

❶切片の準備
　＜パラフィン切片の場合＞
　　1) キシレン　　　　　5分×3回
　　2) 100％エタノール　 3分
　　3) 90％エタノール　　3分
　　4) 80％エタノール　　3分
　　5) 70％エタノール　　3分
　　6) 流水で洗浄　　　5〜10分
　＜凍結切片の場合＞
　　1) 切片を乾燥させる
　　2) ホルマリンやPFAなどで固定
　　　（しない場合もある）
　　3) 洗浄

❷ヘマトキシリン液　5分

❸流水水洗（色出し）

❹エオジン　5分

❺70％エタノール　1分

❻80％エタノール　1分

❼90％エタノール　1分

❽95％エタノール　1分

❾100％エタノール　3分×3

❿キシレン　3分×2

⓫エンテランニューで封入

2) 組織化学

　組織化学とは，ある物質を何らかの方法で可視化して他のものと区別し，その物質の科学的構成成分あるいはその成分によって特徴づけられる構造物を同定したり，局在を調べる方法である．染色にはさまざまなものがあるが，原理が不確かであったり，メカニズムが不明なものもある（例：鍍銀染色）．物質の同定の信頼性は免疫組織化学が最も高い．

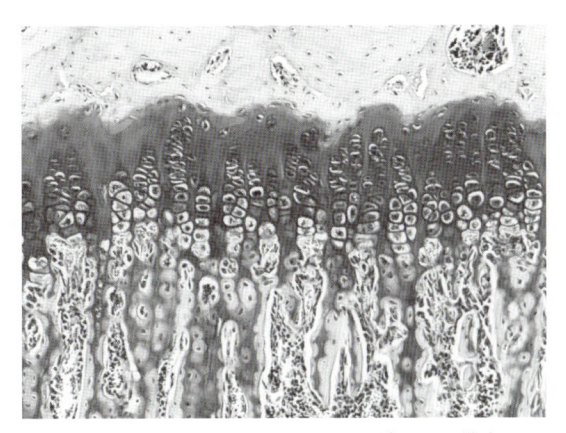

図9 サフラニンOファーストグリーン染色
ラット脛骨近位端成長板．軟骨基質のプロテオグリカンが赤く染まる．
(広島国際大学大学院医療・福祉科学研究科　金口瑛典氏作製協力)

図10 免疫組織化学
抗 platelet endothelial cell adhesion molecule-1 (PECAM-1)抗体を用いた，ラット骨格筋凍結横断切片の蛍光免疫組織化学像．PECAM-1は血管内皮細胞に発現する．二次抗体はビオチン標識抗マウスIgG抗体．Texas Red標識アビジンと反応させて発色．
(広島大学大学院医歯薬保健学研究科　川真田聖一教授，黒瀬智之助教，大学院生　前田久氏より提供)

a. 組織化学の原理

(1) 化学的反応

分析化学，無機化学，有機化学など化学的反応を用いる方法．

例：PAS反応（グリコーゲン），Feulgen反応（DNA）

(2) 物理的反応

蛍光や吸収スペクトル，色素の溶解性などを利用して染色する．または色素などが電荷によって結合する．

例：アルシアンブルー（軟骨），ズダン黒（脂肪），サフラニンO（軟骨）（図9）

(3) 生物学的反応

(a) 酵素組織化学

組織・細胞内に含まれる酵素の反応を起こさせ，生成産物を何らかの方法を使って検出する．化学反応により染色する方法．

例：myosin ATPase染色（筋線維タイプを区別），アルカリホスファターゼ染色（好中球，ES細胞，骨芽細胞），酸性ホスファターゼ染色（貪食細胞），アセチルコリンエステラーゼ染色（神経筋接合部）

(b) **免疫組織化学**（図10）

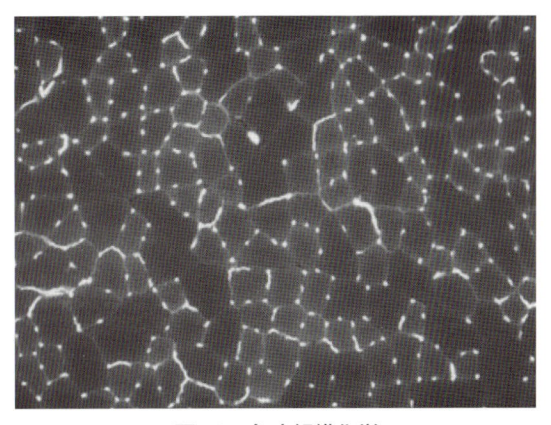

免疫組織化学とは，抗原抗体反応を用いて組織標本中の蛋白質の局在を検出する方法で，免疫染色とも呼ばれる．可視化の方法として，抗体に直接蛍光色素などを結合させて検出する方法や，抗体に酵素を結合させて酵素反応により色素を沈着させる方法などがあるが，基本的な原理は同じである．良質な抗体を入手することが免疫組織化学の成功に最も重要な要素の1つである．

> **用語**
>
> **抗原抗体反応**
> 抗原と抗体間に起こる結合．抗原にはエピトープ（抗原決定基）が存在し，抗体はそれを認識して特異的に結合する．免疫組織化学では抗原特異的に抗体を可視化することで特定の蛋白の局在を検出できる．

b. 抗体の選択方法

(1) 一次抗体

購入する場合，検出する蛋白の免疫組織化学の染色像が掲載されている論文を探し，その論文で使用している抗体と同じものを購入することが望ましい．市販されていない抗体であれば，他の研

究者が作製した抗体を分与してもらうか，自分で抗体を作製する必要がある．

> **用語**
>
> **ポリクローナル抗体**
> 通常ウサギ（免疫動物）に免疫動物以外から得た（ヒトやマウスなどの）抗原を注射して抗体を産生させる．抗原の複数の抗原決定基に対する抗体の混合物ができる．
>
> **モノクローナル抗体**
> 通常マウス（免疫動物）に抗原を注射して感作し，脾臓のリンパ球をミエローマ細胞と融合してハイブリドーマを作り，目的の抗体を産生する細胞株から抗体を得る．抗原の1つの抗原決定基に対する抗体しか含まれない．

(2) 二次抗体

間接法を選択する場合，蛍光物質や酵素などで標識された二次抗体が必要となる．二次抗体を選択する際，一次抗体が作製された動物由来の抗体を認識する抗体を選択する必要がある（例：一次抗体の免疫動物がマウスであれば，二次抗体は抗マウス抗体を選ぶ）．

c. 免疫組織化学の実際

準備するもの

① （凍結・パラフィン）切片を貼り付けたスライドグラス（ゼラチンコーティング済みもしくはMASコート付き）
② 染色ビン（コプリンジャー）
③ スライドラック
④ 湿潤箱（モイストチャンバー）
⑤ パップペン
⑥ ピンセット

手順（図11）

❶ 切片の準備：凍結切片であれば4％PFAやアセトンなどで固定．パラフィン切片は脱パラ．

❷ 抗原賦活化（必ずしも行う必要はない）．

❸ 内因性ペルオキシダーゼの抑制：メタノール＋0.3％過酸化水素あるいは蒸留水もしくはPBS＋3％過酸化水素（蛍光抗体法では必要なし）．

❹ ブロッキング：抗体の非特異的結合を防ぐ目的で行う．ブロッキングには正常動物血清（二次抗体を作製した動物のもの，2～10％），牛血清アルブミン（1～5％），カゼインなどが使用される．

❺ 一次抗体反応：一次抗体はPBSなどの緩衝液で希釈して切片に滴下する．希釈倍率は購入した抗体に添付されている説明書を参考にする．反応時間は室温で1時間ほどもしくは冷蔵庫内で一晩反応させることが多い．

❻ リン酸バッファーにて洗浄．

❼ 二次抗体反応：一次抗体の反応が終了後，緩衝液で洗浄した後に二次抗体に反応させる．室温で30分程度．蛍光免疫染色の場合，二次抗体には蛍光色素で標識されたものを用いる．蛍光色素と励起光の関係を表3に示す．

❽ リン酸バッファーにて洗浄．

❾増感：酵素抗体法の場合，ビオチンで標識された二次抗体を使用する場合アビジン・ビオチン結合の利用したABC法，ストレプトアビジン法などの増感を行う．

❿発色：酵素抗体法の場合，二次抗体に標識された西洋わさびペルオキシダーゼ（horseradish peroxidase：HRP），アルカリホスファターゼ（alkaline phosphatase：AP）などの酵素に対する基質を添加して酵素反応を生じさせ，その結果生じた沈殿物の色素を検出する．例えばHRP標識抗体の場合，発色基質に過酸化水素（H_2O_2），発色試薬にジアミノベンジジン（diaminobenzidine：DAB）を用いる．

⓫水洗：この前にカウンター染色としてヘマトキシリンなどで薄く染色する場合もある．

⓬封入
酵素抗体法でDAB発色：脱水⇒キシレン⇒封入剤（エンテランニュー）．
蛍光抗体法であれば褪色防止剤入り封入剤で封入後，風乾．

> **メモ**
>
> **抗原の賦活化**
> ペプシン，プロテアーゼK，トリプシンなどの蛋白分解酵素を用いて組織表面を変性させることで，抗原認識部位を露出させて抗原抗体反応を起こしやすくさせる．その他，界面活性剤を含むバッファー中で組織切片を煮沸させる方法も知られている．

> **メモ**
>
> **ポジティブコントロール**
> 反応が出ないのが真に陰性なのかを見抜く，あるいは染色方法が正しいかを調べるために必要．陽性シグナルが検出されるであろう組織を用いて同じ方法で染色を行い，同じ染色結果を得ることでポジティブコントロールとなる．
>
> **ネガティブコントロール**
> 抗体の特異性を検討し，偽陽性を見抜くために必要．一次抗体を抗原とあらかじめ反応させたものを使用する，一次抗体の代わりにPBSを使用するなど．

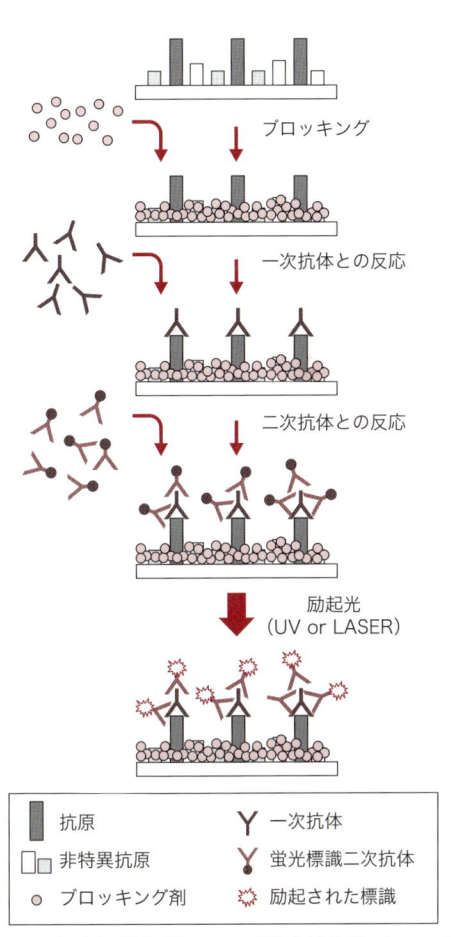

図11　免疫組織化学の原理（蛍光抗体法イメージ）

表3 蛍光免疫染色に使用される代表的な蛍光色素に関するデータ

励起光の種類	励起に使用されるレーザー光源	色素名	励起波長(nm)	蛍光波長(nm)	蛍光顕微鏡で観察できる色
UV励起	ブルーダイオード	DAPI	358	461	青
		Hoechst33258	356	465	
B(blue)励起	クリプトンアルゴン アルゴン	FITC	492	520	緑
		Alexa Fliour488	496	519	
		Cy2	489	505	
G(green)励起	クリプトンアルゴン	Rhodamine Red	550	570	オレンジ 赤
		Alexa Fliour546	556	573	
		Cy3	550	570	
Y(yellow)励起	クリプトンアルゴン	Texas Red	595	613	深い赤
		Alexa Fliour647	650	668	
		Cy5	650	670	
		TO-PRO-3	642	661	

おわりに

本項では,基本的な組織学研究法として組織の一部を採取してスライド標本を作製し,観察する方法を紹介したが,これは組織学的研究手法のごく一部である.これ以外にも培養細胞やホールマウントでの観察法,組織切片上のmRNA発現を検出する in situ hybridization,免疫組織化学で検出した蛋白発現を透過型電顕で観察する免疫電顕などさまざまな手法が知られている.興味のある人は専門書を是非ご覧いただきたい.

● 参考図書 ●

1) 井関祥子,太田正人(編):バイオ実験で失敗しない!免疫染色・イメージングのコツ,羊土社,2012.
2) 日本組織細胞化学会:第26回組織細胞化学講習会 組織細胞化学2001,学際企画,2001.
3) 埜中征哉:臨床のための筋病理,日本医事新報社,2005.

(小澤淳也)

6 生化学

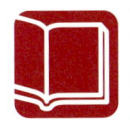

基礎知識

1. 生化学分析とは

　生物は，蛋白質（アミノ酸，ペプチド），糖，脂質，核酸（DNA，RNA）などの多くの物質で構成されている．生化学とは，生物体の構成物質，構造や代謝機構について，解析を行うことにより，生命現象を研究する学問である．細胞では，外界からの刺激に対し，細胞質側でさまざまなシグナルが伝達される．最終的にDNAの読み取りから，DNA配列によって規定されている遺伝情報がmRNAに転写され，その情報をもとに蛋白質に翻訳される．生命に必要な情報は，そのDNAに書き込まれているが，DNAは，生体内のさまざまな物質の情報を集めた設計図として役割を担っている．その設計図から常にものを作製するのではなく，必要なときに必要なものだけをmRNAに転写をしている（図1）．

　生体内での分子動態を探索するために，遺伝子，蛋白質を主として扱っている生化学的研究手法は，目的としている蛋白質が組織や細胞のどこに存在しているのか局在性を明らかにする組織学手法に加えて，理学療法が対象とする疾患や病態のメカニズムの理解や，理学療法治療効果を検証する手段として重要な役割を担っている．

　生化学分析には，さまざまな手法がある．その例として，核酸，蛋白質の分離を行う電気泳動法や，電気泳動後に泳動産物を膜転写し，特定蛋白質の発現を検出するウエスタンブロッティング法，マイクロプレートのウェル中で抗原抗体反応を進行させ，最終的に酵素反応により可視化させるELISA（enzyme linked immunosorbent assay）法，逆転写ポリメラーゼ連鎖反応（reverse transcription polymerase chain reaction）より，RNAを鋳型に相補的DNA（complementary DNA：cDNA）を作製しPCR産物をゲルに泳動し，半定量解析を行うRT-PCR法，PCR増幅産物の増加をリアルタイムでモニタリングし，解析するリアルタイムPCR法などがある．

　本項では，リアルタイムPCR法，ウエスタンブロッティング法について基本原理や実験手法について解説する．

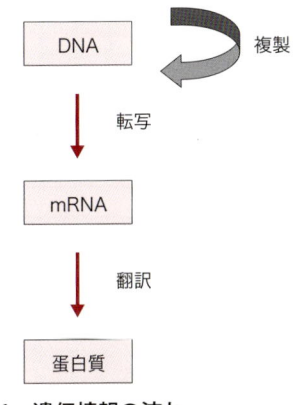

図1　遺伝情報の流れ

A. リアルタイム PCR 法

基礎知識

1. polymerase chain reaction(PCR)とは

polymerase chain reaction(PCR)は，試料中に含まれるきわめて微量な鋳型DNA，RNAを容易に検出する方法として，疾病診断や原因遺伝子の定量，遺伝子の塩基変異・置換解析など生物学，医学のさまざまな領域で利用されている．

PCRは，以下3つのステップで構成されている．①2本鎖DNAを熱により変性させ，DNAの2本鎖を1本鎖にする(熱変性)，②プライマーと1本鎖の相補的な配列をもつDNA鎖同士が2本鎖を形成する(アニーリング)，③伸長反応によって目的のDNA領域を増幅させる過程(伸長反応)(図2).

サーマルサイクラーと蛍光検知機能を一体化した装置を用い，PCRでの増幅産物の生成過程をリアルタイムでモニタリングし測定する方法が，リアルタイムPCR法である．

検出方法としては広く用いられているインターカレーション法，ハイブリダイゼーション法がある．インターカレーション法は，代表例の蛍光色

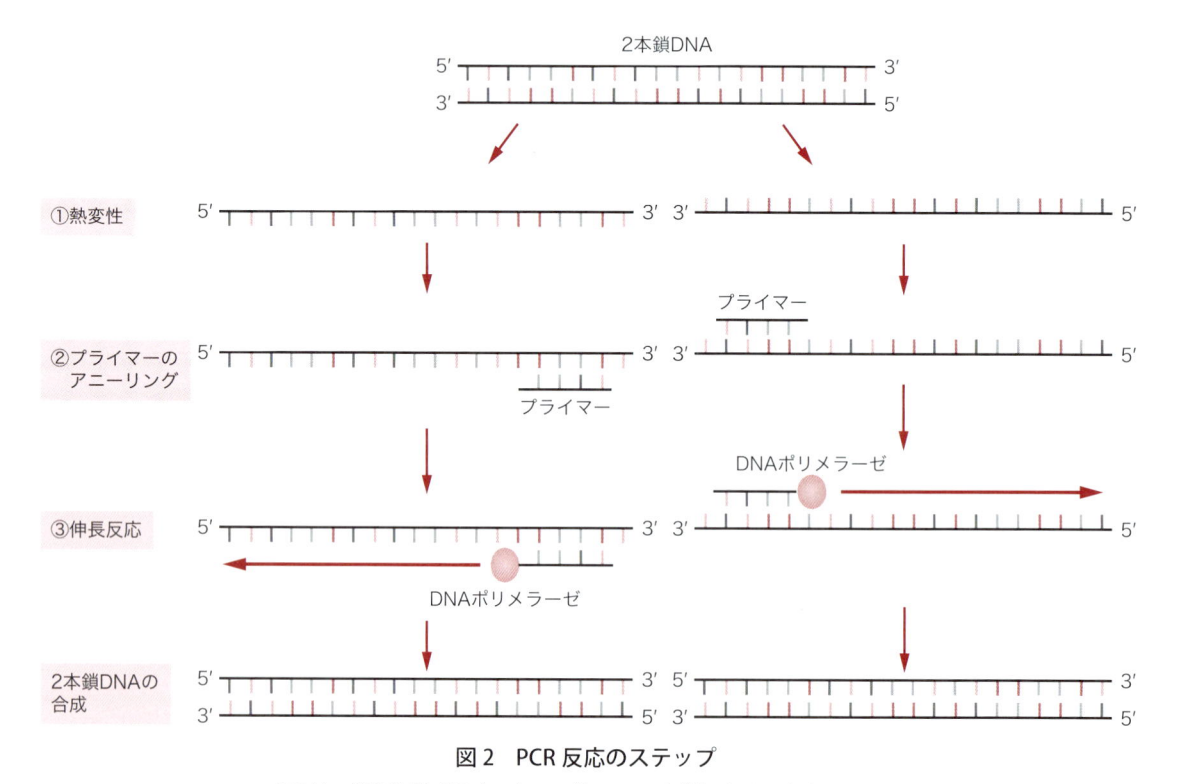

図2　PCR反応のステップ
PCRは，過程を繰り返すことで目的のDNAを増幅させる方法である．

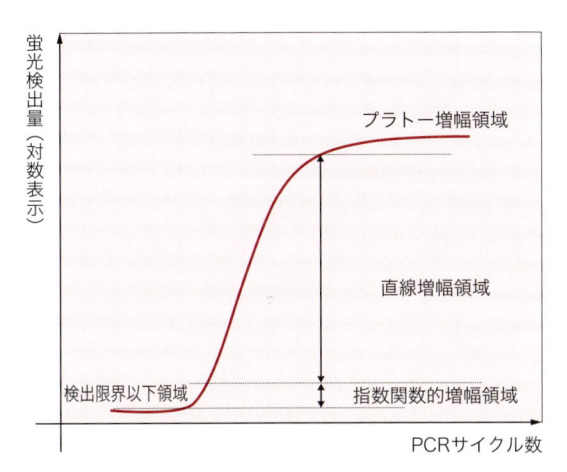

図3 リアルタイム PCR 増幅曲線

図4 threshold line（閾値線）と threshold cycle（Ct値）
初期DNA濃度が2倍ずつ異なるサンプルを使用し，リアルタイムPCRを行うと2倍の濃度差は，1サイクルの差に相当する．

素として，SYBER Green I があり，この蛍光物質が2本鎖DNAに入り込み，励起光の照射によって蛍光を発する特徴を利用してDNA量を検出する．安価で融解曲線分析が可能であるが，非特異的に増幅したPCR産物も測定してしまう欠点がある．ハイブリダイゼーション法は，PCRプライマーに加え，蛍光物質で標識したDNAプローブを用い，PCR産物だけを検出する方法である．Taqmanプローブは，プローブの両末端に異なる蛍光スペクトル2種類の蛍光色素（レポーター色素とクエンチャー色素）を標識している．

伸長反応ステップ中で，DNAポリメラーゼにより，Taqmanプローブが分解され，レポーター色素がプローブから切断される．クエンチャー色素との距離が増大するとレポーター蛍光が発光する．

増幅するDNAをモニターする方法として，増幅するPCR産物（DNA）をサイクル数に対して蛍光物質の強度を測定する．横軸にPCRのサイクル数と縦軸に蛍光標識で検出されたPCR産物量を対数表示して表すと指数関数的（理論上1サイクルごとに2^n倍増幅される．n＝サイクル数）に描かれる．しかし実際は，増幅されたDNAは，チューブ内で発光強度を検出しており，PCR初期では発光強度の検出が限界以下となる．サイクル数が進むにつれて増幅率が低下し，指数関数的増幅から一次直線的増幅になり，PCR後期では，dNTPs（デオキシヌクレオチド）とプライマーの枯渇や加水分解，DNAポリメラーゼの熱による失活，PCR阻害物質の蓄積などにより発現量がプラトーになる．指数関数的増幅領域では，鋳型DNA量とPCR増幅産物（DNA）に高い相関性があるために，この領域内で定量を行うことができる（図3）．

> **メモ**
>
> **PCR増幅効率**
> $[DNA]_n = [DNA]_0(1+e)^n$
> n：PCRサイクル数，$[DNA]_n$：nサイクル時のPCR増幅産物量，$[DNA]_0$：鋳型DNA量，e：平均PCR増幅効率で表され，高い相関性がある．

サンプルに含まれている初期DNA量が多ければ多いほど，PCR増幅産物が早く検出され，初期DNA量が少なければ少ないほど，サイクル数が増した段階で検出されることとなる．

初期DNA濃度は，得られたPCR増幅曲線に対し，閾値線（threshold line）を引く，増幅曲線と閾値線との交点をCt値（threshold cycle）という．設定する閾値は，すべての反応が指数関数的に増幅している範囲内で任意にCt値を算出する．1サイクルの差が2倍の濃度差に相当する（図4）．

2. ハウスキーピング遺伝子（内部標準遺伝子）による標準化

発現量を算出する際にリファレンス遺伝子として，細胞あたりに恒常的に発現しているハウスキーピング遺伝子を選択する．リアルタイムPCRの検出感度の高さから，内部標準遺伝子の発現量が変動している可能性が指摘されている．各サンプルごとに発現量がばらつくと補正後の目的遺伝子の発現量の変動が大きく変わってしまう可能性がある．β-アクチン（ACTB：筋に存在する収縮蛋白のアイソタイプ），グリセルアルデヒドリン酸デヒドロゲナーゼ（glyceraldehyde-3-phosphate dehydrogenase；GAPDH：エネルギー代謝系酵素），18sリボゾームRNA（18SrRNA：細胞内に豊富に存在し，リボゾーム粒子を構成する），ヒポキサンチンリボシルトランスフェラーゼ（HPRT1：プリン生合成系におけるサルベージ合成系に関与）などがある．目的サンプルで発現量にばらつきのないものを選定する．

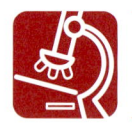

基本技術

1. 準備（図5）

1）サンプル調整用
① チップ．サンプリングチューブ　1.5m*l* or 2.0m*l*
② PCR用チューブ　0.2m*l*
③ リアルタイムPCR用プレート（96ウェルタイプ，384ウェルタイプ）
④ マイクロピペット（0.1〜2.5μ*l*，2〜20μ*l*，20〜200μ*l*，100〜1,000μ*l*）
⑤ 8連・12連マルチチャンネルピペット（0.5〜10μ*l*）
⑥ 電動式ピペット
⑦ ボルテックスミキサー

2）機器
①ホモジナイザー，②冷却遠心機，③マイクロチューブ，④PCRチューブ用卓上遠心機，⑤プレート用遠心機，⑥分光光度計，⑦サーマルサイクラー，⑧リアルタイムPCR装置，⑨純粋製造装置．

3）試薬
① RNase free water
② RNA抽出用　TRIzol®，クロロホルム，イソプロピルアルコール，75％エタノール
③ 逆転写反応（cDNAの作製）
　　High Capacity cDNA Reverse Transcription Kit
④ リアルタイムPCR用
　　TaqMan® Gene Expression Assays，TaqMan® Gene Expression Master Mix

4）その他
① キムワイプ，キムタオル
② RNaseのコントロール用　70％エタノール，

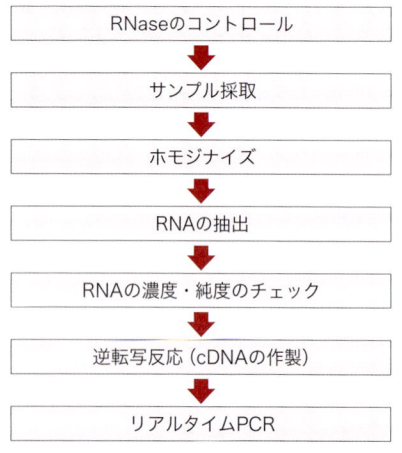

図5　リアルタイムPCRのワークフロー

（フロー図：RNaseのコントロール → サンプル採取 → ホモジナイズ → RNAの抽出 → RNAの濃度・純度のチェック → 逆転写反応（cDNAの作製）→ リアルタイムPCR）

RNase除去剤

2. リアルタイムPCR法の手順

1) RNaseのコントロール（RNAを扱う際の準備および注意点）

RNAを扱う実験を行う場合，RNaseのコンタミネーションを防ぐ必要がある．空気中や実験用機，研究者の肌や唾液，汗，涙などにもRNaseが含まれている．また研究室の実験内容（バクテリアの培養やプラスミドベクターの調整など）や使用する酵素や水などにもRNaseは存在する．これらは実験結果に影響を与えるために研究室内環境を整えることは，大変重要である．

RNaseのコントロールの手順

❶ 実験室ではRNA専用の実験台を設ける．清潔な使い捨てのプラスチック手袋やマスク・白衣を着用し，作業中は不用意にしゃべらない．実験に使用する実験台やピペットなどの器具は70％エタノールとRNase除去剤などで拭く．

❷ 使用するガラス器具やチューブやピペット用チップなどは，オートクレーブ処理を行う．

❸ RNAの調製や分析に用いる試薬は，コンタミネーションを防ぐために他の分析に使用するものと同一のものは使用しない．

2) サンプル採取

サンプル採取からRNA精製までは，迅速に行う必要がある．生体から摘出すると組織のRNAは不安定となり，細胞内に存在するRNaseにより分解されたり，ストレスなどの影響を受け発現が減少する遺伝子も存在する．組織や細胞からのRNAの調製は，試料採取後すぐにRNA精製用の蛋白変性剤（lysis buffer）中でホモジナイズし，RNAを抽出するか，使用時まで−80℃もしくは液体窒素中で組織や細胞を保存する．また，組織サンプルを採取してすぐに組織保存用試薬に浸漬することにより，RNAの質と量を損なうことなく，RNAを安定に保存することができる試薬も各社から販売されているので使用について検討する．

a. 組織・細胞の破砕（ホモジナイズ）

RNAの純度や収量を最大限に得るために，組織や細胞の効果的なホモジナイズの方法を選択する．機械的破砕方式ホモジナイザー，超音波ホモジナイザー，乳鉢による破砕，ガラスビーズによる破砕など用途に応じて選択する．

組織によっては，純度の高いRNAの回収が難しい場合がある．線維性組織（例：心筋，骨格筋など）や脂質・多糖類を多く含む組織（脳など），RNaseを多く含む組織（脾臓，膵臓など），ゲノムDNAを多く含む組織（胸腺，脾臓など）に対し，それぞれ適切な処理を行う必要がある．フェノール法や，グラスファイバーカラム法など，利点・難点を理解し，RNA回収方法を検討する（図6）．

> **メモ**
> **組織破砕の前処置**
> 組織は，あらかじめマイクロハサミなどを利用し，細断しておくと，ホモジナイザーでの破砕がしやすくなる．特に線維性組織は，ホモジナイザー装置だけでは，組織が残存する場合がある．

Ⅱ 基礎研究

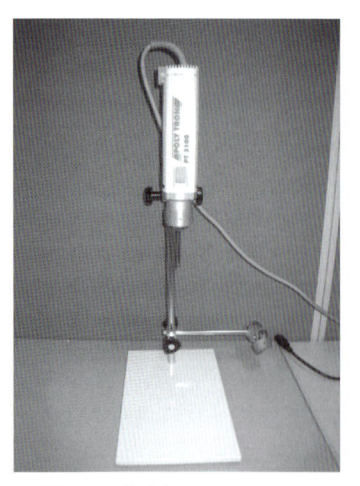

図6a　ポリトロン PT2100S
（KINEMATICA社）

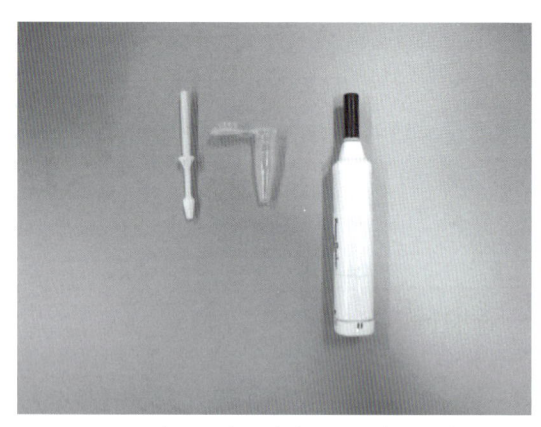

図6b　ディスポーザブルホモジナイザー
（バイオマッシャー（株）ニッピ）

> **ホモジナイズの手順　TRIzol®（Life Technologies Corporation）試薬を利用した場合**

❶ lysis bufferを入れた（1mlのTRIzol®試薬に対し，50〜100mgの組織量）2mlに組織サンプルをチューブに入れる．

❷ ステンレス性のシャフトを備えたローター式ホモジナイザーで，徹底的に30秒間ホモジナイズする．チューブを上下より，左右に動かすようにする．

b.RNAの抽出

total RNA を抽出するために，TRIzol®（Life Technologies Corporation）試薬を利用した場合を示す．

❶ ホモジナイズしたサンプルを室温で5分間静置する．

❷ 1mlのTRIzol®試薬に対し，0.2ml（200μl）のクロロホルムを加える（ペレット状物質：細胞外膜，多糖類，DNAを含んでいる．上清はRNAが含まれている）．

❸ チューブの蓋をしっかりと閉め，チューブを15秒間激しく振り，室温（15〜30℃）で2〜3分間静置し，遠心する（設定12,000g，10分間，2〜8℃）．赤層（フェノール＋クロロホルム），界面層，無色水層に分離する．RNAは水相に溶解している．

❹ 水相を新しいチューブに移す．使用したTRIzol®試薬1mlあたりイソプロピルアルコール0.5mlを加える．

❺ サンプルを室温（15〜30℃）で10分間インキュベートした後，遠心する（設定12,000g, 10分間, 2〜8℃）．RNAの沈殿物は，チューブの側面および底部にゲル状ペレットとして残っている．

❻ マイクロピペットを使用し，ペレットを吸い込まないように上清を除去する．

❼ RNAペレットを75％エタノールで1回洗浄し，使用したTRIzol®試薬1mlにつき75％エタノールを1ml以上加えて，ボルテックスにてサンプルを混合後，遠心する（設定7,500g, 5分間, 2〜8℃）．

❽ チューブの蓋を開け，RNAペレットを5〜10分間乾燥させる．この場合完全に乾燥させない．

❾ RNAにRNase freeの水または0.5％SDS溶液を加え，ピペッティングで混合し，55〜60℃で10分間インキュベートする．その後，使用するまでディープフリーザー（−70℃）にて保存する．

メモ：RNA回収での注意点①
チューブを斜めに傾けてピペット先端が壁面に付かないように操作する．中間層（白い蛋白質の層）および下層（黄色のフェノール層）は取り込まないように注意する（図7）．

メモ：RNA回収での注意点②
精製後のRNAにフェノールのコンタミネーションの可能性があると吸光度で測定するRNA濃度測定やその後の酵素反応に悪影響を与えるので，フェノールの残存を避ける必要がある．

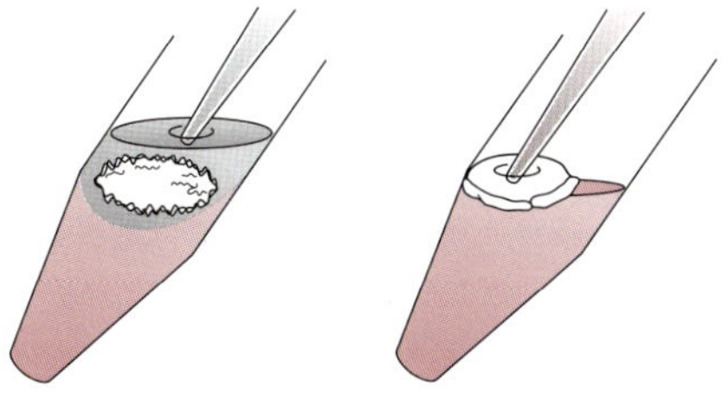

図7　ピペットによるRNA回収での注意点
（上清を吸い上げる　ペレットを吸い込んでいる）
ピペットで上清をゆっくりを吸い上げるが，ペレットを吸い込まないように注意する．

c. RNAの濃度・純度のチェック

実験結果は，使用したRNAの純度に大きく左右されるため，分光光度計にて使用前に必ずRNAの純度検定を行う．A_{260}/A_{280}の比が1.8〜2.1であれば，蛋白質の混入の少ない純度の高いRNAサンプルである．RNA濃度は，$A_{260}=1$が40μg/mlに相当するものとして計算する．

メモ：RNA濃度
RNAの濃度（μg/ml）＝ A_{260} ×希釈倍率×40（光路長10mmの時）

メモ：RNAの質の検証
純度が高いRNAであるかを検証するために，電気泳動を行い，リボゾームRNAのバンドが鮮明であれば，抽出したRNAは分解されていないと考えられる．

d. 逆転写反応（cDNAの作製）

cDNAの作製方法について，High Capacity cDNA Reverse Transcription Kit（Life Technologies Corporation）を用いた例を示す．

Ⅱ 基礎研究

手順

❶ 1チューブにおいて，total RNA 2μgに対し20μlの反応液となるように全サンプル数＋1（ピペッティングにより生じる損失を考慮する）となるようにマスターミックスを氷上にて調製する．

	20μl系
マスターミックス	
10 × Buffer RT	2.0μl
25 × dNTP Mix	0.8μl
10 × Random primer	2.0μl
MultiScribe Reverse Transcriptase	1.0μl
RNase inhibitor(50units/μl)	1.0μl
RNase free water	3.2μl
total volume	10μl
*total final volume（マスターミックス＋RNA）	20μlとなるように調整する．

❷ マスターミックスを氷上で調製する．ボルテックスで数秒（5秒以下）ミックスし，スピンダウンさせる．

❸ 氷上でマスターミックスをPCR用チューブに分注する．

❹ RNAテンプレートを添加し，ピペッティングにて混和し，スピンダウンする．

❺ サーマルサイクラーで以下の条件にて逆転写反応を行い，cDNAを合成する．Step 1（25℃，10分）→Step 2（37℃，120分）→Step3（85℃，5秒）→Step4（4℃保持）

❻ 反応終了後，リアルタイムPCRを行うまで冷蔵庫で保存するが，1日以上空ける場合は，−20℃で保管する．

e. リアルタイムPCR法による解析

　TaqMan® Gene Expression Assays（TaqManケミストリーを利用し，遺伝子発現定量に最適なデザイン済みのプライマー＆プローブセット：Life Technologies Corporation）およびTaqMan® Gene Expression Master Mixを使用した例を示す（図8）．

> **メモ**
>
> **プライマー**
>
> リアルタイムPCRにおいて良いプライマーを用いることは重要なパラメータの1つである．プライマーデザインソフトウェアを利用し，設計する方法もあるが，設計方法については成書を参考にしていただきたい．本項では，すでにデザインされたプライマー（TaqMan® Gene Expression Assays）を用いた方法を示している．

手順

❶ PCR反応液の調整

冷凍保存していたマスターミックスを解凍し,ボトルを回旋することによって混和する.全サンプル数+1(ピペッティングにより生じる損失を考慮する)となるように各実験に必要な反応液量を算出する.

20μl系(96 wellプレート用)

TaqMan® Gene Expression Master Mix	10.0μl
TaqMan® Gene Expression Assays	1.0μl
RNase free water	7.0μl
cDNAテンプレート	2.0μl
total volume	20μl

❷ チューブにテンプレート以外の反応液(上記の場合18μlとなる)を作製し,ピペッティングにて軽く混和し,スピンダウンする.

❸ リアルタイムPCR用専用プレート/チューブなどに各ウェルに18μlのPCR反応液を分注する.また各プレート/チューブに2μlのテンプレートを分注する.

❹ プレート/チューブに対しシールもしくはキャップをし,短時間スピンダウンし,反応液を沈降させ,気泡を排除する.

❺ リアルタイムPCR装置にリアクションプレートをセットし,以下の反応条件で実行する.

リアルタイムPCR反応条件

UNG Incubation	50℃	2分
↓		
AmpliTag Gold, Up Enzyme Activation	95℃	10分
↓		
解離	95℃	15秒
↓		
アニーリング/伸長	60℃	1分

解離とアニーリング/伸長:40サイクル

Ⅱ 基礎研究

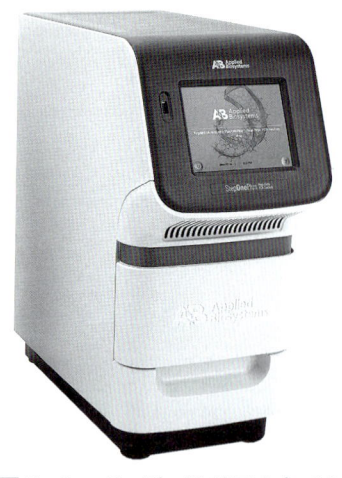

図8 StepOnePlus™ リアルタイム PCR システム
（Copyright © 2014 Life Technologies Corporation. Used under permission）

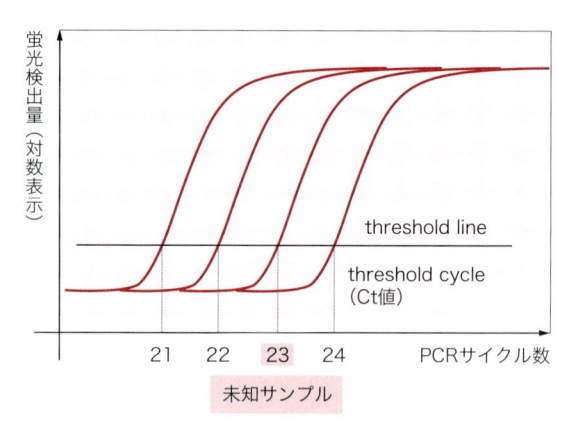

図9 未知サンプルの濃度決定方法

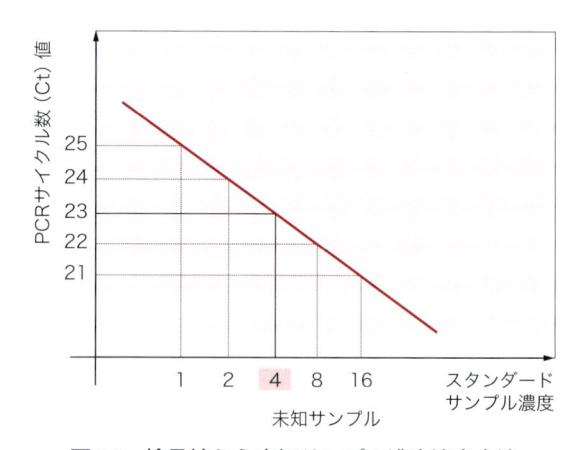

図10 検量線から未知サンプル濃度決定方法

f. 解析方法

リアルタイムPCR法による定量方法は，大きく分けて2種類の方法（絶対定量法，相対定量法）がある．

(1) 絶対定量法

絶対定量法は，コピー数などの絶対数がわかっているサンプルから検量線を作成して定量する方法である．細菌やウイルスの定量などの解析に使用される．

(2) 相対定量法

相対定量法は，検量線法と比較Ct法のいずれかを利用し解析を行う．相対定量法における検量線法は，スタンダードサンプル（コピー数は既知ではない）を選択し，その少なくとも5段階の希釈系列を作成し，検量線を作成する．ターゲット遺伝子のCt値が，得られた検量線上にのっていれば，そこから相対濃度値を求めることができる（図9）．ターゲット遺伝子発現量をハウスキーピング遺伝子発現量で正規化する（ターゲット遺伝子発現量/ハウスキーピング遺伝子発現量）ことで，未知サンプルでのターゲット遺伝子の発現量を解析する．未知濃度サンプルの増幅曲線を同時に作成して，既知であるスタンダードサンプルで求めた検量線に当てはめCt値から発現量を算出する（図10）．

> **メモ**
>
> **リファレンス遺伝子の希釈**
>
> 希釈系列リファレンス遺伝子の希釈は，高発現の遺伝子は1：10の5段階，低発現の遺伝子の1：5の希釈で希釈する．核酸は低濃度ほど不安定になるので，専用のバッファーを用いる．

(3) 比較Ct法

比較Ct法は，検量線を作成せず，1サイクルで2倍に増幅するPCR効率が一定であるということを前提にした解析方法である．内在性コントロー

表1 各サンプルにおけるターゲット遺伝子発現量の比較

	ターゲット遺伝子平均Ct値	リファレンス遺伝子平均Ct値	ΔCt値 ターゲット遺伝子Ct値−リファレンス遺伝子値	ΔΔCt値 各サンプルのΔCt値−基準となるサンプルのΔCt値	$2^{-\Delta\Delta Ct}$	相対発現量
サンプルA	32.5	23.1	32.5−23.1＝9.4	9.4−9.4＝0	1	1
サンプルB	27.2	22.6	27.2−22.6＝4.6	4.6−9.4＝−4.8	27.9	27.9
サンプルC	29.4	22.5	29.4−22.5＝6.9	6.9−9.4＝−2.5	5.7	5.7

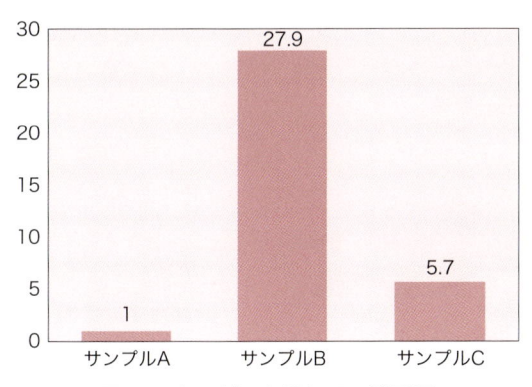

図11 ターゲット遺伝子の発現量

サンプルA発現量を1とした場合，サンプルB発現量は27.9倍，サンプルC発現量は5.7倍となる．

ル遺伝子に対するCt値に対するΔCt値を求め，比較したいサンプルのΔCt値との比較（ΔΔCt値）により相対定量を行う．$2^{-\Delta\Delta Ct}$の乗数項に代入して相対発現量を算出する（表1，図11）．

B. ウエスタンブロッティング法

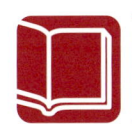

基礎知識

ウエスタンブロッティング法は，電気泳動で蛋白質を分解した後に抗原抗体反応による高い特異性を組み合わせて，トータル蛋白質から特定の蛋白質を検出する方法である．以下には電気泳動，ブロッティング法，抗原抗体反応について解説する．

1. 電気泳動

電気泳動とは，緩衝液などの溶液中に電極を設定し，蛋白質・核酸（DNA・RNA）のような生体高分子が電場のもとで移動する現象をさす．形，分子量や荷電状態により，等水溶液中では試料が拡散してしまうため，直流電場下で，支持体（膜やゲル）内を自分の電荷と反対の電極へ向かって移動する（プラス電荷をもつ分子はマイナスへ，マイナス電荷をもつ分子はプラスへ）．物質によってその時の移動速度が異なりおのおのが分離される（図12）．

支持体であるアガロースゲルやポリアクリルア

Ⅱ 基礎研究

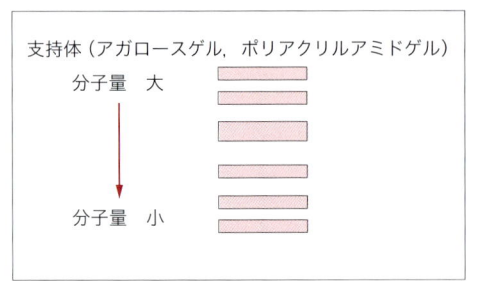

図12 電気泳動法の原理

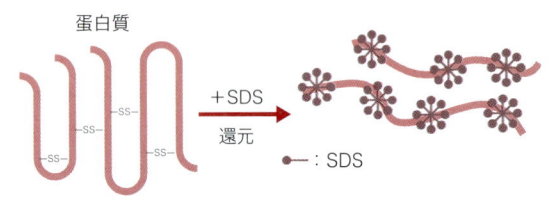

図13 SDSによる蛋白質変性

SDS処理により，蛋白質が紐状にマイナス電化を帯び，泳動速度が大きさだけに関与する．

表2 蛋白質分画に必要なポリアクリルアミドゲル濃度

分子量範囲(kDa)	分離ゲルの濃度(%)
36〜205	5%
24〜205	7.00%
14〜205	10%
14〜66	12.50%
14〜45	15%

ミドゲルは，網目状の立体構造をしており，試料に対し分子ふるいの役目を果たしている．ゲル上を大きな物質は遅く移動し，小さな物質は速く移動するために，分子量に応じ分離される．ゲルの濃度を高くすると，網目状の間隙が小さくなるために，小さな分子量の物質を検出できる．またゲル濃度を低くすると網目状の間隙が大きくなり，大きな分子量の物質を検出することができる．

> **メモ**
>
> **核酸，蛋白質の電荷**
> 核酸はリン酸残基で常にマイナスの電荷を持っているが，蛋白質はアミノ酸の種類や環境（周りのpH）によってプラスにもマイナスにもなる．

蛋白質の電気泳動法としては，分子量の違いにより分離する方法（SDS-PAGE），蛋白質の等電点の違いにより分離する方法（等電点電気泳動），等電点・分子量の2つのパラメータの違いにより分離する方法（二次元電気泳動）がある．ウエスタンブロッティングでよく用いられているのはSDS-PAGEである．

> **用語**
>
> **SDS-PAGE**
> SDS（sodium dodecyl sulfate）は，ドデシル硫酸ナトリウムで，PAGEは，poly acrylamide gel electrophoresisの略．

SDS-PAGEは，蛋白質の高次構造を変性して分子量の違いにより分離する手法で，ポリアクリルアミドゲルは，100〜200kDa以下の蛋白質やポリペプチドを分離するのに適している．まず，サンプルの調製時にβ-メルカプトエタノールやDTT（dithiothreitol）などの還元剤を添加し，蛋白質に存在するジスルフィド結合を切断する（図13）．

溶液中に存在するSDSと蛋白質が結合すると，蛋白質が変性し，その形状や電化密度が一定となり，全体としてマイナスに荷電する．ポリアクリルアミド電気泳動により，ポリペプチド分子を分子量に従って分離することができる．

蛋白質の移動度は，ゲルの濃度に依存するので，ターゲットとしている蛋白質の分子量に応じて，ゲルを作製する（表2）．

2.ウエスタンブロッティング法

ウエスタンブロッティング法は，電気泳動によ

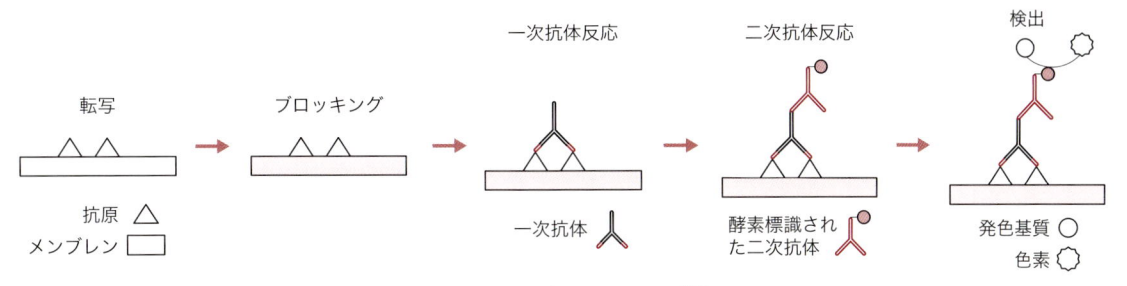

図14 ウエスタンブロッティング法の原理

り分離した蛋白質をメンブレンに転写し，目的とする蛋白質に対する抗原抗体反応により，蛋白質混合物から特定の蛋白質を検出する手法である．電気泳動により分離したゲルには，ゲルをそのまま扱うと破損しやすい，蛋白質が拡散しやすい，抗体がゲルの中に入るのに時間を要する，抗体量が多量に必要となるなどさまざまな問題がある．蛋白質をメンブレンに転写後，抗原抗体反応を行うことで，目的蛋白質を検出することを可能とする．検出する蛋白質に特異的に結合する一次抗体を結合させ一次抗体を作製した動物種由来の蛋白質に結合する抗体に標識をつけた二次抗体を用いることで可視化することが可能となる．標識には酵素や蛍光を用いる場合がある．酵素，HRP(horse radish peroxidase)やAP(alkaline phosphatase)などで標識した二次抗体を一次抗体に反応させ，酵素活性による発色や化学発光により検出する．また蛍光法では，Cy3やCy5などで標識した二次抗体で蛍光検出し，半定量解析を行う(図14)．

1) 分光光度計を利用した蛋白質定量

それぞれの手法は，検出感度，簡便さ，用いる試薬，測定波長などが異なる．サンプルの性質を考慮して方法を選択する．スタンダード，バッファー，目的の蛋白質溶液を測定し，紫外線法以外は，検量線から蛋白質濃度を測定する．スタンダードは，ウシ血清アルブミン(bovine serum albumin：BSA)を利用する．

紫外線法

蛋白質は，280nm付近に吸収があるので，そ

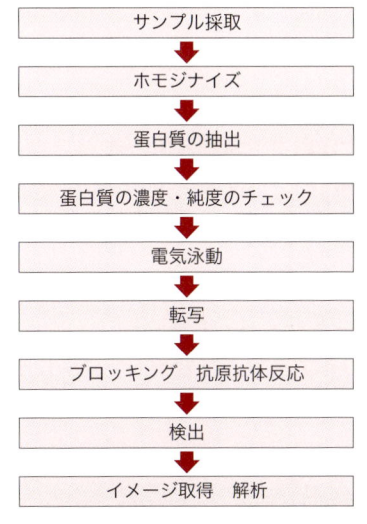

図15 ウエスタンブロッティングのワークフロー

の吸光度を測定し，濃度を決定する．核酸が混在している場合は，260nmの吸光度を利用する．

蛋白質濃度(mg/ml) = 1.45 A_{280} － 0.74 A_{280}

ただし，$A_{○○○}$＝波長○○○nmにおける吸光度値

BCA(ビシンコニン酸) のアルカリ溶液に，ペプチド結合に反応させた銅イオンを反応させ，562nmで吸光度を測定する．

ローリー法(Lowry法)

BCA法と同じ原理で，750nmで吸光度を測定する．定量範囲は，1～100μgである．

操作に時間を要する．

ブラッドフォード法(Bradford法)

クマシーブリリアントブルー(Coomassie Brilliant Blue：CBB)色素を蛋白質と結合させて595nmで吸光度を測定する．発色が安定してお

り，反応時間が短いため操作が簡便である．

ビューレット法（Biuret法）

ペプチド結合と2価銅イオンを錯体形成させ，540nmで吸光度を測定する．蛋白質の種類による発色の差が少ないことが特長であるが，比較的感度は低い（図15）．

> **メモ**
> 蛋白質定量
> BCA法やブラッドフォード法が現在よく用いられている．

2）電気泳動（SDS-PAGE）の手順

準備

❶ サンプル調整
　マイクロチューブ　1.5ml，恒温槽，ボルテックスミキサー，遠心機

▼

❷ ミニゲル用電気泳動装置一式
　泳動槽，パワーサプライ（定電流で20〜100mAに調節できるもの）
　泳動板（ガラス製），泳動用パッキン，コーム

▼

❸ 試薬
- 30％アクリルアミド溶液（acrylamide mixture）
  アクリルアミド73gにN,N'-メチレンビスアクリルアミド2gを蒸留水に溶解し250mlとする（遮光冷蔵保存）．

  > **メモ**
  > アクリルアミドの取り扱い注意点
  > 未重合のアクリルアミドは，神経毒であるので，直接手につかないようにする．

- 0.75M トリス塩酸（Tris-HCl）（pH8.8）
  Tris base 90.75gに蒸留水を加えて約800mlとし，室温にて6 N HClでpHを8.8にあわせた後，1lにメスアップする（冷蔵保存）．
- 0.25M トリス塩酸（Tris-HCl）（pH6.8）
  Tris base 30.75gに蒸留水を加えて約800mlとし，室温にて6 N HClでpHを6.8にあわせた後，1lにメスアップする（冷蔵保存）．

  > **メモ**
  > トリスバッファーのpH調整
  > トリスバッファーは温度によってpHが変わる．SDS-PAGEは室温で行うので，pHの調整は室温で行う．

- 10％ドデシル硫酸ナトリウム（sodium dodecylsulfate：SDS）
  SDS 10g（10％）に蒸留水を加えてtotal 100mlとする（室温保存）．
- 25％過硫酸アンモニウム（ammonium persulfate：APS）
  APS 250mg（25％）に蒸留水を1ml加えて，total約1mlとする（遮光冷蔵保存）．

> **メモ**
> **25％APS保存期間**
> 遮光冷蔵保存にて3～4週間保存可能である．

- 10×泳動バッファー
  Tris base 30g，グリシン144g，SDS 10gに対し，蒸留水を加えて1lとする（室温保存）．
- N,N,N',N'-Tetramethylethylenediamine（TEMED）
- 2×サンプルバッファーの組成
  0.5M Tris-HCl（pH6.8）2ml
  10％SDS溶液 4ml
  グリセロール2ml or スクロース10g
  蒸留水 0.8ml
  1％ブロモフェノールブルー（bromophenol blue：BPB）数滴
  使用直前にβメルカプトエタノールを1.2ml加える．
  total volume 10mlとなる．

> **メモ**
> **サンプル保存**
> 長期間保存する場合は，冷蔵保存か，還元剤（β-メルカプトエタノール）を入れずに保存する．還元剤は，劣化しやすいために使用直前に加える．

> **メモ**
> **サンプル調整**
> サンプル調整は，SDS-PAGEを行う上で重要である．蛋白質の変性，修飾やプロテアーゼによる分解などの影響で生体内の状態と違うものになっている可能性がある．上記組成は1例であるので，サンプルの種類によりそれに適した調整方法を検討する．

❹**分子量マーカー**
分子量マーカーは，既知の分子量を持つ蛋白質を数種類混ぜ合わせたもので，同じゲル中に既知の蛋白質の分子量マーカーと泳動しておく必要がある．分離ゲルの上端から移動距離を計り，分子量を求める．染色することで蛋白質を確認することができるアンステインスタンダード（無着色）と泳動中に分子量をみることができるプレステインスタンダード（着色済み）がある．

ゲルの作製

❶ガラスプレートを組み立てる．
泳動に用いるガラス板を用意する．板状ガスケットを底辺がゲル板に対して真っすぐになるように置き，前面ガラス板と併せて大型クリップで留める．

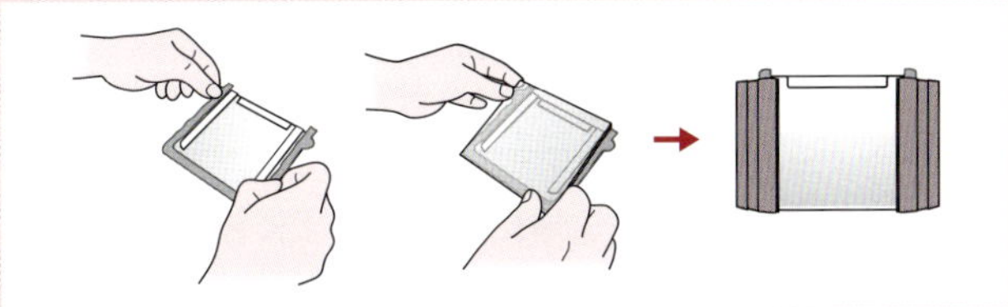

図16 ガラスプレートの組み立て

Ⅱ 基礎研究

❷ **分離ゲル溶液の作製**：下表の分離ゲル溶液を作製する．

表3　分離ゲル溶液の作製

分離ゲル溶液（ミニゲル2枚用）

	6%	8%	10%	12%	14%
30%アクリルアミド溶液	3ml	4ml	5ml	6ml	7ml
0.75Mトリス塩酸(pH8.8)	7.5ml	7.5ml	7.5ml	7.5ml	7.5ml
10%SDS	150μl	150μl	150μl	150μl	150μl
蒸留水	4.3ml	3.3ml	2.3ml	1.3ml	0.3ml
TEMED	12μl	12μl	12μl	12μl	12μl

25％APSを分離ゲル溶液に加えて，よく攪拌し，セットしたガラスプレートに流し込む．

> **メモ**
> **ゲル作製時の注意点**
> 25％APSを分離ゲル溶液に加えると溶液が固まり始めるので，すばやく流し込む．

↓
マイクロピペットを使い，蒸留水を重曹し，10〜20分ほど放置する．
↓
分離ゲルが固まったことを確認し，蒸留水を流し，キムワイプで拭き取る．

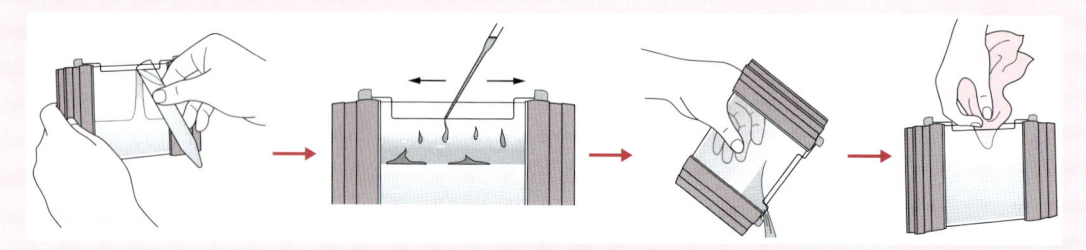

図17　分離ゲルの作製手順

❸ **濃縮ゲル溶液を調製する式**

表4　濃縮ゲル溶液（ミニゲル2枚用）

30％アクリルアミド溶液	0.75ml
0.25Mトリス塩酸(pH6.8)	3.75ml
10％SDS	75μl
蒸留水	2.9ml
TEMED	6μl

25％APSを濃度ゲル溶液に加えて，よく攪拌し，セットしたガラスプレートに流し込み，コームを差し込む．
↓

ゲル化を待つ（20〜60分）

図18　濃縮ゲルの作製手順

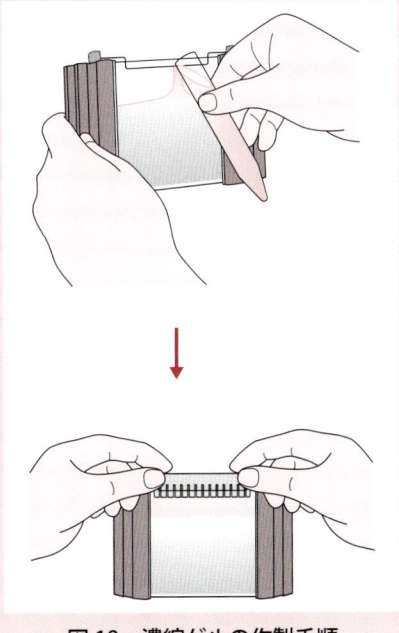

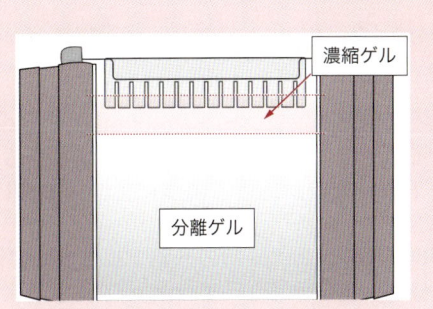

図19　完成したゲル

サンプルの調整手順

❶ 1.5mlチューブにサンプル20〜50µlと等量の2×サンプルバッファーを追加し，ボルテックスミキサーで撹拌する．

❷ ホットドライバスにて95℃で3分間ボイルする．

❸ 水滴を落とすために軽く遠心し，ボルテックスミキサーで撹拌する．

メモ

サンプル調整の注意点
加熱処理や還元処理が十分でなければ，部分的にしかSDS結合しない蛋白質が存在したり，一部のジスルフィド結合が残った状態となる．この状態では，電気泳動を行った時の移動速度が異なり，綺麗なバンドとして泳動されなくなるので注意する．

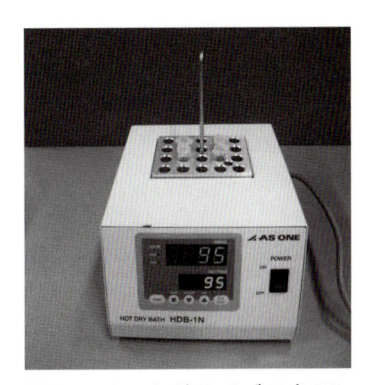

図20　ホットドライバス（HDB-1N：AS ONE）によりサンプルをボイルする

Ⅱ 基礎研究

電気泳動の開始

❶周りの板状ガスケットを外し、泳動槽にセットする．

▼

❷下部槽に泳動バッファーを約400m*l*注ぐ（泳動槽により注入するバッファーの量が違うので確認をする）．
ゲル下端の気泡が抜けるように上部槽を傾けながら沈める．
上部槽に装着された2組の泳動プレート間に泳動バッファーを注ぎ、上端から2〜3mm程度下になるようにする．

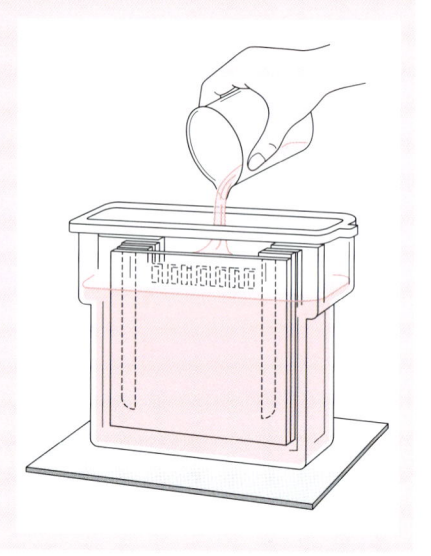

図21 泳動槽へのバッファーを注入する

サンプルアプライ

ウェル内に気泡がある場合は、ピペットを使い取り除く．

マイクロピペットで、10〜20μ*l*のサンプルを静かにゆっくりと入れる．

サンプル容量は均一にする．

> **メモ**
> **バンドの濃さ**
> 検出時のバンドの濃さは、サンプル溶液の濃度が同じ場合で比較すると、サンプルウェル中の試料溶液の深さと、泳動・分離したときのバンドの厚みの比が大きいほど高くなる．

> **メモ**
> **電気泳動手順**
> 蛋白質が多すぎると泳動パターンが乱れるので、アプライするサンプル量は、1レーンにつき、10〜20μgとする．
> ↓
> 20mA/ゲル1枚、250V、約1時間で泳動する．
> ↓
> サンプルがゲルから流れ落ちないように注意する．
> ↓
> 泳動の様子は、色素の移動で確認することができる．色素がゲルの先端近くまできたら、泳動を止める．
> ↓
> ガラス板をへらを使って開く．
> ↓
> 濃縮ゲルはへらを使い、はがす．
> ↓
> 分離ゲルはB溶液の中へ入れる（5〜10分程度：ゲルの伸縮を防ぐため）．
> 染色する場合は、泳動した蛋白質をクマシーブリリアントブルー（CBB）染色、または銀染色により検出する．

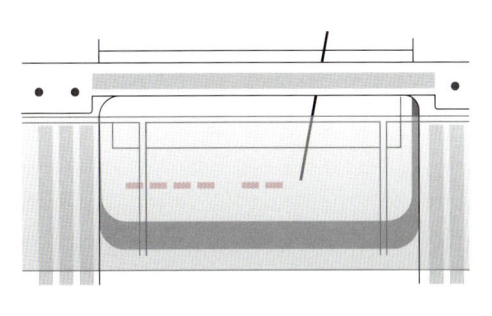

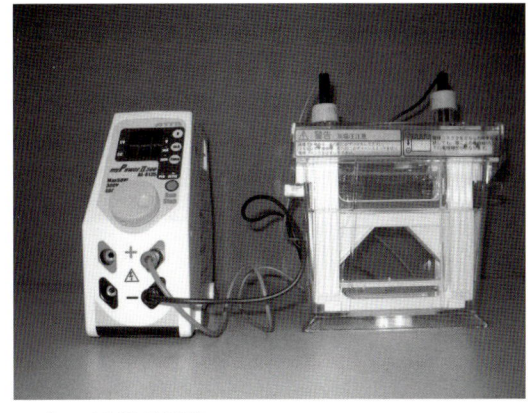

図22 サンプルアプライと泳動開始
電気泳動用電源装置　AE-8135（アトー株式会社），電気泳動槽　AE-6530M（アトー株式会社）

ウエスタンブロッティングの手順

準備

① セミドライブロッティング装置
② 電源（定電流で100mAに調節可能なもの）
③ メンブレン　ポリビニリデンジフロライド
　（polyvinylidene difluoride：PVDF）

> **メモ**
> **メンブレンの特徴**
> メンブレンは，PVDFとニトロセルロースが適している．PVDFは感度が高く，破れにくい利点を持っているが，親水化処理が必要となる．ニトロセルロースは，親水化処理は必要がないが，破れやすい欠点がある．

④ 濾紙（1ゲルに対し6枚）
⑤ 試薬
　ブロッティング用溶液
　　A溶液：0.3Mトリス，5%メタノール100ml

トリス3.63gを約90mlの蒸留水に溶解し，5mlのメタノールを加え撹拌後，蒸留水を加えて100mlとなるようにメスアップする．
　B溶液：25mMトリス，5%メタノール

トリス0.3gを約90mlの蒸留水に溶解し，5mlのメタノールを加え撹拌後，蒸留水を加えて100mlとなるようにメスアップする．
　C溶液：25mMトリス，40mM 6-アミノカプロン酸，5%メタノール

トリス0.3gと6-アミノカプロン酸0.525gを約90mlの蒸留水に溶解し，5mlのメタノールを加え撹拌後，蒸留水を加えて100mlとなるようにメスアップする．
　10x TBS　トリス12.1gとNaCl 58.4gを1lの蒸留水に溶解する．

PVDFメンブレンの親水化処理

メンブレンは，ゲルより一回り大きめにカットする．目印のために，左下をカットしておく．

❶メンブレンを100%メタノール溶液に20～30秒間浸漬する．

❷メンブレンをブロッティング用B溶液に30分以上浸漬し，振盪する．

> **メモ**
>
> 親水化処理時の工夫
> メンブレンが浮かびやすいので，B溶液につけた直後は，上からラップなどをして液中に沈めるとよい．

メンブレンへの転写

❶ セミドライブロッティング装置の土台部分にA溶液をかける．

▼

❷ A溶液に浸したろ紙を2枚置く．

▼

❸ B溶液に浸したろ紙を1枚置く．

▼

❹ メンブレンを置いたらB溶液を上からかける．

▼

❺ 気泡が入らないようにゲルを置く

> **メモ**
>
> 注意点
> 気泡が入ったところは，試料がブロッティングされないので注意をする．

▼

❻ C溶液に浸したろ紙を3枚置く．

▼

❼ 最後にC溶液を上からかける．

▼

❽ 上から掌でしっかりと押さえて密着させる．

> **メモ**
>
> 注意点
> 押さえ方が不十分であるとムラを生じる原因となる．ゲルを完全に密着させるように押さえる．セミドライブロッティングでは，転写ムラが頻発する．転写後のメンブレンやゲルを染色・確認したり，端のレーンを使わないなどの工夫が必要である．

▼

❾ 通電する．
　電源設定：電圧　20〜40V　電流2mA×ゲル面積（2mA/cm^2）　時間　30分〜60分間
　例えば，8cm×9cmであれば72×2で144mAに設定する．

> **メモ**
> **設定条件の決定方法**
> 設定条件は，試料，ゲル，ブロッティング溶液によって異なるので，あらかじめ予備実験を行い決定する．

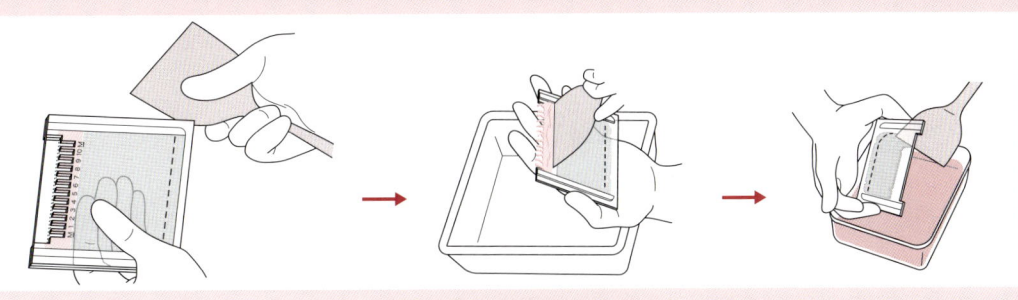

図23　ゲルの取り出し方法

❿ブロッティング終了後，メンブレンをTBS-Tで10分間洗浄する．

3. ブロッキングと抗体反応

準備
　振盪機
　プラスチック容器(もしくは，シーラーとプラスチックバッグでもよい)
　試薬
　　・TBS-Tweenバッファー
　TBS(Tris-bufferd saline)pH7.6

1M Tris HCl，pH7.6(20ml)　NaCl(8g)

1M Tris HClは，トリス121.1gを約900mlの蒸留水に溶解し，11.6Nの濃塩酸でpH7.6にあわせる．その溶液にNaClを8g加えて，最終的に蒸留水で1lとなるようにメスアップする．

TBS-Tweenバッファーは，Tween 20の濃度を0.05～1％の範囲で必要に応じて作製する．
　　・一次抗体(TBS-Tで至適濃度に希釈する)
　　・二次抗体(TBS-Tで至適濃度に希釈する)

手順

❶ブロッキング溶液を入れたプラスチック容器にメンブレンを浸漬し振盪する(室温60分)．

> **メモ**
> **ブロッキング溶液の選択**
> ブロッキング溶液は使用する抗体(一次，二次ともに)と結合しない蛋白質を選択する．1～5％スキムミルクin TBS-T，1～3％BSA in TBS-Tなどがよく用いられている．目的蛋白質や抗体の種類，組み合わせの条件により，ブロッキング溶液の選択が必要となる．効果的なブロッキングが行われないと，メンブレンのバックグラウンドが高くなる原因となる．

❷ブロッキング溶液を捨て，TBS-Tで至適濃度に希釈した一次抗体をメンブレンにのせ振盪する．室温(60分もしくは4℃でover night)．

> **メモ**
>
> **一次抗体の最適濃度の検討**
> 初めて使用する一次抗体は，希釈率を変えて最適濃度を検討する．
> 例：×200，×500，×1,000，×2,000，×5,000，×10,000，ネガティブコントロールなどの希釈系列を作製し検討する．

❸ 一次抗体反応後，TBS-Tを容器に入れ洗浄する（5分3回）．

❹ 洗浄終了後，TBS-Tで至適濃度に希釈した一次抗体をメンブレンにのせ振盪する（室温60分）．

❺ 二次抗体反応後，TBS-Tを容器に入れ洗浄する（5分3回）．

❻ 化学発光試薬などのマニュアルに従って発光液を作製する．

> **メモ**
>
> **発光液の種類**
> 抗原の検出には，ペルオキシダーゼやアルカリホスファターゼの化学発光液や化学蛍光法などがある．

❼ メンブレンを取り出し，発光液をのせ撮影装置（CCDイメージャー）にて撮影する．

> **メモ**
>
> **検出方法**
> 化学発光法の場合，X線フィルムに露光する場合と冷却CCDカメラタイプのイメージャーで検出する方法がある．

❽ **解析**
分子量マーカーと比較し，目的のバンド像が対応する位置に存在しているか確認する．
バンド像の太さや濃さについて半定量解析を行う．
ウエスタンブロッティング法は，電気泳動，転写，抗体反応の多くの過程を経ているために，誤差が生じやすい．したがって，目的の蛋白質量とバンド像の太さや濃さを直接的に評価することは難しい．2～4レーン分のサンプルアプライを行い，データを解析する．
CCDイメージャー装置の専用解析ソフトを用い，各レーンから目的の蛋白質のバンドシグナル強度をコントロール蛋白質（β-アクチンなど）のシグナル強度の相対値として算出し，半定量解析を行う．

> **メモ**
>
> **画像解析用ソフト**
> 画像解析用のフリーソフトでImage Jがある．Image Jは，http://rsbweb.nih.gov/ij/　のサイトからダウンロードできる．

おわりに

　生化学分析の中で，リアルタイムPCR法，ウエスタンブロッティング法の基本原理と実験手順について紹介した．

　各試薬メーカーからさまざまなキットが製品として供給されている．それぞれの実験目的により最良の製品を選択し，そのマニュアルに沿って実験を行うことができる時代になっている．まず原理を理解すること，またRNase，DNaseをコントロールすることでコンタミを防ぎ実験室の環境を整える，マイクロピペットの操作やサンプルのアプライ方法など技術を研鑽することで，データの信頼性が向上していく．また目的とする実験に対し，予備実験を繰り返して再現性があるデータを取得できているか，日々検討する姿勢が大事である．

● 参考図書 ●

1) 西方敬人：バイオ実験イラストレイテッド ⑤ タンパクなんてこわくない，秀潤社，1997．
2) 岡田雅人，宮崎香：タンパク質実験ノート（上）抽出・分離と組換えタンパク質の発現，改訂第3版，羊土社，2004．
3) 岡田雅人，宮崎香：タンパク質実験ノート（下）分離同定から機能解析へ，改訂第3版，羊土社，2004．
4) 大藤道衛：電気泳動なるほどQ＆A―そこが知りたい！，改訂版，羊土社，2011．
5) 北条浩彦：原理からよくわかるリアルタイムPCR実験ガイド―基本からより効率的な解析まで必要な機器・試薬と実験プロトコール，羊土社，2007．

（金村尚彦）

7 生理学

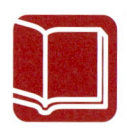

基礎知識

1. 生理学とは

　日本生理学会の見解では[1]，生理学（physiology）は生体の機能とそのメカニズムを解明する学問とされている．「生体」とは，人体を含めてすべての生物体を意味し，「機能」とは個体レベルにおける生体機能のみならず，その個々の構成体（分子，細胞，組織，器官）の機能や，複数の個体が社会生活を営む上での（生態学的，心理学的現象を含めた）機能をも意味する．生理学が扱う対象は生きた材料であり，生きている条件下でリアルタイムに観察することが特徴である．生体機能は，多くの分子群や細胞群の働きと，その相互作用によって，さらにはそれらが作り上げる器官や個体レベルの働きによって逆に統御されながら，全体としてホメオスターシスを保つ形で実現されている．したがって，これを研究する生理学は，生体機能を分子，細胞，器官，個体の各レベルでのメカニズムを解明するとともに，それらをシステムとして統合的に取り扱う統合生物学（integrative biology）としても位置付けられる．このような意味で，生理学は生体が働く仕組み（ハードウエア）とその論理・法則（ソフトウエア）および意義を明らかにする学問である．ノーベル賞の領域名が"医学・生理学"と呼ばれるように，生理学は本来，医学を含めすべての生命科学の基礎を与える重要な学問である．

2. 生理学の分類

　生理学はその対象や研究方法によってさまざまな領域に分けられる．対象とする生物によって，人体生理学，動物生理学，昆虫生理学，植物生理学，微生物生理学，細菌生理学などに分類される．生理機能の種別によって，消化生理学，呼吸生理学，循環生理学，運動生理学，感覚生理学などに分類される．生物体の構造上のレベルに応じて，細胞生理学，組織生理学，器官生理学などがあり，また器官の種別により心臓生理学，筋肉生理学，神経生理学，大脳生理学などに区別される．このように生理学は遺伝子・分子レベルから，細胞，組織，器官，個体までの機能とそのメカニズムを統合的・有機的に研究する学問であることから，非常に多岐にわたる研究分野が発展している．表1に生理学の主要な研究分野をまとめたものを示す．

> **メモ**
>
> **電気生理学**
>
> 生体に対する電気の作用と生体における電気発生の現象とを主要な対象とする生理学の一分野．神経などの器官・組織の興奮に伴って起こる活動電位はそれらの活動の指標として最も捉えやすい現象であることから，活動電位を捉えて神経系などの機能を追求することがしばしば行われる．神経生理学領域では電気生理学的手法がその研究手法の中心となり，筋電図などは最も広く臨床などで利用されている電気生理学的手法の1つである．

表1 生理学の主要な研究分野(文献1)より)

分子・細胞生理学	生体の分子・細胞レベルでの機能とそのメカニズムの研究
組織・器官生理学研究	生体の組織・器官レベルでの機能とそのメカニズムの研究
システム工学的生理学	生体をシステムとしてモデル的に捉え,システム工学的手法を用いて行う研究
神経生理学	神経系の機能とそのメカニズムの研究 感覚生理学,運動生理学,自律神経生理学,高次脳機能生理学を含む
筋肉生理学	筋肉の機能とそのメカニズムの研究
血液・呼吸・循環および体液調節の生理学	血液やその他の体液の調節およびその循環のメカニズムの研究
消化・吸収生理学	消化系の機能とメカニズムの研究
内分泌・生殖生理学	内分泌系,生殖系の機能とメカニズムの研究
栄養・代謝・体温生理学	栄養・代謝・体温の視点からの生体機能の研究
運動・体力生理学	運動時の生体機能の研究
環境・適応・協関生理学	生体と環境との関連および適応の研究
発生・成長・老化	生体の発生から老化までの生理機能の変化の研究
人体生理学	ヒトの体に焦点を当てた生理学の研究
病態生理学・臨床生理学	病態時の生体機能と疾病の発生メカニズムの研究
心理生理学	高次神経機能と神経心理学に関する研究

3. 生理学と理学療法学

理学療法士となった後にしばしば口にする,耳にすることが,「学生の時に解剖学,生理学(もう1つは運動学)をもっと勉強しておけばよかった」という言葉である.その言葉の意味することは人それぞれであろうが,理学療法を実施する上で根底となる生理学の重要性を強く示唆する.生理学は非常に幅広く,理学療法に応用すべき知識も多岐にわたる.理学療法士にとって,運動は非常に重要な介入手段であることから,運動に関する生理学的知識は必須であるといえる.図1は筋と運動を中心とした関係図である.筋の収縮が骨/関節に作用することで運動が生じ,この筋の収縮を制御するのが運動制御系である.運動制御に関する研究は,Sherringtonらのネコを対象とした脊髄神経機構の研究に始まり,サルの大脳・小脳・大脳基底核などの頭蓋内組織の神経活動を記録する研究,ヒトの非侵襲的脳機能計測法を用いた研究と飛躍的に発展し,蓄積された知見も膨大である.特に近年では運動学習に伴う中枢神経系の変化に関する知見や損傷した脳の可塑的変化に関する知見など理学療法学領域に非常に有益な知見が次々と得られている.一方,運動の継続には筋の収縮を維持・持続させることが必要で,外界から酸素を肺を通して血液中に取り込み,循環系(心・血管)が適切に機能することで活動筋に必要な酸素を供給する.例えば,内部障害患者に安全な運動を指導する際にはこの呼吸・循環系の生理学的知識が必須である.このような運動に関わる生理学的知識に限らず,痛みを始めとした種々の病態

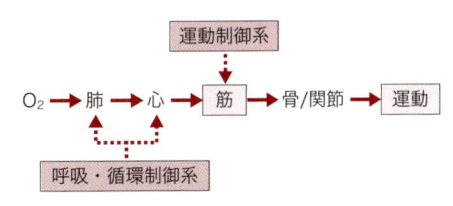

図1 運動に関わる生理学的機序

Ⅱ 基礎研究

生理学的知識などは理学療法の臨床を考える上で重要である．

また，臨床応用だけでなく，理学療法学領域の研究においても，生理学とは密接な関連がある．例えば，第90回日本生理学会大会（2013年3月27日〜29日，東京都）では，日本理学療法士協会連携シンポジウムとして，「理学療法と痛みの治療－その生理的メカニズム」が企画され，その他にも「リハビリテーションと運動機能回復」「リハビリテーション医学における研究教育」と理学療法領域に関連したシンポジウムが開催された．このようなシンポジウムが生理学会で開催されることからも理学療法学にとって生理学研究が重要であることがわかる．理学療法士として臨床で関わる対象者の病態生理に関する研究などは理学療法士としての強みを生かせる研究領域であり，理学療法の臨床の問題を生理学的な視点から理学療法士自身が解き明かすことも科学的根拠に基づく理学療法学の発展には必要であるといえる．

> **メモ**
>
> **生理科学実験技術トレーニングコース**
>
> 愛知県岡崎市の大学共同利用機関法人自然科学研究機構生理学研究所では毎年夏に5日間の生理科学実験技術トレーニングコースが開催されている．分子・細胞レベルから行動レベルまでの幅広いさまざまな実習形式の実験技術コースが用意されており，最新の生理科学の技術を学ぶことができる．興味のある方は生理学研究所HPを参照頂きたい（http://www.nips.ac.jp/）．

4. 生理学研究と動物実験

ヒトを対象とした生理学研究では，非侵襲的な方法に限定されるなど倫理上の制約が大きく，限界もある．そこで，生理学領域に限らず基礎医学分野では動物実験が行われることも多い．ただし，動物実験に対する批判が存在することも事実であり，その点は留意しておく必要がある．実験動物の適正な取り扱いについては，「動物の保護及び管理に関する法律」や「動物の愛護及び管理に関する法律」などの関連法規や「生理学領域における動物実験に関する基本的指針（日本生理学会）」を遵守しなければならない．

今後，理学療法学が発展していくためにも動物実験によって得られる知見は不可欠であるといえる．最近では，サルの大脳生理学研究に従事する理学療法士も存在し，実験研究の成果に期待がもたれる．また，ヒトを対象とした生理学的研究を進める上でも動物実験の知見は有益な示唆を与えてくれる．以降は生理学研究の基礎知識として，動物実験とヒトの実験研究より得られた知見を対比しながら，いくつかの研究を紹介する．

5. 脳損傷後の機能回復と運動野の可塑的変化

脳卒中後の麻痺肢の運動機能が理学療法によってある程度回復することは古くから経験的によく知られていた．近年，脳損傷後であっても，運動の反復に伴い運動機能が向上・回復する背景に使用依存的な運動野の可塑性（use-dependent plasticity）が関与していることがわかってきた．1996年にNudoらはリスザルの運動野に人工的に脳梗塞を作製した後，麻痺した手指で餌をとる訓練を行わせ，運動機能回復に伴って脳内でどのような変化が生じたかを報告した[2]．訓練は異なる大きさの穴からエサを取る課題で，穴の大きさが課題の難易度に対応する（図2a）．人工脳梗塞後は訓練に伴い，運動機能が回復し，運動野では手指の支配領域が拡大し，一方，麻痺肢を使わない場合その領域が縮小していた（図2b）．運動野内の体部位再現地図は250μmと非常に小さいグリッド間隔で皮質内微小電気刺激（intra cortical microstimulation）を行い，各刺激点によって誘発される身体部位を記録し，作成された．

ヒトにおいても1998年にLiepertらは慢性期脳卒中患者を対象に経頭蓋磁気刺激を用いた研究で運動野の可塑的変化を報告した[4]（経頭蓋磁

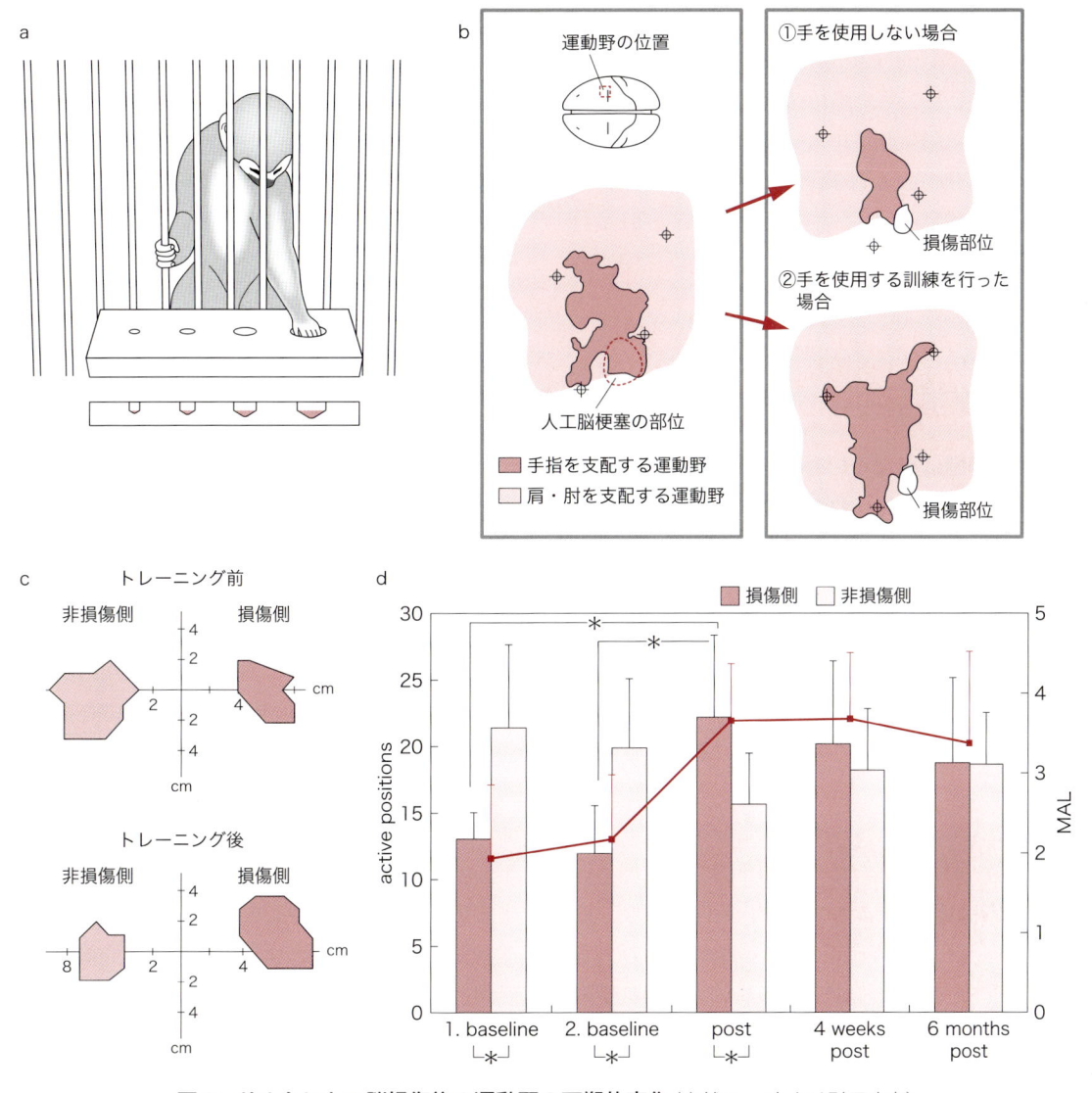

図2 サルとヒトの脳損傷後の運動野の可塑的変化（文献3〜5）より引用改変）

気刺激については第10章 脳研究の項を参照されたい）．慢性期脳卒中患者を対象に非麻痺肢の使用を制約し，麻痺肢の使用を促すconstraint-induced movement therapy（CI療法）を2週間実施し，その前後で経頭蓋磁気刺激によって短母指外転筋に運動誘発電位が誘発される領域を調べたところ，その領域が拡大したことを報告した（図2c）．図2dは同様の研究で，運動誘発電位が誘発された刺激箇所を数で表したものである．刺激は1cm間隔であり，上述のサルの皮質内微小電気刺激とは比較にならないスケールではあるが，トレーニングによって，運動機能回復［この研究では日常生活で麻痺肢を使用する頻度をmotor activity log（MAL）で評価］に伴い，損傷側の短母指外転筋の支配領域が拡大することが明らかとなった．

脳損傷後の運動野の可塑的変化は上肢だけでなく，下肢においても確認されており，例えば，脳

Ⅱ 基礎研究

卒中患者で部分免荷トレッドミル歩行練習（body weight support treadmill training：BWST）を4週間行ったところ，歩行速度・歩幅の改善とともに，経頭蓋磁気刺激によって前脛骨筋に運動誘発電位が誘発される領域が拡大することが報告されている．このようにCI療法やBWSTといったニューロリハビリテーションの介入効果に関する知見が集積しつつある．

6. 脊髄伸長反射回路の可塑的変化

　従来，脊髄は単なる伝導路であり，神経回路に可塑性はないと考えられてきた．しかし，近年の研究は脊髄には従来考えられていた以上に柔軟性・可塑性があり，ある程度の学習能力・適応能力があることが明らかとなってきた．WolpawらはラットやサルやヒトのH反射または伸長反射を指標にオペラント条件づけによって学習した結果，その出力を増大または減少させることができることを実証した[6]．図3aはラットの実験の様子を示した図である．ラットにはヒラメ筋よりH反射を誘発・記録するための電極を慢性的に埋め込み，最初の10日間はオペラント条件づけなしにH反射を記録し（基準値），その後基準値より大きい（up条件），あるいは小さい（down条件）H反射振幅値が得られた時のみに報酬としてエサが得られる条件づけを行った．H反射振幅値は日数の経過に伴い，up条件では大きくなり，down条件では小さくなっていった（図3b）．このH反射の振幅変化は皮質脊髄路を遮断した場合には起こらないことから，伸長反射の可塑的変化に皮質脊髄路が重要な役割を果たしていることが示唆される．同様の結果がサルおよびヒトのH反射と伸長反射においても得られている（図3c）（ヒトのH反射については基本技術で説明する）．

　このような脊髄伸長反射回路の利得の変化が実際の運動遂行にどのような影響を及ぼすのかという視点での研究は理学療法学においても非常に重要な意義を持つ．最近，ヒト脊髄不全損傷者を対象に同様のオペラント条件づけをし，歩行への効果について報告がなされた[7]．10週間のH反射振幅値を小さくするオペラント条件づけ介入により，H反射振幅値は不全損傷者でも上記の研究と同様に小さくなった（図4a）．歩行中の立脚期のヒラメ筋活動は増加し，前脛骨筋では減少した（図4b）．ラットを用いた研究でdown条件ではヒラメ筋の立脚期の筋活動が減少し，up条件では増加することが報告されている．一方，この研究でのヒラメ筋活動の増加は痙縮による反射亢進が介入によって抑制され，その結果，ヒラメ筋の活動が増加し，共同収縮していた前脛骨筋の活動が減少したと考えられる．また，10m歩行速度および歩行の左右対称性の改善も認められた（図4c）．

　このように運動機能回復の背景となる変化は脳だけでなく，脊髄も関与することが明らかとなってきている．特に歩行に関しては，周期的な歩行様運動出力を生成する神経機構が脊髄に存在し，荷重情報や関節運動などの末梢からの感覚入力を繰り返し与えることで，脊髄神経回路の入出力関係が可塑的に変化することが示されている．近年，中枢神経系が可塑的性質を有することを示唆する知見が動物実験やヒトの実験から蓄積され，運動機能回復の基盤となる神経生理学的機序が明らかとなりつつある．今後，これらの知識を体系化するとともに実際の臨床現場に応用していくことが，研究に携わる者および臨床に携わる者双方の大きな使命である．

7. 運動時の心拍数調節における心臓交感神経の役割

　運動時には活動筋の酸素需要に応えるため，循環系は心拍出量増大や筋血流配分増加の対応をとり，運動に必要な酸素を運搬しようとするが，この調節には自律神経系の果たす役割が大きい．自律神経による循環調節は大きく心臓と脈管系調節に分けられる．心臓は交感神経と副交感神経（迷走神経）により心拍出量を調節し，脈管系は交感

7 生理学

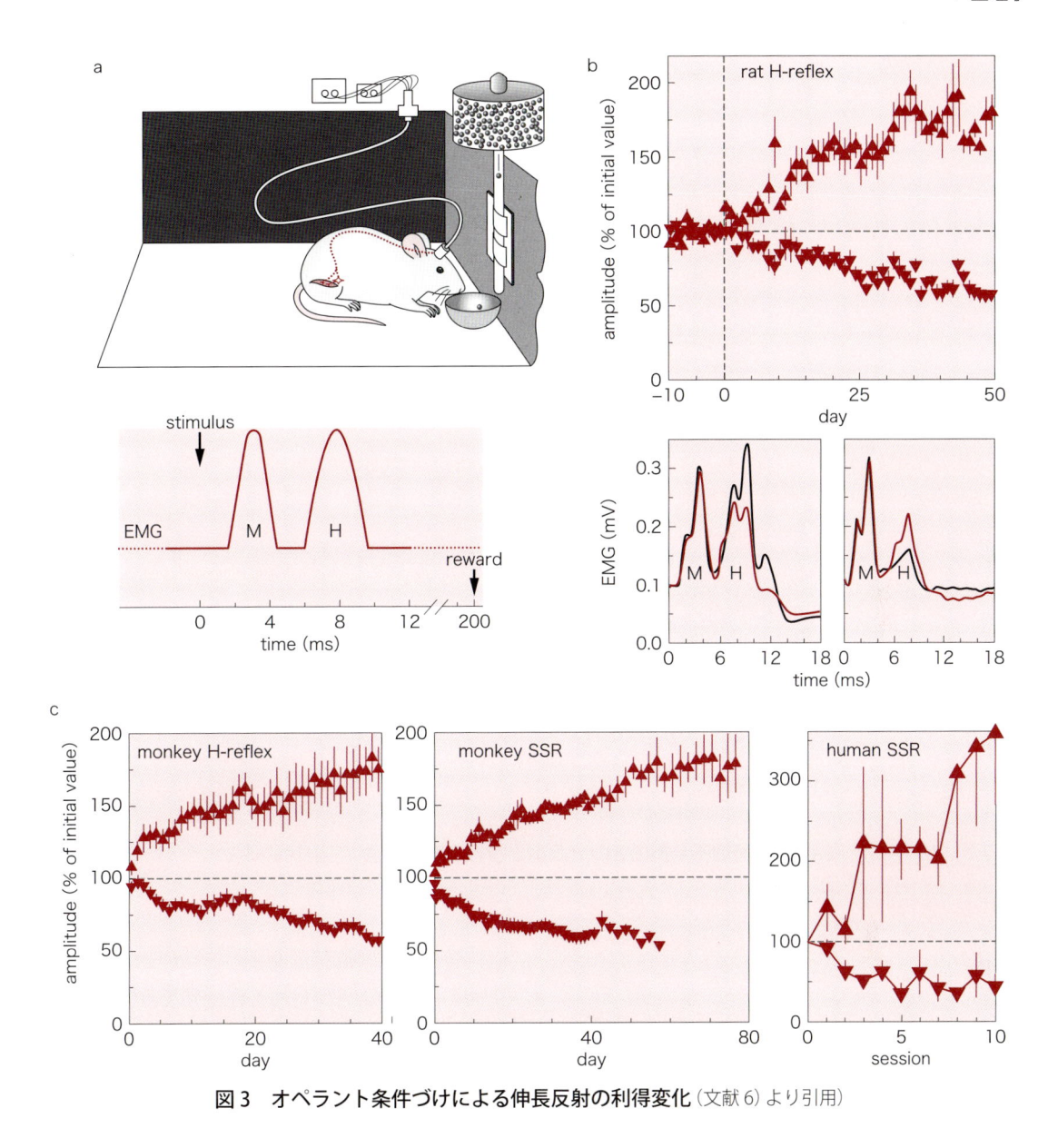

図3 オペラント条件づけによる伸長反射の利得変化(文献6)より引用)

神経系により血管径または抵抗を調節する．心拍数調節に関して，従来，運動開始時から100～120beats/min（bpm）前後までは迷走神経活動の減少によって調節され，運動強度が高くなると，迷走神経活動の減少に加えて，交感神経活動が増加し，心拍数を増加させると考えられてきた(図5)．このような考えは1960年代に実施された自律神経遮断薬を用いた薬理学的な実験に基づいている．しかしながら，覚醒下のネコからトレッドミル運動中に心臓交感神経活動を直接計測したところ，運動開始後ただちに心臓交感神経活動は増加した[8]（図6）．したがって，従来の定説と異なり，心臓交感神経は運動開始時の心拍数調節に重要な役割を果たしていることが示唆される．自律神経活動の評価方法としては，自律神経系に支配されている器官の活動から間接的に評価する方法

II 基礎研究

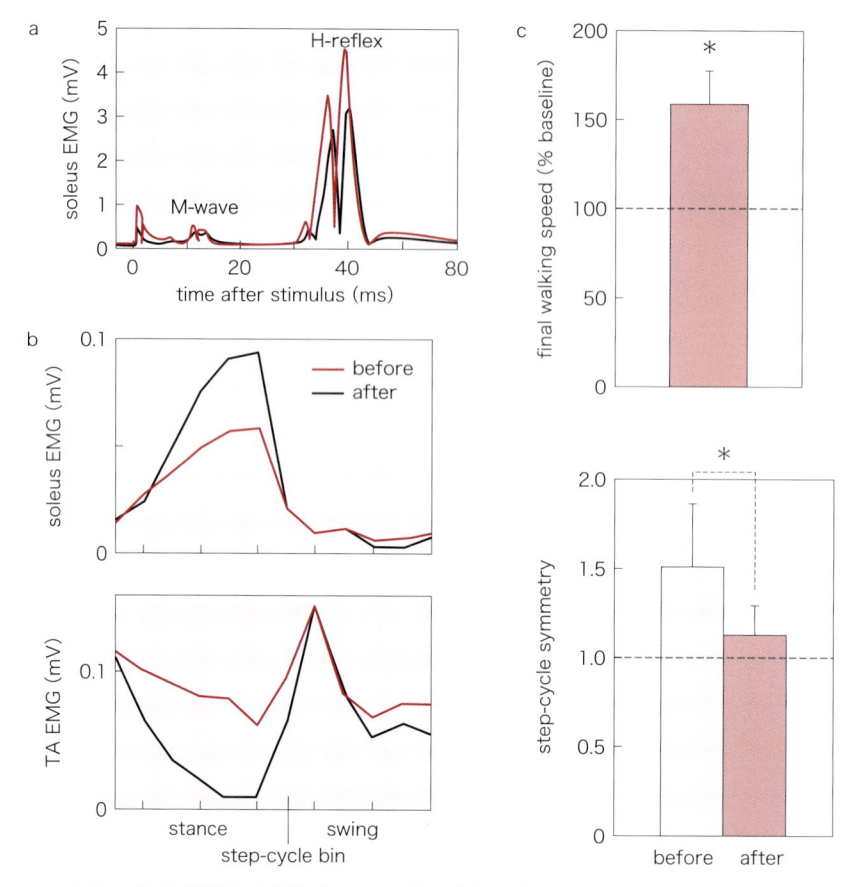

図4 ヒト脊髄不全損傷者のH反射と歩行の変化(文献7)より引用改変)

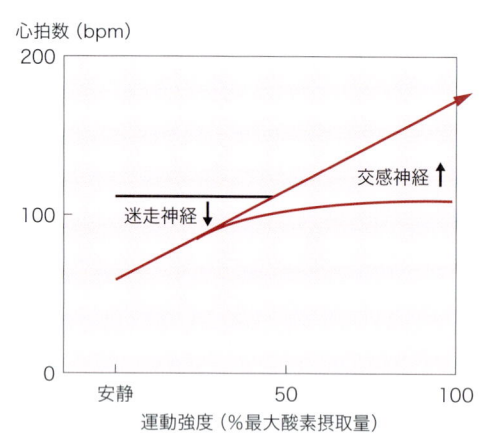

図5 運動時の心拍数に対する自律神経調節の従来の考え

と，その活動を直接計測する方法の2つがある．上記の研究のように自律神経活動を直接計測することによって新たな知見が得られる(麻酔下でのラットの腎交感神経活動およびヒトの筋交感神経活動の記録方法については基本技術で説明する)．

動物実験で得られた知見と同様にヒトにおいても運動開始時の心拍数調節に心臓交感神経が関与するのであろうか．ヒトで心臓交感神経活動を直接記録することはできず，また，心拍変動の周波数解析によって得られる高周波成分は迷走神経活動を反映するとされるが，心拍変動周波数解析から交感神経活動を推測することはできない．そこで，Takahashiらは完全頸髄損傷者を対象に静的肘関節屈曲運動中の心拍応答を検証した[9]．頸髄損傷者はすべての交感神経系が脊髄よりも上位に

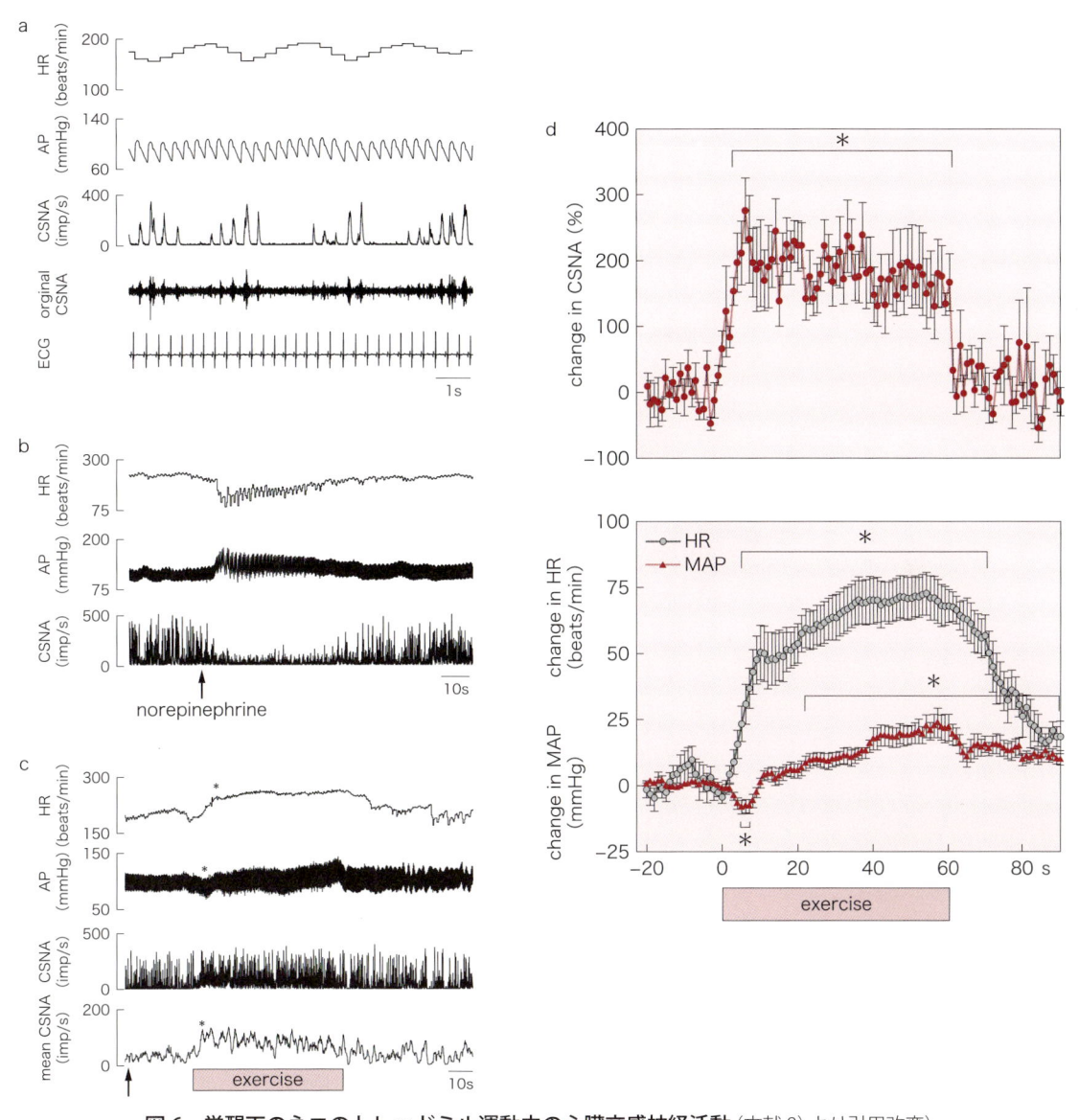

図6 覚醒下のネコのトレッドミル運動中の心臓交感神経活動（文献8）より引用改変）

大動脈弓付近で星状神経節より心臓に向かう下心臓神経束を周辺組織から剝離し，双極銀線電極を用いて心臓交感神経活動を導出．心拍リズムおよび呼吸リズムに同期した群放電活動が確認できる（a）．ノルエピネフリンを投与し，昇圧を引き起こすと血圧反射により心臓交感神経活動（スパイク数）は減少し，心拍数が低下する．このことから記録した神経活動が心臓交感神経活動であることが確認できる（b）．トレッドミル運動（速度40m/min）開始後ただちに心臓交感神経活動が増加し，運動中増加したままであった（c：1例，d：6試行の平均）．

ある循環調節中枢との神経連絡は絶たれるが，脳幹由来の心臓迷走神経は障害されていない（図7）．

従来の定説では，心拍数が110bpm程度までは迷走神経活動によって調節されると考えられており，もしそうならば，静的運動のように心拍数の増加が小さい運動では，頸髄損傷者と健常者の心拍応答が一致するはずである．図8は頸髄損傷者と健常者の心拍応答の結果である．頸髄損傷者

Ⅱ 基礎研究

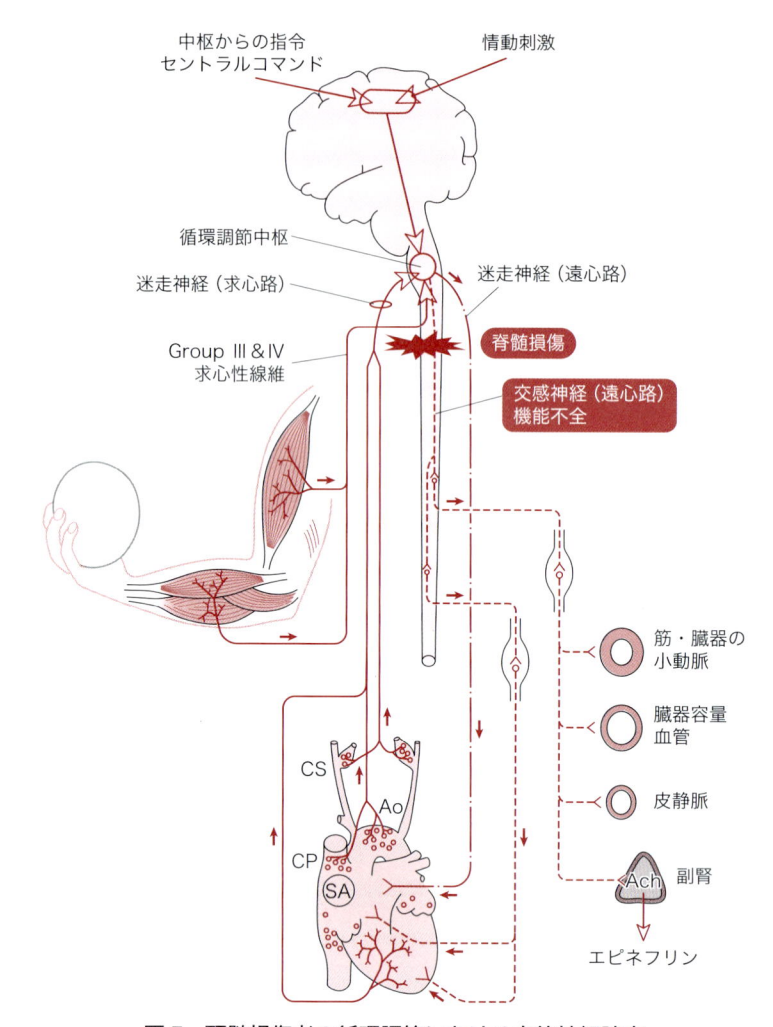

図7 頸髄損傷者の循環調節における自律神経障害

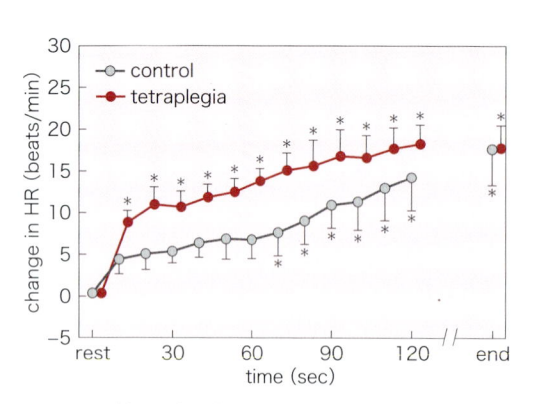

図8 頸髄損傷者の静的肘屈曲運動中の心拍数応答

では運動初期の心拍数応答が低下しており，このことは健常者の運動開始時にみられる心拍数応答に心臓交感神経活動が関与することを示唆する．このように動物実験の知見をもとにヒトで検証することやヒトで得られた知見の基礎的な側面を動物実験で検証するなど，動物実験とヒトの実験を照らし合わせながら，研究を進めていくことが重要である．

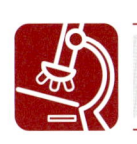

基本技術

1. H反射

　H反射の誘発および記録は学生時代にほとんどの人が生理学実習で経験したはずである．この実習でも用いられるH反射は適切に使用することで運動制御の脊髄神経機構に関する生理学研究に現在でも十分に使用できる実験手技である．従来，運動制御に関わる脊髄神経機構の研究は動物（主としてネコ）を用いた急性実験が中心であった．これらの研究により種々の脊髄反射の回路構成やシナプス伝達機序に関わる基礎的な知見が蓄積された．しかしながら，麻酔下における急性条件下で得られた実験結果が随意運動の実行中などの自然な条件下（慢性条件下）で同様に成立するかの判断は慎重を要する．慢性条件下において大脳皮質などの脳から神経活動を記録する技術は飛躍的に進歩・普及し，重要な知見が蓄積された．一方，慢性条件下での脊髄神経機構の研究は，脊柱の可動性や脊髄に高密度で存在する神経細胞から活動を記録することの困難さにより，未だ神経活動を記録する技術は普及するにまでは至っていない．このような背景から運動制御における脊髄神経機構に関する研究は動物実験よりもヒトにおける実験が主流となっている．

　急性条件下での動物実験では脊髄後根を電気刺激し，脊髄前根の神経電位を記録することで脊髄神経回路研究が行われきた．ヒトのH反射はこの動物実験で用いられた方法の筋電図記録版であり，経皮的電気刺激によりI群線維を刺激し，誘発されるH反射を指標とする．図9a〜cにネコの急性実験の結果を示す．腓腹筋神経の電気刺激（S2）により誘発される前根電位を記録しながら，刺激間隔を変えて腓骨神経を電気刺激（S1）すると，刺激間隔0.7ms付近で最も大きな抑制が認められ，2シナプス性Ia相反抑制機構の存在が証明された（その後，Ecclesらによって細胞内シナプス電位記録によって直接的に確認された）．この動物実験の方法に準拠したヒトでの実験結果を図9d, eに示す．脛骨神経を膝窩部で電気刺激し，ヒラメ筋H反射を誘発し，刺激間隔を変えて腓骨小頭レベルで総腓骨神経を刺激すると，ヒラメ筋H反射の抑制は刺激間隔1msで始まり，2msで最大値となり，その後5〜6msにかけて暫時減少していく．刺激部位の位置関係を考慮すると，急性条件下での動物実験の結果とよく一致し，ヒトにおける2シナプス性Ia相反抑制が確認された．このように，ヒトのH反射を用いた脊髄神経機構の研究は，動物実験での知見を基に方法論が吟味されており，さらに動物実験では困難な覚醒行動中においても使用できる利点がある．また，脊髄反射は定型的な反射回路とされてきたが，α運動ニューロンや介在ニューロンは上位中枢や末梢感覚受容器からの多数の入力を受け，決して単純ではない．したがって，随意運動中のH反射を調べることは，脊髄レベルで上位中枢からの遠心性および末梢受容器からの求心性情報がどのように統合され，運動が制御されているのかを知る1つの有力な方法となる．ここではヒラメ筋H反射の誘発方法および脊髄反射回路（2シナプス性Ia相反抑制・シナプス前抑制）の活動性の評価方法について概説する．なお，筋電図の記録方法については第9章 筋電図の項を参考されたい．

1）ヒラメ筋H反射の誘発方法
a. 姿勢

　筋の長さが変われば，それに伴って筋紡錘受容器の活動も変動し，α運動ニューロンの興奮性も変化するため，H反射は被検筋の長さ・緊張状態に大きな影響を受ける．したがって，被検者にとって，できるだけ無理のない安楽な姿勢で，測

Ⅱ 基礎研究

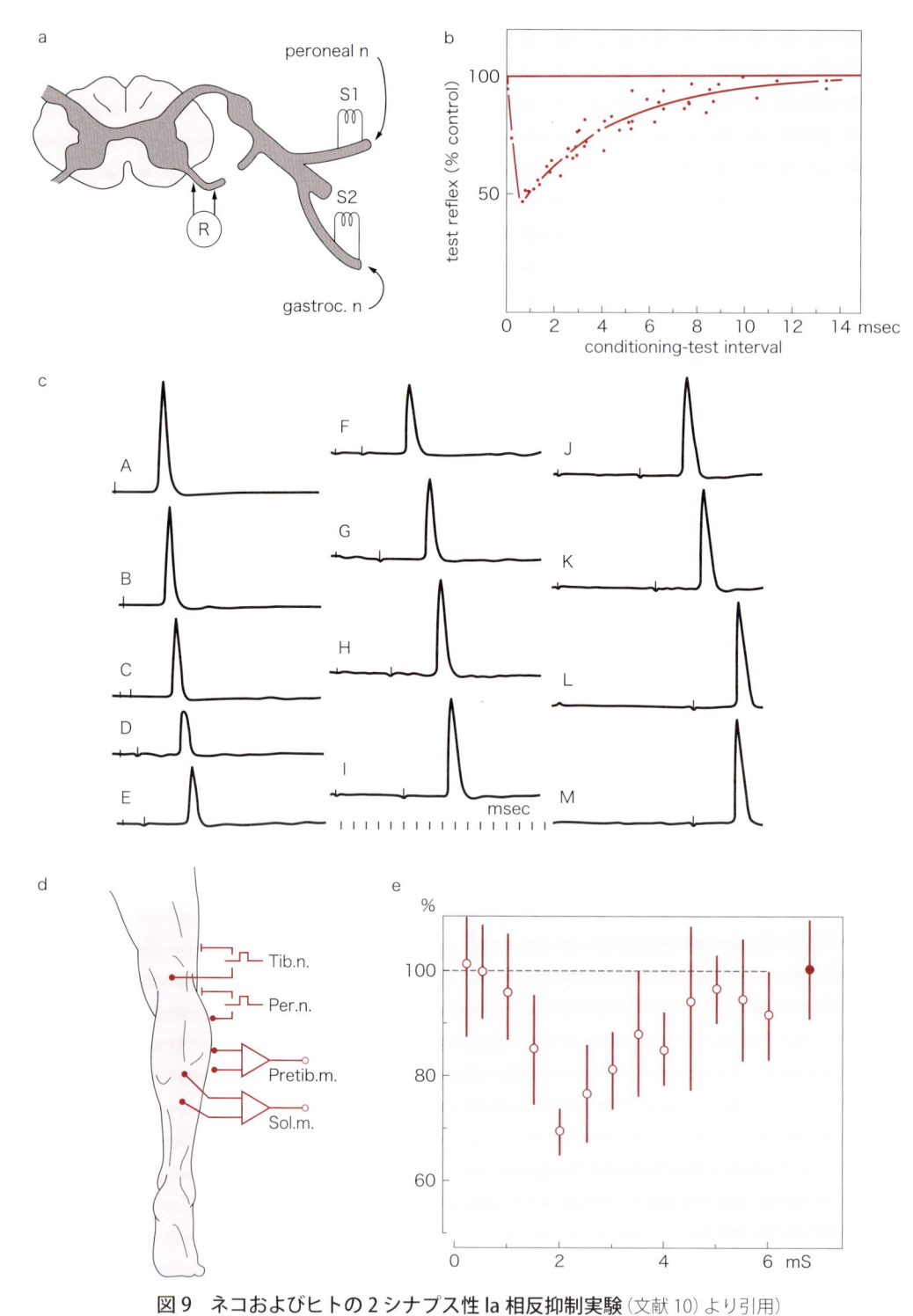

図9 ネコおよびヒトの2シナプス性 Ia 相反抑制実験 (文献 10) より引用

定中同一の姿勢を維持できるように配慮が必要である．安静時における測定では背臥位が最も楽である．一方，運動課題を負荷する場合，座位で股関節約60度屈曲位，膝関節約20～60度屈曲位，足関節約10～20度底屈位が一般によく用いられる．この肢位では下腿三頭筋が適度に弛緩し，安定した反応が得られやすい．記録中は体動を避け，被検者が眠ってしまわないように，集中力を一定に保つようにさせる．立位や歩行中にH反射を誘発することも可能であるが，肢位の変化や刺激電極のずれなど結果の解釈には慎重さが求められる．

b. 刺激電極，刺激条件

膝窩部で脛骨神経の電気刺激を行う．筋電図記録用の電極を用いてもよいが，適度な圧迫をかけると，電極が脛骨神経に近づき刺激しやすい．2つの電極が固定された刺激用バー電極であれば圧迫をかけることができ，短時間の実験であれば検者の手で保持できるが，比較的時間を要する実験では電極の位置がずれないように保持することが難しい．そこで，5mm径ボルトを木製ブロックに頭部(径8mm)のみ出して埋め込み，木製ブロックの台座にマジックバンドをつけ，膝の周囲に巻き付け，陰極電極とすることで，ある程度上記の問題が解決できる(図10)．陽極電極は幅の広い銀板もしくは銅板を水に濡らしたガーゼでくるみ，膝蓋骨前面に装着する．

電気刺激は一般に持続時間1msの矩形波が用いられる．H反射が最も低い刺激強度で誘発できる場所を同定し，電極を固定する．刺激頻度は通常3～5秒に1回が用いられる．刺激間隔が短くなると，先行する刺激が次の反応に影響し，Ia線維終末部における伝達物質の枯渇，シナプス前抑制，長潜時反射性抑制効果により，H反射振幅が小さくなってしまう．

c. H反射の誘発

脛骨神経の刺激強度を少しずつ上げていくと，

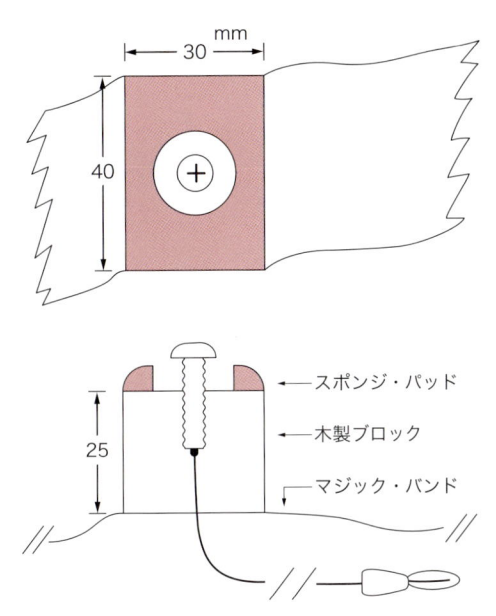

図10 膝窩部での刺激電極(文献11)より引用)

最初に潜時約30msの筋電図反応が得られる(図11Aa, Ba)．この波形がH反射である．刺激強度を徐々に上げると，潜時約5msの筋電図反応が加わる(図11Ab, Bb)．この波形は運動神経が直接刺激された結果生じるものであり，M波である．さらに，刺激強度を上げると，M波振幅値が増大し，H反射は逆に減衰し始め(図11Ac, Bc)，M波が最大値に達すると，H反射は完全に消失する(図11Ad, Bd)．Ia線維の閾値は運動神経より低いため，まずH反射が得られ，刺激強度が高くなるにつれ，運動神経が刺激され，M波が出現し，それと同時に運動神経を逆行性に上行し，Ia線維の刺激によって生じる反射性の順行性電位と衝突し，H反射が減衰・消失する．この一連の筋電図反応と刺激強度の関係を示したのが図11Cであり，リクルートメントカーブと呼ばれ，H反射やM波の最大値や閾値の関係を把握できる．

d. 脊髄運動ニューロンプールの興奮性評価

最もよく用いられる脊髄運動ニューロンプール(個々の筋を支配する運動ニューロン集団)の興奮性の指標はM波の最大値(Mmax)に対するH反

Ⅱ 基礎研究

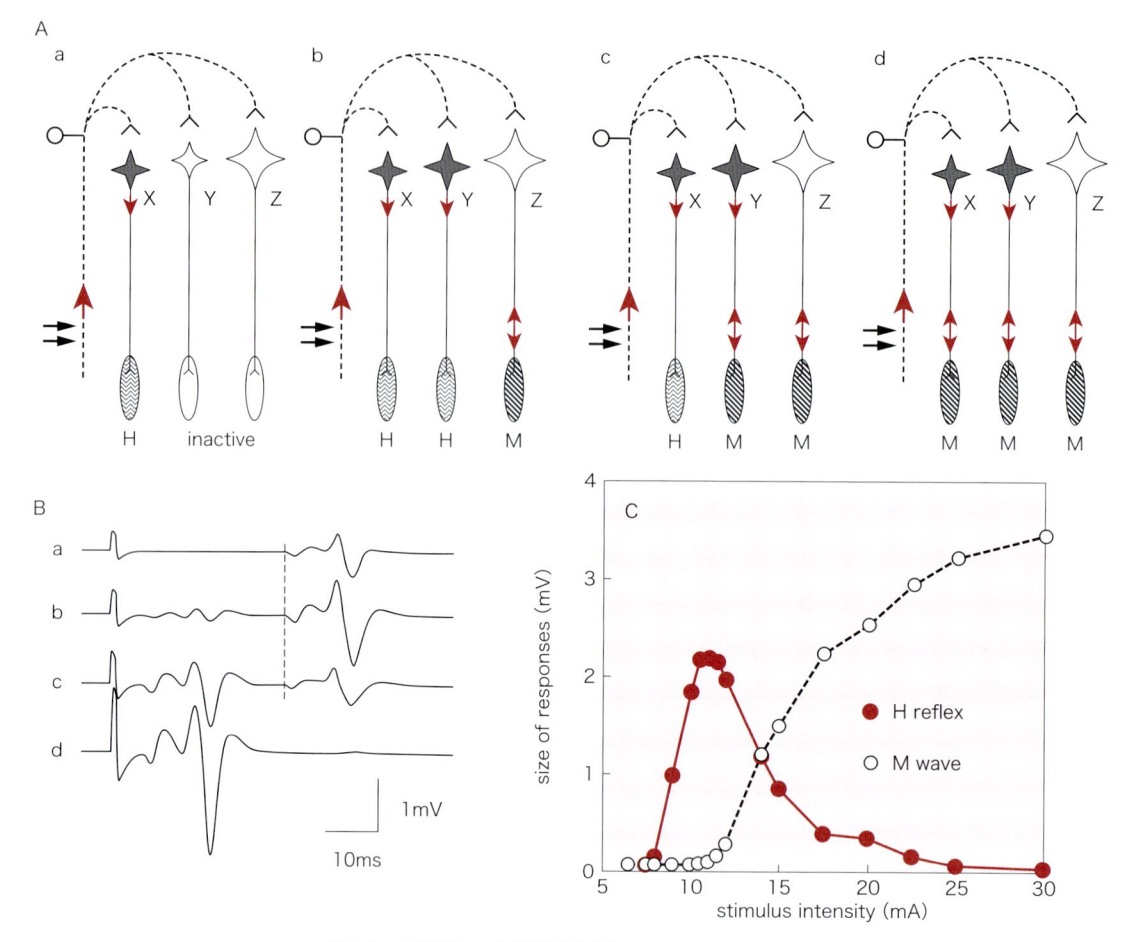

図11 刺激強度と誘発筋電図（文献12）より引用）

射の最大値（Hmax）の比（Hmax/Mmax）である．Mmaxはある筋の運動ニューロンプールを構成する運動線維すべてが刺激されることを意味し，これはプール内の運動ニューロンすべてが発火した場合の筋電位に相当する．したがって，Hmax/Mmaxはプール内においてIa入力によって反射性に発火する運動ニューロンの割合を意味し，運動ニューロンプールの興奮性の良い指標となる．ただし，運動線維の逆向性電位がH反射を構成する順行性電位と衝突し，閉塞現象が生じるため，見かけ上のHmaxが必ずしもIa入力によって反射性に発火するプール内のすべての運動ニューロンを示しているとは限らないため，リクルートメントカーブを慎重に判断する必要がある．

2）2シナプス性Ia相反抑制，シナプス前抑制

図12aにヒラメ筋H反射に対して，条件刺激として腓骨頸の約1〜3cm遠位で総腓骨神経を電気刺激した場合に生じる2シナプス性Ia相反抑制とシナプス前抑制の模式図を示す．条件刺激は筋電図記録用の電極を総腓骨神経に走行に沿って貼付し，刺激持続時間を1msの矩形波，刺激強度は前脛骨筋にM波が誘発される閾値付近とする．上述のように条件刺激−試験刺激間隔2〜3ms（条件刺激が先行）で抑制効果が認められる（図9e）．

一方，条件刺激−試験刺激間隔を長くすると，7〜10msで抑制が出現し，20〜30msにかけて緩徐に増大し（D1効果），以後100ms以上の経過で減衰する抑制が観察される（図12b）．この時間

7 生理学

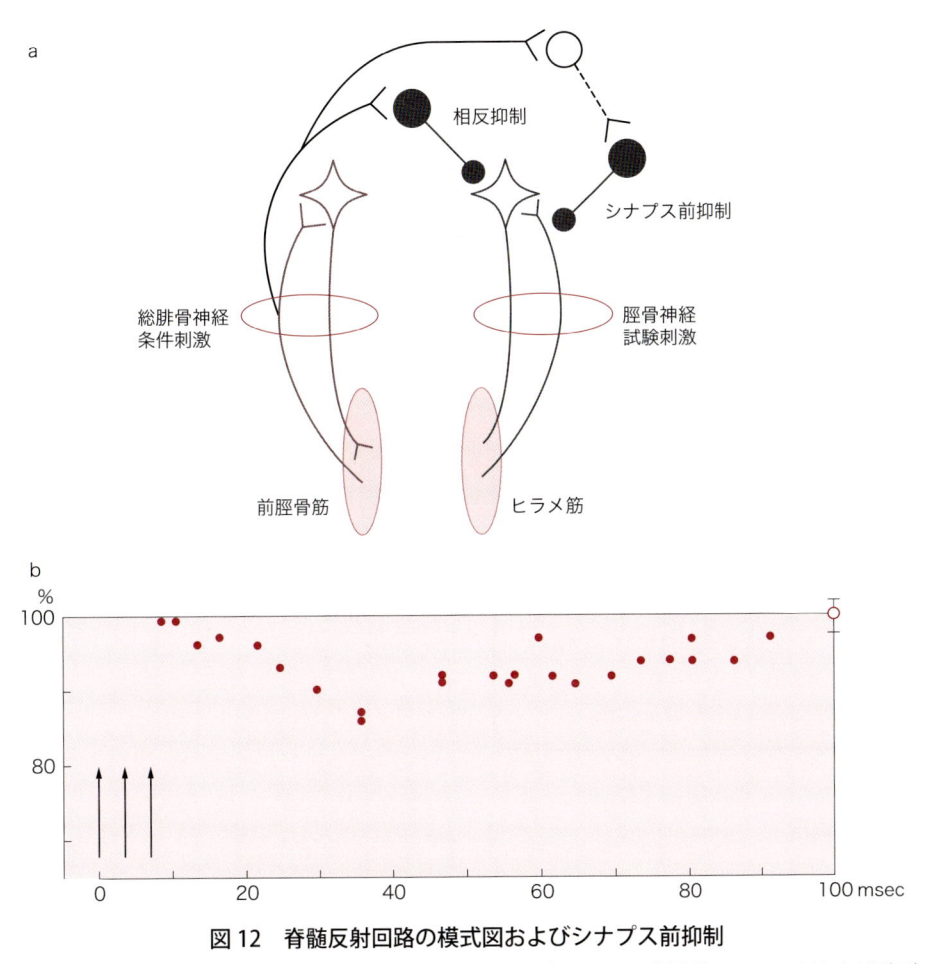

図12 脊髄反射回路の模式図およびシナプス前抑制

(b：田中勵作：随意運動制御の脊髄神経機構. 神経科学レビュー3, 医学書院, p73, 1989 より引用)

経過はネコの急性実験で観察されたシナプス前抑制の時間経過とよく一致しており，Ia終末におけるシナプス前抑制を反映しているとされている．条件刺激は単発刺激でもよいが，前脛骨筋のM波誘発閾値以下の3～5連発(300Hz)の刺激が望ましい．M波の閾値を超える刺激では60ms以降に前脛骨筋の収縮による二次的な抑制(D2効果)が生じることに留意する．

条件刺激効果を定量的に評価する場合，条件刺激による促通と抑制効果は試験H反射のサイズによってその効果量が異なるため，試験H反射のサイズ設定が重要となる．一般に試験H反射はMmaxの20～40％程度のサイズを用いることが多く，この場合M波がMmaxの約5％程度のサイズで誘発される．このM波のサイズが実験中一定に保たれていることで，刺激の定常性が確認できる．

2. ヒトの筋交感神経活動記録：マイクロニューログラフィ

マイクロニューログラフィ(microneurography)は末梢神経束内に金属微小電極を刺入し，ヒトの遠心性および求心性の末梢神経活動を直接記録する方法である．従来，自律神経活動は心拍数や血圧などの効果器の反応や交感神経終末から

II 基礎研究

放出される血漿ノルアドレナリン濃度の変化をもとに間接的に評価されてきたが，本方法はヒトの筋を支配する交感神経活動(muscle sympathetic nerve activity：MSNA，主に骨格筋内の血管抵抗を制御し血圧調節に重要な役割を果たす)を直接記録する唯一の方法である．ここではマイクロニューログラフィを用いた筋交感神経活動の記録方法について概説する．詳細は参考文献を参照されたい[14, 15]．

> **メモ**
> **マイクロニューログラフィで記録可能な神経活動**
> 上肢では正中，尺骨，橈骨神経，下肢では脛骨，腓骨，腓腹神経から記録可能である．記録可能な神経活動としては，筋紡錘・腱紡錘からの求心性活動，皮膚機械受容器・侵害受容器からの求心性活動，筋・皮膚交感神経活動が記録できる．

1）記録電極と増幅器

記録には直径$100\sim200\,\mu m$，先端の直径$1\,\mu m$で，先端$5\sim25\,\mu m$を除きエポキシ樹脂などで被覆，絶縁したインピーダンスが$3\sim5\,M\Omega$のタングステン電極を用いる．この記録電極と記録電極刺入部近傍の基準電極(表面電極もしくは針電極)との間の電位差を増幅して記録する．

増幅には低雑音($1\sim2\,\mu V$以下)・高入力インピーダンス($50\sim100\,M\Omega$以上)の生体アンプを用いる．一般に用いられる最近の筋電計であれば，この条件を満たすものが多く，十分に使用可能である．記録したMSNAはオシロスコープ上で波形を観察するとともに，サウンドモニターで音として観察すると，筋電図，その他の雑音と区別するのに役立つ．記録したMSNA(図13b)は500Hz～5kHzのバンドパスフィルターを使用し，ノイズを除去する(図13c)．さらに全波整流の後，時定数0.1秒で積分し，積分波形として描出する(図13d)．

2）記録方法

まず，筋神経束の走行を確認するため，経皮的に電気刺激を行い，支配筋の筋収縮を観察し，最も弱い電流で最大の収縮が得られる場所を同定し，記録電極の刺入部位を決定する．正中神経などの場合，超音波で神経束を確認しながら，記録電極を刺入することもある．

刺入部位の決定後，電極を先端が曲がらないように注意して，皮膚に対して垂直に刺入する．その後ゆっくりと電極を進め，神経束に電極先端が刺入されると，神経線維の機械的刺激により高頻度の神経活動が出現し，筋神経束であれば，支配筋の攣縮や鈍痛が認められる．電極を目的とする神経束に刺入するには熟練を要する．筋の叩打や伸長刺激によって求心性の神経活動が増大すれば，筋神経束内に電極が刺入されたことが確認できる．さらに，心拍に同期した律動性の自発性活動を示すこと，呼吸性変動を有すること，自発性活動が血圧変動に対応すること，胸腔内圧を高める手技(例えば，バルサルバ手技)により血圧の低下とともに神経活動が増大することを確認する．

MSNAの定量化には，積分波形をもとに，①burst rate(1分間ごとのバースト数)，②burst incidence(100心拍ごとのバースト数)，③総活動量(積分波形の平均値×burst rate)の3種類の評価方法が用いられる．

3）静的運動時のMSNA計測例

図14に2分間の等尺性ハンドグリップ運動中および運動後阻血状態(post exercise ischemia)，阻血解除後の心拍数，平均血圧，MSNA計測の1例を示す．MSNAは運動開始1分後までは増大せず，運動後半の大きな昇圧に対応してMSNAが著明に増加する．運動後に上腕動脈をカフで加圧し阻血状態にすると(筋代謝受容器反射のみ賦活)，心拍数は安静時のレベルにまで低下するが，血圧は安静時より高値を維持し，MSNAも増加したままである．阻血を解除すると，血圧，MSNAは安静時のレベルに戻る．したがって，静的運動

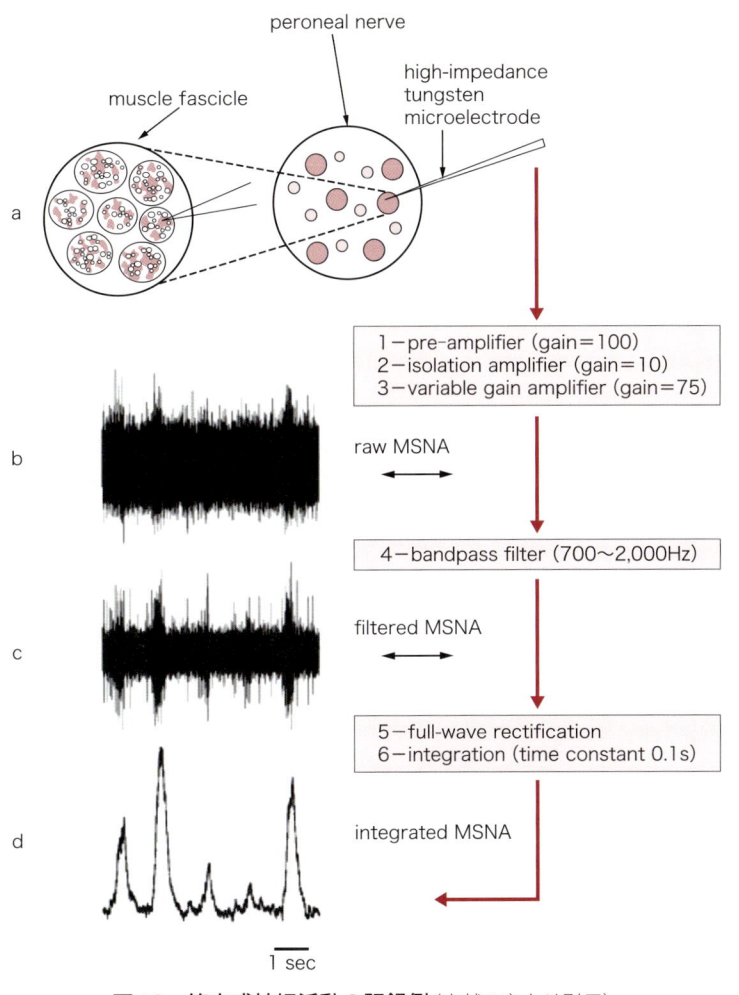

図13 筋交感神経活動の記録例（文献16）より引用）

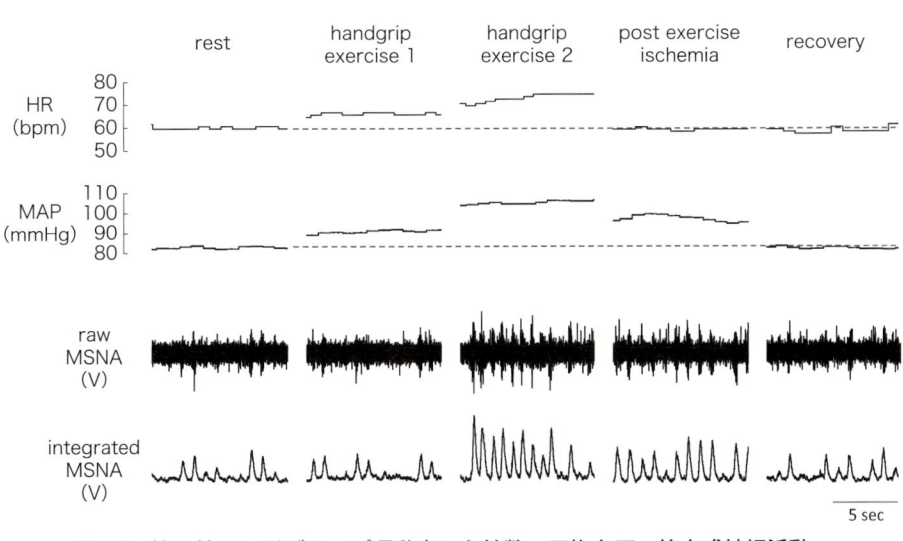

図14 等尺性ハンドグリップ運動中の心拍数，平均血圧，筋交感神経活動

時には運動の後半に筋活動に伴う代謝産物の蓄積によって筋代謝受容器反射が賦活し，その結果MSNAが増加し，著明な昇圧応答が生じることがわかる．

このようにマイクロニューログラフィによるMSNA記録は，血圧調節に関わる交感神経活動を時間経過に沿って，直接記録できることが利点である．一方，欠点としては，侵襲的であること，計測に熟練を要すること，記録できる部位が四肢のみであること，交感神経活動全体のうち骨格筋を支配する交感神経活動しか評価できないこと，副交感神経活動はわからないこと，体動によって電極がずれないような運動に限定されること，などがあげられる．

> **メモ**
>
> **運動時の神経性循環調節機構**
>
> 運動時の循環調節機構として，大脳皮質を起源とする運動制御コマンドと同期して発生し，循環器系をフィードフォワード制御するセントラルコマンドと，筋収縮に伴う機械的変化および代謝産物を感知してフィードバック制御する筋機械受容器反射と筋代謝受容器反射の3つが存在する(図7)．このうち，筋代謝受容器反射は静的運動の終了直前に阻血状態にし，運動修了後にも代謝産物を筋肉内に蓄積した状態を維持することで，賦活することができる．運動修了後ではセントラルコマンドと筋機械受容器反射は賦活しないので，この方法を用いることで，筋代謝受容器反射のみを評価することができる．

3. 麻酔下/除脳下でのラット腎交感神経活動計測

安静時の腎臓には腎組織の生存に必要な血流以上に，血液のろ過・老廃物の排泄などのために毎分心拍出量の20％という多量の血液が流れる．一方，運動中には活動筋への血流配分を増やすため，交感神経性の血管収縮により代謝の亢進しない腎臓では血流が減少する．このように運動時の循環調節に腎交感神経は重要な役割を果たす．ま

た，心不全患者や高血圧患者では安静時や身体運動などの日常生活中に過剰な血圧上昇が観察されることから，最近，ラットの心不全モデル，高血圧モデルで交感神経活動を記録し，その原因が検討されている．このような病態生理の解明に交感神経活動を記録する技術は欠かすことができない．ここでは，麻酔下/除脳下でのラットの腎交感神経活動記録の一連の流れを概説する．

1) 麻酔

麻酔は吸入麻酔と注射麻酔(腹腔内，静脈内)に分類される．一般に腹腔内投与が多いが，自律神経系の実験では麻酔深度がデータに大きく影響するため，後述する気管カニューレによる人工呼吸下であれば，halothaneやisofluraneなどの吸入麻酔が麻酔深度を一定に保つことができることからよく用いられる．特にisofluraneは麻酔の導入および覚醒が早く，麻酔深度を適宜変えることができる．

麻酔が浅いと痛覚刺激に対して，呼吸数や心拍数が増加するなどの痛覚反射が生じる．逆に麻酔が深いと，呼吸数が顕著に減少し(正常は約90回/分)，心拍数，血圧の低下がみられる．痛覚刺激に対する反応がないことと，呼吸数，心拍数，血圧を確認しながら麻酔深度を一定に保つ．

2) カニュレーション

カニュレーションは，気管，静脈，動脈の順に行う．まず，気道を確保し，人工呼吸下におき，呼吸状態を管理する．動脈の前に静脈を確保することで，動脈カニュレーション時の出血に対して補液などの対応がとれる．

ラットの頸部腹側の毛を処理し，咽頭部正中を切開し，脂肪組織，筋を出血に注意しながら剥離し，気管を露出し，周囲の組織から遊離する．気管の背側に糸を2本通し，遊離した部分の中央を切開し，気管カニューレ(外径2～3mm程度のポリエチレンチューブをラットの気管の太さに合わせて適宜選択)を挿入する．肺側の糸をしっかり

7 生理学

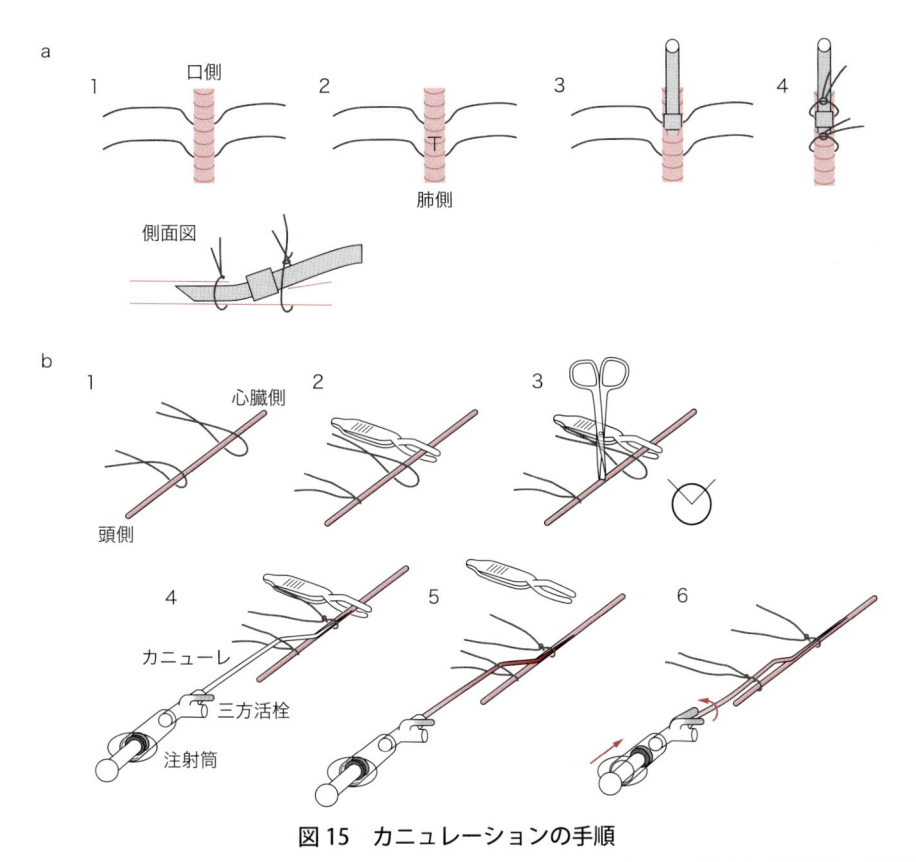

図15　カニューレーションの手順

（石川透，翁長武紀：腎機能に関する実験．実験で学ぶ生理学，獣医生理学・生理化学教育懇談会（編），学窓社，pp.70-71, 2009より引用）

結紮する．口側の糸で気管のみを結紮し，同じ糸でカニューレも結紮する（図15a）．気管カニューレに人工呼吸器回路の先端のコネクターを装着し，人工呼吸下で呼吸管理する．

　静脈と動脈のカニューレーションは同様の方法で行う．外頸静脈は気管の約1.5cm外側に，総頸動脈は気管のすぐ外側を走行しており，色の違いで動静脈の区別はつきやすい．血管を露出し，周囲組織から遊離する．2本の糸をかけ，頭側で1本の糸を結紮し，心臓側を鉗子で挟み，血流を遮断する．頭側の結紮部分に近い位置で切開を入れ，カニューレ（外径1mm程度）を挿入する．鉗子に当たるまで挿入できたら，心臓側のもう1本の糸で軽く結紮する．鉗子を外し，血液がカニューレ内への流入が確認できたら，カニューレを心臓側に進め，糸でしっかりと結紮する．さらに，頭側の糸でカニューレを結紮固定し，脱落を防止する（図15b）．

　総頸動脈カニューレの三方活栓を介して血圧トランスデューサーに接続し，血圧を記録する．心拍数は血圧波形から脈拍として計測するか，針電極を心臓を挟むように装着することで記録できる．

3）腎交感神経活動の記録方法

　ラットを側臥位にし，側腹部を切開し，後腹膜より腎臓にアプローチする．顕微鏡下で腎動脈近傍の腎神経束を探し，周辺組織から剝離する（図16A）．腎神経の下にパラフィルム（絶縁用）を敷き，テフロン被覆したステンレスもしくは銀電極を2本腎神経に引っかける（図16Bb）．アース電極はパラフィルムと組織の間に置く．電極と腎神経を2液混合製のシリコンゲルで固定し，シールド

Ⅱ 基礎研究

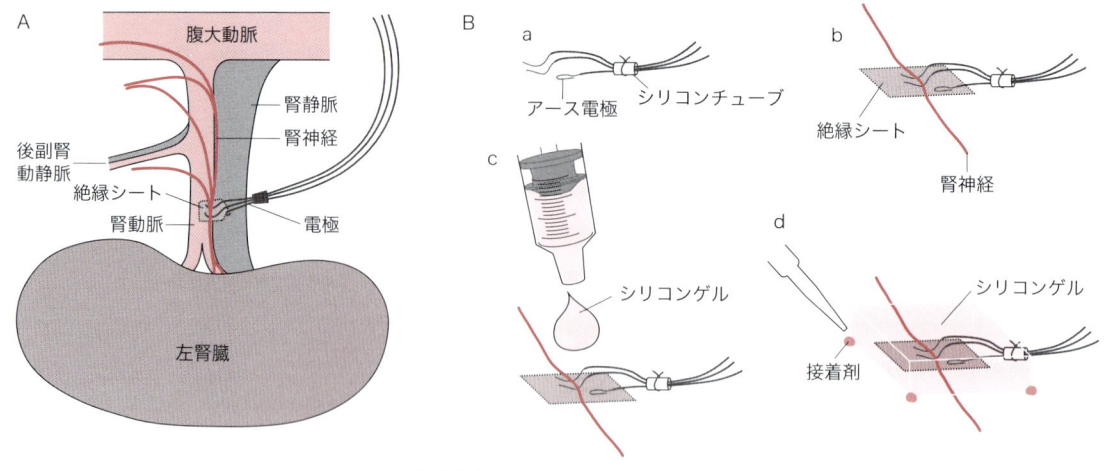

図16 腎交感神経と記録電極（文献18）より引用）

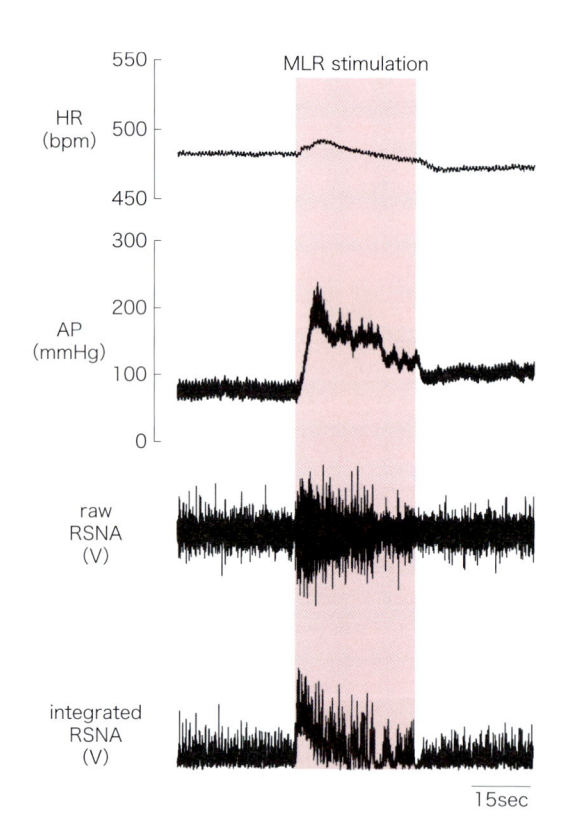

図17 腎交感神経の記録例

腎交感神経活動は150Hz～2kHzのバンドパスフィルターで高周波と低周波成分ノイズを除去して増幅器を用いて増幅し，オシロスコープおよびスピーカーに接続し，波形と音で神経活動を観察する．時定数0.1秒で積分し，積分波形として描出する．交感神経活動に特有の心拍数に同期した活動を確認し，腎交感神経活動が記録できていることを確認する．また，腎臓周囲の神経が必ず腎臓を支配しているとは限らず，記録する神経が腎臓に到達していることを確認する．なお，腎臓は交感神経のみの支配であり，腎神経に副交感神経の混入を考える必要はない．

4）腎交感神経活動の記録例

図17にラットの心拍数，血圧，腎交感神経活動（renal sympathetic nerve activity：RSNA）の計測例を示す．なお，この計測は麻酔下で除脳（中脳上丘レベル）した後，筋弛緩薬を投与し，非動化し，非麻酔・除脳下で中脳歩行誘発野（mesencephalic locomotor region：MLR）を電気刺激しfictive locomotionを誘発した際の応答を記録したものである．筋収縮は生じないため，選択的にセントラルコマンドの入力による腎交感神経活動を調べることができる．MLR刺激によって，腎交感神経活動が増大し，著明な昇圧応答が認めら

する（図16Bc）．シリコンゲルが固まった後，約5×5mmの大きさに整え，接着剤で周辺組織に固定する（図16Bd）．

れる．このような応答は心不全ラットや高血圧ラットでは増強されていることが報告されており，ヒトの心不全，高血圧患者の過剰な交感神経活動の病態生理に関する研究が進められている．

メモ

中脳歩行誘発野

上位脳を切除した除脳動物において，中脳，視床下部，小脳各部の特定領域への電気刺激によって歩行を誘発可能であることから，歩行誘発野の存在が確認されている．歩行誘発野を電気刺激すると網様体脊髄路を介して脊髄歩行パターン発生器（central pattern generator：CPG）が駆動され歩行運動が誘発される．トレッドミル上であれば電気刺激によって歩行を誘発できるが，筋弛緩薬で非動化した状況では筋収縮を伴わない歩行（fictive locomotion）を誘発できる．この時，屈筋，伸筋支配の末梢神経から神経活動を記録すると，歩行時の筋活動に似た周期的な神経活動が記録できる．

メモ

Neurotree

神経科学領域に限られるが，研究者の師弟関係を家系図のように表現したNeurotreeがインターネット上に公開されている（http://neurotree.org/neurotree/）．行き過ぎた派閥や師弟関係は好ましくないが，脈々と人から人へ実験技術や研究哲学が受け継がれていくことで，その研究分野は発展していく．誰に指導を受けたかということは，どんな研究をしたかということと同じくらい重要である．優れた研究者が必ずしも優れた教育者であるとは限らないが，研究を志すなら高いレベルで研究活動を行っている研究室を選ぶのが好ましい．"やりたい"研究があるならば，それを"できる"研究環境，指導者を探すことが大切である．特に大学院生時代は指導してもらえる貴重な期間であり，また，大学院進学時の研究室選びは選択の幅が広く，非常に重要な決断の時である．

●参考文献●

1) 生理学研究連絡委員会報告：生理学の動向と展望「生命への統合」日本学術会議生理学研究連絡委員会，1997.
2) Nudo RJ, et al：Neural substrates for the effects of rehabilitative training on motor recovery after ischemic infarct. Science, 272：1791-1794, 1996.
3) Nudo RJ, et al：Role of adaptive plasticity in recovery of function after damage to motor cortex. Muscle Nerve, 24：1000-1019, 2001.
4) Liepert J, et al：Motor cortex plasticity during constraint-induced movement therapy in stroke patients. Neurosci Lett, 250：5-8, 1998.
5) Liepert J, et al：Treatment-induced cortical reorganization after stroke in humans. Stroke, 31：1210-1216, 2000.
6) Wolpaw JR：The complex structure of a simple memory. Trends Neurosci, 20：588-594, 1997.
7) Thompson AK, et al：Operant conditioning of a spinal reflex can improve locomotion after spinal cord injury in humans. J Neurosci, 33：2365-2375, 2013.
8) Tsuchimochi H, et al：Direct measurement of cardiac sympathetic efferent nerve activity during dynamic exercise. Am J Physiol Heart Circ Physiol, 283：H1896-H1906, 2002.
9) Takahashi M, et al：Cardiovascular control during voluntary static exercise in humans with tetraplegia. J Appl Physiol, 97：2077-2082, 2004.
10) 田中勵作：脊髄反射研究の意義―腱反射から相反性神経支配へ―．脳波と筋電図，25：1-10，1997.
11) 田中勵作：H反射―ヒトにおける神経生理学研究の一技法．日本生理誌，48：719-734，1986.
12) Pierrot-Desseilligny E, Burke DC：The circuitry of the human spinal cord：its role in motor control and movement disorders. Cambridge University Press, 2005.
13) 田中勵作：随意運動制御の脊髄神経機構．神経科学レビュー3，医学書院，1989.
14) 岩瀬敏：マイクロニューログラフィによる交感神経活動の記録．神経内科，72：47-57，2010.
15) 間野忠明：Microneurographyの基礎と臨床応用―宇宙医学の応用まで．Brain and Nerve, 61：227-242, 2009.
16) Salmanpour A, et al：Spike detection in human muscle sympathetic nerve activity using a matched wavelet approach. J Neurosci Methods, 193：343-355, 2010.
17) 石川透，翁長武紀：腎機能に関する実験．実験で学ぶ生理学，獣医生理学・生理化学教育懇談会（編），pp.69-76，学窓社，2009.
18) Miki K, et al：Method for continuous measurements of renal sympathetic nerve activity and cardiovascular function during exercise in rats. Exp Physiol, 87：33-39, 2002.

（高橋　真）

III 臨床研究

8 動作解析

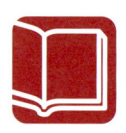

基礎知識

1. 理学療法と動作解析

　理学療法士は生活機能の獲得を目的としており，歩く，立つ，座る，しゃがむ，立ち上がる，方向転換するなどの日常生活を行う上での基本動作の理解は必須である．また，動作の観察，記述，評価は，理学療法評価にとって欠くことができない技術であるが，基本的力学の習熟度，視点の多様性（神経学的側面，力学的側面，帰結を重視，戦略（strategy）を重視）によって各理学療法士によって大きく異なる．このことは臨床実習を行う学生の動作の評価の難しさという問題に直結している（学生は臨床実習指導者の力量と考え方に振り回されている場面が多い）．つまり，臨床で行われている動作の観察，記述，評価は，各理学療法士の裁量で行われているといえる．

　一方，動作解析は何らかの計測機器を用いて，客観的データに基づき動作を理解して評価するための有効なツールである．解析のための計測機器としては，ストップウォッチ，フットスイッチ，床反力計，電気角度計，加速度計，ジャイロセンサー，圧センサー，筋電計，ビデオ，三次元動作解析機器などがある．この項では主にカメラと床反力計を使用した大規模な三次元動作解析機器に焦点を絞り解説していく．

　三次元動作解析機器を用いた動作解析でできることは大きく3つに分けることができる．1つは目で見ることができる動作中の四節・体節および関節の動きを客観的データとして示すことができる．それによって，観察者間の違いを最小限度にし，条件さえ同じであれば以前に計測したデータとの比較が可能となる．2つ目は目で見ることができない動作中の力に関する情報が得られることである．床反力，関節モーメント，関節モーメントのパワー，関節間力などのデータを分析することによって，動作における関節の力学的貢献，関節に加わる負荷，そして動作中の筋活動をある程度知ることができる．3つ目は運動学データと運動力学データを組み合わせて解析することで，そこに潜むメカニズムが探索でき，理学療法介入の視点を得ることにつながる可能性が多くなる．

> **メモ**
>
> **三次元動作解析機器を用いた動作解析でできること**
> 1) 目で見ることができる動作中の四節・体節および関節の動きを客観的データとして示すこと．
> 2) 目で見ることができない動作中の力に関する情報が得られること．
> 3) 運動学データと運動力学データを組み合わせて解析することで，そこに潜むメカニズムが探索できること．

2. 身体運動学とは何か

　物理学においては運動学と運動力学が明確に区分されている．身体を例にとって説明すると，運

動学(kinematics)とは身体位置とその位置変化を扱う学問である．一方，運動力学(kinetics)とは，現象である運動を発現させた起源および駆動を定量的に扱う学問である．身体運動学(kinesiology)は，物理学でいう運動学(kinematics)とは異なり，kinesis(動き，運動)とlogy(学，研究)に由来し，解剖学(anatomy)，生理学(physiology)，生体力学(biomechanics：物理学的法則を利用し，生体にどのように力の作用が加わるのか原理を用いて量的に研究する学問)を基盤とした，身体運動に関して物理学でいうkinematicsとkineticsを扱う学問である．つまり，身体運動学は運動学的パラメータとして身体重心および四節・体節の位置(m)・速度(m/s)・加速度(m/s^2)，関節の角度(°)・角速度(°/s)・角加速度(°/s^2)，運動力学パラメータとして力(N)，モーメント(Nm)などが代表的なパラメータとなる．

> **用語**
> **身体運動学**
> 運動学(kinematics)；身体位置とその位置変化を扱う学問，運動力学(kinetics)；現象である運動を発現させた起源および駆動を定量的に扱う学問で，身体運動学(kinesiology)；物理学でいう運動学(kinematics)とは異なり，kinesis(動き，運動)とlogy(学，研究)に由来し，解剖学(anatomy)，生理学(physiology)，生体力学(biomechanics：物理学的法則を利用し，生体にどのように力の作用が加わるのか原理を用いて量的に研究する学問)を基盤とした，身体運動に関して物理学でいうkinematicsとkineticsを扱う学問．

3. 測定，計測，解析，分析の正しい意味

身体運動を学問として研究する上で用語の正しい意味の理解は，共通言語として話し，そして理解するためには欠くことができない．日本理学療法学術集会の発表のなかで，「測定」と「計測」，「記述」・「解析」・「分析」が混乱して使用されている印象を受ける．これらの用語について定義を明確にする必要がある．「測定」と「計測」は簡単にいえば計量のことであるが，JIS Z8103による定義では明確に区別されている．計測とは，特定の目的をもって事物を量的にとらえるための方法・手段を考究し実施し，その結果を用いて所期の目的を達成することである．一方，測定とは，ある量を基準として用いる量と比較し数値または符号を用いて表すことをいう．このことから測定は計量に近く，計測は測定の上位概念と位置付けることができる．つまり三次元動作解析機器は，関節角度，関節モーメントとそのパワーなどの身体運動に関する変数を測定するための手段を備える計測装置といえる．

英語では解析と分析はanalysisという単語で表現される．広辞苑では，解析とは物事を細かく解き開き，理論に基づいて研究すること，分析とはある物事を分解して，それを成立させている成分・要素・側面を明らかにすることとある．臨床で患者の動作を観察して，異常が生じていると仮定する．そして，動作異常を起こしている因子(筋，関節，骨，靱帯・関節包，形態，精神的要素，習慣など)を詳細に分解し，それらの機能障害を特定していく作業は分析と定義できる．動作解析は運動学的と運動力学的パラメータなどに代表される動作の構成要素を細かく理論的に調べることによって，その動作の本質を明らかにすることと定義できる．最近，学会で散見するのは運動学的および運動力学的パラメータを時系列に記述しただけの報告があるが，これは動作解析の研究とはいわず，記述報告である．

> **用語**
> **計測と測定**
> 計測とは，特定の目的をもって事物を量的にとらえるための方法・手段を考究し実施し，その結果を用いて所期の目的を達成すること．測定とは，ある量を基準として用いる量と比較し数値または符号を用いて表すこと．
> **解析と分析**
> 解析とは物事を細かく解き開き，理論に基づいて研究すること，分析とはある物事を分解して，それを成立させている成分・要素・側面を明らかにすること．

III 臨床研究

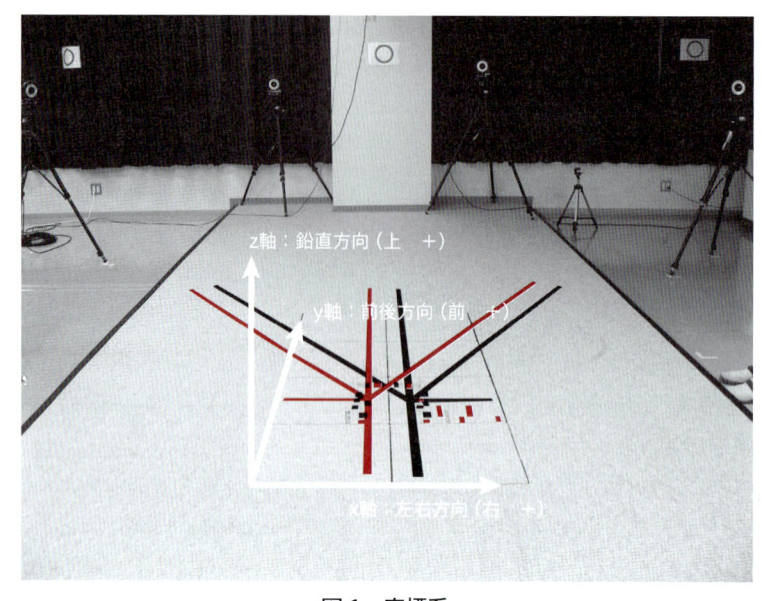

図1 座標系
筆者らが歩行路上に設定した計測空間上の座標系を示した.

4.動作解析に必要な原理

1)座標系とは何か

空間における身体重心や肢節と体節の運動学的データを算出するためには,地面や重力の方向を基準に絶対的な空間座標系を構築する必要がある.国際的な空間座標系の定義は,垂直方向がy軸,進行(前後)方向がx軸,横(内側-外側)方向がz軸と定義される(図1).日本の臨床歩行分析研究会は左右方向をx軸(右方向を+),前後方向をy軸(前方向を+),鉛直方向をz軸(上を+)とすることを推奨している.

三次元動作解析機器で運動学・運動力学パラメータを得るためには,空間座標系とは別に各セグメント,つまり足部,下腿,大腿,骨盤のセグメント座標系を定義する必要がある.それぞれのセグメントでは解剖学的な軸を定義し,図2に示すように皮膚に貼付した反射マーカを参照して定義する.反射マーカはセグメント座標系を定義するために用いる.よってセグメントの数が増えるほど貼付する反射マーカも増えることになる.人体の下腿や大腿は骨,軟部組織,皮膚によって構成されており形は変化する.また,歩行時の下腿や大腿の長軸の長さも厳密にいえばわずかながら変化する.しかしながらここで定義したセグメントは,形や長さが変化しない剛体であるという条件が適応される.

> **用語**
> **セグメント**
> 下腿,大腿,骨盤,体幹,胸郭などそれぞれの実験によってセグメントを定義する.動作解析研究では骨の運動を直接計測しているのではなく,セグメントの動きから関節角度などを求めている.それぞれのセグメントは変形などをしない剛体であるという前提条件が存在する.

2)位置データの三次元化

身体運動の解析においてビデオで得た二次元画像から三次元座標データを得る方法として,ステレオグラム法,直交法,Direct Linear Transformation(DLT)法などがあるが,近年ではDLT法が

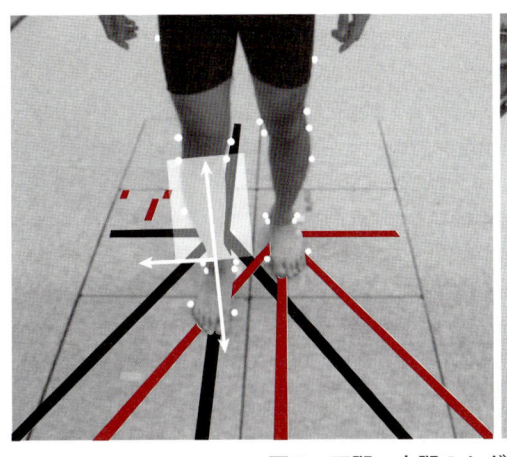

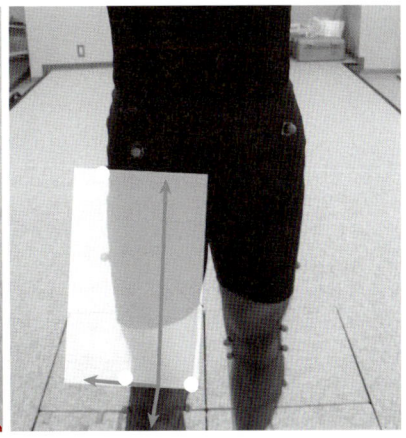

図2　下腿，大腿のセグメント座標系

左：下腿座標系；原点を内果と外果を結ぶ線の中点とする．内果と外果のマーカを結ぶ線を左右軸（x軸）とする．大腿骨内側顆と外側顆を結ぶ線の中点と内果と外果を結ぶ線の中点を結ぶ線を引く．その線と左右軸（x軸）に垂直な線を前後軸（y軸）とする．x軸とy軸に垂直な線を上下軸（z軸）とする．

右：大腿座標系；原点を大腿骨内側顆と外側顆を結ぶ線の中点とする．大腿骨内側顆と外側顆を結ぶ線を左右軸（x軸）とする．臨床歩行分析研究会の方法に準じて求めた股関節中心と大腿骨内側顆と外側顆を結ぶ線の中点を結ぶ線を引く．その線と左右軸（x軸）に垂直な線を前後軸（y軸）とする．x軸とy軸に垂直な線を上下軸（z軸）とする．

最も広く用いられている．DLT法のアルゴリズムはカメラ台数が多くなるほど誤差が小さくなり，理論的には同時に3台のカメラで撮影された画像から三次元座標データへの変換が可能であるが，6台以上のカメラがあったほうが理想である．

> **用語**
> **Direct Linear Transformation（DLT）法**
> DLT法は最も広く用いられている方法で，1971年にAbdelとKararaにより開発された．任意に設置した複数台のカメラから，対象物の三次元計測を可能とする．

3）サンプリング周波数

連続的なアナログ電気信号をコンピューター上で処理するためにはAD変換器を介して不連続なデジタルデータにする必要があり，その際の1秒あたりのデータを取る頻度をサンプリング周波数といい，通常Hzで表す．ある波形を正しく標本化するには，波形の持つ周波数成分の帯域幅の2倍より高い周波数で標本化する必要があり，これをサンプリング定理と呼ぶ．近年ビデオや床反力系は計測機器とコンピューターの性能向上により大きなサンプリング周波数でのデータ取得が可能となった．しかしながら，サンプリング周波数を大きくすることで大きなデータ量を得ることは，その後の解析を困難にすることがある．歩行を中心とした日常動作を解析する上で，カメラのサンプリング周波数は60Hz，床反力計はその倍の120Hzであれば十分な情報を得られる．その根拠として，人の歩行周期変動成分は10Hz以下であり，着地の衝撃は25Hz程度であるから，上記のサンプリング周波数で解析するのに十分なデータは得られることになる．筆者は動作解析を行う際に，カメラ周波数は180〜200Hz，床反力計は1,080〜2,000Hzを使用することが多い．

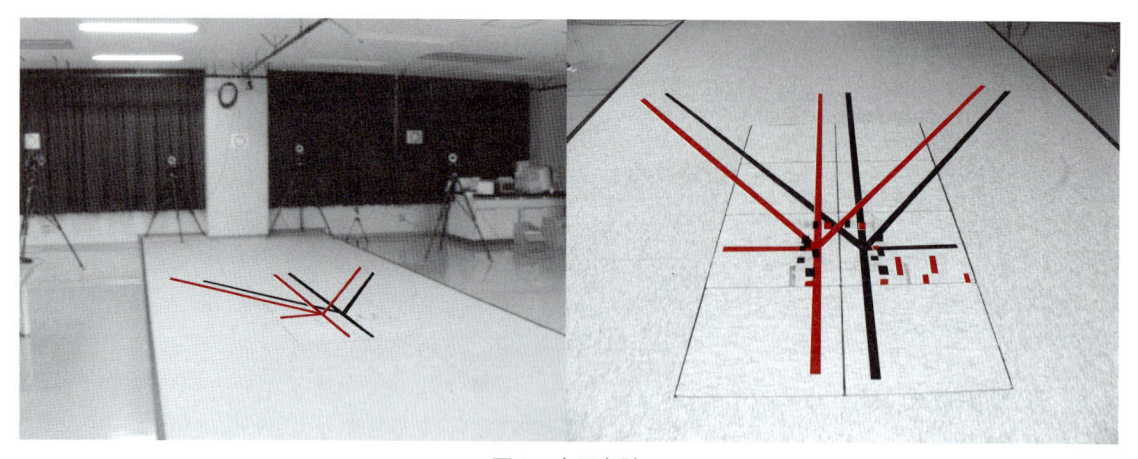

図3 床反力計
歩行路の中にある床反力計8枚.

> **用語**
>
> **AD変換器**
> アナログ値をデジタル値に変換する装置であり,一般的に温度や圧力などのアナログ量を,センサーなどを介して扱うときには,AD変換器を利用し,アナログ値をデジタル値に変換してコンピューター(制御部)へ取り入れる.
>
> **サンプリング周波数**
> サンプリングとは標本化のことであり,センサーなどによって得られたアナログ波形をデジタルデータにするために必要な処理である.単位時間あたりに標本を採る頻度のことをサンプリング周波数といい,使われる単位はHzである.

4) 床反力計との同期

動作解析を行うための三次元動作解析機器は,マーカの位置データを算出するためのカメラと床反力データを計測するための床反力計(図3)から構成される.関節角度と床反力のみをそれぞれ単独計測するのであれば必ずしも同期する必要はない.しかしながら,関節モーメントとそのパワーのデータを取得するためには,マーカの位置データと床反力データの両方が必要となる.そこで,位置データと床反力データの座標系がずれていると,関節モーメントとそのパワーの正しい値を得ることは難しくなる.よって,2つの座標系を一致させることが必要である.

時間の同期について説明する.例えば,踵接地時の下肢関節の角度を知りたいとする.その場合,カメラ撮影開始の時間,床反力計データ取得データの開始時間を一致させる必要がある.また,サンプリング周波数が異なると一致時間に得られるデータの数が異なる.この時には床反力計とカメラのデータ取得開始のタイミングとその時間を一致させることが必要である.

通常,各座標計の一致と時間同期は三次元動作解析機器の設定の段階において自動で行われる.しかし,データ取得前に予備データをとり,座標計の一致と時間同期が正確に行われていることを確認することを忘れてはならない.

5. 動作解析機器で何ができるのか

三次元動作解析機器を用いれば,どのような運動や動作も計測できると思っている方が多い.しかしながら,実際は計測できる運動と動作は限られるのが現状である.そして,得られた運動学と運動力学データもすべてが信用できる値であると断定することもできないこともある.計測機器と環境の問題と研究計画自体の問題に分けて述べていく.

1) 計測機器と環境の問題

　計測はカメラと床反力計より構成される計測環境で行われるために，計測される運動と動作はある程度の環境的拘束を受ける．筆者の施設においては，カメラ8台と床反力計8台で構成される．国内でもかなり恵まれた計測システムを有する．それでも歩行を計測する場合，歩行時の左右各1周期の関節角度と関節モーメントのデータしか得ることはできない．次に，床反力は直接的に床反力計から計測するデータである．マーカの位置データは複数のカメラから得られたデータから算出するために，直接計算しているのではなく，それを算出するためのアルゴリズムがあり，計算式を介する．計算式を介することは，誤差が必ず存在するということを意味する．また，関節角度や関節モーメントを算出するためには，セグメント座標系の設定が必要である．よって，セグメント座標系を決めるためのマーカの貼付位置，座標系の決め方によって関節角度，関節モーメントなどの値は大きく影響を受ける．つまり，同じマーカ設定であっても座標系の設定が異なれば，算出する運動学と運動力学データは異なるため，単純な比較はできない．さらに皮膚運動の問題やセグメントを剛体と仮定しているために生じる誤差は避けることはできない．

2) 研究計画自体の問題

　臨床で働いている先生方から研究についての相談を多く受ける．しかし，多くの場合何がしたいのかがわからない．そして実現不可能なことが多い．動作解析の研究を開始するにあたり，臨床で観察される現象の記述的な質的検討を十分に行う必要がある．例えば，変形性膝関節症の歩行を研究したいという相談があっても，そこから何を得たいのかが明確でない限りは返答できない．動作解析の研究を行うにあたって，日常の臨床や文献を通して，できるだけ具体的に実現可能な仮説を立てる必要がある．

　また，動作解析の研究は原因の網羅的探索研究には適していない．なぜなら，ある対象の運動・動作・行動の一部分のみをデータとして切り出しているに過ぎないからである．動作解析研究の限界でもあるが，歩行動作の1歩行周期だけを切り取って，被験者の歩行や移動というすべてを表現しているわけではない．問題点探索には観察が重要であり，その観察から導かれた仮説を証明するために動作解析研究を行う．

　得られたデータそのものには，良し悪しの価値判断が含まれていない．例えば，ある疾患を持つ集団と健常な集団を比較した場合，あるパラメータに統計的有意差が認められたと仮定する．そこでそのパラメータの値が健常な集団に近いほど良い歩行で，そうでない場合は悪い歩行と簡単に判断することはできない．主観的データとの関係，疾患との関係，身体的特徴との関係を検討した上で，他の歩行に関するパラメータとの関係についても解析するという総合的に判断した上で，この疾患を有する人たちはあるパラメータにこのような特徴があり，それは他の要因とこのような関係が成り立つということしかいえない．

6. 動作解析における生体力学的パラメータ

　動作解析研究を行う上で，運動学・運動力学のパラメータの正確な意味と意義について説明する．

1) 身体重心

　力学における重心(center of gravity：COG)とは，空間的広がりをもって質量が分布するような系において，その質量に対して他の物体から働く万有引力の合力の作用点であり，質量中心(center of mass：COM)ともいわれる．身体重心位置は身長の足底から約56％の位置(仙骨の高さ)にある(図4)．身体重心は，身体各部(頭部，体幹，上腕，前腕，大腿，下腿，足部)のそれぞれの肢節と体節がもつ重心位置を，質量の大きさと各肢節と体節の重心間距離の比の関係を当ては

Ⅲ 臨床研究

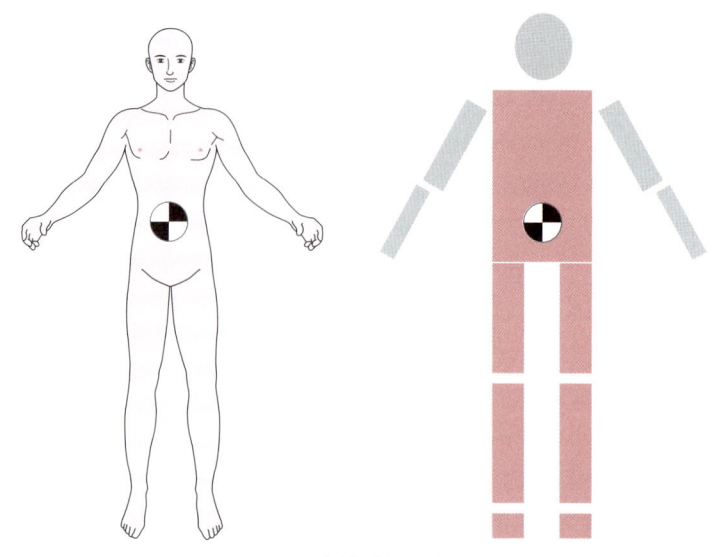

図4 身体重心の位置

身体重心の位置は身体の位置を，身体重心の時系列軌跡は身体の運動を一点で代表させえるデータである．身体重心は，身体各部（頭部，体幹，上腕，前腕，大腿，下腿，足部）のそれぞれの肢節と体節がもつ重心位置を，質量の大きさと各肢節と体節の重心間距離の比の関係を当てはめて，すべて合成することによって求めることができる．

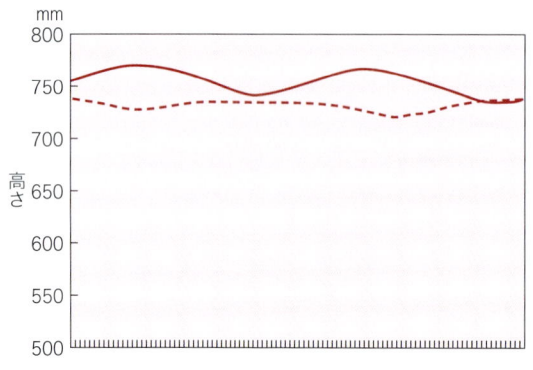

図5 健常人と変形性膝関節症罹患者の歩行時の身体重心の上下運動の比較

グラフは歩行時の身体重心の上下移動を示す．実線は健常者，破線は変形性膝関節症罹患者の身体重心である．変形性膝関節症罹患者の身体重心の上下移動は健常人と比較して少ないことがわかる．

ることができる．

図5に健常人と変形性膝関節症罹患者の歩行時の身体重心の上下運動を示した．変形性膝関節症罹患者は身体運動の上下運動が健常人と比較して減少していることがみられる．

> **用語**
>
> **身体重心（center of gravity：COG）**
> 身体重心位置は身長の足底から約56％の位置（仙骨の高さ）にあり，身体各部（頭部，体幹，上腕，前腕，大腿，下腿，足部）のそれぞれの肢節と体節がもつ重心位置を，質量の大きさと各肢節と体節の重心間距離の比の関係を当てはめて，すべて合成することによって求める．

めて，すべて合成することによって求めることができる．身体重心の位置は身体の位置を，身体重心の時系列軌跡は身体の運動を一点で代表させえるデータである．身体重心のデータから姿勢と動作時の安定性，安全性，なめらかさなどを推定す

2）床反力と床反力作用点

身体重心を動かすためには外から力が働く必要がある．身体に働く外力は，原則的には重力と床反力であり，特に床反力は身体重心の運動に決定的な役割をなす．足底が地面についている抗重

↑：床からの反発力　　● ：足
↑：床反力　　● ：足圧中心 (center of pressure)

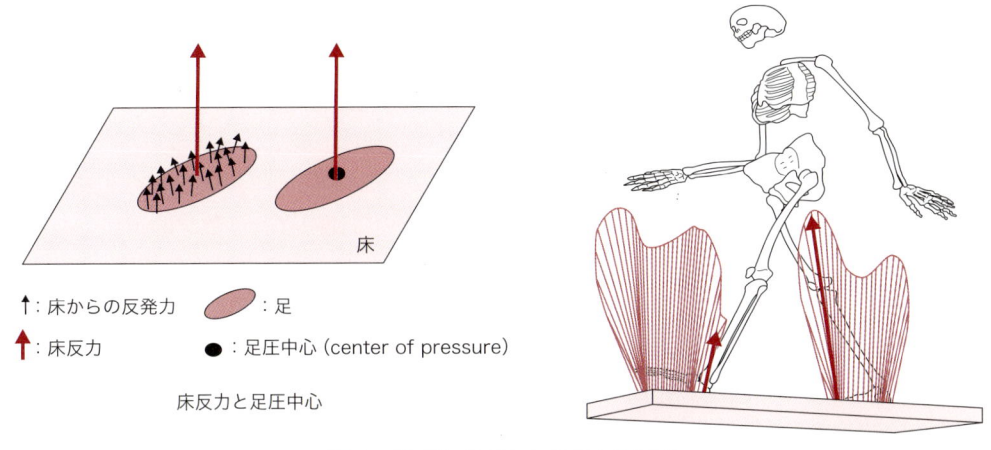

床反力と足圧中心

図6　足底と床反力と床反力作用点
左：足圧中心と床反力；多くの床からの反力を合成すると1本のベクトルとして床反力を表すことができる．
右：歩行時の床反力；1歩行周期の床反力を連続して示すとハート形を呈する．

床反力は身体重心に生じる加速度を反映する

床の上に立つ人に働く鉛直方向の力
($F_z - mg$)
mg：身体重心に加わる重力
F_z＝床反力

人間に働く鉛直方向の加速度
$F = m\alpha_z \to \alpha_z = F/m$
$\alpha_z = (F_z - mg)/m$

身体重心に生じる加速度と床反力の関係

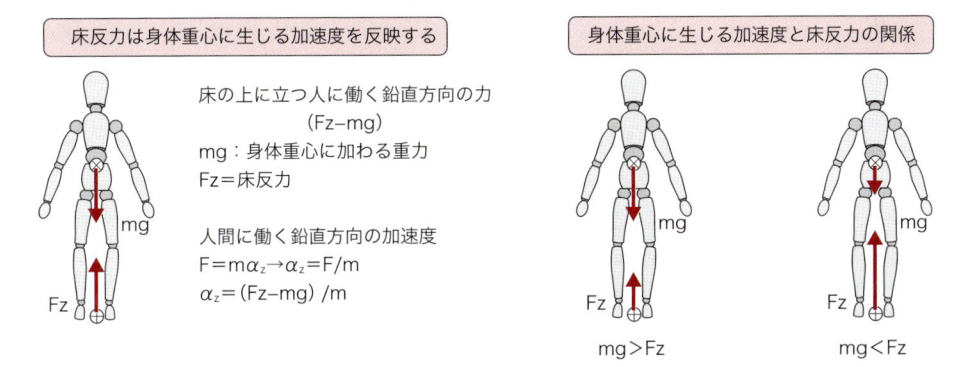

$mg > F_z$　　　　$mg < F_z$

図7　身体重心と床反力との関係
床反力は身体重心に生じる加速度を反映する．
身体重心に加わる重力が床反力より大きければ，身体重心は下に動く．
身体重心に加わる重力が床反力より小さければ，身体重心は上に動く．

力動作では，足底は地面から無数の力を受けている．この力を総称して床反力と呼ぶ（図6）．この力を合成していくことで，1本のベクトルとして表す．また，左右下肢それぞれの床反力を合成することで，身体重心に作用する床に接触している足底から生じる力の方向と大きさを見ることができる．床反力はベクトルであるため，方向をもつ．そのため，左右方向をF_x（右を＋），前後方向をF_y（前を＋），鉛直方向F_z（上を＋）で表す．地面から床反力ベクトルが立ち上がる点が床反力作用点（center of pressure：COP）といわれる（図6）．床反力の値は，身体重心の加速度を反映する．鉛直方向の床反力を例にとり説明する（図7）．身体重心に加わる重力はmg（mは質量，gは重力加速度で9.8m/s^2），床反力鉛直成分をF_zとする．床の上に立つ人に働く鉛直方向の力は，$F_z - mg$で表すことができる．鉛直方向の加速度をα_zとすると，ニュートンの運動方程式から$F = m\alpha_z$，それから$\alpha_z = F/m$とする．床の上に立つ人に働く鉛直方向の力は$F_z - mg$であるから$F =$

Fz－mg，それを代入すると，$α_z＝(Fz－mg)/m$ となる．つまり静止立位とは，Fz－mgが0の時であり，$α_z$は0となり加速度は生じない．Fzが大きければ身体重心には上向きの加速度が，mgが大きければ身体重心位は下向きの加速度が生じる．身体重心の前後方向と左右方向の加速度を$αy$と$αx$とすると，それぞれに$αy＝Fy/m$，$αx＝Fx/m$という関係式が成り立ち，床反力は身体重心に直接的影響を与える外力であることがわかる．理論的にはCOPと床反力から加速度を算出し，それを1回積分することで身体重心速度，2回積分することで位置データを求めることは可能であり，画像から求めることよりも正確である．しかし，積分で誤差が増幅されるため床反力から身体重心の位置を求めるためには補正が必要となる．

> **用語**
>
> **床反力作用点（center of pressure：COP）**
> 足底が地面についている抗重力動作では，足底は地面から無数の力を受けており，この力を総称して床反力と呼ぶ．この力を合成していくことで，1本のベクトルとして表し，地面から床反力ベクトルが立ち上がる点が床反力作用点である．

3）関節角度，関節角速度，関節角加速度

　三次元での関節角度を算出する方法として内積を用いた方法とオイラー角を用いた方法がある．どのような方法で関節角度を算出しているのか，モーションキャプチャーシステムによって異なるために，研究するためには知っておく必要がある．内積を用いる方法は，それぞれのベクトルのなす絶対角度として表される．例えば，膝関節の角度は内積を用いて算出する場合，足関節外果と腓骨頭に貼付したマーカを結んだベクトル，大腿骨外側顆と大転子に貼付したマーカを結んだベクトルから内積を求めることで膝関節の絶対角度を知ることができる．

　前述したように動作解析研究の多くは身体の各セグメントを剛体とみなすことを前提とする．したがって，それぞれの剛体の回転運動のダイナミクスから運動方程式を用いて剛体と剛体の角度は算出する必要がある．オイラー角は三次元空間上の2つのセグメント間の相対的な位置関係を表現するために使用される数学的手法である．オイラー角の一種にカルダン角があり，動作解析ではカルダン角を用いて関節角度を表す．カルダン角は，3つの回転角（x，y，z）によって，2つのセグメントの相対的位置を表現する．2つのセグメントがあった場合，1つのセグメントの座標系をA，もう1つのセグメントの座標系をBとする．座標系Aをそのz軸まわりに$θ_1$回転して座標系B_1になるとする．次に，座標系B_1をそのx軸まわりに$θ_2$回転して座標系B_2とし，最後に，座標系B_2をそのy軸周りに$θ_3$回転して座標系Bになるとする．このとき，$θ_1$，$θ_2$，$θ_3$は座標系Aからみた座標系Bの回転姿勢を表現することになっており，これがカルダン角である．オイラー角の弱点の1つは，回転順序を任意に定める必要があることである．回転順序の違いによって，算出される角度が全く異なることがある．絶対空間における骨盤セグメントの回転姿勢を表す時は，文献的に妥当な方法などが紹介されているが，すべてにおいて決まっているわけではない．次に，90°以上の回転が要求された場合は，正確な角度が計算されないことがある．必ず，算出されたデータと実際の画像との整合性を予備実験の段階で確かめる必要がある．

　関節角度は位置データと同様に運動学パラメータである．位置データを1回微分することで速度，2回微分することで加速度，3回微分することで躍度を求めることはできる．よって，同様に角度データから角速度と角加速度を求めることは可能である．しかしながら，角速度と角加速度は直接計測しているわけではなく，計算で求めていることを理解した上で，これらのパラメータを用いる必要がある．

> **用語**
>
> **剛体**
> 決して変形しない大きさのある物体のこと．動作解析研究では下腿や大腿セグメントを剛体とみなすことが前提であるが，それ自体が誤差を生む要因の1つとなっている．
>
> **オイラー角**
> オイラー角とは，空間中の剛体の姿勢を表すための手法の1つである．ある座標系（基準座標系と原点を共有する）の空間中の姿勢を，基準座標系から座標軸まわりの回転を繰り返すことで表す．

> **メモ**
>
> **回旋角度**
> 関節の回旋角度は，関節疾患に関心のある研究者なら誰でも計測したい気持ちに駆られる．しかしながら，正確な計測は難しく，どの関節においても精度が保証された計測法の確立には至ってないのが現状である．膝関節ではポイントクラスター法がよく知られている計測法であるが，その値の精度については未だ議論が絶えない．

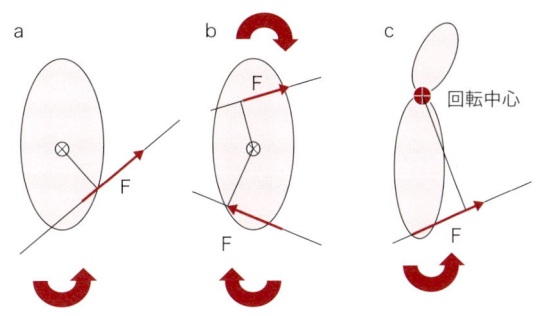

図8 物体に生じる回転力（モーメント）

物体の重心に力が加われば物体は並進運動を起こす．重心以外の部分に力が加わった場合は，並進運動と重心に対する力のモーメントに応じた回転運動が生じる（a, b）．この場合，力のモーメントの大きさは，力の大きさと，重心から力の作用線までの垂線の長さを掛け合わせたものである．2つ以上の力が剛体に加わる場合は，その総和が物体に作用する力のモーメントとなる（b）．2つの剛体が存在し，1つの剛体は固定され，もう1つの剛体が回転軸によって連結されている場合，固定されていない物体に力が加わるとする．その場合，固定されていない物体は，回転軸を中心として回転運動を起こすが，2つの物体は決して離れない（c）．

4）関節モーメントと関節モーメントのパワー

モーメントとトルクは同意語であり，単位としてはNmである．まず力のモーメントの説明を行う．物体が剛体である場合，静止している物体に力が加わると，その物体には加速度が生じ運動を起こす．物体の重心に力が加われば物体は並進運動を起こす．重心以外の部分に力が加わった場合は，並進運動と重心に対する力のモーメントに応じた回転運動が生じる（図8）．この場合，力のモーメントの大きさは，力の大きさと，重心から力の作用線までの垂線の長さを掛け合わせたものである．2つ以上の力が剛体に加わる場合は，その総和が物体に作用する力のモーメントとなる．力のモーメントは回転する方向により符号が決まっており，反時計回りをプラスとすれば時計回りはマイナスとなる．

2つの剛体が存在し，1つの剛体は固定され，もう1つの剛体が回転軸によって連結されている場合，固定されていない物体に力が加わるとする．その場合，固定されていない物体は，回転軸を中心として回転運動を起こすが，2つの物体は決して離れない（図8）．関節モーメントは上記のことを応用したものである．2つのセグメントが関節中心点（回転軸）によって連結されているとして，外力（床反力）が1つのセグメントに加わるとして，そのセグメントが関節中心点を軸として回転する力が関節モーメントである．この外力によって起こる関節モーメントは外部モーメント（external moment）といわれる．一方，瞬間で関節角度が保持されているとすると，外部モーメントと筋などに発揮されるモーメントは等しくなる．このモーメントは内部モーメント（internal moment）といわれ，外部モーメントと内部モーメントは等しくなる．関節モーメントの表現として，日本では内部モーメントで表されることが多いが，海外では外部モーメントで表されることが多い．論文を書くときに，どちらのモーメントで表現するかを明記する必要がある．関節モーメン

Ⅲ 臨床研究

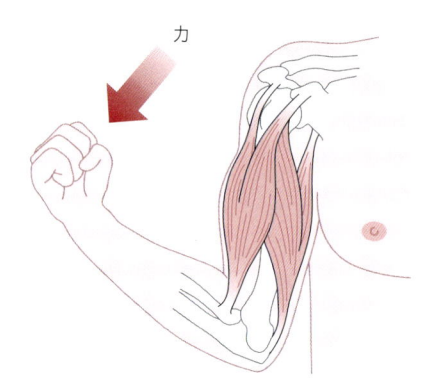

図9 関節モーメントとパワーの例（肘関節）
肘関節屈曲する運動に対して抵抗を与えている．この状態は肘関節屈曲モーメント（内部）が働いている．屈曲モーメントの方が抵抗する力より強ければ，肘関節は屈曲し，この場合パワーは正となる．屈曲モーメントの方が抵抗する力より弱ければ，肘関節は伸展し，この場合パワーは負となる．屈曲モーメントと抵抗する力が等しければ，パワーは0となる．

トを計算する際は，人体をセグメントが連なったリンクモデルとして，そのセグメントは形の変形しない剛体であることを前提に，運動方程式による力のモーメントの計算を適応することができる．

　関節モーメントのパワーは，関節モーメント×関節運動の角速度の計算で求まる（図9）．これは仕事率とも呼ばれ，単位時間あたりに行った仕事のことを指している．関節モーメントのパワーを算出することで理解できることが3つある．1つは上述したように関節が行った仕事率がわかる．2つ目は，筋の活動形態を知ることができる．関節モーメントのパワーは，関節モーメント×関節運動角速度であるため，関節モーメントと関節運動が同じ向きの時は，＋の仕事をしていることになり，求心性収縮を行っている．一方，関節モーメントの発揮する向き（＋）と角速度が生じている向き（－）が異なる場合，－の仕事を行っていることになり，遠心性収縮を行っている．関節モーメントは発揮しているが，関節運動が起こっていない場合，0となり等尺性収縮を行っている．このように関節モーメントのパワーを算出することで筋の活動形態を示すことができる．3つ目は，関節モーメントのパワーを積分することで，エネルギーを知ることができる．

> **用語**
>
> **外部モーメントと内部モーメント**
> 外部からの力が加わることで，物体に生じる回転する力を外部モーメントという．一方で内部からの力が加わることで，物体に生じる回転する力を内部モーメントという．身体で表すと，第3者から力が加わらない限りは，重力と床反力によって生じる回転力が外部モーメントであり，筋・靱帯・関節包などから生じる回転力が内部モーメントである．

> **メモ**
>
> **関節モーメントの限界（参考文献）**
> 1）拮抗筋が活動している場合には関節モーメントはそれらの筋のモーメントの差である，2）関節モーメントには筋張力以外の受動要素の影響も含まれる．よって，膝関節伸展モーメント（内部）が発揮されている場合，屈曲筋であるハムストリングスは全く働いていないのではなく，相対的に膝関節伸展筋がより強く発揮されていると解釈する．
>
> **関節モーメントとそのパワーの関係**
> 内部関節モーメントからどの筋が主に働いているか，関節モーメントのパワーからその筋がどのような収縮形態を行っているかを推測することが可能である．例えば，膝関節伸展モーメント（内部）が発揮されている場合，その時のパワーが負であれば遠心性収縮を行っていると解釈できる．一方，正のパワーであれば求心性収縮，パワーが0であれば等尺性収縮を行っていると判断する．

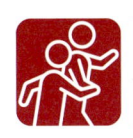

基本技術

　筆者は動作解析研究において，カメラは8台より構成されるVicon MX（Vicon Motion Systems Ltd, Oxford），8枚の床反力（AMTI, Watertown）を用いている．計測ソフトはWorkstation，データ演算ソフトとしてBodybuilderを使用している．算出されたデータはMicrosoft Excelで処理を行い，統計解析ソフトSPSSを使用して統計解析を行っている．基本技術についてはViconシステムのWorkstationを使用した方法を記載する．

1. 三次元動作計測機器を用いた計測の準備

　三次元動作計測システムは，10階に設置されており，計測室の窓には遮光カーテンを設置している．カメラは8台あり，4台は天井フレームに固定，他の4台は移動可能な状況にしている．床反力計は約8mの歩行路の中央に8台設置し，移動は不可能である．

　どの実験も同じであるが，十分な予備実験の実施を行う必要がある．特に予備実験の段階で，計測する動作を決定し，それが計測可能であるか否かを，どのようなカメラ配置で可能なのか，その他に調整すべきことはないか十分に検証しておく．特にカメラ配置は最も時間をかける作業である．マーカを三次元化するためには，1つのマーカを3つ以上のカメラで捉える必要がある．カメラを被験者近くに配置すれば計測空間は小さくなり，遠くに配置すれば計測空間は大きくなるために，計測動作やマーカ設置方法に合わせてカメラ位置を調節する必要がある．床反力計を使用する場合は，計測空間の中ほどに含まれるようにする．同時に2つ以上の実験を進行し，それが同じカメラ設置環境で計測できない場合は，床にカメラ位置の目印を付けておく．

　計測の前に計測する動作と計測順序を明確にしておく．学生が卒業研究で動作解析を行う時に，特にこの点が不明確なまま計測を行うことで，いたずらに時間を消費する光景をよく見かける．被験者の負担を減らすためにできる最善の準備は事前に行う習慣を付けておく必要がある．

1）被験者情報の聴収譲渡

　立位，立ち上がり動作，歩行を中心とする動作解析研究は，被験者に負担をかけることは生じないことが多い．しかし，被験者の時間を拘束することや被験者に肌を露出させる必要があるため，所属する施設や学会の倫理委員会の承認は得ておく．計測する前に実験に関する説明と実験への同意を得る必要があり，そのことは同意書に署名していただきそれを必ず保存しておく．それから被験者の情報聴取を行う．身長，体重，年齢（生年月日）は必ず記載し，研究計画の被験者の包含基準に当てはまることを確認する．除外基準に当てはまる場合は，そのことを被験者に説明した上で計測を行わない．

2）機器の設定とキャリブレーション

　カメラ位置を合わせたうえで，Viconシステムと床反力計の電源を入れる．それから接続されているコンピューターを立ち上げる．次に計測ソフトWorkstationを立ち上げ，コンピューターと計測システムをリンクする必要がある．ここでリンクしない場合は，LAN接続されてない場合がある．カメラのみの計測，床反力計や他のアナログデータも同時に取得するのか，ビデオ撮影も同時に行うかの設定，カメラと床反力計のサンプリング周波数の設定などを事前に行う．

　カメラと床反力計のキャリブレーションは実験前に必ず行うことを習慣とする．床反力計のゼロ点計測は1回の計測ごとに行う方が確実である．

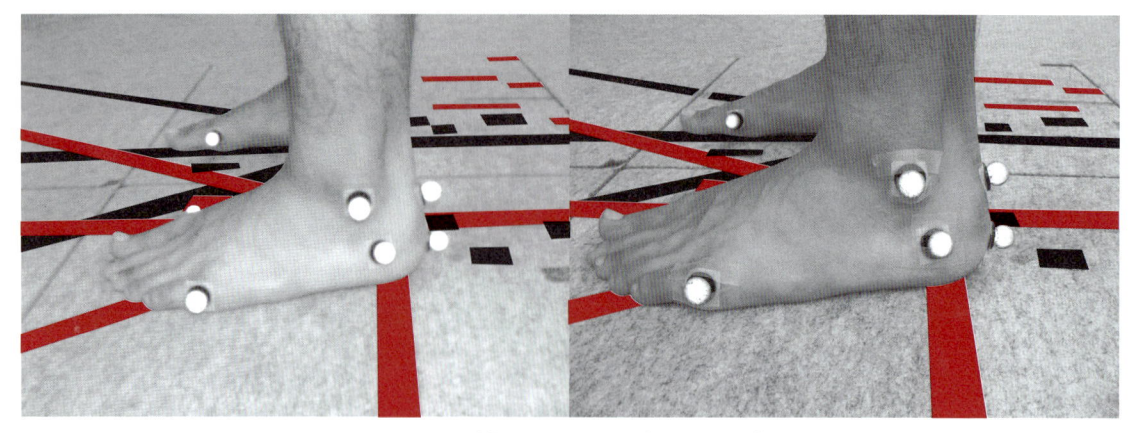

図10 反射マーカ：サージカルテープ
反射マーカは必ずサージカルテープなどで補強する.

3) 反射マーカの貼付

　反射マーカには，直径3～4mm程度の微小マーカから，9～25mmのさまざまなマーカがある．筆者らは動作解析研究では9mmのマーカを使用している．カメラは人の動きを捉えるのではなく，反射マーカの動きを捉え計測する．よって被験者の服装は皮膚に密着するものを選択する必要がある．また，動作解析研究では，反射マーカのずれは計測値にかなり影響を与えるために，可能な範囲で皮膚に直接貼付する．動作計測中に反射マーカが落ちること，振動を防ぐためにマーカの土台の上からサージカルテープで固定している(図10).

　マーカの貼付部位として，臨床歩行分析研究会が推奨するDIFF (Data Interface File Format) 15点マーカモデル，およびVicon Plug-In-Gait下肢モデルが日本においてはよく使用されている．筆者は臨床歩行分析研究会のDIFFモデルを発展させたものを使用し，骨盤，体幹，後足部，前足部の動きを個々に捉えることができるモデルを使用している(図11).

　三次元動作計測機器の研究では，皮膚上や服の上に反射マーカを直接貼付するために，ずれによる誤差は避けることはできない．この誤差を少なくするために，近年，膝関節ではPoint cluster法や足部ではOxford modelが報告されている．確かに，これらのモデルを使用することによって誤差は少なくできるかもしれない．しかしながら，これらのモデルを使用したとしても，正しい位置にマーカの貼付を行い，反射マーカの振動を減少させる努力をしなければ，意味がないと思われる．動作解析研究を行う研究者は，その限界を把握した上で，基本的なことを確実に行うことを最も重視すべきである．

> **メモ**
>
> **マーカが消える**
> 三次元画像で反射マーカが消える場合，カメラ位置を検討する必要がある．1つのマーカを三次元化するためには最低でも3つのカメラで捉える必要がある．筆者らは計測課題によってカメラ位置の検討を行っており，筆者らの施設は8台のカメラがあるが，固定置きされたカメラであらゆる課題動作の反射マーカを三次元化するのは難しい．
>
> **マーカモデル**
> 一般的に海外の学術雑誌に論文投稿する際は，どのモデルを用いたかについて，査読者より質問がある．Vicon Plug-In-Gaitは信頼性と妥当性について認められているモデルである．それぞれのモデルと利点と欠点を見極めて，実験に会ったモデルを選択するとよいと思われる．独自にモデルを作成した場合は，必ず信頼性と妥当性を検証する実験を行った上で研究に使用することを忘れないようにしていただきたい．

8 動作解析

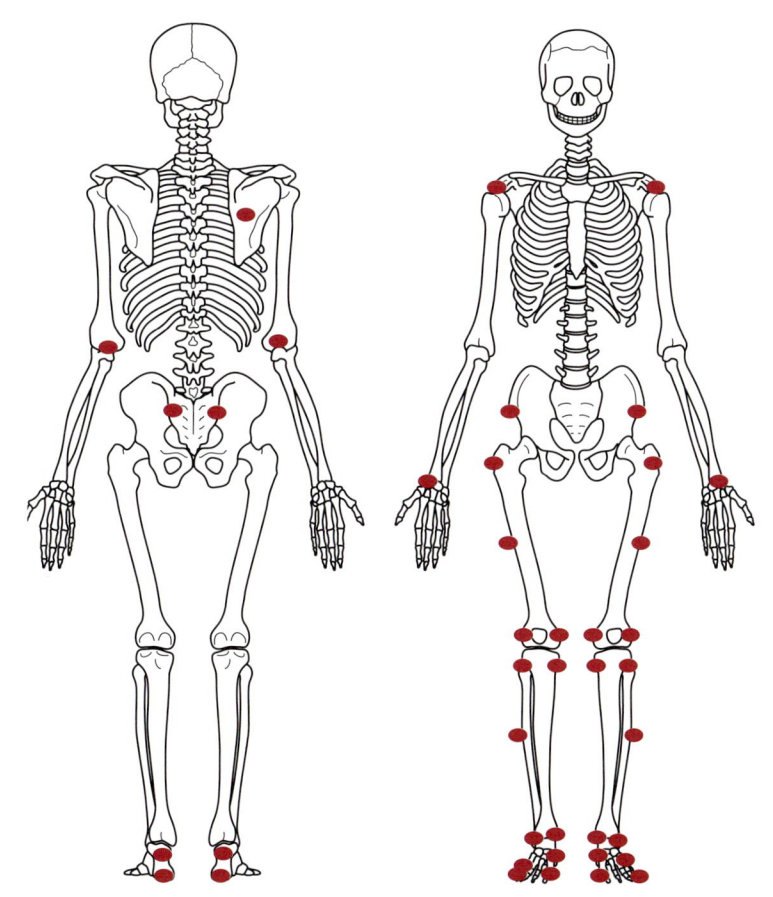

図11 筆者らの使用しているマーカモデル

肩峰，肘頭，橈骨茎状突起，上前腸骨棘，上後腸骨棘，大転子，大腿骨内側上顆，大腿骨外側上顆，大腿骨上，脛骨内側顆，脛骨外側顆，腓骨上，内果，外果，踵骨後面(上)，踵骨後面(下)，踵骨外側，載距突起，第1趾MP関節，第5趾MP関節，右肩甲骨．

用語

キャリブレーション
一般的には，測定器の出力と，入力または測定の対象となる値との関係を比較する作業であり，計測器具の偏りを基準量によって正すことといえる．動作解析の研究では，カメラと床反力計のキャリブレーションを計測前に必ず行う必要がある．

DIFF(Data Interface File Format)モデル
臨床歩行分析研究会が推奨するモデルであり，貼付する反射マーカの数も少なく，日本においてはユーザーが多い．

Vicon Plug-In-Gaitモデル
Viconに付属しているモデルであり，WorkstationまたはNexus上で関節角度，関節モーメントとそのパワーの計算まで行うことができる．

WorkstationとNexus
Viconの計測プラットフォームソフトウェアで，筆者らは計測するために使用している．Nexusはマーカ補正などが簡単にできる．

Bodybuilder
解析用プログラミングソフトウェアで，データ補正やBodybuilder言語を用いてプログラムを作成することで，カスタマイズできる．筆者はWorkstationとNexusで計測したデータをBodybuilderに取り込み，関節角度，関節モーメントとそのパワー，COGの位置，COPの位置などを算出している．

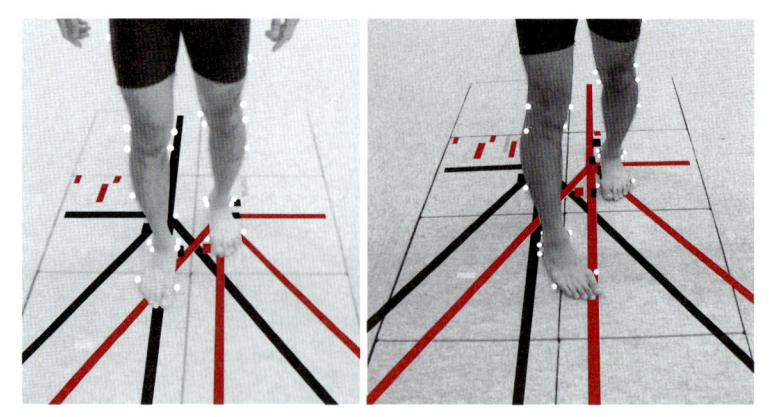

図12　左右の床反力計と足の位置
左：一側の足部で前後に床反力計2枚を踏んでいる．筆者は左の床反力計4枚を1枚，右の床反力計4枚を1枚の床反力計としてプログラムを組んでいるため問題はない．
右：一側の足部で左右の床反力計を2枚踏んでいる．この時は関節モーメントの正確な算出ができないために，失敗である．

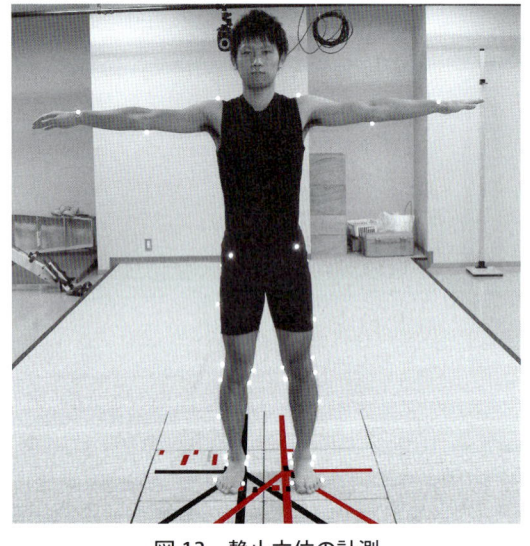

図13　静止立位の計測

2. 計測の実際

　Vicon Plug-In-Gaitを用いて計測する場合，1枚の床反力計上に左右両方の足がのった場合，2枚の床反力計の上に一側の足がのった場合には正しい関節モーメントの値を算出することができない．なぜなら，関節モーメントは，それぞれの足からの床反力をもとに計測するためである．一方で，DIFFモデルでは，床反力計2枚を片足で踏んだとしても，それぞれの床反力計で生じた力を合成できるため，関節モーメントは計算可能である．筆者らの施設は，床反力計8枚を配置している．関節モーメント計算時には右に置かれた縦4枚，左に置かれた縦4枚をそれぞれ合成し，2枚の床反力として算出している．よって，右足が左の床反力計，左足が右の床反力計の上に足がのらないように被験者に指示すると同時に，必ず一人後方から確認し，上記の可能性がある場合は計測失敗と判断している(図12)．

　動作を計測するにあたり，課題動作の練習を十分に行う．例えば，歩行を計測する際，自然に歩行するように指導してもなかなか自然歩行は難しい．右の床反力計の上に左にのせないことやその逆は，意識しないで歩けるまでに十分練習を行う必要がある．

　まず，筆者らは静止立位の計測を必ず行うようにしている．静止立位の計測は，すべての反射マーカが映るようにするために，両上肢を外転90°に挙上し計測する(図13)．次に課題動作の計測を行う．被験者が計測や課題になれない場合

は，自然な動作ができるまで練習したほうが良い．課題動作の計測は，5回から10回の施行データが取得できるまで行っている．

課題動作計測後，計測したデータはソフトウェア上で反射マーカのラベル付けを行う．ViconのWorkstationとNexusでは静止立位時の反射マーカに対して，ラベル付けを行い，オートラベル機能を使うことで動作計測直後にはすでにラベル付けされたものが計測画面に現れる．三次元化された画像を，1)マーカが確実に映っているか，それは認識されてラベリングされているか，2)床反力ベクトルの位置は適切か，を確認する．マーカが消えている場合は，後で補間するが，5ポイント以上消えている場合は，そのデータは解析には用いないことを原則としている．マーカを補間してもうまくいかない場合もあり，その場合もそのデータは使用しない．

> **メモ**
>
> **静止立位の計測**
> 実際は静止立位の計測をせずに，課題動作の計測のみを行うことは問題ない．しかしながら，静止立位のデータを取得することで，のちに補正などに使うこともできる．計測自体は1分もあれば可能なので，必ず静止立位のデータを取得する習慣をつけよう．
>
> **マーカの消失**
> 三次元化した際にマーカが部分的に消えることはよくある．それはNexusやBodybuilderを使用することで補正することは可能であるが，補正したデータは生のデータではないため，画像を見て補正が適切に行われているか常にチェックする．また，筆者はマーカが5ポイント連続して消えている場合は，そのデータは使用しないようにしている．

3. データ処理

三次元動作解析機器で計測したデータはあくまでもマーカと床反力のデータであるため，関節角度，関節モーメントとそのパワーのデータを算出するためには，更なる処理を行う必要がある．

Viconでは先に紹介したPlug-In-Gaitモデルを使用することにより，関節角度，関節モーメントとそのパワーを算出することができる．算出されたデータの表示には，プレゼンテーション用ソフトPolygonや，WorkstationやNexus上で書きだしたデータをExcelで表示し分析する方法がある．臨床歩行分析研究会でも独自のDIFFプログラムがあり，そのプログラムを使用することで関節角度，関節モーメントとそのパワーを算出できる．Plug-In-Gaitモデルからのデータ算出方法は，インターリハ株式会社の「Polygonによるレポートファイル作成マニュアル（初級編）」を，DIFFプログラムに関しては，臨床歩行分析研究会の解説書を参考にしていただきたい．

筆者らは計測したデータをデータ演算ソフトBodybuilderにて処理を行い，関節角度，関節モーメントとそのパワーを算出している．Bodybuilderの利点は，欠損したデータの補間が行えること，プログラム作成ができるようになれば，セグメント設定を自分で組めること，自分が解析したいデータを算出できることがあげられる．

> **用語**
>
> **Polygon**
> Workstation，Nexus，そしてBodybuilderで解析されたデータからレポートを作成するためのソフトウェアである．

4. 解析方法と特徴点の出し方

ここではBodybuilder上で書きだしたデータ（時間，コマ数，膝関節屈曲・伸展角度，外部膝関節内反モーメント）をExcelで表示し解析する．変形性膝関節症の歩行時の膝関節屈曲・伸展角度（立脚初期の最大屈曲角度とその運動角度，遊脚期の最大屈曲角度），外部膝関節内反モーメント（第1ピークと第2ピーク）を例にとり説明を行う．

Workstation上で足底が床反力に接地した時間とコマ数（床反力ベクトルが現れた時間を足底接

III 臨床研究

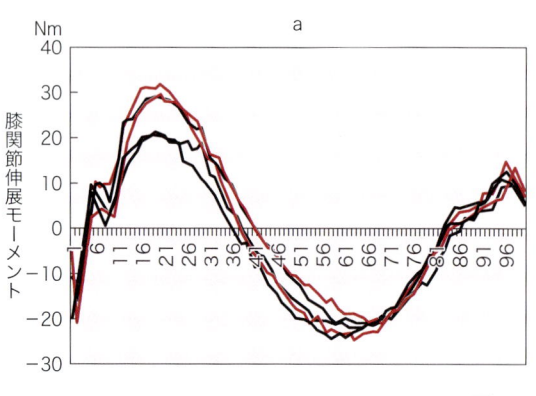

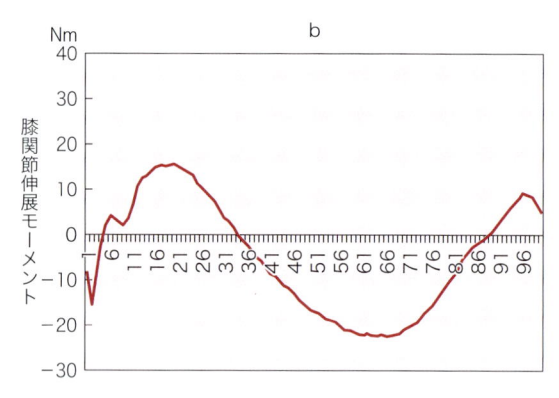

図14 正規化

a：同一被験者の立脚期を100％に正規化した5歩行の膝関節伸展モーメントを示した．同一被験者であってもばらつきが認められる．
b：それを各時間で加算平均したものを示す．

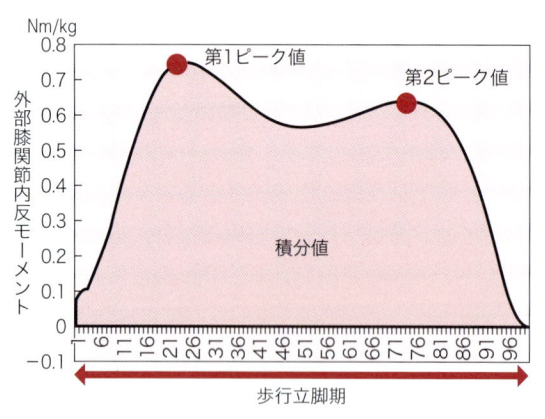

図15 外部膝関節内反モーメント

外部膝関節内反モーメントの第1ピークと第2ピークを示した．また，面積を求めることで積分値を算出できる．

> **メモ**
>
> **特徴点**
> 三次元動作解析システムを用いれば，課題動作の計測は可能であり，数値として出てくる．しかし，特徴点は研究者自身で探索し，計算する必要がある．筋トルクマシンのように，標準化された値が出てくるものではない．解析を行うのは動作解析研究の面倒な点であると同時に，研究者としての倫理が問われる点でもある．筆者らは計測したデータを必ずグラフ化し，そのグラフの意味や数値の妥当性を検討することを義務づけている．
>
> **正規化（図14）**
> 歩行を例にとり説明する．1歩行周期は個人によって時間はずれる．また，同一被験者内でも変動がみられる．そこで1歩行周期を100％にすることで時間軸を合わせ，3〜5歩行周期を加算平均することで，被験者の1歩行周期とする．

地と定義する）を記録する．同側の下肢の足底が，再度床反力に接地した時間とコマ数を記録する．これによって1歩行周期が確定できる．筆者らはExcelで1歩行周期の時間を100％に規格化するマクロを作成し使用している．1歩行周期の時間を100％に規格（正規化）したことより，5歩行周期分のそれぞれの時間における平均を用いることで，被験者の1歩行周期の代表値とする（図14）．グラフ上の特徴点である外部膝関節内反モーメントの第1ピークと第2ピークを示した（図15）．

5. トラブルへの対処

1）反射マーカが撮影できない，認識できない，または消える

反射マーカが消える場合は，計測空間で撮影されているか，カメラの特性に合わせた課題が選択されているか，カメラと被験者の位置関係が適切であるか否かを再検討する．筆者らは，カメラ位

置の設定，課題動作，撮影条件を決めるために実験を行う前の予備実験を綿密に行っている．実験によっては，予備実験に1ヵ月近く時間を要したこともある．

2) 実験記録を付けることの意義

計測されたデータは必ず施行ごとにラベリングして，必要な解析データはその日のうちに出すことを習慣化することが望ましい．また，三次元動作解析機器を一度に多くの研究者が使う場合は，カメラ位置や計測環境を可能な限り同一条件で行うために，記録することが必要である．計測データは必ずハードディスクなどにバックアップしておくことは重要である．筆者は計測データはそのまま保存し，解析にはバックアップしたデータを使用し，そのデータも他のメディア媒体に保存するようにしている．

日々の実験記録には，実験日時，研究プロジェクト名，施行ごとの成功と失敗の記録，その他気付いたことを書き留めておく．問題が生じたときや，おかしなデータが算出された場合は，その記録を見て原因を探索することが可能となる．

●参考文献●

1) 山本澄子：生体工学からみた動作解析．理学療法，19(8)：888-894, 2002.
2) Winter DA : Biomechanics and motor control of human movement, fourth ed, Wiley, 2009.
3) 江原義弘，山本澄子(編)：臨床歩行計測入門，医歯薬出版，2008.
4) 勝平純司，山本澄子，江原義弘，ほか：介助にいかすバイオメカニクス，医学書院，2011.
5) 臨床歩行分析研究会(編)：関節モーメントによる歩行分析，医歯薬出版，1997.

（木藤伸宏）

9 筋電図

基礎知識

1. 筋電図とは

　筋電図とは，筋線維が収縮活動する際に発生する活動電位を記録したものである．随意運動時の筋電図以外にも，神経などに刺激を与えることで，対応する支配筋からの活動電位を記録する誘発筋電図があるがここでは割愛する．

　実際には筋上の皮膚に表面電極を貼付して電位を検出する非観血的方法（表面筋電図）や針状の針電極またはワイヤー電極を筋内に挿入して狭い部位に発生した電位を検出する観血的方法（針筋電図）がある(図1)．ここでは表面筋電図について主に述べる．通常は大変微弱な電位であるために，ノイズがうまく除去でき，生体への安全の配慮がされている生体用アンプで電位を増幅して電位を観測することになる．

　表面電極を皮膚に貼り付けて筋活動を起こすだけで，一見筋力に対応した振幅の筋電図が観測されることから，筋電図は安易に利用されやすい．しかも最近の筋電計はソフト面やハード面で工夫され，簡単に筋電図の波形が得られるようになってきた．しかし，筋電図の計測や分析が正しくできるためにはその発生原理や正しい計測方法を把握しておく必要がある．

2. 筋活動電位の発生原理

　随意運動の際には，大脳皮質運動野などからの遠心性下行路を伝わって末梢の運動神経に興奮が伝わる．また，反射性筋収縮では各種感覚受容器からの反射経路に伝わり，運動神経に興奮が加わる．その結果発生した活動電位は枝分かれしながら複数の筋線維のおよそ中間にある神経筋接合部に到達して，神経終末からは神経伝達物質であるアセチルコリンが放出される．アセチルコリンは筋線維の受容体に作用してその部分の膜に脱分極が生じて筋線維内に活動電位が発生する．

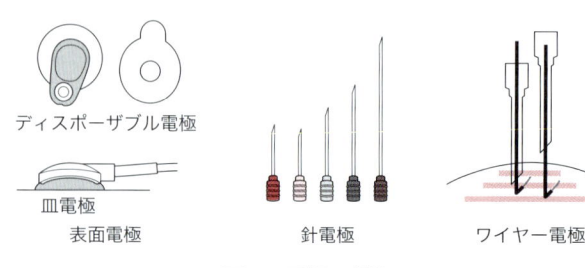

図1　電極の種類

1) 筋の形態と活動電位

　筋は顕微鏡で観察すると規則的な横紋筋線維の束でできていることから横紋筋ともいわれている．腱を介して全身の骨や靱帯に付着している．顔の皮膚筋の場合には皮膚に付着している．筋は形態によって，筋線維が筋の起始―停止の方向に沿って直線的に走行している紡錘状筋や平行筋と筋の腱膜に沿って筋線維が斜めに走行している羽状筋とに分けられる(図2)．これらの筋の形態によって筋線維の走行方向が異なるので，筋線維内の活動電位の伝導方向も異なる．これは筋電図の波形に影響を与えるので，計測する対象筋の形態を把握しておくことは，筋電図を研究に用いる際に重要である．

　一方，1つの運動神経からの活動電位は複数の筋線維に伝わり，これらを合わせて運動単位という．1つの運動神経からの活動電位のインパルスによって，それに接合している筋線維も一緒に活動する．筋収縮レベルを調節するためのインパルスの発生動員様式は下記のように分けて説明することができる．

2) レートコーディング

　1つの運動神経を中心で考えて，運動単位のインパルス発生頻度を増減させることで，筋収縮力を増減させることができる．この調節様式をレートコーディング (rate coding) という．ただし，筋収縮力を増加させるためにインパルス発生頻度をただ上げることには限界がある．神経細胞は一度興奮してインパルスを発生した直後は反応性が低下するので，しばらくは再度インパルスを発生することができない．これを不応期 (refractory period) といい，全くインパルス発生ができない絶対不応期と比較的強い刺激ではインパルス発生ができる相対不応期がある．この限界は，次に述べるリクルートメントで賄う．

3) リクルートメント

　インパルス発生に参加する運動単位の数で筋収

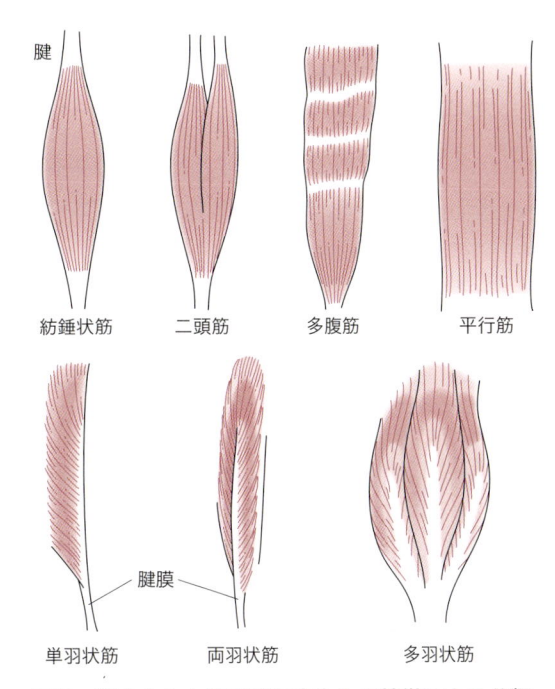

図2 筋の方向と筋線維の方向との特徴による分類

縮力を増減させる調節様式をリクルートメント (recruitment) という．収縮レベルが小さいときには小さいサイズの運動単位が興奮し，収縮レベルが大きくなるにつれてより大きいサイズの運動単位の興奮が加わる．

4) 発生した活動電位が筋電計の電極から検出されるまで

　レートコーディングとリクルートメントの調節様式によって筋収縮が起き，発生したインパルスを電極から検出して筋電計で記録・観測することになる．レートコーディングでもリクルートメントでも電位が干渉し合うと区別が困難であるが，両方を合わせてインパルス発生頻度が筋収縮力と比例関係にあることはいえる．表面電極を使用した場合，筋と電極間の皮膚を伝わることによって活動電位は減衰する．さらに，たまたま電極から遠い位置にあった運動単位のインパルスは筋電波形ではさらに減衰して小さい振幅となるか波形に埋もれて目立たない反面，近い位置にあった運動単位

のインパルスはより大きい振幅の波形として観測される．また，針電極またはワイヤー電極では記録される高周波の成分の波形は，表面電極では皮膚を伝わる段階で減少する．インパルスの基本形状は電極と神経筋接合部や筋線維走行方向との位置関係によって変化するので，対象筋の構造が紡錘状筋か羽状筋か，電極の貼付位置がどこにあったかは筋電波形を理解する場合において考慮する必要がある．筋収縮力は上昇するにつれて1つ1つのインパルスは干渉し合って区別できなくなる．

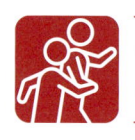

基本技術

1. 記録用電極の種類

1）針電極

臨床の電気診断では検出される範囲が狭くて運動単位活動電位が分離して観測される針電極がよく活用される．ただし，筋活動時には筋収縮により筋線維が針電極からずれていく．同一の運動単位からの活動電位を検出するためにはワイヤー電極を用いる（図1）．

2）表面電極

皮膚表面に電極を貼付して広い範囲からの活動電位が干渉し合って合成した波形を導出したものである．導出法には，1つの電極を対象の筋上にもう1つを活動電位の発生と無関係な部位に貼る単極導出法と，1対の電極を対象の筋上に貼る双極導出法とがある．単極導出法はノイズが除去されにくいことや対象筋より遠くからの活動電位であるクロストーク（cross talk）を検出する可能性が大きいことから双極導出法が主に用いられる．双極導出法では，1対の電極間の信号を差し引くことで両電極に共通して含まれるノイズやクロストークのような成分が除去できる．

表面電極には，一般的な受動電極，使い捨てのディスポーザブル電極がある．一般的な受動電極は露出金属部の直径が5〜10mmのものが多い．電極の金属には，銀-塩化銀（Ag-AgCl）が多く用いられる．これは銀の表面に塩化銀をメッキして銀表面が変化しにくくしたものである（白金も良いが高価なので薄くして使用すると耐久性の問題がある）．銀-塩化銀をコードにつないで電極を自作する場合には，塩化銀のメッキが電気を通しにくいので表面を削ってから付ける（はんだ付け）．ディスポーザブル電極は皮膚との接着物が初めから付いているので着脱が便利ではあるが，小さいものでも直径が20mmはあり，小さい筋には適さない．

能動電極は細長い金属ワイヤーを増幅器に付けて一体化したものでノイズが少ない．また，後述する電極から増幅器までのコードがないので，ダイナミックな運動の計測に適している．

2. 増幅器について

1）感度

皮膚から検出される活動電位の電位は大きくても数mVしかない．生体用増幅器の感度を上げることで波形の振幅は上昇する．しかし，ノイズも一緒に上昇する．最も適切な増幅器の感度は下記に述べるアナログデジタル変換の機能を考慮して調整することが望ましい．一定電圧に対して校正値を記録しておくと，後になって，波形を見直す時に役立つ．

2）ノイズ除去

当然であるが，筋電図は時間（msecかsec）を横軸とした波形として表せる．波形に含まれる情報には，レベル（数Vや数mAなど），形状（人工的

な波形なら矩形波，正弦波に相当する），周波数特性（周波数による分布：縦軸は周波数（Hz）となる）がある．レベルは筋活動量に合わせて変動する．筋活動開始時点を調べる場合には，レベルが上昇する時点（振幅の上昇としてとらえる）の情報が大切となる．形状は，前述のレートコーディングとリクルートメントによって発生した活動電位が，皮膚まで減衰しながら干渉し合っているものである（表面電極の場合）．運動単位活動電位が分離して確かめられる低いレベルでの筋活動，針筋電図，筋線維伝導速度算出の場合にはレベルの波形を表す波形形状の情報は必要である．周波数では，双極表面電極による筋電波形の場合の周波数成分は5〜500Hz程度である．

記録した生波形はまずよく観察して筋活動以外の不自然な波形が含まれていないか確かめる習慣をつけることが望ましい．電極を皮膚に付ける前に筋電計のモニターで波形を観測すると，その波形（ノイズ）の大きさに驚くことがある．電極を皮膚に装着すると，通常ノイズは減少する．被験者が筋活動をしない安静状態にさせ，筋緊張を上げないように注意しているにも関わらず波形が発生し続けている場合には適切なノイズ除去方法を考える必要がある．

低い周波数成分で考えられるノイズは，筋電図計測時の運動によって起きる基線の揺らぎである（有線タイプの筋電計や電極から増幅器までにコードでつながっている場合）．これは波形を目で観測しても推測しやすい（図3a）．低域周波数を遮断するハイパスフィルター（ローカットフィルター）機能を使用して除去できるか確かめる．しかし，電子回路で生産されたハイパスフィルター（ハードウェア的）は設定カットの周波数で正確にカットすることは難しい．低域周波数成分のノイズがまだ残っていると感じたら，電極のコードを上下肢に固定して揺れを抑えることでノイズが軽減できるか確認する．

500Hz以上の高周波数成分で考えられるノイズには，周辺環境から混入されるものが考えられ

a 波形に基線の揺らぎ成分が含まれる場合

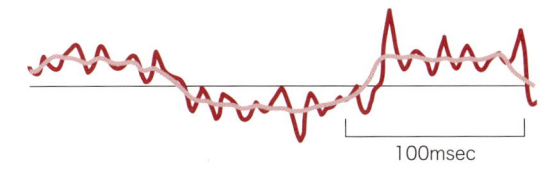

b 波形の時間軸を伸ばした場合，細かな変動が観測されたら高周波成分のノイズである

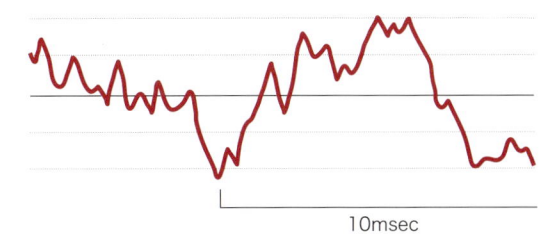

c 波形にハム成分が含まれている場合

図3　波形に含まれるノイズ

る．安静時にも通常の筋電波形より細かい変動が観測される場合ノイズが疑われる（図3b）．また，筋活動中でも筋電波形の時間軸を伸ばしてみる．すると筋電波形は滑らかな（細かな変動が少ない）波形に見えるはずであるが，それに細かな変動の波形が混入している場合にはこれも高域周波数を遮断するローパスフィルター（ハイカットフィルター）を500Hzあたりにして除去できるか確認する．計測はノイズが少ないシールドされた防音室で行うことが望ましい．しかし，計測のフィールドに限界があったり，被験者のところに出向く必要がある場合には，他の方法を考える必要がある．筋電波形とは電極間の電位差を調べる仕組みから，すべての電極のケーブルを束ねてみると高周波成分のノイズはかなり軽減できることが多い．さらに，束ねたケーブルを金属シート（サランラップでもよい）で被せるとさらに良い．

筋電計につないだ記録や機器コントロール用パソコンからはノイズ発生源である．あまり近くに置かないようにする．また計測中にうっかりポ

Ⅲ 臨床研究

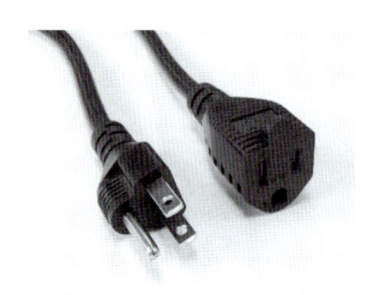

図4　3Pタイプ電源プラグ

ケットに入れていた携帯電話がノイズ発生源になることもある．

　ハム（交流雑音）が波形に含まれることがある（図3c）．日本では地域によって50Hzまたは60Hzの交流電源が供給されていて，この電源を使っている筋電計は，機器内部でこれを直流にしている．直流といっても完全に一定な電圧にしているわけではないので，この成分が筋電波形に現れやすい．筋電の生波形から50Hzまたは60Hzの一定周期の波形が現れたらハムの成分と考えられる．生体増幅器にはハムフィルターが備わっているものが多く，この機能を使うとハムの成分はかなり除去される．しかし，50Hz（または60Hz）周辺の活動電位の成分もあわせて除去されるので最後の手段とし，まずはハム成分を小さくする．交流電源使用の筋電計の電源プラグは通常アースつきの3Pタイプが使われている（図4）．アースの部分をしっかり接続するようにする．2Pアダプタなどで適当に電源を差込むとハム成分は大きくなる．アースが取れない環境の場合には地中に金属が刺さっている建造物（金属パイプや柱など）にアースをつなぐなどの工夫をする．皮膚に付けるアース電極の面積を大きくする，周囲の使わない電気製品プラグを抜いておく方法もある．計測環境によりハム成分が再び上昇することはよくある．トレッドミルの金属部をアース線に接続させるなどの工夫でハムがかなり除去されることもある．

3）前置増幅方式の増幅器

　前述したように，電極から増幅器までのコードはノイズが混入されやすい場所である．このコードは皮膚表面から検出したかなり微弱な電位を伝えているため，わずかなノイズが入ってきても増幅器では大きなノイズになる．コードを短くすることも考えられるが，被験者が関節を大きく変えるような運動をしているときには，ある程度の長さのコードが必要となる．小型の前置増幅器から短いコードにつないだ電極または増幅器に電極を直接つけた能動電極だとノイズはかなり除去され，運動による基線の揺らぎも抑えられる．

3. 電極の貼付

1）皮膚表面処理

　電極を皮膚に貼り付ける前には皮膚処理をして電極と皮膚との電気的インピーダンスを低くする（電気的抵抗とは少し異なる）．そのために，電極装着部位が毛深い場合には毛を剃り，アルコールで皮膚の汚れや脂肪を取り除く．次に研磨剤入りのペーストで皮膚を擦り，再びアルコールでペーストを拭くことで角質層を取り除く．ここできれいにした皮膚は時間とともに皮脂などで再び汚れていくので，なるべく短時間で計測を済ませられるように心掛ける（数分内）．

2）適切な電極貼付位置

　適切な電極の貼付位置を決めるためには，神経筋接合部が集中している神経支配帯と筋線維の走行方向を確かめる必要がある．1対の双極電極筋線維を貼り付ける場合，電極間に神経筋接合部を挟んでしまうと，1対の電極の電位差が筋電波形となるために活動電位は小さくなる（図5a）．この部位から検出した筋電波形の周波数分析の結果は信頼性が乏しくなる．神経筋接合部は筋線維のおおよそ中間にあるので，筋線維の中間部から遠位部か近位部の電極を貼り付ける．

　一般的な受動電極は，サージカルテープか両面

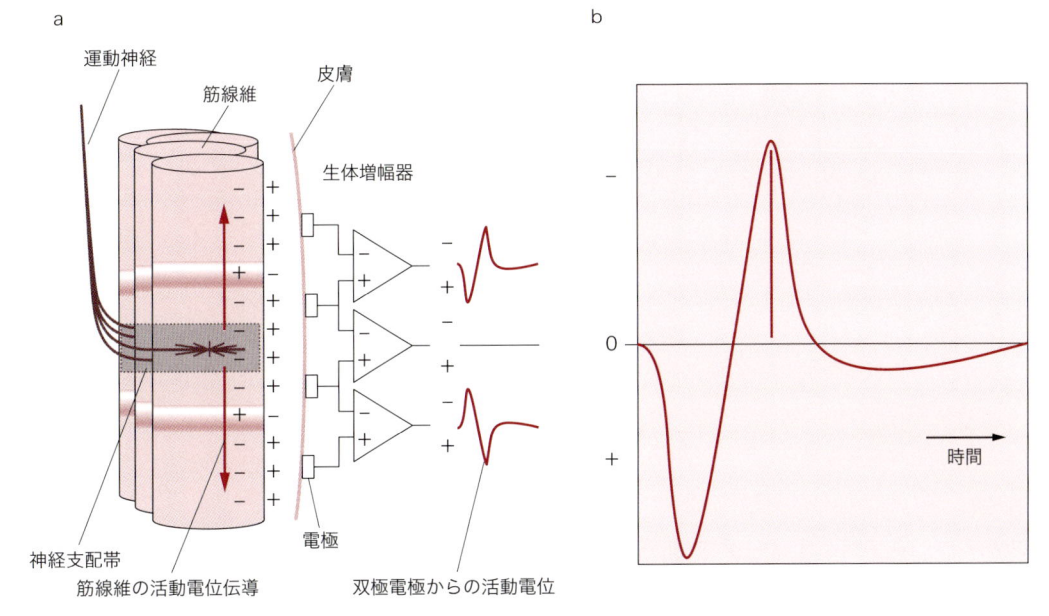

図5 理論的に算出した双極表面電極から検出した活動電位

テープ，ディスポーザブル電極は備わっている接着部を使って皮膚にしっかり貼り付けて，揺れにより接着部が不安定にならないか確認する．

1対の電極は筋線維の走行方向に沿って貼り付ける．図5bに示すような理論的活動電位に近いクリアな電位は電極2つを筋線維走行に沿って貼り付けることで得られる．角度がずれるほど活動電位波形は歪む．

二頭筋や三頭筋は運動単位も筋頭に合わせて分かれていると考えられるので，上腕二頭筋なら長頭か短頭のどれかを選んで電極を貼り付ける．

2つの電極間の距離を離しすぎると違う筋からのクロストークが混入される可能性がある．直径5～10mmの電極なら電極間距離は10～20mm程度にする．

4. データ記録

1) アナログデジタル変換

筋電計で検出される波形は電位の時間的変化を表す連続したアナログ値である．このままでは紙に印刷してメジャーで波形の振幅や時間ごとの変化を観察することぐらいはできる．このアナログ値をアナログデジタル変換装置でデジタル値（離散値）にすることにより計算機で処理・分析が可能となる．これらの値はテキスト形式にすることでエクセルなどの表計算の計算機プログラムで処理することができる．

アナログデジタル変換では，アナログ値から決まった頻度でデジタル値に変換させるが，これをサンプリング周波数という．サンプリング周波数は適当に決めていいものではない．デジタル値に変換してデータを正しく再現するためには，データの最高周波数成分の2倍以上のサンプリング周波数が必要となる（ナイキスト定理）．ノイズ除去で述べたように，双極表面電極による筋電波形の周波数成分は5～500Hz程度であるのでサンプリング周波数は最低で1,000Hzが必要となる．波形をより正しく表示するためにはより高いサンプリング周波数に設定すべきである．しかし，ただサンプリング周波数を高くするとデータを保管するための記憶容量が増えていく．人の歩行動作の

Ⅲ 臨床研究

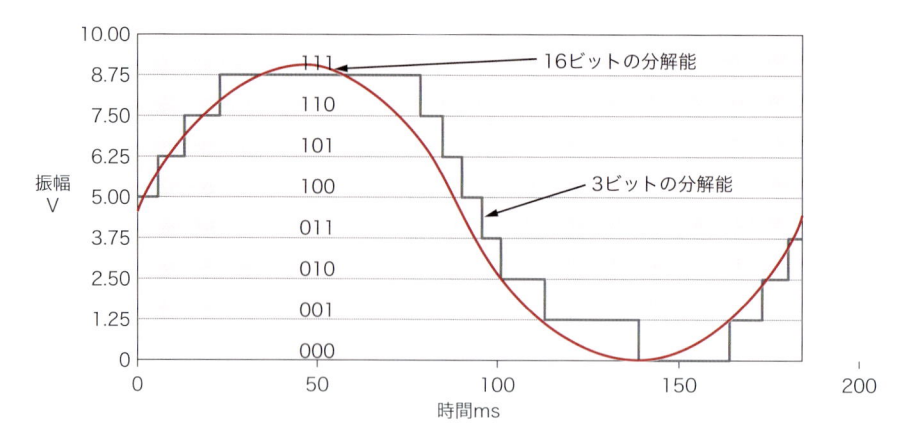

図6　デジタル値に変換時の分解能による違い

　解析のために，電子ゴニオメータで関節角度変化とともに関連筋の筋電データも記録する場合，角度変化のサンプリング周波数は100Hzでも十分対応できるが，筋電記録のサンプリング周波数を10,000Hzに設定すると，単純に筋電データは角度データと比較して，必要な記憶容量は100倍にもなる．意図する研究の目的に合わせた適切なサンプリング周波数を設定すべきである．

　波形のレベルに合わせて，デジタル値に変換する際の分解能も把握しておく必要がある．筋電計の仕様から，アナログーデジタル変換の分解能が16ビットなら65,536レベルに分けられるが（2^{16}＝65,536），仮に3ビットなら8レベルにしか分かれない（2^3＝8，図6）．アナログデジタル変換の分解能が高くてもアナログ波形のレンジが不適切だとアナログーデジタル変換装置の機能を十分活用することができない場合もある（図7）．日本の医療用アナログデジタル変換装置の入力範囲は±10Vのものが多い．増幅器の出力（アナログデジタル変換装置の入力）信号も±10Vより少し小さくなるように増幅感度を調整する．皮下脂肪が厚い被験者はそうでない被験者と比較して，皮膚表面で検出される生体信号はより減衰するので特に注意が必要である．ただし，±10Vを超えてしまうとデジタル値変換は正しくできないので，最大筋活動時に筋電波形が正しく変換されているか

の確認が必要である（図8）.

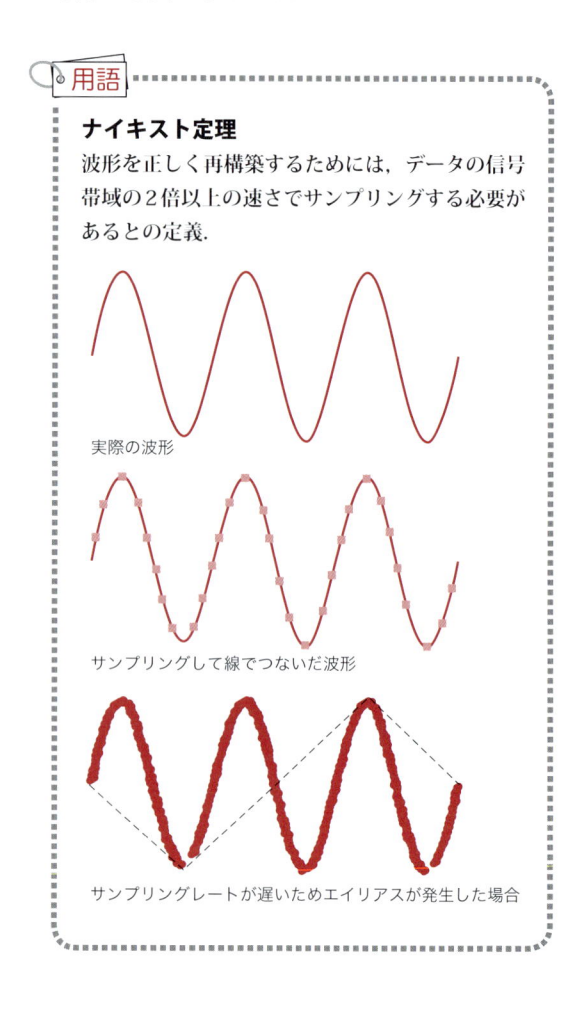

用語

ナイキスト定理

波形を正しく再構築するためには，データの信号帯域の2倍以上の速さでサンプリングする必要があるとの定義.

実際の波形

サンプリングして線でつないだ波形

サンプリングレートが遅いためエイリアスが発生した場合

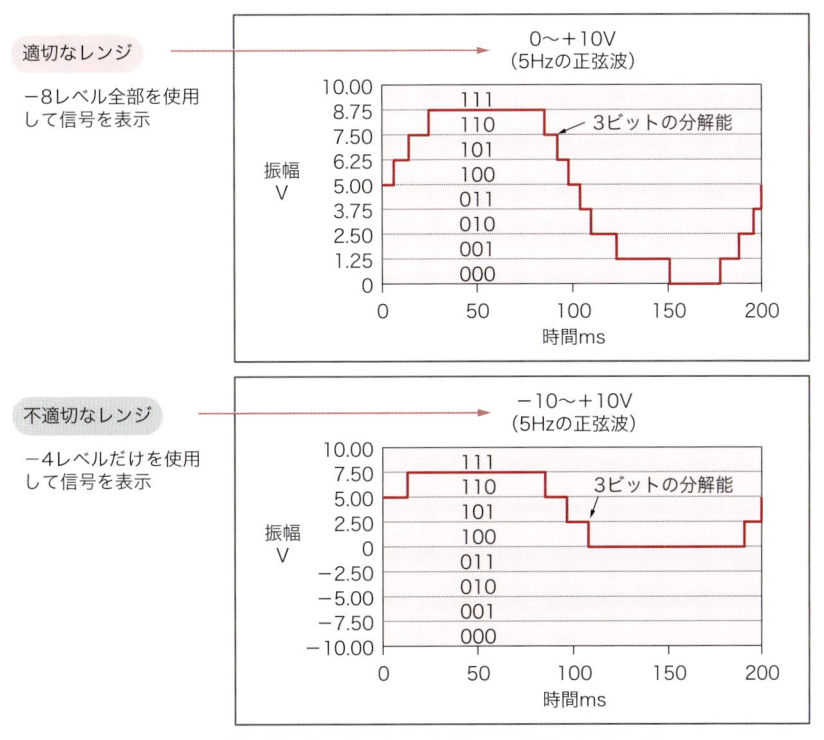

図7 筋電波形のデータに合うレンジ選択の重要性

5. 実際の運動時の筋電波形の記録

1) 等尺性収縮の運動

後述の筋長が変化する運動と比較すると安定した波形が得られやすい．表面電極と筋線維の位置関係はあまり変わらないので基本的に同じ運動単位の活動電位を検出していることになる．しかし，電極装着位置が不適切でも波形の変化があまりないので正しく検出したのかどうか判断しにくい．

2) 筋長が変化する運動

日常動作や歩行運動など筋は通常筋長が変化しながら活動する．肘屈伸運動の筋活動を記録する場合，表面電極を装着する前に同様な肘屈伸運動を被験者にさせてみて，神経支配帯の推定位置や腱にかからない部位に電極を装着する．同じ負荷をかけても関節角度が変わり，筋長が変化すると波形の振幅も変化する(図9)．

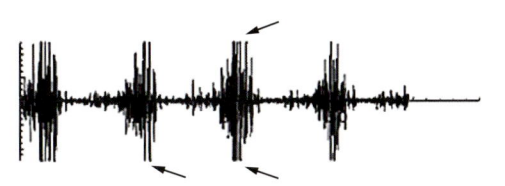

図8 アナログデジタル変換範囲を超えて波形データが入力された場合

振幅が大きくなると範囲超えの値は定常状態である．

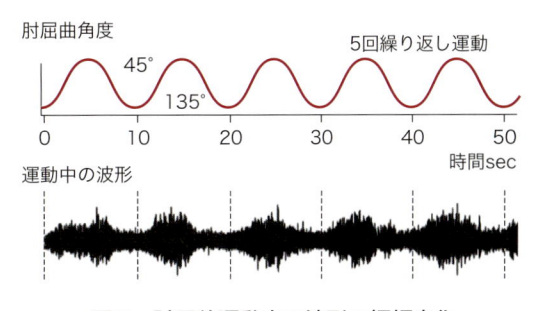

図9 肘屈伸運動中の波形の振幅変化

ゆっくりした運動で，肘屈曲角度の変化に応じて波形の振幅が変化する．

3）筋の解剖学的構造が波形に及ぼす影響

筋の形態が羽状筋や平行筋の場合は一般に筋の走行と筋線維の走行方向が類似しているので，1対の電極を筋の方向に装着するだけでおおよそ筋線維の走行方向になる．しかし，単羽状筋や両羽状筋のような羽状筋の場合，筋線維の走行方向に電極を装着する場合には，筋と筋線維関係の解剖学的構造を把握しておく必要がある（図2）．ただし，筋線維の走行方向に電極をうまく装着したとしても，筋張力に応じて羽状角は変化するので，正しい電極装着位置を決めることには限界がある．多腹筋の場合は，電極が腱にかかりやすい．

4）被験筋による特徴

筋線維の走行が筋と類似して，神経筋接合部が帯状に筋腹に集中する傾向がある上腕二頭筋は，一般的にクリアな筋電波形が得られやすい．下肢では，羽状筋である大腿直筋はクリアな筋電波形を得ることが難しい可能性がある．

体幹の筋では，大胸筋や僧帽筋など心臓に近い筋では心電図波形が含まれやすい．胸部の筋は幅が広い大きい筋なので，電極位置を変えるか，アース電極装着部を変えることで心電図波形を抑えることはある程度可能である．表面筋電図は基本的に表在の筋，しかも，表層部の筋線維の活動が主に検出されると考えられる．

6. 記録した波形の処理と解析

記録した波形はそのまま観測して筋活動の状況を把握することもある．まずは，生波形をよく観察するとおおよその波形の特徴が把握できる．ほとんどのノイズはこの生波形から推測できる．しかし，波形の振幅や周波数分析で筋活動の定量的評価をするためには，波形処理が必要となってくる．下記の処理法はすべて算出式で表せるが，難解に思われやすいので算出式を省き，代わりにどのように計算されるか，なるべく具体的に記述するようにした．ほとんどはエクセルなどの汎用的な表計算ソフトでも算出が可能である．

1）記録後のノイズ除去

記録した波形から，低周波や高周波の成分のノイズが含まれている場合には，フィルターを用いてノイズ成分が除去されることもできる．しかし生波形の状態でクリアは信頼できる波形を記録することが理想的である．

2）正規化

筋電波形のレベルは絶対的な値ではない．通常は最大等尺性筋活動時の筋電波形を取っておき，最大筋活動波形の何％に相当するかを調べる．

3）振幅の平均値の算出のための2乗平均平方根（root mean square：RMS）

振幅を定量的に算出するためには，負数のデータを正数にする必要がある．筋電データは0を中心として増減しているので，うっかりそのままで計算をすると0に収束する値となってしまう．2乗平均平方根（RMS）は筋電データのそれぞれの値を2乗（これで正数は正数，負数も正数になる）して平均し（これで計算区間の大きさに関係ない1つの値になる），平方根を算出したものである（図10）．ここで計算区間を一定にして少しずつ進めながら計算をしていく．計算区間の時間幅によって，時間的振幅変動の感度が調節できる．筋電図データの平均値が0なら標準偏差値と同じ値となる．

4）振幅の平均値の算出のための整流平滑

筋電データの絶対値算出を整流化（rectification）という．整流化波形を平滑化（smoothing）させた値を整流平滑値といい，指数関数で減衰させながら積分をする．電子回路で組むことで算出できた昔からの方法である．

5）振幅の平均値の算出のためのIEMG

一定区間の筋電データを整流化して積分した値

である．振幅の平均値の算出式のなかでは最も単純な発想なので理解しやすいかもしれない．

RMS，整流平滑，IEMGのうちどれを使ったかは，論文などでは明記する必要がある．計算区間の時間幅を狭くすると振幅の細かな変動が強調され，広くすると細かな変動の情報は消えるが，ゆっくりした変動が分かりやすくなる．

6) 周波数分析

どんな波形も周期と振幅を変えたさまざまな正弦波の和で表すことができる(図11)．その場合，周波数(周期の逆数)と振幅との関係の波形で表すと周波数分析ができる(筋電図は時間とレベルとの関係の波形といえる)．最大筋力の50％以上の筋電図を眺めていると時間経過とともに緩やかな波形になってくるように見える．これを周波数分析すると周波数分布の平均値は低くなっていくことが予測される．計算にはフーリエ変換式を用いる．フーリエ変換式はサイン波とコサイン波が式に含まれる形式，またはオイラーの公式という式を取り入れてよりすっきりさせた指数関数式が用いられる．サイン波に虚数iをかけて使う．サイン波とコサイン波をいちいち計算することは，計算機を用いてもかなり大変な計算となるので高速フーリエ変換式(FFT)という，計算を簡略化した算出式を用いる．

筋電図を周波数分析するときの注意点を挙げると，

①FFTを用いる場合，筋電データの数は2^n(nは1以上の整数)分だけ用意する．例えば，筋電データの数を2,000個にしてFFT算出をしても，1,024(2^{10})個を超えたデータは無視される．2,048(2^{11})個のデータを用意するとこの問題はなくなる．

②周波数分析の周波数刻みはアナログデジタル変換時のサンプリング周波数と周波数分析のための算出時間で決まる．例えば，アナログデジタル変換のサンプリング周波数を2,048Hzにして1,024個のデータ(0.5秒区間分)を周波数分

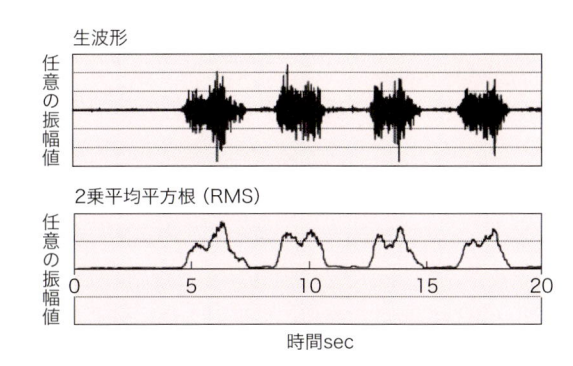

図10 2乗平均平方根による振幅の算出例

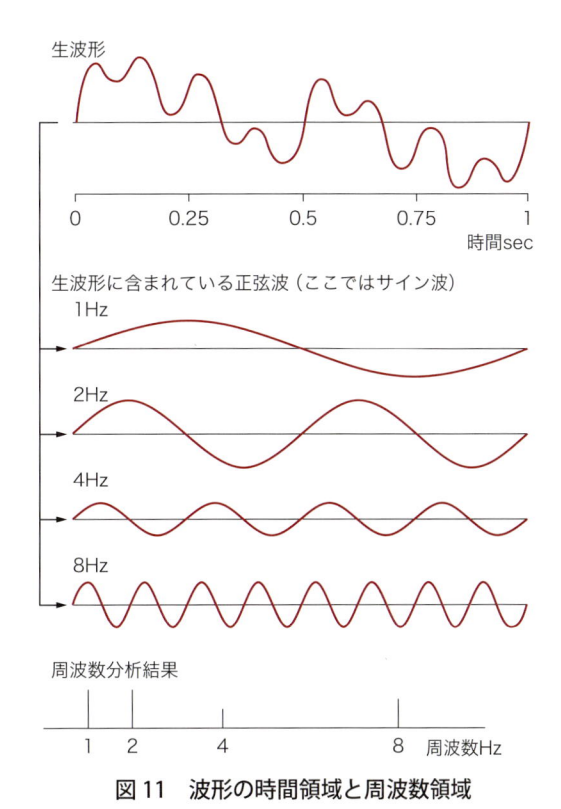

図11 波形の時間領域と周波数領域

析すると，周波数刻みは2Hzで，最大周波数は1,024Hzである(ナイキスト定理)．1,024Hzを超える周波数成分が計算されたとしても無視するように注意する(うっかり含めたままで平均周波数などを算出すると間違った値となる)．

③活動電位のインパルス発生頻度が2倍になることは，単純に周波数成分が2倍になることではない．周波数成分が何Hzかは，あくまで正弦波

④周波数成分の値には，実数だけでなく，虚数も含まれている．実数だけで表すこともできるが，その場合には，周波数分布の値から，元の筋電データに戻すことはできなくなる．虚数を含んだままだと，周波数分布の値から元の波形に再現できる．

⑤周波数分析は，対象の波形が無限に続くことを前提にして算出している．1秒区間の波形を周波数分析しても，この波形が繰り返し続いている波形と仮定されて計算される．1秒区間の両端の値がかけ離れていると算出値には誤差が生じる．両端の値がスムーズにつながるように窓関数をかけることが望ましい．論文などでは用いた窓関数を明記する．

7. 筋電図活用の限界

筋電図の検出と記録を適切に行ったとしても，それを活用するうえではいくつかの限界がある．

1) 電極が波形に及ぼす影響

電極の位置が少しずれると波形は変化する．電極を貼り付けている皮膚と筋とは，運動によってずれていく．電極と皮膚間の電気的インピーダンスも計測中変化していく．

2) 筋電波形の振幅と筋収縮力の相関関係

筋収縮力が増加すると活動電位のインパルスの発生頻度も増加する．インパルスには＋側のピークもあれば－側のピークもあるのでこれらがぶつかって相殺される可能性も増えるので，高強度の筋活動では，筋電波形の振幅はそれほど大きくならない．最大筋力時の振幅の80％だから最大筋力の80％とはいえない．

3) 検出できる筋

表面電極から検出できる筋は基本的に表在の筋，しかも皮膚表面の運動単位からの活動電位である．同じ筋での表在の筋線維と深部の筋線維とでは，筋線維タイプ組成は異なるといわれている．

4) 被験者間の比較

被験者同士で波形の振幅を比較して，どちらの筋活動が大きいなどのことはいえない．また同じ被験者での筋同士の波形の振幅を比較することはできない．皮下組織の厚さはそれぞれで，波形が電極に到達するまでの減衰率もそれぞれだからである．筋電波形の振幅は絶対的尺度にはなれない．

● 参考図書 ●

1) Basmajian JV, De Luca CJ : Muscles alive : Their functions revealed by electromyography, fifth ed, Williams & Wilkins, 1985.
2) 藤原哲司：筋電図・誘発電位マニュアル，金芳堂，1994.
3) 柳澤信夫，柴崎浩：臨床神経生理学，医学書院，2008.
4) Rosenfalck P : Intra- and extracellular potential fields of active nerve and muscle fibres : A physico-mathematical analysis of different models. Acta Physiologica Scandinavica, S321 : 1-168, 1969.
5) 木塚朝博，増田正，木竜徹，他：バイオメカニズム・ライブラリー，東京電機大学出版局，2006.

（西原　賢）

10 脳研究

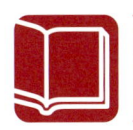

基礎知識

1. 脳研究と理学療法

　さまざまな障害を有する人々を対象とする理学療法において，特に運動の障害に対して，運動を手段としてその障害の回復を図ることは理学療法の根幹の1つをなすものであり，運動に関する基礎的知識・理論の構築は科学的根拠に基づく理学療法学の確立に必須である．脳は運動を始め，知覚，記憶などのさまざまな機能を制御・統合する器官であり，脳神経科学の新しい知見は理学療法学の発展に大きく関わる．例えば，脳損傷後の機能回復過程において，脳の機能的・構造的な再構築，すなわち可塑的変化が機能回復の背景にあることが明らかとなってきた．このような脳神経科学の新しい知見を受け，ニューロリハビリテーションという新しい治療体系が発展している．また，運動制御に関する知見だけでなく，痛みの知覚や注意・記憶などの高次脳機能に関する知見も臨床に生かされつつある．

　理学療法に関わる者として，脳神経科学の基礎から最新の知見まで積極的に学び，臨床に生かすことが求められている．一方，理学療法士自身によって脳研究を行い，有益な新しい知見を得ることも必要なことである．脳研究は近年飛躍的に発展しているが，まだまだ十分に解明されていない点も多い．理学療法に直接役立つような知見，例えば，理学療法介入による治療効果の背景となる中枢神経系の可塑的変化に関する知見などは理学療法士自身の研究によって得られるべきである．

2. 脳研究の手法

　脳機能の研究は，これまで大きく分類して3つの研究手法が用いられてきた．まず，損傷した脳の損傷部位と脱落症状との関係（例えば，ブローカ野，ウェルニッケ野など）から，その部位の機能を調べる方法が古くから用いられてきた．次に，Penfieldらがてんかん患者の手術部位の決定に際し，ヒトの大脳皮質を電気刺激し，運動野や感覚野と身体部位の対応関係をまとめたように，脳を刺激した際に生じる変化から，刺激部位の機能を調べる方法も用いられてきた．サルにおいて脳梗塞後の運動機能回復に脳の可塑的変化が関与することを示したNudoらの研究も基本的にこの方法を用いている．最後に，動物実験（特にサル）において，侵襲的ではあるが，脳から直接神経活動を記録する方法があり，脳機能の研究で最もよく用いられてきた．これらの方法によりさまざまな研究が進められ，多くの知見が得られた．一方，ヒトの脳研究の飛躍的な進展は，非侵襲的脳機能計測技術の進歩によってもたらされた．この技術の進歩により，頭を開けずに脳機能を見る，測ることが可能となり，理学療法学領域においても重要な知見が得られている．

Ⅲ 臨床研究

表1 各種脳機能計測法の比較

	時間分解能	空間分解能	脳深部計測	測定中自由度	携帯性	侵襲性	コスト
fMRI	△	◎	○	×	×	○	×
PET	×	○	○	×	×	×	×
EEG	◎	○	×	△	◎	◎	◎
MEG	◎	◎	×	×	×	◎	×
fNIRS	○	△	×	○	○	○	△
TMS	○	△	×	△	◎	○	○

◎ 非常に優れている，○優れている，△やや劣る，×劣る

3. 非侵襲的脳機能計測方法

非侵襲的脳機能計測方法にはいくつかの手法があり，1) 脳活動に伴う血流・代謝変化を測定する方法と，2) 脳の神経細胞の電気的活動を測定する方法の大きく2つに分けられる．前者には，機能的核磁気共鳴画像法 (functional magnetic resonance imaging：fMRI)，陽電子断層撮影法 (positron emission tomography：PET)，機能的近赤外分光法 (functional near-infrared spectroscopy：fNIRS) などがあり，後者には，脳電図 (electroencephalography：EEG) と脳磁図 (magnetoencephalography：MEG) がある．さらに，3) 頭蓋の外から脳の各部に刺激を与え，脳機能を評価する経頭蓋磁気刺激法 (transcranial magnetic stimulation：TMS) がある．それぞれの方法には利点と欠点があり (表1)，それぞれの特徴を把握した上で，計測方法を選択する必要があり，さらに最近では複数の計測方法を組み合わせることが模索されている．ここではまず，各脳機能計測方法について概説する．詳細は参考文献を参照されたい[1~3]．次にリハビリテーション領域において，比較的導入がしやすいと考えられるfNIRSとTMSの2つの方法の基本技術について説明する．

> **メモ**
>
> **神経血管カップリング (neurovascular coupling)**
>
> fMRIなどの脳の血流動態変化を測定する方法で，神経活動を捉えるためには，神経活動と血流が相関（神経血管カップリング）していることが必要である．神経活動の変化に伴って局所脳血流が増加する現象は古くから知られていた．実際に神経活動と血流動態を計測した場合，血流動態の変化に時間遅れはみられるが，一定の範囲内では両者が相関することから，脳血流動態変化を神経活動の指標として用いることは妥当であるとされている．

1) 機能的核磁気共鳴画像法 (functional magnetic resonance imaging：fMRI)

fMRIは神経活動に伴う血流動態変化を核磁気共鳴現象を用いてMRI装置で視覚化・画像化する方法である．脳の神経活動に伴い，その活動部位では数秒遅れて脳血流量が平均50％程度増加するが，酸素消費量は数％しか増加しないため，血液中の酸素化ヘモグロビン濃度 (oxyHb) 濃度が急激に増大し，相対的に脱酸素化ヘモグロビン (deoxyHb) が減少する．oxyHbは反磁性体，deoxyHbは磁性体であり，結果的に磁化率は低下し，磁気共鳴信号強度が増強する．現在のfMRIはdeoxyHb濃度の減少変化 (blood oxygenation level dependent：BOLD効果) を指標に脳機能を画像化している．fMRIは優れた空間分解能を有し，脳の

形態画像も併せて記録できる．一方，頭部のわずかな動きも許されないため，運動課題の制約を受ける．また，金属製の機器は併用できず，体内に金属を入れている被検者には実施することができない．MRI装置は広く普及していることもあり，非侵襲的脳機能計測法としてよく用いられている．

2) 陽電子断層撮影法 (positron emission tomography：PET)

　PETは放射性同位元素（radioisotope：RI）で標式した薬剤（トレーサー）を静脈注射や呼気ガス吸引で血中に注入し，標的臓器において陽電子が電子にぶつかって生じた消滅放射線を検出器で捉える方法である．脳内血流測定用トレーサーとして最も一般的なものとして，グルコースをフッ素18（^{18}F）で標式した^{18}F-fluorodeoxyglucoseが用いられる．脳の活動している細胞は血液からグルコースを取り込み，代謝部で集積が見られるため，神経活動の間接的な指標として利用できる．PETでは半減期の短いRIを使用するため，比較的短時間の生理現象を捉えることができるが，トレーサーを合成するための大規模な施設を検査室に併設しなければならない．また，PETは放射性物質を被検者に体内に注入するため，トレーサーからの放射線による若干の被曝が避けられず，繰り返しの実験は制限される．脳深部まで計測が可能であり，空間分解能も比較的優れているが，時間分解能は低い．さらに，PETそれ自体はfMRIのように脳の形態画像を得ることができないため，MRIなどで形態画像を撮影し，重ね合わせることが必要である．このようにPETを利用できるのは限られた施設においてのみであるが，血流動態の変化だけでなく，神経伝達物質やその受容体の状態や動態を計測することができる利点があり，今後の研究の発展が期待される．

3) 機能的近赤外分光法 (functional near-infrared spectroscopy：fNIRS)

　NIRSは赤外光の中でも波長の長い近赤外光を生体に照射し，その透過/反射光から生体内の酸素化/脱酸素化ヘモグロビン（oxyHb/deoxyHb）の濃度変化を検出し，血流動態変化を推定する計測方法である．近赤外光は頭蓋骨や頭皮に対して透過性が高く，頭皮上から大脳皮質のoxyHb/deoxyHb濃度変化を捉えることができる．頭皮上に置いた照射用プローブから照射された近赤外光を数cm離した受光用プローブで検出するため，空間分解能は数cm程度である．一般にoxyHbの変化が脳局所の血流変化の指標として用いられる．fMRIやPETに比べて空間分解能は劣るが，時間分解能は優れている．また，装置の規模が小さく，設置場所の制約がなく，比較的安価である．さらに，被検者の拘束性が少ないため，歩行などの運動中の計測も可能である．脳深部を計測できないことや脳の活動領域の同定にはMRIなどによる形態画像情報が必要であるなどの問題点はあるが，近年リハビリテーション領域の研究に用いられことが多くなってきている．

4) 脳電図 (electroencephalography：EEG)

　脳波として知られるEEGは，頭皮上に設置した電極によって大脳皮質の多数の神経細胞から，細胞外電流を反映するシナプス後電位を計測する方法である．優れた時間分解能を有し，携帯性にも優れ，他の脳機能計測法に比べて安価なのが特徴である．ただし，電気活動が頭皮上の電極に達するまでには脳脊髄液，頭蓋骨，皮膚などの導電率が異なる組織を通過するため，電流発生源を推定することは難しいが，電流源推定技術の開発が進められており，一定の成果が得られている．EEGの電極配置位置は頭皮を10％もしくは20％の間隔で区切り，計21個の電極を配置する国際10-20法が一般的である．研究用途としてはもっと多数の電極を配置することもある．10-20法の利点として，頭の大きさに関係なくほぼ一定部位に電極配置ができ，電極に対応する大脳の解剖学的部位が確認されている，などがあげられるが，fMRIのような形態画像を得ることはできない．最近ではMRI環境下で計測可能なEEG装置

が開発され，fMRIの空間分解能とEEGの時間分解能を組み合わせる研究も進められている．また，EEGと筋電図（electromyography：EMG）信号の周波数領域における相互相関（コヒーレンス）を解析することで，筋活動の皮質制御についての検討もなされ始めている．

5) 脳磁図（magnetoencephalography：MEG）

MEGは細胞内電流によって発生する磁界を頭皮とは非接触状態で計測する方法である．優れた時間分解能を有し，また，磁場はEEGのように導電率の影響を受けないため，活動源推定誤差が小さく，空間分解能にも優れている．脳の磁界の大きさは非常に小さく，地磁気の10億分の1程度であり，超伝導量子干渉素子を用いた超高感度の磁束検出コイルが必要である．さらに，微弱な磁場変化を検出するため，高性能の磁場シールド環境が必要である．脳の活動領域の同定にはMRIなどによる形態画像情報が必要であり，脳深部の計測はできない．MEGはfMRIやPETでは明らかにすることのできないミリ秒単位の時間的変化を計測できる貴重な計測方法であり，時間分解能の良さを生かした研究成果が期待される．

6) 経頭蓋磁気刺激法（transcranial magnetic stimulation：TMS）

TMSは頭皮上に置いた刺激コイルに急激に高電流を流すことによって，コイルの直下（垂直方向）に変動磁場を誘発し，この変動磁場によって流した電流とは反対方向に渦電流を脳内で発生させ，その電流によって大脳皮質を刺激する方法である．その他の脳機能計測方法は脳の血流もしくは電気的活動を脳から計測する方法であるのに対して，TMSは脳，特に運動野を刺激することでその反応を筋電位活動（運動誘発電位motor evoked potential：MEP）として計測する．時間分解能には優れるが，空間分解能はやや劣る．また，その他の脳機能計測方法では広い範囲の脳活動を捉えられるが，TMSでは刺激部位しか評価することはできず，刺激部位も脳の表層部位に限られる．しかしながら，TMSではMEPを筋電図によって記録するため，脳機能を筋単位で計測できることは利点といえる．装置は比較的安価であり，設置場所の制約も少なく，トレッドミル上での歩行などの運動時にも測定可能である．TMSは運動野の評価方法として用いられることが多いが，脳のある領域を刺激し，その部位の機能を一時的に阻害し，行動上の変化からその領域の機能を調べる方法もある．近年では脳機能計測方法として広く用いられるとともに，非侵襲的に脳の可塑的変化を誘導する治療方法としても応用されている．

> **メモ**
>
> **反復経頭蓋磁気刺激法（repetitive TMS：rTMS）**
>
> 刺激装置の改良が進み，一定頻度で連続して刺激ができるようになり，TMSは中枢運動機能評価方法に留まらず，さまざまな脳領域の可塑的変化の誘導方法，さらには脳血管障害後の運動麻痺治療法として応用されてきている．rTMSは刺激強度，頻度，回数によってその効果は異なる．例えば，1Hz以下の低頻度では刺激部位の興奮性を低下させ，5Hz以上の高頻度では興奮性を増大させることができる．

> **メモ**
>
> **半球間抑制**
>
> 脳梁を介した両側の大脳半球間は相互に抑制しあうが，脳血管障害後では非障害側から障害側への過剰な抑制が問題となる．そこで，rTMSを脳卒中患者の運動麻痺治療に応用する場合は，障害側運動野に対して高頻度rTMSを行い運動野の興奮性を増大させ，運動機能回復を促すとともに，非障害側運動野に対して低頻度rTMSを行い運動野の興奮性を低下させ，非障害側運動野から障害側運動野への脳梁を介した抑制の減少を引き起こすことで麻痺肢の運動機能回復の改善が図られている．非麻痺側を拘束し，麻痺肢を強制的に使用させるconstraint induced movement therapy（CI療法）もこの半球間抑制の考え方が治療理論に取り入れられている．

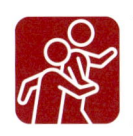

基本技術

1. fNIRS

fNIRSは他の脳機能計測方法と比較して，装置の規模が小さく，設置場所の制約もなく，比較的安価であることから導入しやすい．さらに測定中の動きの制約が少なく，実際の理学療法場面での運動に近い状態で計測が可能であることから，近年リハビリテーション領域で用いられることが多くなってきている．ここでは，fNIRSを用いた脳機能計測の一連の基本的な流れについて概説する．

> **メモ**
>
> **差分法**
> fNIRSに限らず，脳機能計測方法を用いた研究では調べたい機能を含むテスト条件とその比較となるコントロール条件の2条件間の脳活動の差を調べる差分法が基本的な実験デザインである．例えば，"複雑な"指の系列運動課題において，"複雑な"に焦点を当てるのであれば，コントロール条件は安静ではなく"単純な"指の系列運動とする．実験デザインの工夫が研究成果を左右する．

1) 実験デザイン（プロトコル）

NIRS装置はHb濃度を絶対値で求めることはできず，あるベースラインからの相対的変化量しか計測はできない．したがって，異なる2つの状態（例えば課題遂行中と安静状態など）で得られたデータを引き算する，あるいは相対値として表すことが一般的である．この差分法でよく用いられる実験デザインがブロックデザインである．ブロックデザインとは，一定時間持続して課題を遂行し，その後一定時間別の課題遂行あるいは安静状態が続き，これを何度か繰り返すモデルである．繰り返し回数が多くなると，疲労や慣れ，学習などの現象が生じる可能性があり，配慮が必要である．もう1つの代表的な実験デザインが事象関連デザインである．事象関連デザインでは比較的短い課題を複数回ランダムに繰り返し，試行ごとに加算平均する．課題の学習効果を避けることができ，時間分解能に優れたfNIRSの特徴を生かしたデザインである．

2) 計測部位の決定，ホルダの選択，チャンネル設定

fNIRSは全頭型ホルダを除き，脳の一部しか計測できない．したがって，まずはどの脳領域を計測するのかを決めなければならない．脳の計測部位に対応して，いくつかのホルダがあり，適切なホルダを選択する（図1）．fNIRSは照射用プローブから照射した近赤外光を3cm程度離した受光用プローブで検出し，1箇所の計測データを得る．光は散乱しながら脳組織を通過するため，厳密には計測データの信号源を1点に決めることはできないが，通常はプローブ間の中点を信号源と仮定し，測定チャンネルとする．例えば，多チャンネル計測でよく使用される3×3の格子状のプローブホルダでは照射用プローブと受光用プローブを交互に配置することで，合計12チャンネルの計測ができる（図2）．

3) ホルダ設置位置の決定

ホルダおよび計測チャンネルを測定したい脳領域に設置できるように位置を決める．頭部は解剖学的なランドマークが少なく，再現性よく設置位置を決めることは容易ではない．そこで，一般的に用いられるのが，脳波でよく用いられる国

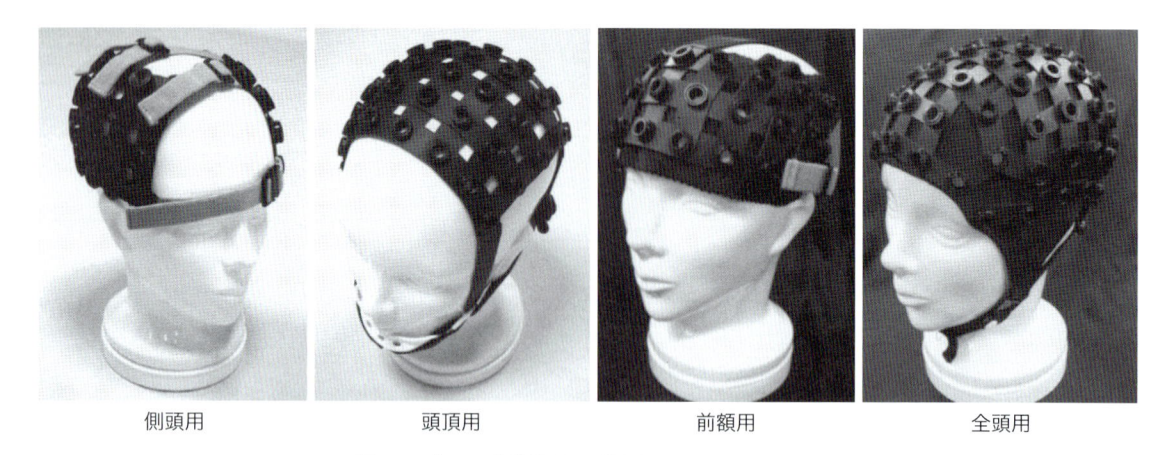

Ⅲ 臨床研究

側頭用　　　頭頂用　　　前額用　　　全頭用

図1　プローブ装着ホルダ（島津製作所資料より）

○ 照射用プローブ
◎ 受光用プローブ
■ 計測チャンネル

図2　3×3の格子状プローブホルダでの
チャンネル設定例

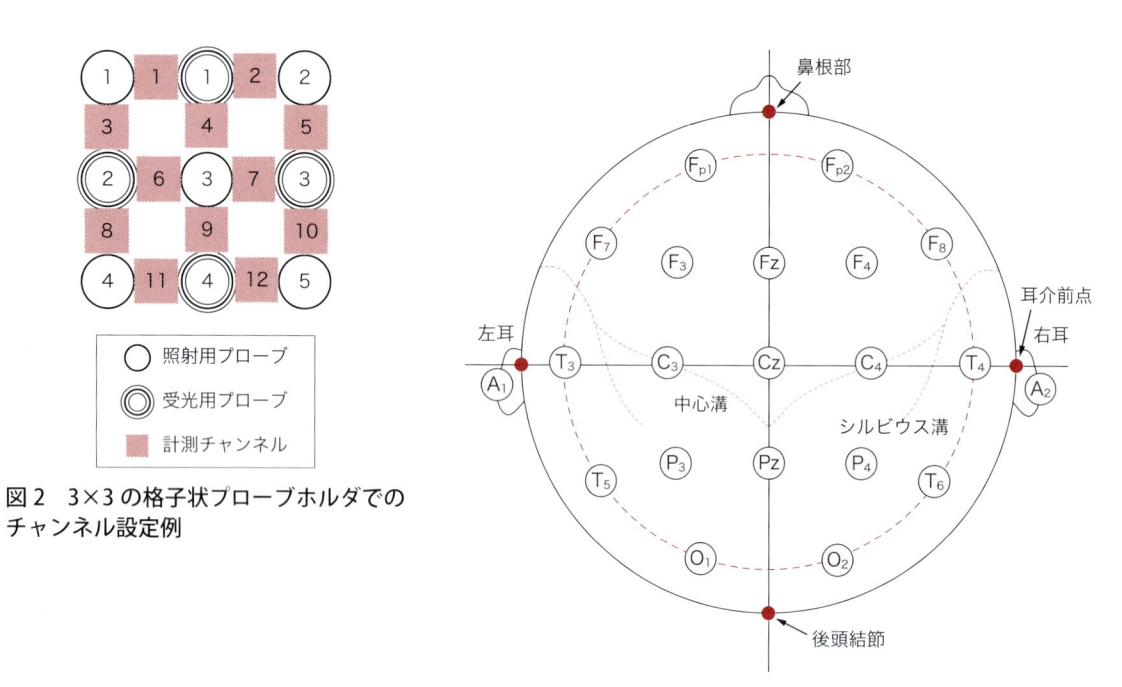

図3　国際10-20電極配置法

際10-20基準点である（図3）．鼻根と後頭結節，および左右の耳介前点を決め，それぞれの中点がCzとなり，鼻根と後頭結節の間，左右耳介前点の間をそれぞれ10，20，20，20，20，10％に分割する．例えば，右側の運動野が測定部位となる場合，F_4もしくはC_4，Czなどの基準点に計測チャンネルまたはプローブが配置されるようホルダの設置位置を決定する．このように国際10-20基準点を利用することで，例えば頭の大きさが異なる被検者間などにおいても計測チャンネルの位置をある程度統一することができる．

4）プローブの取り付け

ホルダを頭部に密着するように装着した後，プローブを取り付ける（図4）．地肌に接触できるように耳かきなどの細長いもので穴の中央部の髪の毛をかき分ける．髪の毛は遮光成分のため，髪の毛の処理が重要である．ホルダ装着前に水で濡ら

134

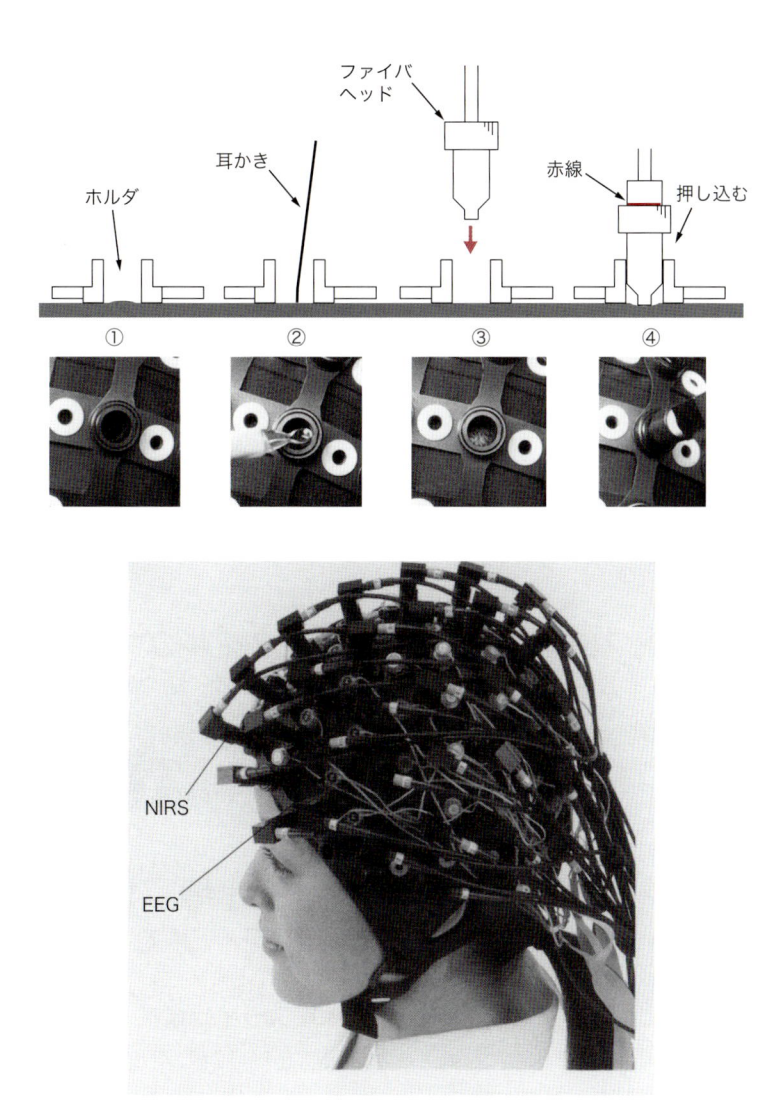

図4 プローブ装着手順（島津製作所資料より）

し，くしで分け目を作ったり，ワックスなどを利用したりすることもある．装着後に各チャンネルの感度調整を実施し，感度不良の場合，プローブの装着状態，毛髪処理などを確認し，再調整する．なお，光ファイバは細いガラスでできており，急激な曲げ，ねじれなどにより断線するため，丁寧に取り扱わなければならない．

5）計測

図5に実際の計測例を示す．計測中はアーチファクトが混入しないような配慮が必要である．最も気を付けなければならないアーチファクトは，体動に伴うプローブの接触不良によるものである．fNIRSは歩行中などでも計測可能であるが，プローブがしっかりと頭皮に接触していなければならない．特に頭部の動きはケーブルを引っ張り，接触不良や光ファイバの破損につながる可能性がある．さらに，頭部の傾きなど動きそれ自体が計測値に影響することもある．また，課題とは関係のない刺激や注意によっても計測値は変化するため，特に認知系の課題では十分な配慮が必要である．

Ⅲ 臨床研究

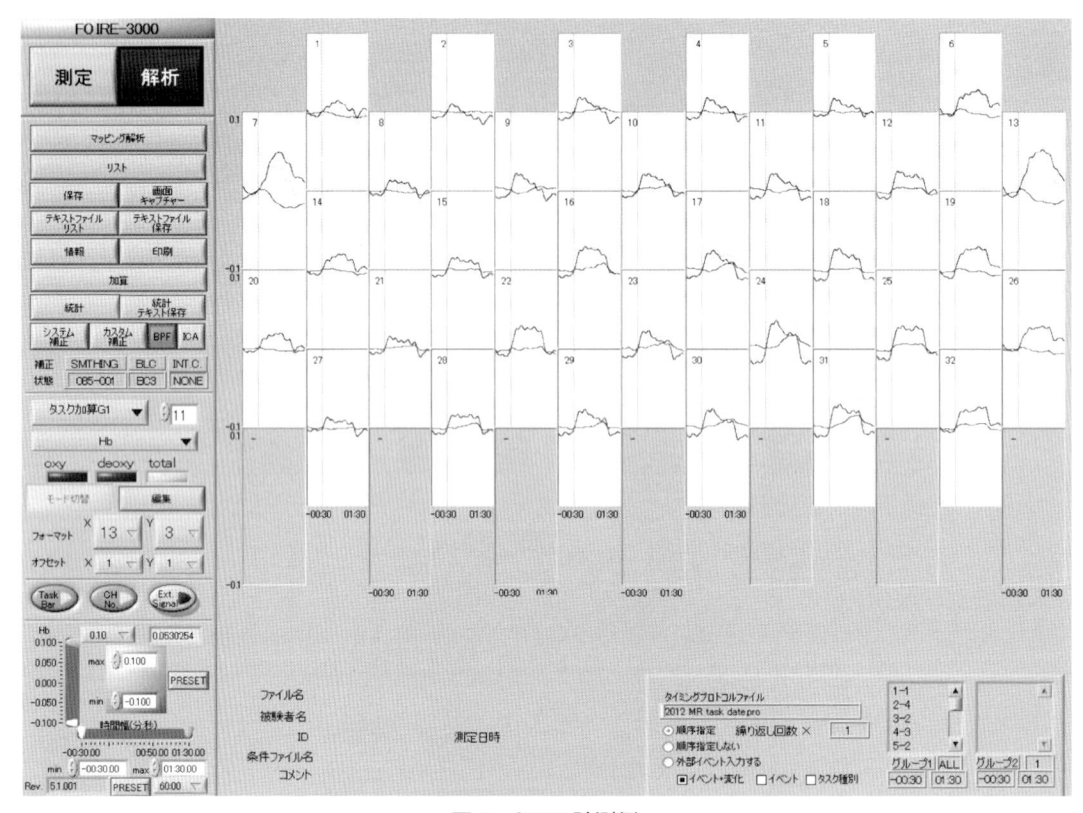

図5 fNIRS計測例
安静およびメンタルローテーション課題中に両側運動野から前頭葉にかけて記録．スムージング，加算平均処理後のNIRSデータを示す．

6）解析

解析は計測機器付属の解析ソフトウェアを用いるか，もしくはデータをエクセルなどの表計算ソフトを用いて解析を行う．一般に，oxyHbが脳血流変化の指標として用いられる．通常，計測データをそのまま用いることは少なく，下記のような信号処理を行うことが多い．また，離散ウェーブレット変換を用いた多重解像度解析や独立成分分析などNIRS信号中の神経活動以外のデータを除去する試みがなされている．

a. スムージング補正

設定した点数にて移動平均を行い，データを滑らかに補正する．点数を増やすほど滑らかになる．

b. ベースライン補正

課題を繰り返した場合などに，NIRS信号が全体的に上下にドリフトすることがある．この場合，ベースラインを補正しなければ，相対変化を評価することができない．時間軸上の任意の点もしくは範囲を基準とするようにベースライン補正を行う．

c. 加算平均

加算平均処理を行うことで，NIRS信号中のノイズ成分を減らし，弱い信号成分を強調することができる．ただし，加算回数を増やすためには，課題遂行の繰り返し回数を増やす必要があり，計測時間が長くなることで，疲労や慣れ，学習などの影響が大きくなる．

処理された関心領域・チャンネルのoxyHbデータについて、ある課題遂行中の変化がベースラインと比較して、統計的に有意か否かを個人レベルで解析し、その後複数の被検者の集団で解析を行うのが最も簡単な解析の流れである．有意に増加した場合，その計測チャンネル直下の脳領域が活動/賦活したことを意味する．多チャンネル計測の場合，各計測チャンネルのoxyHbデータを表示するか，そのデータをカラーマッピング表示する．

> **メモ**
> **酸素化ヘモグロビン濃度変化と脳活動**
> fNIRSではoxyHbとdeoxyHb，これらの和であるtotalHbの3つの指標が得られる．一般に脳の活動部位ではoxyHbとtotalHbの増加，deoxyHbの減少が認められるが，脳血流の変化量によってはdeoxyHbとtotalHbは必ずしもそのような変化を示さないこともある．例えば，脳血流量の変化が大きい場合，deoxyHbは増加し，脳血流量変化が小さい場合，totalHbは変化しない．一方，oxyHbの変化は脳血流変化と常に一致し，脳血流変化の指標として最も信頼性が高い．

> **メモ**
> **NIRS信号の振幅変化とHb濃度変化**
> NIRS信号はHb濃度変化そのものを計測するのではなく，光路長との積で算出される．光路長は頭皮や頭蓋骨などの組織の影響や光の吸収・散乱の程度が計測部位ごとに異なるため，一定ではない．したがって，NIRS信号の振幅値の変化の大小とHb濃度変化の大小は必ずしも一致しない．個人内における同一計測部位での2条件間の比較では問題になることは少ないが，個体間比較や計測部位間の比較において，変化の大小の大きさで議論する際には注意を要する．

7) 空間標準化

fNIRSはfMRIと異なり，脳の形態画像を得ることができないため，計測部位（チャンネル）がどの脳領域を計測しているのかはわからない．最も簡便な対応策として，国際10-20法の電極配置位置との関係から，計測チャンネル直下の脳領域を推定する方法があげられる．ただし，電極配置位置を参照してホルダを設置しても，各個人によって頭の大きさや形が異なれば，多少のずれが生じることは避けられず，また，あくまで推定に留まるのがこの方法の限界である．しかし，MRI画像を得ることが難しい場合，fNIRSの空間分解能（約3cm）を考慮すると，ある程度許容できる誤差範囲で解剖学的位置を推定できる方法であるといえる．

最も適切な対応策としては，計測チャンネルおよび頭部のランドマーク位置を3Dデジタイザで計測し，その三次元位置情報を計測の前あるいは後で取得した脳のMRI画像に重ね合わせる方法である．この方法を用いることで，計測チャンネル直下の脳領域の同定が可能である．

> **メモ**
> **非侵襲的脳機能計測方法を用いた新しい研究**
> 非侵襲的脳機能計測方法を用いた研究は，脳が領域ごとに異なる機能を担っているという脳機能局在を前提としている．すなわち，脳内のどの領域がどのような機能を持つのかを調べることが研究の主な目的となる．一方，脳は全体としてさまざまな機能を担うという観点から機能局在だけでなく，脳をネットワークとして捉え，活動部位間の機能的結合度を評価する研究も進みつつある．
> また，課題遂行中の脳活動を調べるのではなく，脳活動のデータから実際の人間の知覚や行動，思考などを推定する（デコーディング）試みも進んでおり，ブレインマシンインターフェースとの関連からリハビリテーション領域においても重要な研究領域である．特にfNIRSはfMRIなどと異なり，小型で設置場所を選ばないため，BMIに応用する脳機能計測装置として期待されている．実際，EEGと組み合わせることで，車いすや家電製品などを操作する技術が確立されつつあり，実現化に向けて研究が進められている．

2. TMS

TMSは筋電図が測定できる環境にあれば，他の脳機能計測方法に比べ，機器の使用方法や解析などは比較的容易である．一方，刺激による応答をみるという特性上，その刺激の仕方にもいくつかの方法があり，適宜選択する必要がある．また，他の計測方法では主に脳のどの領域が活動/賦活したかを脳の近くから記録するのに対して，TMSは運動野の刺激から筋電図で得られるMEPを記録する．したがって，MEP出現までの経路は長いことから，結果の解釈はそれほど単純ではなく，その解釈には慎重でなければならない．

1) 刺激場所の同定・安静時/運動時閾値の決定

実際にTMSによるMEPを記録するために，まず刺激場所と安静時/運動時閾値を決定する．被検者への負担を減らすため，短時間で決定できるように習熟しておく必要がある．

手順

❶ 表面筋電図を被検筋に貼付する（筋電図については第9章 筋電図の項を参考されたい）．

❷ TMSが初めての被検者であれば，まず磁気刺激装置を駆動し，刺激時に生じる音を聞かせ，低い刺激強度で刺激し，TMSに慣れてもらう．

❸ 刺激コイルを頭皮上に置く．刺激コイルは目的に応じて選択する（図6）．また，コイルの置き方は図7に示す位置が一般的である．

❹ 最初にコイルを置いた位置から前後左右にコイルを動かし，被検筋から最もよくMEPが誘発できる場所を同定する．

❺ 実験中コイルを同じ位置に置くために頭皮上またはスイミングキャップ上にマーキングする．コイルの位置，当て方は非常に重要であり，わずかなずれで実験結果が変わりうる．

❻ 同定した刺激部位で刺激をし，50％以上の確率でMEPを誘発できる最低の刺激強度を決定する．安静時の場合50μV以上，運動時（筋収縮時）は200μV以上の振幅があるものをMEPと判断する．

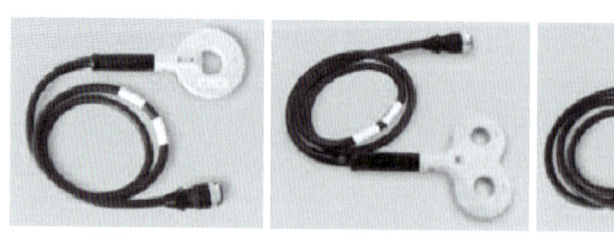

円形コイル　　　8の字コイル　　　ダブルコーンコイル

図6 磁気刺激コイルの種類（ミユキ技研資料より）
円形コイルは比較的広範囲の刺激が可能であり，例えば上肢の筋群からMEPを導出したい場合に用いる．8の字コイルは限局した刺激が可能である．ダブルコーンコイルは下肢の運動野などの深部を刺激する場合に用いる．

10 脳研究

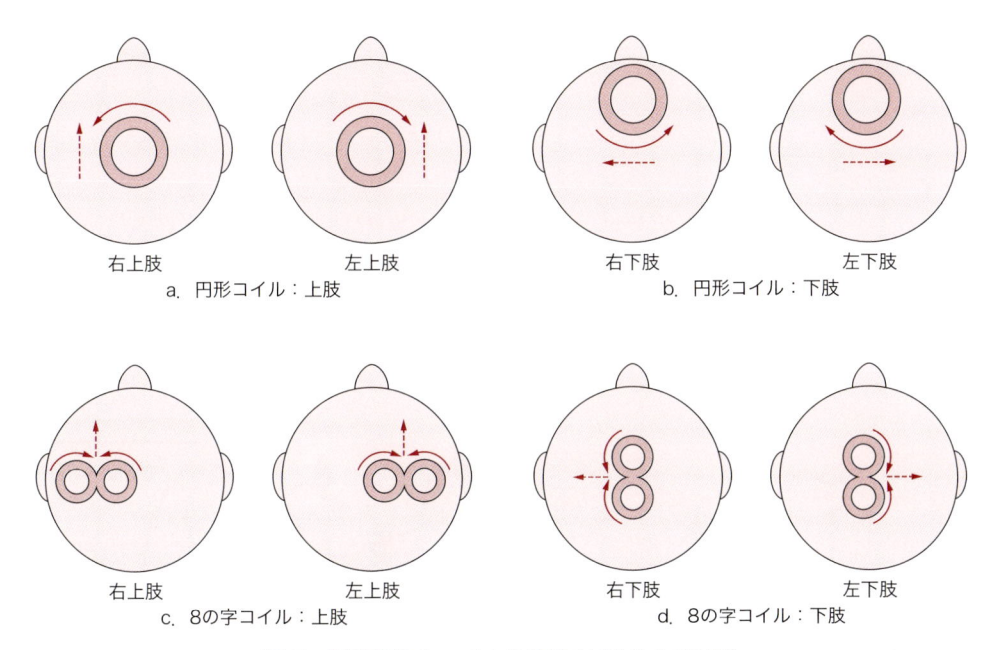

a. 円形コイル：上肢（右上肢／左上肢）
b. 円形コイル：下肢（右下肢／左下肢）
c. 8の字コイル：上肢（右上肢／左上肢）
d. 8の字コイル：下肢（右下肢／左下肢）

図7 刺激部位とコイルの位置（文献4）より引用）

実線の矢印はコイル内に流れる電流の方向であり，破線の矢印は脳内の過電流の方向を示す．コイルを流れる電流方向と過電流は逆向きとなる．

> **メモ**
>
> **TMSと運動野**
>
> TMSは運動野だけでなく，その他の大脳皮質，小脳皮質，脳幹刺激も可能であるが，TMS単独では刺激部位の同定ができない．運動野は刺激部位の領域が支配する筋からMEPを記録するため，刺激部位の同定が可能であることから，TMSは運動野の刺激に最も用いられている．

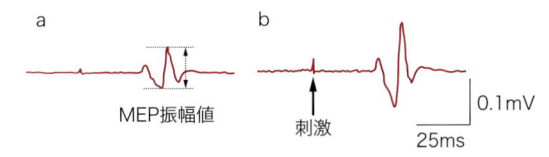

図8 前脛骨筋から記録したMEP

aは安静座位，bはトレッドミル上での他者の歩行を観察している時に記録したMEPをそれぞれ10回加算平均した波形を示す．

2) 刺激強度の決定，MEP記録

実際にMEPを記録するための刺激強度は安静時／運動時閾値の110～130％程度がよく用いられる．図8a, bに安静時閾値の110％の刺激強度で刺激した際に実際に前脛骨筋から記録したMEPの10回の加算平均波形を示す．なお，MEPは刺激ごとに振幅値が変動する．したがって，ある条件下で1回の刺激によるMEP振幅値の記録では不十分で，5～10回程度のMEPを記録する必要がある．振幅値以外にMEP波形の面積値を計算する場合もある．図8aは安静座位状態で記録したものであり，bは座位で正面のトレッドミル上での他者の歩行を観察している時に記録したものである．MEP振幅値がbの条件で増大しており，刺激に対して応答しやすいことを意味し，運動野もしくは皮質脊髄路の興奮性（excitability）が高いといえる．

3) MEP振幅値は何を反映しているか

経頭蓋電気刺激は一次運動野の錐体路細胞の軸索を刺激するのに対し，TMSは錐体路細胞にシ

III 臨床研究

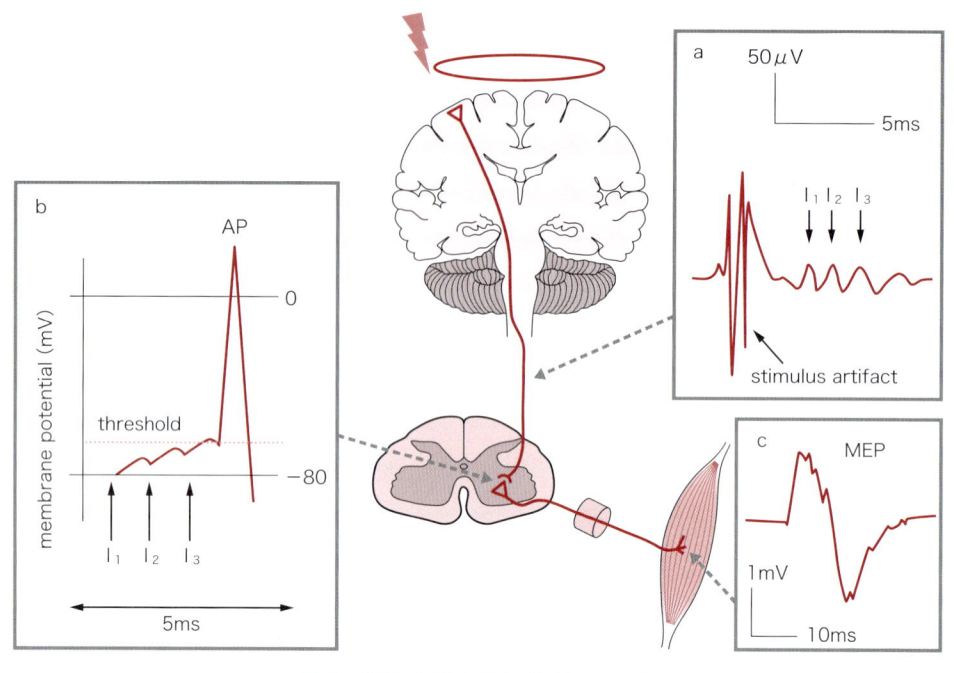

図9 MEPの発生機序（文献5）より）

ナプス結合している介在細胞を刺激し，間接的に錐体路細胞が刺激される．その結果，複数のインパルスが脊髄を下行し（multiple descending volley）（図9 a），これが脊髄α運動細胞に達すると時間的加重（空間的加重も）が生じ，細胞膜電位が閾値を越えると発火し（図9 b），筋電図上にMEPが誘発される（図9 c）．MEPの振幅値は最終的に脊髄α運動細胞がどの程度発火したかによって決まるといえる．この脊髄α運動細胞の発火に影響を与える因子として，運動野と脊髄α運動細胞自身の興奮性があげられる．例えば，運動野の興奮性変化が高まれば，刺激によって生じるdescending volleyが増大し，脊髄α運動細胞は発火しやすくなり，脊髄α運動細胞の興奮性が高まれば（膜電位が閾値に近づく），運動野の興奮性が変化せず，descending volleyが変わらない状況であっても発火しやすくなる．したがって，MEP振幅値は運動野の興奮性変化というよりは運動野と脊髄を含めた皮質脊髄路の興奮性変化を評価している．運動野と脊髄を切り分けるためには，運動野の興奮性の影響を受けない経頭蓋電気刺激を用いるか，H反射による脊髄の興奮性変化について併せて検討することが必要である．

メモ

経頭蓋電気刺激

1985年にTMSが開発され，ほとんど痛みなく大脳を刺激することが可能となった．その5年前1980年には経頭蓋電気刺激法が開発されていたが，高電圧刺激を用いるため，被検者の苦痛は避けられなかった．現在では特定の研究用途以外で使用されることはないが，依然有益な研究手法である．特に大脳皮質の興奮性変化の影響を受けないことから，皮質脊髄路の興奮性変化を皮質と脊髄のどちらの影響かを調べることができる．TMSによって誘発されるMEPが増大し，電気刺激によるMEPが変わらない場合，脊髄α運動細胞ではなく運動野の興奮性が主たる要因であることを意味する．ただし，両者ともに増大する場合，脳か脊髄かの判断はできない．

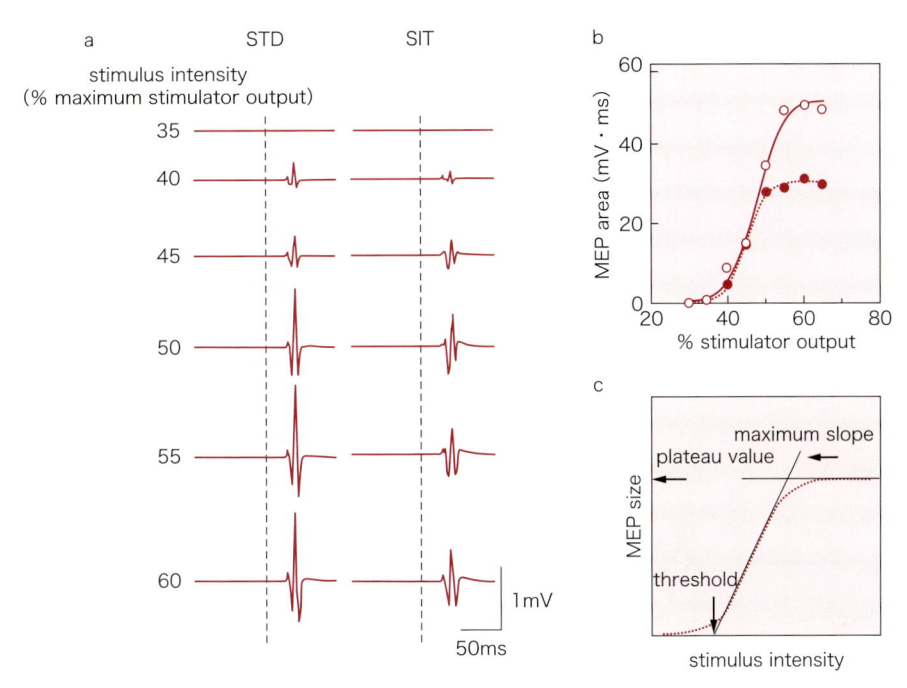

図10 stimulus-response/input-output curve（文献6）より引用改変）

4) stimulus-response/input-output curve

同じ刺激強度で異なる条件間でのMEP振幅値/面積値を比較することがTMSを用いた研究の基本的手法である．一方，刺激強度が強くなればMEP振幅値は増大する．さまざまな刺激強度でTMSを行い，刺激と反応（入力と出力）の関係をみることで，得られる情報が増える．図10aに立位と座位の2条件で前脛骨筋からさまざまな刺激強度で得られたMEPを示す[6]．例えば刺激強度45％では2条件間で差はないが，50％以上の強度では座位と比較して立位時のMEPが大きい．したがって，ある1つの刺激強度で2条件間で差が認められなかったとしても，本当に差がないかは判断できない．さらに，この刺激と反応の関係をプロットすることで，plateau value，maximum slope，thresholdの3つの指標が得られる（図10b, c）．plateau valueはある条件下で最大でどの程度脊髄α運動細胞を発火させることができるか，すなわち皮質脊髄路の興奮性成分の程度が影響する．maximum slopeは皮質脊髄路において発火はしていないが，膜電位が閾値に近づいている細胞群がどの程度存在するかを反映し，thresholdは最も発火に近い細胞群の程度を反映しているとされている．このように一定の刺激強度によるMEPだけでは得られない皮質脊髄路の興奮性変化を統合的に検討できることが本方法の利点である．

5) cortical silent period (CSP)

CSPとは随意筋収縮中にTMSを行い，MEPが発生した直後から筋活動電位が消失する現象である（図11）．CSPの初期は脊髄α運動細胞の発火による興奮後過分極などの脊髄起源の現象であり，後半は大脳皮質が起源であり，運動野内の抑制機構を反映する．GABA作動性抑制細胞の関与が報告されている．silent periodはMEPが基線に戻った時点から筋放電の再出現までの時間を計測するが，基線に戻った時点の判断が難しいことが多く，CSPの持続時間はTMSの刺激時からの時間で計測することもある．

III 臨床研究

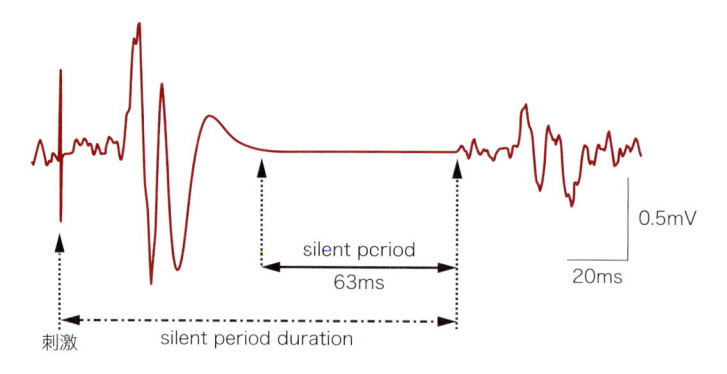

図11 cortical silent period

随意筋収縮中にTMSを行い，第一背側骨格筋より記録．MEPに引き続いて筋活動電位の消失が観察される．

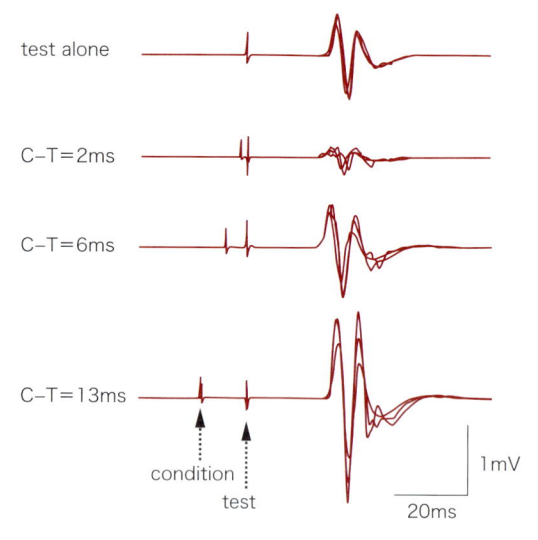

図12 2連発磁気刺激法

第一背側骨格筋より記録．3回の記録の重ね書き，condition刺激は閾値の90％の強度で刺激．C-T間隔に応じて，抑制，促通が観察される．

6) 皮質内抑制・促通

2台の磁気刺激装置を1つのコイルに接続し，閾値以下の条件刺激と閾値以上の試験刺激の2連発磁気刺激を行うと刺激間隔に応じてMEP振幅値が変化する(図12)．刺激間隔が2～3msでは抑制効果，10～15msでは促通効果を及ぼす．運動野の錐体路細胞に投射する興奮性と抑制性の介在ニューロン群による神経回路（それぞれ皮質内促通，皮質内抑制）を反映しているといわれ，抑制にはGABAやドパミン，促通にはグルタミン酸の関与が報告されている．silent periodとともに抑制系の神経機構を調べられることは他の脳機能計測方法にはないTMSの利点である．

7) 安全性

TMSは非侵襲的な方法ではあるが，他の脳機能計測方法と異なり，頭皮上のコイルによって脳を刺激するという特性上安全性への配慮が必要である．現在，中枢運動機能評価に用いられる0.2Hz以下の刺激では健常者が対象の場合，危険性は少なく，日本臨床神経生理学会の磁気刺激法の安全性に関するガイドラインにおいても，「単発，2連発磁気刺激法の安全性について現在のところ問題ないが，この場合も刺激間隔は2秒以上とし，1日の刺激回数は200回以下とする」とされている[7]．また，頭蓋内に脳動脈クリップが留置されている，刺激部位に近接する部位に金属（人工内耳，ペースメーカーなど）がある，てんかんの既往がある場合などは禁忌となる．また，日本臨床神経生理学会の磁気刺激法に関する委員会報告では「単発刺激でも中枢神経を刺激する場合，予想に反する事態に備え，少なくとも1人の医師が研究グループに入っていることが望ましい．ただし，単発・2連発刺激の場合，当該施設の倫理委員会の承認があれば絶対に医師がいることが条件ではない」となっている[8]．以上の点を理解，

遵守したうえで，安全性を確保し計測を行うことが大切である．

> **メモ**
> **実験と測定**
> 実験と測定は似た言葉であるが，多少ニュアンスが異なる．TMSを用いた研究では事前に設定したプロトコルどおりに測定をするだけでは不十分なことが多く，1刺激ごとに刺激の設定や被検者への指示など臨機応変に対応することが必要である．プロトコルどおりに走らせなければならない研究手法もあるが，TMSを用いた研究の場合，測定ではなく実験をするという姿勢が大切である．

● 参考文献 ●

1) 大西秀明，森岡周（編著）：脳科学と理学療法，三輪書店，2009．
2) 矢部京之介，他（編著）：入門運動神経生理学ーヒトの運動の巧みさを探るー，市村出版，2003．
3) 岡田英司，他（編著）：NIRSー基礎と臨床ー，新興医学出版社，2012．
4) 木村淳，他：磁気刺激法に関する委員会報告：磁気刺激のスタンダードな方法．脳波と筋電図，22：218-219，1994．
5) Groppa S, et al：A practical guide to diagnostic transcranial magnetic stimulation：Report of an IFCN committee. Clin Neurophysiol, 123：858-882, 2012.
6) Obata H, et al：Enhanced excitability of the corticospinal pathway of the ankle extensor and flexor muscles during standing in humans. Exp Brain Res, 197：207-213, 2009.
7) 木村淳，他：磁気刺激法に関する委員会報告：「経頭蓋的高頻度磁気刺激法の安全性と臨床応用」に関する提言．脳波と筋電図，27：306，1999．
8) 辻貞敏，他：磁気刺激に関する委員会報告．臨床神経生理学，34：71，2006．

（高橋　真）

11 呼吸

呼吸器疾患患者の病態把握や治療の効果判定を行うためにさまざまな呼吸機能検査がある．侵襲のある動脈血ガス検査や，簡便に肺機能が計測できる肺機能検査など多種多様である(表1)．これらの検査は理学療法の分野においても理学療法評価や治療の効果判定など臨床上，必要不可欠な検査であるが，同時に理学療法研究においてもこれらの検査結果がoutcomeとして用いられることが多い．しかし，残念ながらわれわれ理学療法士が行える検査は限られていることから，一般的には肺機能検査，運動負荷試験，呼吸筋力など侵襲のない検査が理学療法研究で多用される．本項では呼吸器疾患患者の臨床研究で最もよく用いられている肺機能検査と呼吸筋力について解説する．

表1　呼吸機能検査の種類

動脈血ガス検査(PaO_2, $PaCO_2$)
パルスオキシメータ(SpO_2)
肺機能検査(VC, FVC, FEV_1)
残気量測定
肺拡散能検査(DLco)
換気力学(コンプライアンス, 抵抗)
負荷試験(吸入誘発試験, 運動負荷試験)
呼吸筋力

A. 肺機能検査

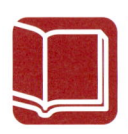

基礎知識

1. 肺機能検査(スパイロメトリー)とは

スパイロメトリーとは被験者の口元における気流の出入りを測定することにより，各種肺気量を求める検査法である．スパイロメトリーには肺機能計測器(スパイロメータ)(図1)と呼ばれる計測器を用いて検査を行った結果，VC(vital capacity：肺活量)をはじめとする表2に示すデータが得られる．スパイロメータは比較的安価であり，また簡便に肺機能を測定できるメリットがある．さらに小型で持ち運びが容易であることからリハビリテーション室での測定はもちろんのこと，ベッドサイドや在宅でも測定が可能であり，臨床評価はもちろんのこと，研究機器としても多用されている．

2. どのような研究に用いられるか

スパイロメータを用いた研究報告は多数ある．急性期領域では開胸・開腹術前後における肺機能の経時的変化をみたものや，周術期における理学療法(呼吸理学療法，運動療法，呼吸器具)の介入効果について検証した研究などがある．図2は肺切除術前後のVCおよびFEV_1(forced expiratory

表2 スパイロメトリーで計測できる指標

●緩徐な換気で計測される指標
　肺活量(vital capacity：VC)またはSVC(slow VC)
　肺気量分画
　　予備吸気量(inspiratory reserve volume：IRV)
　　1回換気量(tidal volume：VT)
　　予備呼気量(expiratory reserve volume：ERV)
　分時換気量(minute ventilation：MV)
　呼吸数

●努力換気で計測される指標
　努力性肺活量(forced vital capacity：FVC)
　1秒量(forced expiratory volume in 1 second：FEV$_1$)
　flow-volume曲線と関連指標
　　$\dot{V}$peak　$\dot{V}_{75}$　$\dot{V}_{50}$　$\dot{V}_{25}$
　最大努力換気量(maximal voluntary ventilation：MVV)

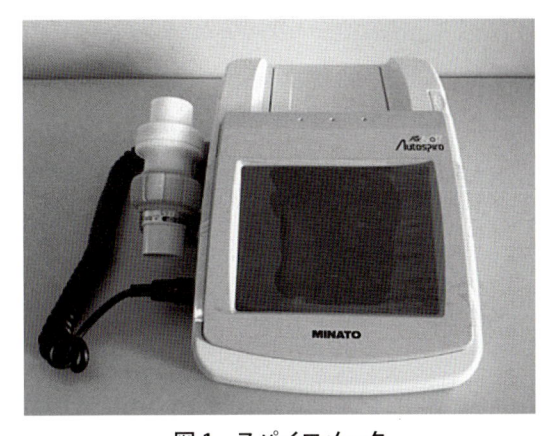

図1　スパイロメータ
(オートスパイロAS-307, ミナト医科学)

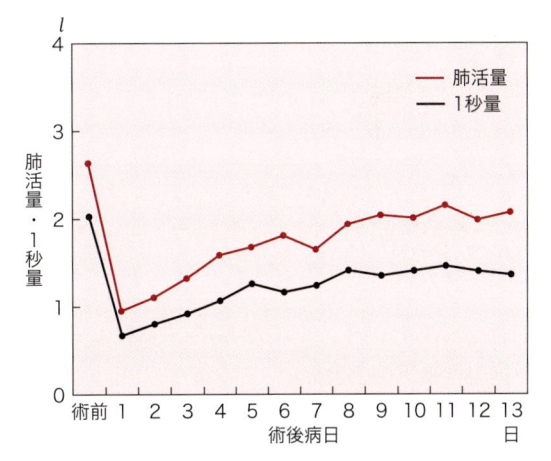

図2　肺切除術前後の肺機能の経時的変化（文献1)より引用)

volume in 1 second：1秒量)の回復過程をみた研究である．手術前と比較して手術後，VC・FEV$_1$ともに低下していることがわかる．手術後のVCやFEV$_1$低下は呼吸器合併症発症のリスクとなるため肺機能の回復過程を把握しておくことは理学療法においても重要であり，手術後の肺機能回復の目安となる．慢性期(維持期)領域ではCOPD(chronic obstructive pulmonary disease：慢性閉塞性肺疾患)などの慢性呼吸器疾患患者や神経筋疾患患者を対象とした研究報告が多い．各種呼吸法や運動療法，呼吸筋トレーニング，さらにはインセンティブスパイロメトリーなどの呼吸器具を用いた介入研究のoutcomeとして用いられることが多い．

3.スパイロメトリーから得られる情報

スパイロメトリーを行うことで表2に示す各指標を求めることができる(表2, 図3)．スパイロメトリーには緩徐な換気で計測する方法と努力換気で計測される指標があり，計測方法の違いにより求められる指標も異なる．

1) 緩徐な換気で計測する方法

3～5回の安静呼吸後，最大呼気と最大吸気を行うことで，VC，肺気量分画，MV(minute ventilation：分時換気量)，呼吸数が計測できる．

①VC

最大吸気位から最大呼気位までゆっくり呼出した時の肺気量．スパイロメトリーの基本となる指標で，臨床や研究分野で最も多用される．VCは性別，年齢，身長に影響する．性別，年齢，身長から算出された予測肺活量に対する実測肺活量の

Ⅲ 臨床研究

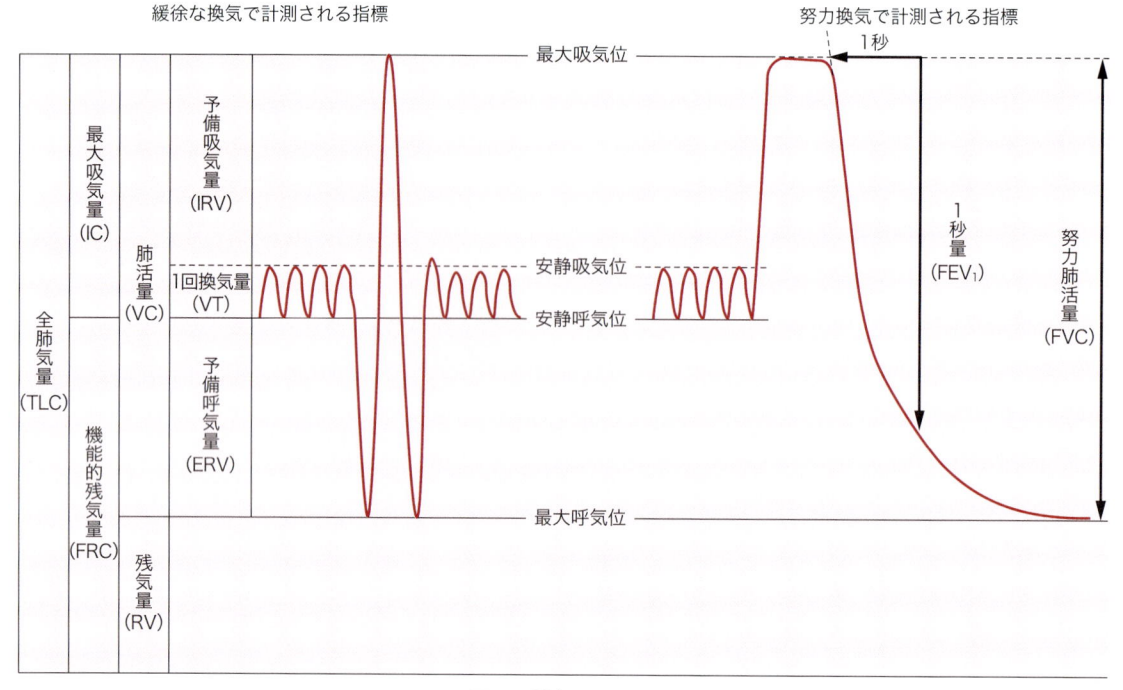

図3 肺気量分画
(日本呼吸器学会肺生理専門委員会:臨床呼吸機能検査第7版,メディカルレビュー社,p.10,2008より引用)

割合を％VCという．％VCが80％未満になる場合を拘束性換気障害といい，呼吸筋筋力低下などにより十分に吸気が行えない状態をさす．VCが低下する疾患は開胸・開腹術後，進行したCOPD，間質性肺炎，肺線維症，肺結核後遺症，神経筋疾患などである．

> **メモ**
> **予測肺活量**
> 年齢，性別によって算出される予測肺活量で以下の式が用いられる．
> 男性：(27.63 − 0.112 × 年齢) × 身長(cm)
> 女性：(21.78 − 0.101 × 年齢) × 身長(cm)

②**肺気量分画**

図3左に示す肺気量分画を計測することができる．

・VT(tidal volume：1回換気量)：安静呼気位から安静吸気位までの1回換気量．

・IRV(inspiratory reserve volume：予備吸気量)：安静吸気位から最大吸気位まで吸うことのできる肺気量．

・IC(inspiratory capacity：最大吸気量)：VTとIRVの和であり，吸気の予備能力を反映する．COPD患者の臨床や研究でよく用いられる．

・ERV(expiratory reserve volume：予備呼気量)：安静呼気位から最大呼気位まで呼出することができる肺気量．

・RV(residual volume：残気量)：最大呼気位後もさらに肺内に残っている気体の量．

・FRC(functional residual capacity：機能的残気量)：ERVとRVの和．

・TLC(total lung capacity：全肺気量)：VCとRVの和．

RVはスパイロメトリーで測定することが不可能である．そのため肺気量分画の中でもRV，FRC，TLCはスパイロメトリーで求めることはできない．RVの測定にはガス希釈法や体プレチスモグラフ法(図4)などの特殊な測定方法が必要である．そ

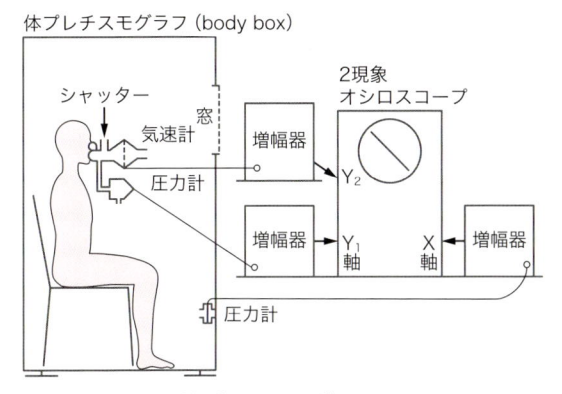

図4 体プレチスモグラフの原理
(中村雅夫, 飛田渉, 他：臨床検査技師のための呼吸機能検査ハンドブック, 真興交易医書出版部, p.107, 2005より転載)

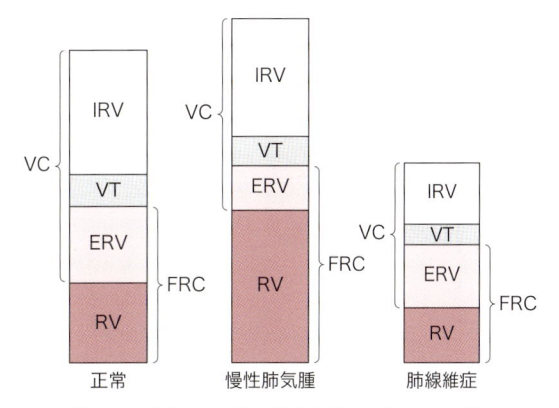

図5 種々の疾患に伴う肺気量分画の変化

れぞれの方法は基本的にはFRCを計測する方法であり，その結果とスパイロメトリーの結果を組み合わせて求められる（例：RV＝FRC－ERV）．

肺気量分画は種々の疾患によって変化する．神経筋疾患では呼吸筋の筋力低下によりTLCは減少し，RVは増加する．COPDや重度の気管支喘息患者では気管支の閉塞によりair trappingが生じ，RVが増加する（図5）．

> **用語**
> **ガス希釈法**
> N_2（窒素ガス）やHe（ヘリウムガス）を用いて，ガス濃度を測定することにより肺に存在する空気量を推定する方法で閉鎖回路法と開放回路法がある．

> **用語**
> **体プレチスモグラフ**
> 密閉された箱（body box）の中に入り，呼吸に伴う体容積の変化を測定する方法の総称で，容積変化をレスピロメータ（呼吸機能検査）などで測定する容積型と，容積変化による箱内圧の変化を測定する圧力型がある．1回の測定時間はきわめて短く，短時間の間にFRCの変化を追う場合などには便利である．

③MV

安静換気における1分間あたりの換気量を示す．安定した安静呼吸部分をサンプリングして平均VTに呼吸数を乗じて計算される．スパイロメータではVC測定前の安定した3～5回のVTから自動的に算出される．

④呼吸数

1分間あたりの呼吸数を示す．

2）努力換気で計測される指標

VCは緩徐に最大吸気，最大呼気を行ったのに対し，努力換気では最大努力下での呼気を測定する．その結果，FVC（forced vital capacity：努力性肺活量），FEV_1（forced expiratory volume in 1 second），flow-volume（F-V）曲線，MVV（maximal voluntary ventilation：最大努力換気量）が計測できる．VC同様に臨床や研究分野で多用され，特にFEV_1％（1秒率）は閉塞性換気障害の指標となる．

①FVC

最大吸気位から最大呼気位まで一気に呼出させた際の呼気量．閉塞性換気障害がない場合，VCとほぼ同値となる．

②FEV_1

FVCのうち，最初の1秒間に呼出された量．FEV_1をVCで除した値をFEV_1％（1秒率）といい，閉塞性換気障害の程度を反映する．FEV_1％が

III 臨床研究

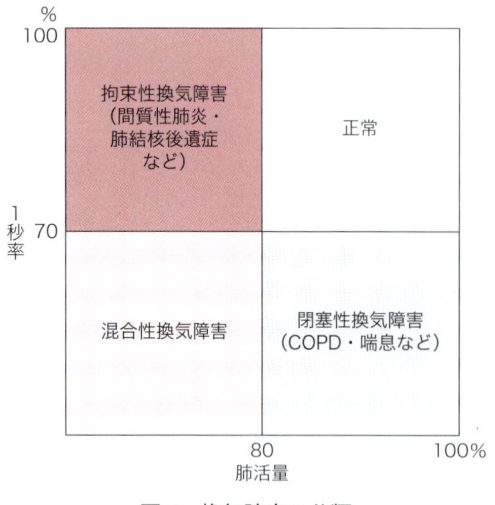

図6　換気障害の分類

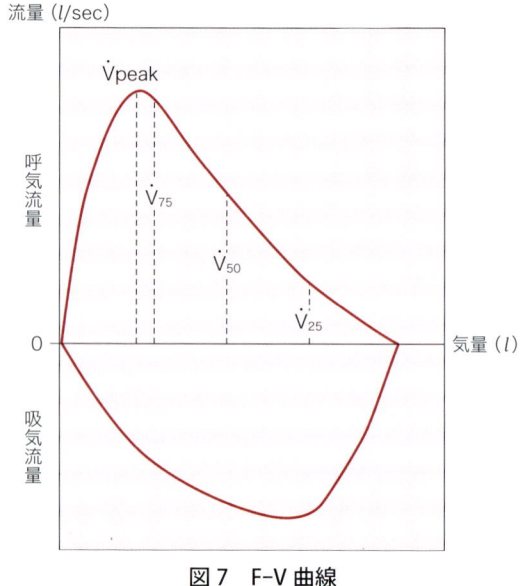

図7　F-V曲線

70％未満を閉塞性換気障害といい，気道狭窄などにより十分に呼出ができない状態をさす．

> **メモ**
> 換気障害の分類
> ％VCが80％未満を拘束性換気障害，FEV₁％が70％未満を閉塞性換気障害，％VCが80％未満かつFEV₁％が70％未満を混合性換気障害という(図6)．

③ F-V曲線

FVC測定時の流量(flow)と肺気量(volume)の関係をグラフに示したもの(図7)．縦軸に流量，横軸に肺気量をプロットしたもので，F-V曲線上で気流の最大値をpeak flow($\dot{V}$peak)といい，FVCが75％，50％，25％時の流量をそれぞれ$\dot{V}_{75}$，$\dot{V}_{50}$，$\dot{V}_{25}$と呼ぶ．$\dot{V}$peakから$\dot{V}_{75}$は上気道の閉塞を，$\dot{V}_{50}$から$\dot{V}_{25}$は末梢気道の病態を反映している．

④ MVV

最大呼吸努力で達成される換気量を示し，通常は12秒間の最大換気を測定し，5倍した数値が測定値として用いられる．

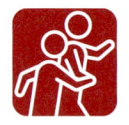

基本技術

スパイロメトリーは侵襲のない検査であるものの，最大努力下で行われる検査であるため，計測が続くと疲労を招く．少ない回数で最良の測定ができるよう，測定前の準備とともに，測定技術や結果を判断する知識の習得が必要である．また正確な測定をするために測定上の注意点をよく理解し，測定結果に誤差がないよう努める必要がある．

スパイロメータには換気量を直接測定する気量型と，流量を積分して計算する気流型があるが，現在は気流型のスパイロメータが多用されている．また近年は医療技術の進歩によりスパイロメータも小型化されており，ベッドサイドなどで簡便に測定することが可能になった．本項では気量型のスパイロメータを用いた方法で解説する．

1. スパイロメトリーに必要な準備(図8)

1) 測定に必要な物品
検査を行うにあたってスパイロメータ，ノーズクリップ，マウスピースを準備する．測定後の記録が行えるようにスパイロメータ内にある記録紙の残量があるか確認をしておく．

2) スパイロメータの補正
メーカーより機器が出荷される時点では機器は精度調整がなされているが，その後，時間とともに誤差が生じる場合があるので定期的に補正（キャリブレーション）を行う必要がある．補正の方法は機器によって異なるため，使用機器の取扱説明書にそって行う．

3) 感染管理
感染管理のリスクマネジメントの見地から検査機器が媒介となって，他の被験者へ感染することを回避しなければならない．検査時には，検査者は被験者ごとに手洗いをし，マウスピースは被験者ごとに交換する．

4) 測定準備
被験者の状態観察を行う．自覚症状（特に呼吸苦症状）の有無，呼吸状態の観察を行い，測定ができる状態か否か確認する．スパイロメトリーは被験者の十分な協力がないと正しい再現性のある測定結果は得られない．そのため測定前に十分な説明が必要であり，また初めて検査を受ける被験者では1～2度練習してから計測することが望ましい．

2. 測定上の注意点

スパイロメトリーの測定に関しては室温，検査者間，測定時間，体位によって計測値に差が生じる．そのため，スパイロメトリー測定上の基本知識として下記の項目を配慮しなければならない．

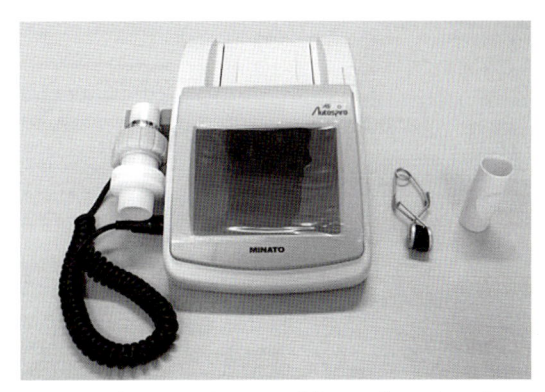

図8 スパイロメータ，ノーズクリップ，マウスピース
(AS-307，ミナト医科学)

- 室温：測定を行う室内の温度は快適な温度に保つ．低温環境下（17℃未満）で測定を行うと気流制限がみられることがある．

- 検査者による変動：検査者の測定技術により，結果が変化する場合がある．基本的にスパイロメトリーは最大限の努力下で行われるため，適切な測定には声掛けや合図も重要になる．検査者は被験者が最大限の努力ができるように，適切な声掛けや合図を行う．

- 日内変動：測定する時間により，結果が変動する場合がある．特に気管支喘息患者では午前と午後で気管支径が変化したり，気管支拡張薬など服薬前後で結果が変動する．24時間の中でも疾患や服薬状況によって結果が変動することがあるため，同一被験者を測定する場合には，測定時間，測定条件を一定にしておく必要がある．

- 体位による変動：測定時の体位は結果に影響する．座位や立位に比べ，臥位ではFRCの減少に伴いVC，TLCも減少する(図9)．したがってスパイロメトリーを行う場合には測定した際の姿位を記載し，同じ姿位で計測することが望ましい．

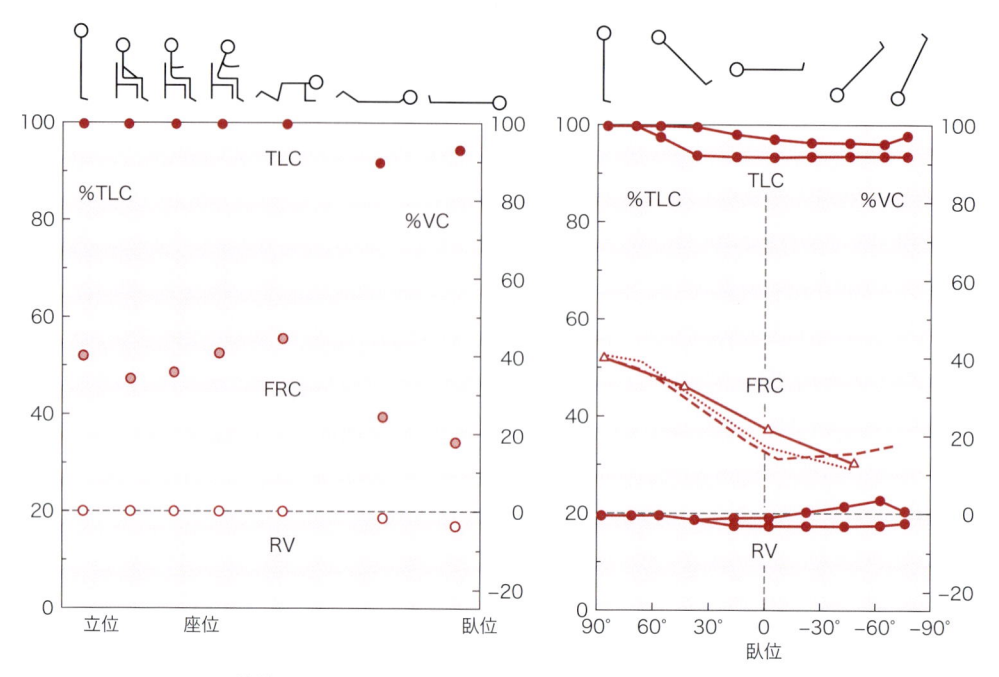

図9 体位による肺活量，肺気量分画の変化（文献4）より引用改変）

3. スパイロメトリーの測定手順

1) VC（%VC），肺気量分画の測定手順

手順

❶ 通常は座位か立位で行う（離床が困難な場合にはヘッドアップの姿勢でも行えるが，姿勢によって結果が変化するため，測定方法を記載し，同一姿位で実施することが必要）．

❷ 検査結果は被験者の最大努力に依存するため，被験者に最大限努力するよう十分に説明する．

❸ ノーズクリップで鼻腔を閉鎖し，唇の横から息が漏れないようにマウスピースをしっかりくわえる（図10）．

❹ 安静時呼吸を3〜4回行った後，最大呼気位までゆっくりと呼出させる．最大呼気位に達すると次に最大吸気位まで吸気を行わせる．さらにもう一度，最大呼気位まで呼出させ，再度安静呼吸を行わせ終了する．

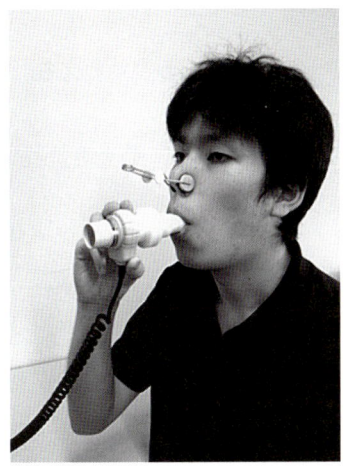

図10　スパイロメトリー測定風景　　図11　VC測定のフローチャート

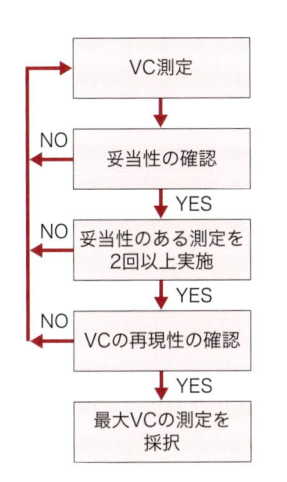

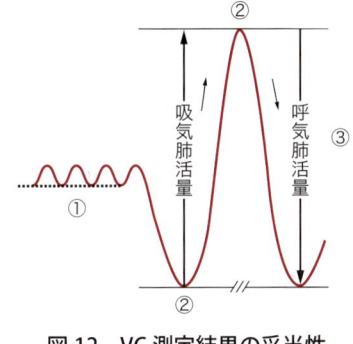

図12　VC測定結果の妥当性

①〜④の計測を2回程度繰り返し，最も良好な値を採用するのが一般的な方法である．

VC測定のフローチャートを図11に示す．検査の測定間隔は被験者の状態をよく確認し（疲労，自覚症状の有無，モチベーション），検査の間に適宜休憩を入れながら進める．

2) VC測定結果の妥当性と再現性
a. 妥当性の確認（図12）

1回の測定ごとに結果の妥当性を確認する．モニター上のスパイログラムで下記の項目が確認できれば妥当な結果と判断する．

❶ 安静呼気位が安定しVCの呼気側1/3から1/2あたりに位置していること．

❷ 最大呼気位と最大吸気位のプラトーが確認できること．

❸ 呼気VCが吸気VCとほぼ同じである．

b. 再現性の確認

妥当な2回の測定結果が得られ，最大VCと2番目に多いVCの差が200ml以内であれば再現性があると判断し，検査を終了する．VCが最大値を示すスパイログラムを採択するが，最大4回まで実施しても再現性が得られない場合には，VCが最大のものを採択する．

3) FVC，FEV$_1$（FEV$_1$%），F-V曲線の測定

1回のFVCの検査によりFVC，FEV$_1$（FEV$_1$%），F-V曲線を同時に測定できる．

❶ 通常は座位か立位で行う．

❷ 検査結果は被験者の最大努力に依存するため，被験者に最大限努力するよう十分に説明する．

Ⅲ 臨床研究

❸ノーズクリップで鼻腔を閉鎖し，唇の横から息が漏れないようにマウスピースをしっかりくわえる．

❹安静時呼吸を3〜4回行った後，最吸気位まで素早く吸わせる（力を入れないように）．最大吸気位に達すると最大呼気位まで一気に努力性呼気を行わせる．

❺最低6秒以上呼気努力を続けるよう指示し，最低2秒以上呼気量が変化しないことを確認して測定終了とする．

```
        FVC測定
          ↓
    妥当性の確認 ──NO→
          ↓YES
 妥当性のある測定を ──NO→
   3回以上実施
          ↓YES
 ベストカーブとセカン
 ドベストカーブの選択
          ↓YES
  FEV₁とFVCの再現性 ──NO→
      の確認
          ↓YES
    ベストカーブを選択
```

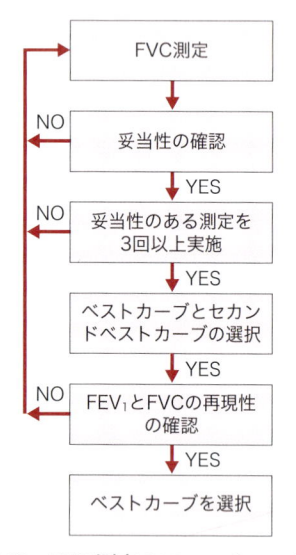

図13　FVC測定のフローチャート

①〜⑤の計測を3回程度繰り返し，最も良好な値を採用するのが一般的な方法である．

FVC測定のフローチャートを図13に示す．VC測定同様，検査の測定間隔は被験者の状態をよく確認し（疲労，自覚症状の有無，モチベーション），検査の間に適宜休憩を入れながら進める．

4）FVC測定結果の妥当性と再現性
a．妥当性の確認

1回の測定ごとに結果の妥当性を確認する．モニター上のスパイログラムで下記の項目が確認できれば妥当な結果と判断する．

❶ **F-V曲線のパターンが良好であること**（図14）
図14aは適切なF-V曲線である．適切なF-V曲線であるかの確認は最大吸気ができているか，呼気早期にピークが得られているか，良好なカーブが得られているかである．図14b〜eは咳嗽や呼気努力低下によるカーブ不良例である．

❷ **呼気開始が良好であること**
外挿気量がFVCの5％または150mlのいずれか大きい方より小さい．

❸ **十分な呼気ができていること**
時間—気量曲線において2秒以上のプラトーが確認できること．ただし閉塞性換気障害を有する検者などでプラトーにならない場合は十分な呼気時間があることを確認する．

11 呼吸

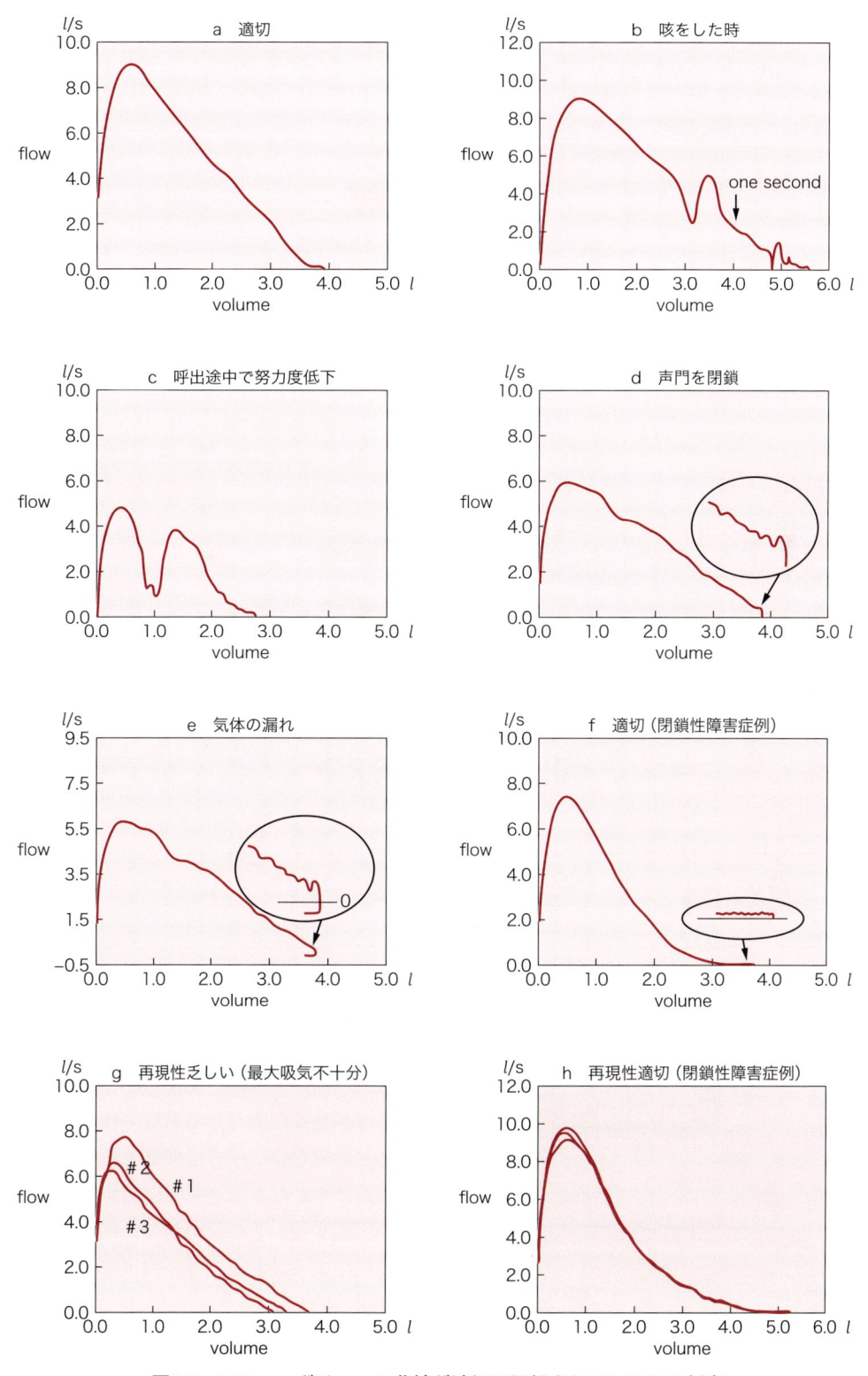

図14　フロー・ボリューム曲線が適切に記録されているかの判定

(日本呼吸器学会肺生理専門委員会：臨床呼吸機能検査第7版，メディカルレビュー社，p.28，2008より引用)

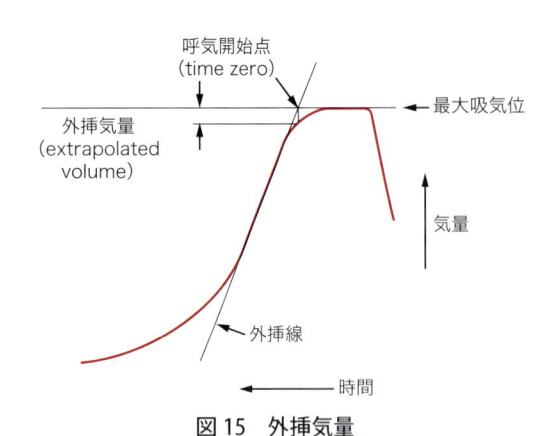

III 臨床研究

図15 外挿気量

(日本呼吸器学会肺生理専門委員会(編)：呼吸機能検査ガイドライン, メディカルレビュー社, p.17, 2004より引用)

b. 再現性の確認

妥当な3回の測定結果が得られたらF-V曲線を比較する．最大努力下でのF-V曲線はほぼ同じカーブとなる(図14h)．測定したF-V曲線のうち，ピークが高く，呼気努力の最も良好なカーブをベストカーブとし，次に良好なカーブをセカンドカーブとする．ベストカーブとセカンドカーブのFEV₁の差が200ml以内であること，さらに両者のFVCの差が200ml以内であれば再現性があると判断し，ベストカーブの測定結果を採択する．

> **メモ**
>
> **外挿気量**
> 努力呼気曲線の最大の傾き部分の直線を延長し，最大吸気位と交わる点をFVCの呼気開始点(time zero)という．呼気開始点における呼気量を外挿気量(extrapolated volume)という．外挿気量がFVCの5％あるいは150mlのどちらか大きい方以上の場合は呼気開始が不良と判断する．

4. 測定後

測定後は被験者に十分な休息をとらす．また感染防止のために機器の消毒，メンテナンスを行う．

B. 呼吸筋力テスト

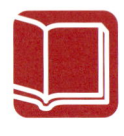

基礎知識

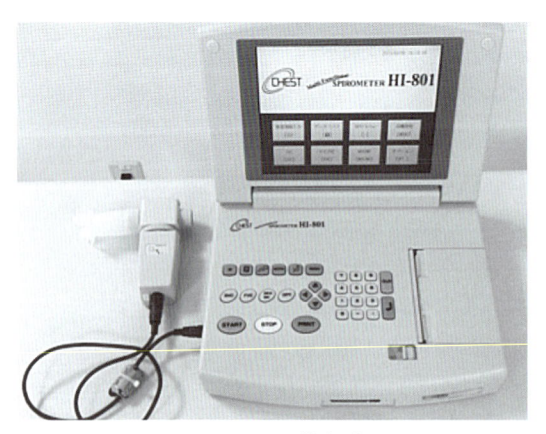

図16 呼吸筋力計

1. 呼吸筋力テストとは

呼吸運動には横隔膜をはじめとする内外肋間筋などの呼吸筋が関与しており，呼吸運動には欠かすことのできない重要な要素である．呼吸筋麻痺や筋力低下が起こると呼吸に関するさまざまな障害が出現する．そのため他の骨格筋同様，呼吸筋力を測定することは，呼吸障害を判別する上でも大変重要である．

呼吸には横隔膜，肋間筋，腹筋，呼吸補助筋など多くの筋が関与しているため，骨格筋のように各筋を単独で測定することは不可能である．その

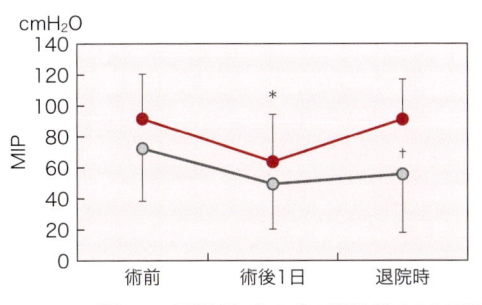

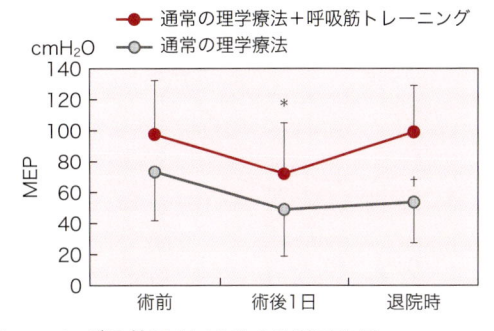

図17　冠動脈バイパス術前後の呼吸筋トレーニングの効果（文献5）より引用改変）

ため呼吸筋力計（図16）と呼ばれる測定機器を用い吸気時および呼気時の口腔内圧を測定し，その結果を呼吸筋力とする方法が一般的である．吸気筋力の測定にはPImax（maximum inspiratory pressure：最大吸気口腔内圧），呼気筋力の測定にはPEmax（maximum expiratory pressure：最大呼気口腔内圧）が用いられる．

2. どのような研究で用いられるか

呼吸器疾患における呼吸筋の経時的変化や理学療法効果の検証などで用いられる．特にThreshold®やP-flex®などの呼吸筋筋力トレーニング機器を使用したトレーニング前後での呼吸筋の変化をみた研究や，運動療法前後での呼吸筋の変化をみた研究報告などが多い．図17は冠動脈バイパス術前後に通常の理学療法を行った群と，通常の理学療法に加えて呼吸筋力トレーニングを行った群の呼吸筋力の変化をみた研究である．結果，通常の理学療法に呼吸筋トレーニングを併用することで退院時の呼吸筋力の改善率が高くなることを示している．

> **メモ**
> **Threshold®，P-flex®**
> 吸気抵抗負荷をかける器具であり，呼吸筋に適度な負荷を加えることにより呼吸筋強化を図る目的で使用される．

3. 呼吸筋力テストから得られる情報

呼吸筋力計を用いて呼吸筋を計測した結果，PImaxおよびPEmaxが計測される．

1) PImax

最大呼気位から最大吸気位まで努力性吸気を行った際の口腔内圧であり，PImaxの低下は吸気筋力低下や吸気筋の筋疲労が疑われる．またPImaxが55cmH$_2$Oを下回ると肺胞低換気となり高炭酸ガス血症を呈しやすくなる．

2) PEmax

最大吸気位から最大呼気位まで努力性呼気を行った際の口腔内圧であり，PEmaxは主に呼気筋力や咳嗽力を反映している．PEmaxの低下は呼気筋力の低下や咳嗽力低下を呈しやすくなる．

図18は肺気量と最大発生口腔内圧の関係を表したものである．吸気筋は残気量位付近で発生圧が最大を示し，呼気筋においては全肺気量位付近で発生圧が最大となる．

呼吸筋力は個人差が大きく，年齢や体型，性別の影響を受ける．特に呼吸筋は加齢の影響を受けやすく，加齢に伴いPImax，PEmaxは低下する．

PImaxの平均値は男性：−129〜−126cmH$_2$O，女性：−98〜−91cmH$_2$Oであり，PEmaxの平均値は男性：216〜238cmH$_2$O，女性：138〜164cmH$_2$Oである．またPImaxとPEmaxの予測には表3の式が用いられる．

Ⅲ 臨床研究

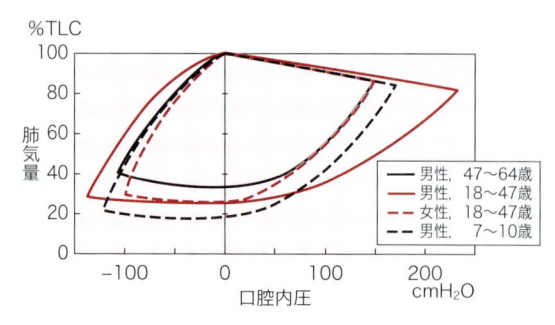

図18　各年齢層における最大発生口腔内圧と肺気量の関係（文献6）より引用改変）

表3　PImax および PEmax の予測式

・PImax の予測式
　男性：45.0－0.74×年齢＋0.27×身長(cm)＋0.60×体重(kg)
　女性：－1.5－0.41×年齢＋0.48×身長(cm)＋0.12×体重(kg)

・PEmax の予測式
　男性：25.1－0.37×年齢＋0.20×身長(cm)＋1.20×体重(kg)
　女性：－19.1－0.18×年齢＋0.43×身長(cm)＋0.56×体重(kg)

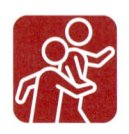

基本技術

呼吸筋力の計測は他の筋力検査と同様に，最大努力下で行われたか否かが重要である．結果は被験者の努力に依存するため，被験者に励ましの声を掛け，最大努力をしてもらうことが重要である．

1. 呼吸筋力テストに必要な準備

1）測定に必要な物品

検査を行うにあたって呼吸筋力計とマウスピースを準備する．マウスピースは被験者ごとに交換する．測定後の記録が行えるように記録紙の残量があるか確認をしておく．

2）感染管理

検査時には，検査者は被験者ごとに手洗いをし，マウスピースは被験者ごとに交換する．

3）測定準備

被験者の状態観察を行う．自覚症状（特に呼吸苦症状）の有無，呼吸状態の観察を行い，測定ができる状態か否か確認する．呼吸筋力計の測定は胸腔内圧が大きく変動するため，気胸の既往がある被験者や高度な肺胞内囊胞（ブラ）がある被験者，病態の不安定な被験者や併存疾患のある被験者には行わない．

2. 測定上の注意点

スパイロメトリーと同様に，姿勢による影響を受けるため，同じ測定姿位が望ましい．また呼吸筋力測定時には測定用の管が密封されていることで，PImax 測定時は声門閉塞，PEmax 測定時には頬筋が使用されることで圧の過大評価が生じやすい．そのため，シリンダーにわずかな小孔を開け測定時に口腔内の空気を外に逃がすようにする．

3. 測定方法

❶基本的には座位で行う．

❷ノーズクリップで鼻腔を閉塞させ，マウスピースをくわえる．

❸ **PImax を測定する場合は最大呼気位から最大吸気努力を**，**PEmax を測定する際には最大吸気位から最大呼気努力**を行わせる．いずれも1.5秒以上の圧を保持し，1秒間維持できた最大圧を用いる（図19）．瞬間的なスパイク値は採用しない．

❹ 通常は3回行わせ，最大値を採択する．

4. 測定後

測定後は被験者に十分な休息をとらす．また感染防止のために機器の消毒，メンテナンスを行う．

● 引用文献 ●

1) 森沢知之，鈴木あかね，他：肺切除術後早期からの肺機能回復過程と運動耐容能の変化．理学療法科学，21(4)：381-386, 2006.
2) 日本呼吸器学会肺生理専門委員会（編）：臨床呼吸機能検査第7版，メディカルレビュー社，2008.
3) 中村雅夫，飛田渉，他：臨床検査技師のための呼吸機能検査ハンドブック，真興交易医書出版部，2005.
4) Mead J : Statics of the respiratory system. Handbook of physiology "Respiration", Am Physiol Soc, p.398, 1964.
5) Barros GF, et al : Respiratory muscle training in patients submitted to coronary arterial bypass graft. Rev Bras Cir Cardiovasc, 25(4) : 483-490, 2010.
6) Cook CD, et al : Static volume-pressure characteristics of the respiratory system during maximal efforts. J Appl Physiol, 19 : 1016-1022, 1964.

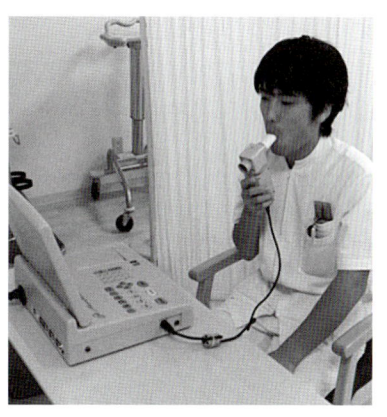

図19 呼吸筋力測定

（森沢知之）

12 循環

はじめに

循環器領域における臨床研究は心疾患患者（心不全，虚血性心疾患，心臓外科手術）やPAD（peripheral arterial disease：末梢動脈疾患）患者を対象とした研究がほとんどである．その内容は運動耐容能を測定する各種運動負荷試験，骨格筋酸素動態を測定する近赤外線分光法，動脈硬化の程度や血管の狭窄を測定する動脈硬化検査など多岐にわたる（表1）．またその他にも心疾患患者の自律神経（交感神経・副交感神経）活性をみた研究や身体活動量を測定した研究などさまざまである．その中でも運動負荷試験は運動に伴う循環器系および呼吸器系，代謝系に対する反応を測定する試験であり，大変重要な検査である．臨床研究においても運動負荷試験の各指標を用いた研究報告が多く，本項では各種運動負荷試験について解説する．

表1　循環器領域の臨床研究で主に用いられる研究内容

運動負荷試験（心肺運動負荷試験，平地歩行試験，階段昇降など）
近赤外線分光法
動脈硬化検査（足関節上腕血圧比，脈波伝播速度など）
自律神経（交感神経，副交感神経活性）

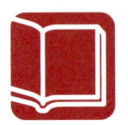

基礎知識

1. 運動負荷試験とは

運動負荷試験は対象者の運動耐容能を評価する上で必要不可欠な評価項目であり，対象者の病態把握や治療の効果判定はもちろんのこと，臨床研究のoutcomeとしても多用される．運動負荷試験にはさまざまな方法があり，疾患や病態，さらに施設の状況などにより選択される．運動負荷試験の中でも最も使用されている方法は6MWT（6 minutes walk test：6分間歩行試験）やSWT（shuttle walking test）などの平地歩行試験であると思われる．これらの方法は特別な測定機器を必要とせず，測定も簡便であることから使用される頻度は高い．しかし，運動耐容能に関する詳細な評価は不可能であることから，その使用には限界がある．

運動耐容能をより詳細に評価する方法として呼気ガス分析装置を用いたCPX（cardiopulmonary exercise testing：心肺運動負荷試験）がある．呼気ガス分析装置を使用することで活動筋での酸素利用および酸素輸送能（呼吸・循環・代謝）の総合的評価が可能であり，多くの詳細な情報が得られる．対象者の運動負荷に対する呼吸，循環，代謝の反応を正確に評価することができるため，理学療法において大変有用な評価方法といえるが，呼気ガス分析装置は高価であり，測定には熟練が必要であるためどの施設でも行えるわけではない．

2. どのような臨床研究に用いられるか

運動療法を中心とした理学療法の介入効果を検証するために用いられることが多い．特に回復期における運動療法の効果検証に用いられることが多く，循環器疾患をはじめ呼吸器疾患，代謝系疾患を対象とした研究が多い(表2)．

1) 6MWT

6分間の間に対象者が最大限に歩ける距離を測定する方法で，簡便で特殊な測定機器を必要としないため，世界的に最も使用されている方法である．測定結果が対象者の努力に大きく依存するデメリットもある．6MWTでは6分間の総歩行距離，脈拍，SpO_2(経皮的酸素飽和度)，RPE(ratings of perceived exertion：主観的運動強度)を計測し，運動耐容能および運動に対する呼吸循環動態を評価する．RPEにはBorgスケールや修正Borgスケールが用いられる(表3)．6MWTの一般的な標準値は表4の標準式で求めることができる．

用語

Borgスケールと修正Borgスケール

呼吸困難感や疲労の程度を対象者が直接評価する方法．Borgスケールは主に全身疲労感の程度を評価する際に使用し，6「何も感じない」から20「最大限にきつい」の15段階の評価尺度で構成されている．修正Borgスケールは呼吸症状の程度を評価する際に使用し，基本的には0「何も感じない」から10「非常に強い」のスケールで表現される．

---

2) SWT

6MWT同様に，平地歩行時の歩行距離を測定する方法であるが，6MWTと大きく異なる点は1分ごとに歩行速度が増す漸増負荷試験で，対象者の努力による依存度が少なく6MWTよりも心肺機能を反映するメリットがある．さらにpeak $\dot{V}O_2$(peak oxgen uptake：最高酸素摂取量)との

表2　運動負荷試験の対象例

循環器疾患	心不全，虚血性心疾患(心筋梗塞，狭心症)，心臓外科手術
呼吸器疾患	開胸・開腹手術，COPD，間質性肺炎，肺結核後遺症
代謝系疾患	糖尿病，肥満，慢性腎不全
その他	癌，血友病，整形疾患，中枢神経疾患

表3　Borgスケールと修正Borgスケール

Borgスケール (Borg RPE scale)		修正Borgスケール (Borg CR10 scale)	
6	何も感じない	0	何も感じない
7	非常に楽である	0.3	
8		0.5	非常に弱い
9	かなり楽である	1	
10		1.5	
11	楽である	2	弱い
12		2.5	
13	ややきつい	3	中程度
14		4	
15	きつい	5	強い
16		6	
17	かなりきつい	7	とても強い
18		8	
19	非常にきつい	9	
20	最大限にきつい	10	非常に強い
		～	
		●	絶対的最大

表4　6MWTの標準値(文献1)より引用)

男性：歩行距離(m) = 7.57×身長(cm) − 5.02×年齢 − 1.76×体重(kg) − 309

女性：歩行距離(m) = 2.11×身長(cm) − 5.78×年齢 − 2.29×体重(kg) + 667

相関も高く，歩行距離の結果からpeak $\dot{V}O_2$の予測値の算出が可能である．ただしSWTの実施に

III 臨床研究

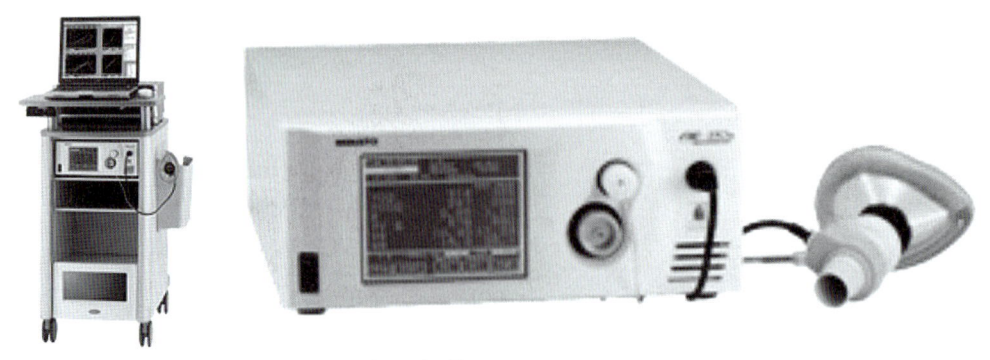

図1 呼気ガス分析装置(AE-310S，ミナト医科学)

表5 breath-by-breath 法と mixing chamber 法

	breath-by-breath法	mixing chamber法
メリット	・負荷量の変化に速やかに応答 ・蛇管，バルブが不要	・安価 ・測定が容易
デメリット	・時間的ずれの正確な補正が必要 ・高価	・早い変化は検出不能 ・$\dot{V}O_2$, $\dot{V}CO_2$の時間遅れ

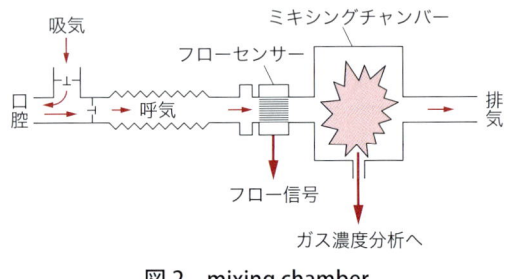

図2 mixing chamber

あたっては登録制であるため，登録者(登録施設)以外のテキストの使用，学会発表，論文発表は認められていない．SWT実際の際には下記に登録する必要がある．

長崎大学医学部保健学科理学療法学専攻千住教室

〒852-8520　長崎県長崎市坂本1-7-1
Tel 095-849-7963　fax 095-849-7963
HP http://www.senjyu.am.nagasaki-u.ac.jp

メモ
SWTの結果からpeak $\dot{V}O_2$を算出する予測式
最高酸素摂取量(ml/kg/分) = 4.19 + 0.025 × 歩行距離(m)

3) CPX

運動負荷に対する呼吸，循環，代謝の反応を最も詳細に評価できる方法である．疾患や目的に応じて使用する機器やプロトコルは異なる．CPXの実施には主に呼気ガス分析装置，運動負荷装置，心電計，血圧計などが必要である．

a. 呼気ガス分析装置(図1)

呼気ガス分析装置とは生体の呼気ガス中のガス組成濃度と容積を同時に計測することで，$\dot{V}O_2$ (oxygen uptake：酸素摂取量)をはじめとする各換気パラメータが測定できる機器で，対象者の総合的な運動耐容能を評価する上で重要な機器である．ガス分析装置の測定方法はbreath-by-breath法とmixing chamber法があり，表5のような特徴がある．

mixing chamber法(図2)：呼気ガスをmixing

図3 breath-by-breath

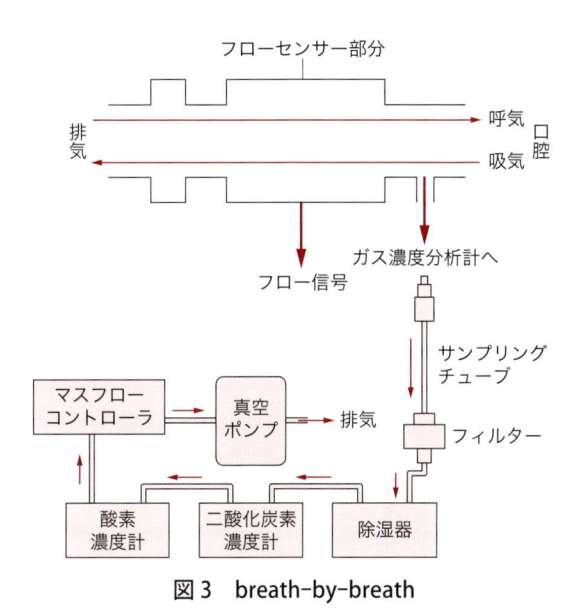

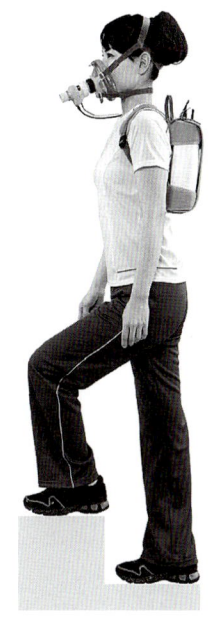

図4 携帯型呼吸代謝モニタシステム
(AE-100i, ミナト医科学)

chamberに集め，mixing chamberからサンプルを測定部へ導き，そのガス濃度を測定し，呼気流量との積を求めて酸素摂取量を算出する方法．負荷強度がある一定の範囲内であり，代謝が定常状態である場合には問題なく測定できるが，早いガス濃度の変化には対応できない．

breath-by-breath法(図3)：マウスピースまたはマスク内における呼吸量とガス濃度を1呼吸ごとに計測する方法．ramp負荷を用いた運動負荷時にはbreath-by-breath法が必要である．現在ではbreath-by-breath法が一般的である．

> **メモ**
>
> **携帯型呼吸代謝モニタシステム**
> 従来の呼気ガス分析装置は据置型のものが多く，自転車エルゴメータやトレッドミルなどの負荷装置付近での測定が主であったが，近年は呼気ガス分析装置も小型，軽量化し，自由に移動しての測定が可能になった．廊下，階段などあらゆる場所での測定が可能になり，測定の応用範囲がますます拡大するものと思われる(図4)．

b. 運動負荷装置

CPX実施時の運動負荷装置には自転車エルゴメータやトレッドミルがある．負荷装置はそれぞれの特徴を理解し，目的に合わせて使用することが重要である(表6)．急性期では安全性が高く，各種の測定が行いやすい自転車エルゴメータが使用されることが多い．トレッドミルは歩行速度，傾斜を自由に設定できることからPAD患者などで使用されることが多い．

c. 運動負荷のプロトコル

運動負荷のプロトコルには1段階負荷法，段階的漸増負荷法，直線的漸増負荷法(ramp負荷)があるが，一般的にはpeak $\dot{V}O_2$やAT(anaerobic threshold：嫌気性代謝閾値)など運動耐容能の重要な指標が得られるramp負荷が使用される(図5)．

1段階負荷：最も基本的なプロトコルで，一定の負荷に対する呼吸循環動態を分析する方法である．漸増負荷で運動療法用に決定された運動強度での安全性や呼吸循環応答の確認のために実施されることが多い．

III 臨床研究

表6 自転車エルゴメータとトレッドミルの特徴

自転車エルゴメータ	トレッドミル
・安全性が高く，腰や関節への負担が少ない ・下肢以外の対象者の体動が少ないため測定上のノイズが少なく，各種の計測が容易 ・省スペースで実施可能 ・自転車に乗りなれない高齢者には不向き ・トレッドミルに比べると動員される筋群が少ない	・日常生活で重要な運動形態である ・最大運動負荷が得られやすい ・転倒の危険性がある ・負荷強度が上がると体動により各種測定に誤差が生じやすくなる

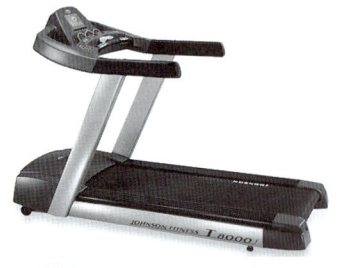

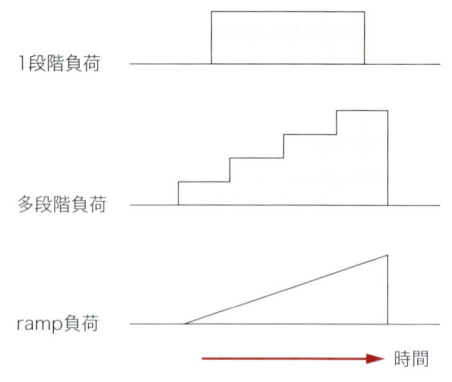

図5 運動負荷プロトコルの種類

表7 トレッドミルによる多段階漸増負荷プロトコル（Bruce法）

段階	I	II	III	IV	V	VI	VII
スピード（m/h）	1.7	2.5	3.4	4.2	5	5.5	6
傾斜角（%）	10	12	14	16	18	20	22

段階的漸増負荷法：主にトレッドミルで使用され，負荷（歩行速度や傾斜角）を段階的に増加させる方法である．負荷は数段階に設定されており，Bruce法（表7）などさまざまなプロトコルがある．
ramp負荷：一定の傾きをもって直線的に負荷が増加する方法で，主に自転車エルゴメータで使用される．ramp10は1分間に10Wずつ負荷量が増加する負荷方法で，高齢者や心疾患患者，呼吸器疾患患者などで用いられる．健常者でかつスポーツ選手などはramp30〜40が用いられる．

d. CPX（ramp負荷）から得られる情報

CPXから得られる代表的な評価指標を図6に示す．特にpeak $\dot{V}O_2$ は対象者の身体活動能力の指標として，また生命予後の指標として最も重要な情報である．
$\dot{V}O_2$：単位時間内に組織が酸素を取り込む量で，運動強度の指標となる．運動強度の増加に伴い，$\dot{V}O_2$ も上昇し，ramp負荷時には下記の $\dot{V}O_2$ を求めることができる（図7）．$\dot{V}O_2$ は心拍出量と動静脈酸素含有量較差（筋肉に取り込まれた酸素量）により規定されている．
$\dot{V}O_2$ max（maximum $\dot{V}O_2$：最大酸素摂取量）：$\dot{V}O_2$ maxは漸増による負荷量が増加しても $\dot{V}O_2$ がそれ以上に上昇しない限界に達した $\dot{V}O_2$ であり，被験者の意欲や自覚的症状に依存しない最大運動能力を示す．$\dot{V}O_2$ maxの判定基準は以下のとおりである．

① $\dot{V}O_2$ がプラトーに達すること
② 呼吸商が1.1以上
③ 心拍数が予測最大心拍数（220－年齢）の90％以上
④ 運動中の血中乳酸濃度が8mmol・l^{-1}

peak $\dot{V}O_2$：運動負荷試験中に記録された最高の酸素摂取量であり，運動耐容能を評価する上で有用な指標である．年齢，性別により正常値は異なり，対象者の意欲や負荷量に左右される．実際の臨床では下肢疲労，息切れなどの出現により $\dot{V}O_2$ max の到達は困難であり，自覚的最大負荷での運動終点の peak $\dot{V}O_2$ を $\dot{V}O_2$ max の代用として用いる．peak $\dot{V}O_2$ は運動耐容能の指標以外にも重症心疾患患者の予後予測の指標（10ml/kg/min以下では予後不良）や心移植の適応基準（14ml/kg/min以下で移植の適応）としても用いられる．peak $\dot{V}O_2$ の基準値は男性－0.38×年齢＋52.1，女性は－0.23×年齢＋40.4で求められる．

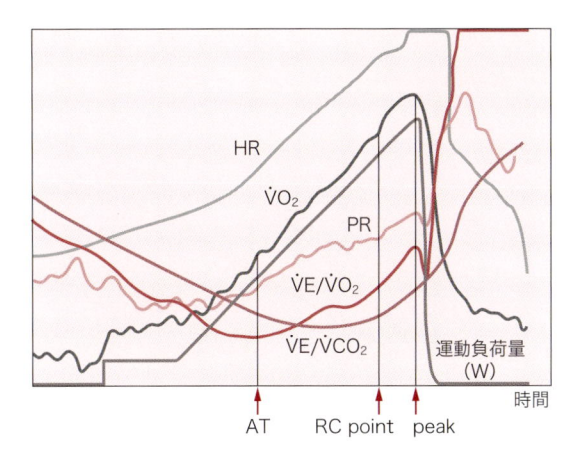

図6　ramp負荷時の各指標の変化

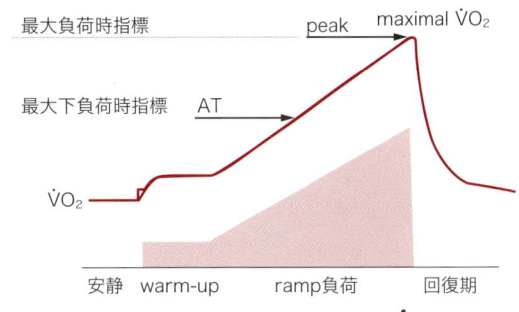

図7　ramp負荷時の代表的な $\dot{V}O_2$

> **メモ**
> **peak $\dot{V}O_2$ と $\dot{V}O_2$ max の違い**
> $\dot{V}O_2$ max は漸増による負荷量が増加しても $\dot{V}O_2$ がそれ以上に上昇しない最大運動能力であるのに対し，peak $\dot{V}O_2$ はその検査時に記録された $\dot{V}O_2$ の最高値である．実際の臨床では対象者に $\dot{V}O_2$ max まで負荷をかけることは難しく peak $\dot{V}O_2$ が使用される．

$\dot{V}CO_2$ (carbon dioxide output：二酸化炭素排出量)：単位時間内に組織が排出した炭酸ガスの量．

RQ (respiratory quotient：呼吸商)：生体が取り込んだ酸素と排出した二酸化炭素の比であり，二酸化炭素排出量を酸素摂取量で除した値．通常，安静時のRQは0.8である．

$\dot{V}T$ (tidal volume：1回換気量)，RR (respiratory rate：呼吸数)：1回の換気量と1分間あたりの呼吸数．

$\dot{V}E$ (minute volume：分時換気量)：VTとRRの積であり，1分間あたりの換気量．

$\dot{V}E/\dot{V}O_2$，$\dot{V}E/\dot{V}CO_2$：換気量に対する $\dot{V}O_2$ または $\dot{V}CO_2$ を示す．また縦軸に $\dot{V}E$，横軸に $\dot{V}CO_2$ のデータをプロットしたものを $\dot{V}E/\dot{V}CO_2$ slope といい，CO_2 排出量に対する分時換気量の増加を示す．心不全患者では死腔換気が多いため，同じ $\dot{V}CO_2$ に要する換気量は増加するため，$\dot{V}E/\dot{V}CO_2$ は急勾配になる（図8）．

⊿$\dot{V}O_2$/⊿WR：単位仕事量あたりの心拍出量や $\dot{V}O_2$ の増加を示す．⊿$\dot{V}O_2$/⊿WRは心拍出量の増加率を反映しており，心疾患患者では低下する．正常では約10～11ml/min/Wである．

P$_{ETO_2}$（呼気終末酸素分圧），P$_{ETCO_2}$（呼気終末二酸化炭素分圧）：呼気終末における肺胞呼気中の酸素分圧および二酸化炭素分圧を表す指標．P$_{ETCO_2}$ は RC ポイント（respiratory compensation：呼吸性代償作用点）で最高値となる．

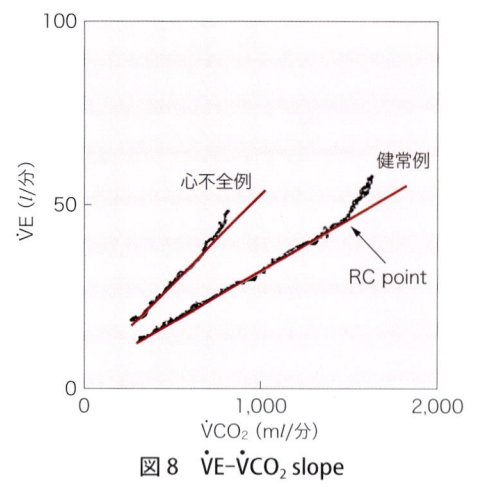

III 臨床研究

図8 $\dot{V}E$-$\dot{V}CO_2$ slope

（伊東春樹：運動処方作成のための心肺運動負荷試験．狭心症・心筋梗塞のリハビリテーション（木全心一監修），改訂第4版，南江堂，p.145，2009より許諾を得て転載）

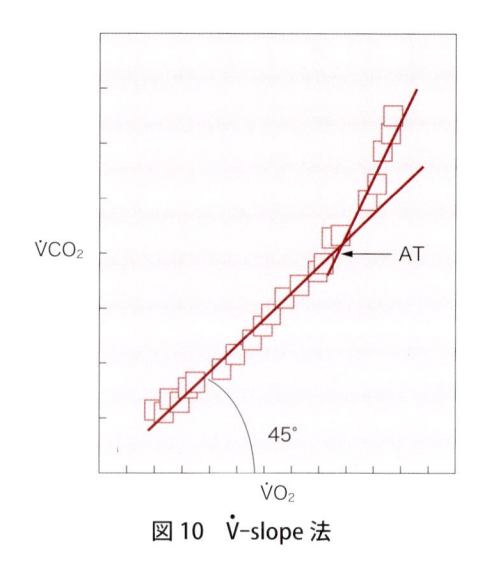

図10 $\dot{V}$-slope法

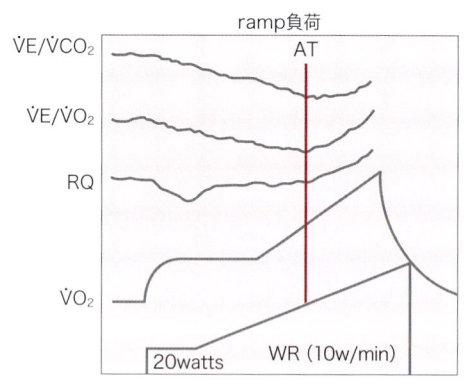

図9 AT決定のためのクライテリア

（伊東春樹：運動療法における呼吸・循環器学的基礎．Current Therapy 9：1336-1343，1991より引用）

① RQの運動強度（$\dot{V}O_2$）に対する上昇点
② $\dot{V}CO_2$の$\dot{V}O_2$に対する上昇点（$\dot{V}$-slope法）
③ $\dot{V}E/\dot{V}O_2$が増加せずに$\dot{V}E/\dot{V}O_2$が増加する点
④ 呼気終末二酸化炭素分圧（P_{ETCO_2}）が変化せず呼気終末酸素分圧（P_{ETO_2}）が増加する点
⑤ $\dot{V}E$の$\dot{V}O_2$に対する上昇点

用語

V-slope法
縦軸に$\dot{V}CO_2$，横軸に$\dot{V}O_2$のデータをプロットしたものをV-slope法という．ATポイントまでは45度で上昇するが，ATを超えると$\dot{V}O_2$に対して，$\dot{V}CO_2$が上昇するため非直線的に増加を始める．この変曲点がATポイント決定の基準となり，このAT決定の方法をV-slope法という（図10）．

ATポイント

運動強度を漸増する過程で有酸素的代謝に無酸素的代謝によるエネルギー産生が加わる直前の運動強度と定義されており，運動耐容能の評価や運動処方の際によく用いられる．心疾患患者の至適運動強度としても推奨されている．

ATの基準値は男性－0.22×年齢＋32.3，女性は－0.16×年齢＋27.8で求められる．

呼気ガス分析法によるAT決定のための基準を以下に示す（図9）．

RCポイント

AT以上の運動強度がさらに増加すると，アシドーシスを是正するために換気量を増加してCO₂を排出する呼吸性代償の開始点をRCポイントと呼ぶ．RCポイントになると$\dot{V}CO_2$よりも$\dot{V}E$が増加するため，$\dot{V}E/\dot{V}CO_2$は上昇し始める（$\dot{V}E/\dot{V}CO_2$ slope）（図8）．RCポイントがみられると運動限界の直前であることを示す．

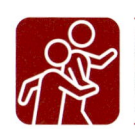

基本技術

1.6MWT

1) 測定前の準備

測定に必要な物品はストップウォッチ，椅子(休憩用)，評価用紙(図11)，血圧計であるが，必要に応じて心電計や自動体外式除細動器，酸素吸入装置を用意しておく．測定は人の往来の少ない平地で，歩行しやすい廊下を使用する．ATS(アメリカ胸部疾患学会)のガイドラインでは30mの直線コースが推奨されているが，施設の状況に

6MWT の記録用紙

周回カウンター：__ __ __ __ __　__ __ __ __ __　__ __ __ __ __

患者氏名：________________　患者 ID#________

歩行：# ________　検者ID：________　日付：________

性別：　男　女　年齢：________　身長：________

体重：________　血圧：____ / ____

試験前の薬物治療（吸入量、時刻）：________________

試験中の酸素吸入：なし　あり、______ L/min、型 ______

	試験前	試験後	
時刻	___ : ___	___ : ___	
脈拍数	______	______	
呼吸困難	______	______	(Borg CR-10 スケール)
疲労感	______	______	(Borg CR-10 スケール)
SpO2	______ %	______ %	

試験中の歩行停止あるいは休憩　いいえ　はい、理由：________________

試験終了後における他の症状の有無：狭心症　めまい　殿部、脚、ふくらはぎの疼痛

______ 周（× 60m）＋　途中で終了した距離 ______ m ＝

6MWD：________ m

予測値：________ m　予測値に対する割合：______ %

コメント：

解釈（介入前の 6MWD との比較を含めて）：

____

図 11　6MWT 記録用紙(例)（文献 2）より引用）

Ⅲ 臨床研究

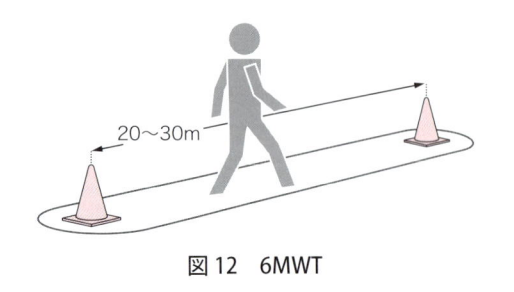

図12　6MWT

よってはこの限りではない．方向転換のポイントにはコーンなどの目印を置き，方向転換がスムーズに行えるよう準備する(図12)．

2) 測定の手順

対象者には少なくとも測定開始の10分前より椅子上で安静座位をとり，測定のオリエンテーションを行う．対象者には最大限の努力をすることを伝える．

手順

❶ 測定前の脈拍，血圧を測定し，安静時の脈拍，血圧，RPE，SpO_2 を測定する．

❷ 対象者をスタート地点に立たせ，対象者が歩き始めたらストップウォッチをスタートする．

❸ テスト中の声掛けは時間経過のみで，それ以外の声掛けは基本的に行わない．

❹ テスト終了後は総歩行距離，RPEで息切れと疲労感，脈拍，血圧を測定する．

❺ 対象者が6分間の歩行が行えず，途中で中断した場合には椅子に座らせ，中断した時間と距離，また中断理由を記録する．

メモ

6MWT中の声掛け
開始から1分：「うまく歩けていますよ．残り時間はあと5分です」
2分後：「その調子を維持してください．残り時間はあと4分です」
3分後：「うまく歩けていますよ．半分が終了しました」
4分後：「その調子を維持してください．残り時間はあと2分です」
5分後：「うまく歩けていますよ．残り時間はあと1分です」

6MWTは比較的安全性の高い検査法であるが，以下の場合は禁忌や中止となる．
- 絶対禁忌
  ・1ヵ月以内に生じた不安定狭心症あるいは心筋梗塞
- 相対的禁忌
  ・安静時心拍数：120拍/分以上
  ・安静時血圧：180/100mmHg以上
- 中止基準
  ・胸痛
  ・耐えられない呼吸困難
  ・下肢の痙攣
  ・ふらつき
  ・多量の発汗
  ・顔面蒼白もしくはチアノーゼの出現

2.SWT

1) 測定前の準備

測定に必要な物品はCDプレイヤー，SWT専用

のCD，コーン（折り返し地点），10mが測定できるメジャーを準備する．SWTは10mの平坦な廊下を使用する(図13)．

2）測定の手順

開始前には検査に関するオリエンテーションと脈拍，血圧の測定を行う．

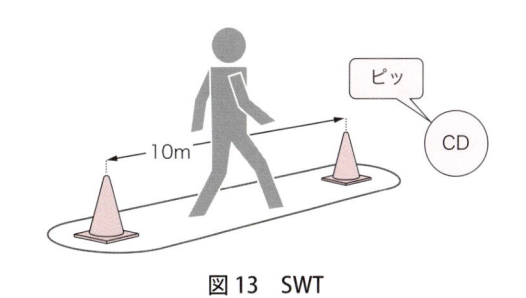

図13 SWT

> **手順**
>
> ❶開始の合図とともに歩行を開始してもらい，歩行スピードは専用のCDから流れる発信音に合わせて歩行してもらう．
>
> ❷歩行速度は12段階に分けられており，徐々に発信音の間隔が短くなり，歩行スピードが増していく．
>
> ❸発信音についていけなくなった時点で終了となり，その歩行距離を記録する．

SWTの終了基準は以下のとおりである．

① 息切れがひどく歩行維持が困難になったとき，または他の理由で歩くのを止めたとき．

② 歩行速度の維持ができなくなったとき（信号が鳴ったとき，標識から50cm以上離れているとき）．50cm以上離れているときはこの回の10mは総歩行距離に含まれない．

③ もし信号が鳴ったとき，標識から離れた距離が50cm以内であれば，その遅れを次の10mで取り戻す機会を与える．もし対象者がその距離を取り戻すことができなければ試験を終了する．

④ 測定者が対象者のSpO_2 85％以下，年齢別予測心拍数85％以上など，他の歩行継続危険因子を発見したときは試験を中止する．

3.CPX

1）検査に必要な準備

a.検査室の環境

CPXを行う部屋は清潔で換気が良好な部屋でなければならない．また部屋の温度や湿度はCPXの結果に影響を与えるため，室温（20～25℃）と湿度（40～60％）を適正に調整しておく必要がある．

b.必要物品

呼気ガス分析装置，運動負荷装置（自転車エルゴメータ，トレッドミル），心電図，血圧計の他に，緊急時に備えて救急機器，救急薬剤，搬送用の救急カートを準備しておく(図14)．また事故が起きたことを想定した「事故時の対応マニュアル」を作成し，CPXに携わるスタッフは周知しておく必要がある．

> **用語**
>
> **救急機器**
> 救急機器とは除細動器（AED），酸素供給器，酸素マスク，Ambu bug，吸引装置一式，注射器と針，点滴チューブ類などである．

c.呼気ガス分析装置のセットアップと較正

呼気ガス分析装置は機器により多少異なるが電源を入れて30分程度のウォーミングアップが必要である．呼気ガス分析装置の回路全体が暖まる

Ⅲ 臨床研究

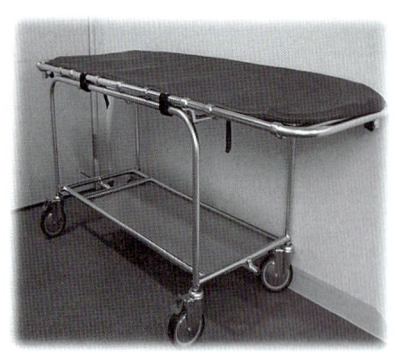

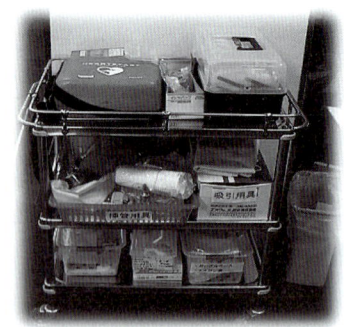

図14 救急カート，救急薬剤，救急機器

表8 運動負荷試験の禁忌
（AHAガイドラインより引用[3]）

■絶対禁忌

- 急性心筋梗塞（2日以内）
- リスクの高い不安定狭心症
- 血行動態異常の症状の原因となるコントロールされていない不整脈
- 活動性心内膜炎
- 症候性高度大動脈弁狭窄
- 急性肺梗塞または肺塞栓症
- 運動によって増悪する，もしくは運動能力に影響するような急性の非心臓由来の障害（感染，腎不全，甲状腺中毒症）
- 急性心筋炎，または心外膜炎
- 安全性や適切なテストの実施を妨げる身体能力の低下
- 運動負荷試験の同意を得ることができない

■相対的禁忌

- 左冠動脈主幹部の狭窄またはそれと同等の病変の存在
- 中等度の狭窄性弁膜症
- 電解質異常
- 頻脈性不整脈または徐脈性不整脈
- コントロールされていない心室性心拍動を伴う心房細動
- 肥大型心筋症
- 運動負荷試験への協力が得られないような精神的欠陥（精神障害）
- 高度房室ブロック

のにこの程度の時間が必要であり，呼気ガス分析装置が十分に暖まっていない場合に測定するとガス濃度の測定が不正確になる．較正の方法は機器によって異なるため，取扱説明書にそって行う．

d．対象者の準備

① 表8に示す病態はCPX禁忌であり，禁忌の病態が改善するまではCPXを控える必要がある．

② 対象者にはCPX測定の2時間前から飲食ならびに激しい労作を禁止し，安静に過ごしてもらう．

③ フェイスマスク，心電図，血圧計を装着する．

④ 心電図上，重篤な不整脈やST変化がないこと，安静時血圧が正常範囲内であること，自覚症状がないことを確認する．

⑤ エルゴメータ使用の際には椅子に腰掛け，椅子の高さ（ペダルが一番下になった時に膝関節が軽度屈曲位になる高さ）を調整する．

⑥ 安静時の換気パラメータが標準値であることを確認する（Rが0.8付近であること）．

フェイスマスクに空気漏れがあった場合正確な測定ができないため，フェイスマスク装着時には空気漏れがないかチェックする．フェイスマスク装着時に重要なことは，①適正なサイズのマスクを装着する，②固定ベルトをしっかり締めることである．また空気漏れがないかの最終確認には図15のように排気口を塞いだ状態で被験者に最大呼気を行ってもらい，その際にマスク周辺から空

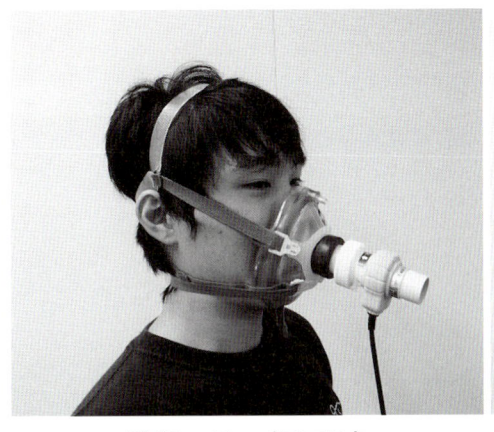

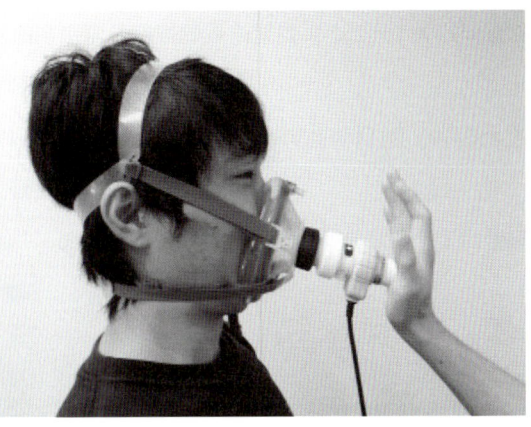

図15a　フェイスマスク　　　　図15b　空気漏れのチェック

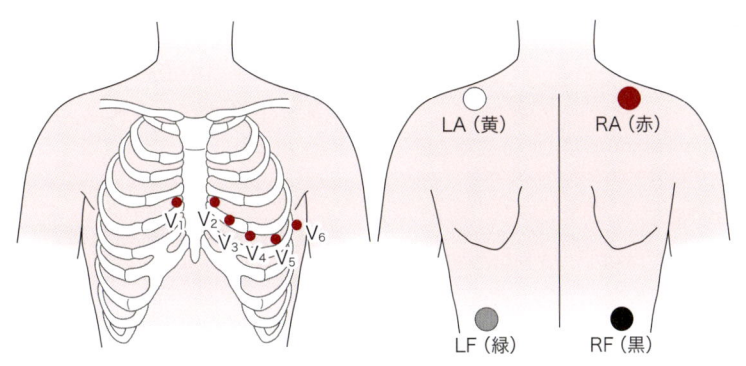

図16　12誘導心電図

気漏れがないか，確認する．心電図は12誘導心電図(図16)，もしくはホルター心電図(図17)を装着し，運動前，運動中，運動後の不整脈やST変化をモニタリングする．

測定の手順

対象者には通常の呼吸を行ってもらい，特に安静時から鼻呼吸と口呼吸を心掛けてもらう(呼吸方法が変化すると計測値も変化するため)．

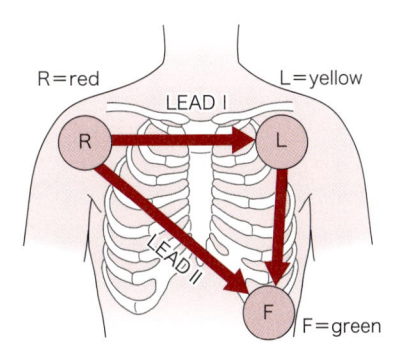

図17　ホルター心電図

手順

❶合図とともに自転車のペダルをこぎ始めてもらう．通常，ペダルの回転数は50〜60rpmである．

❷ハンドルを強く握ると血圧が高く記録されるため，血圧測定上肢には力を入れないように指示する．

❸ 試験開始後1分ごとに自覚的運動強度を測定する．

❹ 最大運動強度（目的とする測定項目によってはそれ以前）に達すると，試験を終了する．

❺ 測定終了後も数分間はクールダウンを続ける．

❻ クールダウン終了後，試験を終了する．

表9　運動負荷試験中止基準
（アメリカスポーツ医学会）

■絶対的中止基準

- Q波のない誘導で1.0mm以上のST上昇
- 運動強度を増しても10mmHg以上の収縮期血圧低下がみられ，その他の虚血所見がみられる
- 中等度から重度の狭心症
- 中枢神経障害（運動失調，めまい，失神などの前駆症状）
- 灌流不全の徴候（チアノーゼなど）
- 持続性心室頻拍
- 心電図または収縮期血圧測定が技術的に困難
- 被験者による中止要請

■相対的中止基準

- 2mm以上の水平型または下降型のST偏位，QRS変化，または著明な軸変化
- 運動強度を増しても10mmHg以上の収縮期血圧低下がみられ，その他の虚血所見がない
- 胸痛の増大
- 疲労，息切れ，喘鳴，下肢の痙攣，跛行
- 持続性心室頻拍以外の不整脈
- 被験者の異常な外見（顔つき，皮膚温低下，冷や汗など）

最大運動強度までの運動を行った場合，運動中の下肢筋力の血管拡張が運動後も持続し，血液が下肢に貯留され静脈還流量が減少する．そのため運動終了後に急激な血圧低下，めまい，ふらつき，気分不良などの症状が出現することがある．運動負荷終了後はクールダウンを十分に行い，これらの症状を防止する．

e. 負荷試験中，運動負荷試験後の注意事項

負荷試験中は心拍数，血圧，心電図変化，不整脈の有無，自覚症状をモニタリングしながら行う．基本的に運動負荷試験は症候限界性であり，最終的には息切れ，下肢疲労により試験の継続が不可能になる場合が多いが，表9に示す運動負荷試験の中止基準に該当すれば直ちに試験を中止する．

● 引用文献 ●

1) Enright PL, Sherrill DL : Reference equations for the six-minute walk in healthy adults. Am J Crit Care Med, 158(5) : 1384-1387, 1998.
2) 日本呼吸ケア・リハビリテーション学会，日本呼吸器学会ほか：呼吸リハビリテーションマニュアル—運動療法—第2版，照林社，p.134，2012.
3) Flether GF, et al : Exercise standards for testing and training : a statement for healthcare professionals from the American Heart Association. Circulation, 104 : 1694-1740, 2001.

（森沢知之）

13 代謝

基礎知識

1. 代謝（metabolism）とは

われわれは，3大栄養素である糖質，脂質および蛋白質からエネルギーを作り出している．食物として生体が体内に取り込んだこれらの物質を用いて細胞の生存が可能となるように科学的反応過程（変化）が起こることを物質代謝という．糖質，脂質および蛋白質の酸化から得られたエネルギーは，アデノシン2リン酸（ADP）からアデノシン3リン酸（ATP）への変換に使用され，ATPを用いてさまざまな生理機構が働くことによってわれわれは生命活動を営んでいる．

理学療法において，われわれは，運動療法および日常生活活動を通して身体活動量を増加させることから代謝の亢進を大きく示す局面を多く持ち合わせており，また物理療法において得られる刺激は代謝を変化（亢進または抑制）させる．これらのことから，代謝について後に示す指標を用いて評価することは，理学療法の効果判定の一要素を担っているといっても過言ではない．本項では，代謝について順を追ってひもといていく．

2. エネルギー代謝

身体活動が行われる際，筋の収縮および弛緩が継続して行われることが必要となってくる．この筋収縮には，摂取した栄養素から合成されたATPが利用される．物質代謝に伴ってエネルギーが出入りするわけであるが，エネルギー代謝では，すべて熱としてエネルギーを測定することができる．

物理的燃焼値としての熱エネルギーは，3大栄養素それぞれ1gにつき，糖質が4.10kcal，脂質が9.45kcal，蛋白質が5.65kcalである．ここで，生体内において，糖質と脂質は完全に酸化，燃焼されて二酸化炭素と水になるが，蛋白質は完全に燃焼されない．これらのことから，生理的燃焼値としての熱エネルギーは物理的燃焼値と比較して低値を示す．具体的には，各栄養素の消化吸収率を糖質98％，脂質95％，尿中に排泄される蛋白分解産物の物理的燃焼値を1.25kcal，とそれぞれした場合の生理的燃焼値は，糖質が4kcal，脂質が9kcal，蛋白質が4kcalであり，これらをアトウォーターの係数（Atwater index）と呼ぶ．

3. エネルギー代謝の測定

ヒトのエネルギー代謝は，発生する熱量あるいは酸素消費量から計測することができる．生体内で発生した熱は，体温が一定の場合，それと同量のエネルギーとして体外に放散される．この熱エネルギーを測定するのが，直接熱量計測法（direct calorimetry）である．特別に作られたヒトが入ることのできる断熱構造のチャンバー（chamber＝大きな熱量計calorimeter）内で熱量測定を行う．ヒトから発生した熱によってチャンバー内の室温は上昇するが，その気温は冷たい水槽内のパイプ

に空気を通すことによって一定値に維持される．生体から放出された熱量と等しい熱量を水槽が得ることになり，その熱量を正確な温度計で測定することができる．しかしながら，これらの測定は物理的，心理的に実行が難しく，用いられることは少ない．

一方で，エネルギー基質の燃焼による熱量やそれに消費される酸素量および二酸化炭素量はわかっている．生体内で消費されるエネルギーの95％以上が種々の食物と酸素との反応から得られることから，生体内酸化で使われた酸素と発生した二酸化炭素量を測定することによって熱産生量を求めることができる．これが間接熱量計測法（indirect calorimetry）である．閉鎖回路内の空気または酸素を呼吸させ，一定時間内の酸素消費量を測定する閉鎖式測定法（closed circuit method）と吸気には外気を利用して呼気だけを採集し，呼気中の酸素および二酸化炭素を測定する開放式測定法（open circuit method）がある．

運動時のエネルギー代謝は，開放式測定法で求めることが多い．呼気をダグラスバッグに採集して分析するダグラスバッグ法と一呼吸ごとにコンピューターで解析を行うブレスバイブレス法の2つの方法が用いられる．

> **用語**
>
> **エネルギー基質**
> 筋でATPを産生するために使われる材料のことである．糖質，脂質，蛋白質などの熱源栄養素をもとに，糖質はグルコースに，脂質は脂肪酸およびグリセロールに，蛋白質はアミノ酸に，それぞれ体内で形を変え，利用できる形（材料）になっている．

4. 呼吸商（RQ）

呼吸商とは，物質代謝の際に利用される酸素量に対する二酸化炭素排泄量の比率であり，利用される栄養素によって異なる．

糖質は，解糖系〜TCA回路〜電子伝達系で完全に酸化されて，

$$C_6H_{12}O_6 + 6O_2 = 6CO_2 + 6H_2O$$

となることから，糖質のRQは1.00となる．同様に，脂質は0.707，蛋白質は0.801となる．また，蛋白質分解に由来する尿中の窒素量を測定すると，酸化された蛋白質を求めることができる．蛋白質の酸化に要した酸素および二酸化炭素を差し引いて残りの酸素および二酸化炭素でRQを計算する．

RQを測定することによって，どのくらいの割合で糖質と脂質をそれぞれ用いてエネルギーを作り出しているか推定することができる．一方，一定時間の肺からの二酸化炭素排泄量を酸素摂取量で割った値を呼吸交換比（RER）と呼ぶ．RERは，定常状態が1時間以上にわたると体全体の代謝反応の平均RQにちょうど等しくなる．蛋白質の代謝は通常は少量であるといわれていることを合わせると，われわれは呼気を用いてRERを評価することによって，糖質と脂質の代謝のおよその割合を知ることができる．低強度運動時は，筋収縮のエネルギーは脂質から得られる割合が高く，運動強度が上昇するにつれて脂質の利用が減少し，糖質の利用が高まる（図1）．

簡便にエネルギー代謝を把握するため，臨床では酸素1 l あたり4.825kcalの熱量が発生するとして計算することが多い．この値を用いて計算を行った際，生体内で糖質だけが代謝されている場合には約4％小評価することになり，逆に脂質からほとんどのエネルギーを得ている場合には約4％過大評価することになる．また，より概算で簡便に求める際には，酸素1 l あたり5kcalとして計算することもある．

> **メモ**
>
> **熱量の表し方**
> 熱量の表し方にはさまざまなものがある．俗にいう「カロリー」はkcalを表す．1calは，1gの水を1気圧（760mmHg）の下で温度14.5℃から15.5℃に上昇させるために必要な熱量であるが，1kcal＝1Cal（大カロリー）であり，1kcal＝1,000calである．

5. ATPの合成経路

体内には，約180,000 kcalのエネルギーが貯蔵されている．その割合は，脂質77%，蛋白質22%，糖質1%である．速やかにエネルギーとして用いることのできるエネルギー源は糖質であり，筋グリコーゲンとして75%，肝グリコーゲンとして20%，細胞外液のブドウ糖として5%が存在する．

筋は，直接のエネルギー源としてATPとクレアチンリン酸（CP）を利用する．CPは，クレアチンキナーゼ（creatine-kinase）の触媒によって，ADPにリン酸を転移し，ATPを再合成する（ATP-CP系）．CPは，体重あたり最も少ないエネルギー源であるが，最も速やかにATPを合成することができる．

無酸素系エネルギー供給機構の1つとして，解糖系があげられる．これは，筋中のグリコーゲンおよび血中から取り入れたグルコースがピルビン酸へ分解される過程でATPを産生するものである．この際，ATP-CP系と異なり，糖質を利用するが酸素を利用しない．また，身体活動継続の際に酸素が不足している場合，このピルビン酸から乳酸が産生され，ATPを合成する．

一方，ピルビン酸から産生されたアセチルCoAは，ミトコンドリア内でTCA回路に入り，酸素を用いてATPを合成することができる．合成速度は遅いが，アセチルCoA 1 molあたり2 molのATPが合成される．また，解糖系およびTCA回路で発生した水素は電子伝達系にわたされ，多量のATPを合成することができる．これらのATP合成過程は，酸素を必要とすることから有酸素系エネルギー供給機構と呼ばれる．

筋グリコーゲンからは短時間のATP産生が可能であり，高強度運動時の重要なエネルギー源になる．しかしながら，筋グリコーゲンは多量に貯蔵できないことから短時間で枯渇し，同時に乳酸を産生してpHが低下することも相まって疲労困憊に陥りやすい．一方で，運動強度が低い場合には，有酸素系エネルギー供給機構によってATPが産生される．この際，筋グリコーゲン消費速度が遅いことから疲労困憊までの時間が延長し，肝グリコーゲンも分解されてグルコースとなり，筋に運ばれてATP産生のための材料となりうる．

糖質が不足した際には，乳酸，ピルビン酸，グリセロール，アミノ酸などを用いて肝臓で糖新生が行われる．これによって合成されたグルコースは血中に放出され，全身のエネルギー代謝に利用される．

脂肪の分解によってATPを産生することも可能である．この際，有酸素系エネルギー供給機構によって分解は進む．筋トリグリセリドの分解産物である脂肪酸は，アシルCoAとなってミトコンドリア内に入る．ミトコンドリア内ではβ酸化が進み，アセチルCoAを産生する．ここで産生されたアセチルCoAは，糖質代謝と同様にTCA回路以下電子伝達系にわたってATPを産生する．また，もう1つの分解産物であるグリセロールも解糖系の中間代謝物であるジヒドロキシアセトンリン酸となり，その後は糖質代謝と同様の過程によってATP産生に利用される．ここで，β酸化によって産生されたアセチルCoAの一部はケトン体に変化する．ケトン体は酸性物質であり，そ

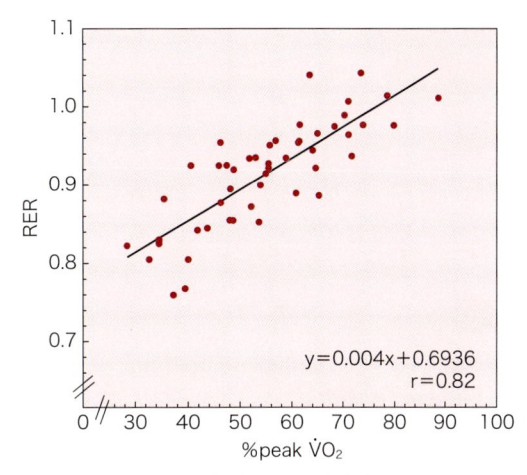

図1 呼吸交換比と運動強度の関係
（小野くみ子研究室データ）

$y = 0.004x + 0.6936$
$r = 0.82$

の蓄積はアシドーシスを招く原因の1つとなりうる．ケトン体は，脂肪の摂取量過剰，飢餓（肝グリコーゲン貯蔵量が少ない），糖尿病などに起因して筋収縮時に糖質利用ができないときに過剰産生され，さらに脱水が加わると意識障害につながることもあることから注意が必要である．

> **メモ**
>
> **AMPキナーゼ（activated protein kinase：AMPK）**
> AMPキナーゼは，生体の燃料系として機能するセリン／スレオニン・プロテイン・キナーゼである．脂肪酸酸化の促進，グルコースの取り込み，糖新生の抑制，摂食行動の調節などさまざまなエネルギー代謝系に関与する．

> **メモ**
>
> **レプチン**
> レプチンは，脂肪細胞由来のホルモンである．摂食抑制，エネルギー消費亢進，血圧上昇，糖脂質代謝改善，神経内分泌調節など幅広くエネルギー代謝調節に関与する．肥満者では，レプチン抵抗性の状態にあると考えられている．

6. 基礎代謝量（basal metabolic rate：BMR）

生体が存在するのに必要な最小のエネルギー消費量を基礎代謝量（BMR）と呼ぶ．BMRは，1日のエネルギー消費量の約50〜70％を占める．通常，体重68kgの平均的な日本人男性1時間あたりのBMRは，平均約65kcalである．BMRの多くが，中枢神経系，心臓，腎臓およびその他の臓器の不可欠な活動によると見なされるが，個人間のBMRの違いは，主に骨格筋量と身体の大きさ（体表面積）の違いと関係がある．したがって，BMRは体重よりも除脂肪量（lean body mass）と強い相関がみられるといえ，女性のBMRが男性と比較して低いことは骨格筋量に依存している部分が大きく，BMRを除脂肪体重あたりに換算すると性差はなくなる．女性のBMRは，妊娠および月経においても変化する．また，加齢に伴うBMRの低下は，骨格筋量の減少および筋が代謝の低い脂肪組織へと置き換わることに関係している．

体温が1℃上昇するとBMRは約14％増加する．環境温度が低下すると体温も下がるが，環境温度が20℃以下に低下すると非ふるえ熱産生によって基礎代謝量が増大する．これには，甲状腺ホルモンなどの内分泌系が関与している．

安静時においても，食物摂取することによって代謝が亢進し，消費するエネルギーが増加する．これを，食物の特異動的作用（specific dynamic action：SDA）という．発生するエネルギー量は栄養素で異なり，糖質では摂取エネルギーの5％，脂質では4％，蛋白質では30％である．

7. エネルギー代謝率（relative metabolic rate：RMR）

身体活動（生活活動および運動）に伴うエネルギー代謝を労作代謝（work metabolism）という．これは，作業に要するエネルギーで，基礎代謝量および特異動的作用に必要なエネルギーを含まない．労作代謝量は，作業時のエネルギー消費から安静時のエネルギー消費を差し引いたものである．労作代謝量とその時間内の基礎代謝量との比を，エネルギー代謝率（RMR）といい，以下の式で表される．

RMR＝労作代謝量／基礎代謝量
　　＝｛（作業時エネルギー消費）－（安静時エネルギー消費）｝／基礎代謝量

RMRは，基礎代謝に対する代謝亢進の比率を示す値で，個人差は消えて作業の種類によって一定の値となる（表1）．

8. 代謝当量（metabolic equivalent：MET）

身体活動時に安静時の何倍のエネルギーを消費するのか，安静時を基準に定めたものが代謝当量（MET）である．

表1 日常生活作業のエネルギー代謝率（RMR）(中村隆一，齋藤宏，長崎浩：基礎運動学，第6版（補訂），医歯薬出版，p.208，表3-45，2012より引用)

作業	RMR	作業	RMR
読書	0.1	拭きそうじ	2.5～3.0
裁縫	0.3	そうじ（棒ぞうきん）	3.5
身支度	0.4	ふとん上げ	4.3
食事	0.4	ふとん敷き	5.3
電気ミシン	0.6	歩行　60m/分	1.8
入浴	0.7	80m/分	2.8
アイロンがけ	0.9	100m/分	4.7
タイプライター	1.4	子どもを抱く	0.4
炊事	1.5	子どもを抱いて歩く	2.1
洗濯	1.4～1.5		

METs＝身体活動時の代謝量/安静時代謝量

1METは安静座位を指し，約3.5ml/kg/minの酸素消費に相当する．普通歩行は3METsとなる（表2）．

用語

安静時代謝量（resting metabolism）

基礎代謝，特異動的作用，座位維持のエネルギーが合計されたものを指す．基礎代謝量より約20％多い．

用語

二重標識水法

水を構成する水素と酸素を2種類の安定同位体（^{2}Hと^{18}O）で標識して，その水を摂取した後に尿中に排出される安定同位体を分析して，エネルギー消費量を推定する方法である．誤差は5％程度で，ヒューマンカロリーメータには及ばないが精度は高く，一番のメリットは日常生活と行動が変わってしまう制約を受けないことである．入浴や水泳時も含めて測定でき，それらの運動の終了後に及ぼす影響まで含めて測定できる．また，買い物という1つの活動のなかでも，物を持つ，立ち止まって選ぶ，歩くといったさまざまな活動があるが，これら全体の活動を反映した測定ができる．

9. 推定エネルギー必要量

二重標識水法により測定された日本人の習慣的な総エネルギー消費量から計算された身体活動レベルを用いて，推定エネルギー必要量は，原則として身体活動レベル別に，

推定エネルギー必要量（kcal/day）＝
基礎代謝量（kcal/day）×身体活動レベル

として算定されている（表3）．

メモ

非運動性熱産生（NEAT）

1日の身体活動のために使われるエネルギー量は，通常全エネルギー量の約25～30％である．このうち，運動ではない家事や通勤など日常生活活動のために使われるエネルギーのことを非運動性熱産生（non-exercise activity thermogenesis：NEAT）という．近年，NEATと肥満との関連が明らかになってきており，運動以外の日常生活においていかに体を動かすか（エレベータでなく階段を利用する，車でなく自転車を利用する，など）が肥満改善のポイントといえる．

Ⅲ 臨床研究

表2 身体活動のMETs(厚生労働省：健康づくりのための運動基準2006改訂のためのシステマティックレビューから抜粋，一部表記改変)

生活活動	METs	運動
立位(会話，読書)，皿洗い	1.8	
ゆっくりした歩行(53m/分未満)，洗濯	2.0	
子どもと遊ぶ(座位)	2.2	
動物の世話，ピアノ演奏	2.3	全身を使ったテレビゲーム(バランス運動，ヨガ)，ストレッチング
植物への水やり	2.5	ヨガ，ビリヤード
ゆっくりした歩行(53m/分)，子どもと遊ぶ(立位)	2.8	座って行うラジオ体操
普通歩行(67m/分)，電動アシスト付き自転車に乗る	3.0	ピラティス，太極拳
歩行(75〜85m/分)，階段を下りる，子どもと遊ぶ(歩く/走る)，車いすを押す	3.5	自転車エルゴメータ(30〜50W)，自重を用いた軽い筋力トレーニング，体操，ゴルフ(手引きカート使用)，カヌー
−	3.8	全身を使ったテレビゲーム(スポーツ，ダンス)
自転車に乗る(<16km/時)，介護	4.0	卓球，ラジオ体操第一
やや速歩(93m/分)	4.3	やや速歩
耕作，家の修繕	4.5	水中歩行(中等度)，ラジオ体操第二
−	4.8	水泳(ゆっくりとした背泳)
かなり速歩(107m/分)，動物と遊ぶ(活発に)	5.0	かなり速歩，野球，サーフィン，
−	5.3	水泳(ゆっくりとした平泳ぎ)，アクアビクス
シャベルで土や泥をすくう	5.5	バドミントン
子どもと遊ぶ(活発に)，家具の移動	5.8	
スコップで雪かき	6.0	ゆっくりとしたジョギング，ウエイトトレーニング，バスケットボール
	6.5	登山(荷物<4.1kg)
	6.8	自転車エルゴメータ(90〜100W)
	7.0	ジョギング，サッカー，スキー，スケート
	7.3	エアロビクス，登山(荷物4.5〜9kg)
農作業	7.8	
運搬(重い荷物)	8.0	サイクリング(20km/時)
荷物を上の階へ運ぶ	8.3	ランニング(134m/分)，水泳(クロール)
階段を上る(速く)	8.8	−
	9.0	ランニング(139m/分)
	9.8	ランニング(161m/分)
	10.0	水泳(クロール，速い)
	10.3	武道，武術
	11.0	ランニング(188m/分)，自転車エルゴメータ(161〜200W)

表3 推定エネルギー必要量 (kcal)（厚生労働省，2010）

性別	男性			女性		
身体活動レベル*	I	II	III	I	II	III
0〜5(月)	-	550	-	-	500	-
6〜8(月)	-	650	-	-	600	-
9〜11(月)	-	700	-	-	650	-
1〜2(歳)	-	1,000	-	-	900	-
3〜5(歳)	-	1,300	-	-	1,250	-
6〜7(歳)	1,350	1,550	1,700	1,250	1,450	1,650
8〜9(歳)	1,600	1,800	2,050	1,500	1,700	1,900
10〜11(歳)	1,950	2,250	2,500	1,750	2,000	2,250
12〜14(歳)	2,200	2,500	2,750	2,000	2,250	2,550
15〜17(歳)	2,450	2,750	3,100	2,000	2,250	2,500
18〜29(歳)	2,250	2,650	3,000	1,700	1,950	2,250
30〜49(歳)	2,300	2,650	3,050	1,750	2,000	2,300
50〜69(歳)	2,100	2,450	2,800	1,650	1,950	2,200
70歳以上	1,850	2,200	2,500	1,450	1,700	2,000
妊婦　初期(付加量)				+50	+50	+50
妊婦　中期(付加量)				+250	+250	+250
妊婦　末期(付加量)				+450	+450	+450
授乳婦(付加量)				+350	+350	+350

＊身体活動レベル：I 低い，II 普通，III 高い

10. 酸素摂取量

　活動に伴って筋の酸素利用が高まると，呼吸や心臓の拍動，血液循環（体循環ならびに肺循環）が高まり，肺から体内に取り込まれる酸素量が速やかに増加する．この酸素量のことを酸素摂取量（$\dot{V}O_2$）という．強度の軽い運動であれば，酸素摂取量は数分で一定の値（定常状態）を示すようになる．定常状態時の酸素摂取量を測定することによってその運動に必要なエネルギー量を知ることができる．

用語

酸素需要量，酸素借

運動に必要な単位時間あたりのエネルギー量（作業時酸素消費量－安静時酸素消費量）．定常状態のとき，酸素摂取量＝酸素需要量となっている．一方で，最大運動および超最大運動を行っている際には，酸素摂取量＜酸素需要量となっており，運動終了までに必要な酸素摂取量に達していないことがある．このとき，酸素需要量と酸素摂取量の差を「酸素借」と呼ぶ．この間のエネルギー不足は，ATP-CP系および解糖系の2つの無酸素性エネルギー供給によって補われる．酸素借が大きくなる運動強度においては，解糖系におけるエネルギー供給が高まることから，疲労困憊に陥ることが多い．

11. 身体活動後の代謝亢進（excess post-exercise oxygen consumption：EPOC）

　身体活動後の代謝亢進によるエネルギー消費量増加分をEPOCという．無酸素性エネルギー分を返済し，体内の回復を図るものであり，体温の上昇やホルモンの増加による代謝亢進などの要因も含まれている．EPOCは，アメリカ/カナダの食事摂取基準においては当該身体活動中のエネルギー消費量の15％と仮定して加算して推定エネルギー必要量の計算に含めている．しかしながら，実際の日常生活におけるEPOCはきわめて小さいことより，わが国においては加算しないこととなっている．

> **用語**
>
> **酸素負債**
> 運動を中止してもしばらくは息が弾み，安静時よりも酸素摂取量の高い状態が続く．これを酸素負債と呼ぶ．酸素借として供給された無酸素性エネルギー分を返済して体内の回復を計るためのものであり，酸素借＝酸素負債と考えられてきた．酸素負債は，有酸素性エネルギー供給機構によって補われる．最近の研究により，酸素借＜酸素負債であることがわかり，酸素負債をEPOCと呼ぶようになった．

12. 最大酸素摂取量（maximal oxygen uptake：$\dot{V}O_2max$）

　定常状態時の酸素摂取量は，運動強度に比例して直線的に増加する．一方で，ある強度を境にそれ以上酸素摂取量が増加しない現象（レベリングオフ現象）を確認することができる．このときの最も大きな酸素摂取量の値を最大酸素摂取量という．$\dot{V}O_2max$は全身持久力の体力指標として用いられてきたが，現在では運動強度の指標として「%$\dot{V}O_2max$」として広く用いられるようになっている．

13. 無酸素性代謝閾値（anaerobic threshold：AT）

　低強度から高強度へと運動強度が徐々に増していくとき，有酸素系エネルギー供給機構に加え，無酸素系エネルギー供給機構からATPを合成して運動を遂行するようになる運動強度を無酸素性作業閾値と呼ぶ．

　激しい運動時には酸素の供給が追いつかなくなり，筋収縮に必要なエネルギー産生を無酸素系からも得て運動を遂行する．解糖系においては，糖質はピルビン酸に代謝されるが，このピルビン酸がアセチルCoAとなって有酸素的に代謝されない場合には乳酸に分解される．このエネルギー供給を乳酸性代謝と呼び，これによって血中の乳酸濃度が上昇する手前の運動強度の限界点が概念的にATと捉えられている．

　また，より具体的な指標として，乳酸性作業閾値（lactate threshold：LT），換気性作業閾値（ventilation threshold：VT），血中乳酸蓄積開始点（onset od blood lactate accumulation：OBLA）などを用い，これらを総称してATと呼ぶこともある．

　鍛錬されたスポーツ選手などでは，心肺機能が強化され，有酸素能力が高いことから強度のより高い運動においても酸素不足となりにくく，ATが高い．

> **用語**
>
> **換気性作業閾値（VT）**
> 運動強度が上がるに従い，乳酸の蓄積が起こることから換気量が多くなり，また二酸化炭素の排泄量が多くなる点が観察される．これらの増加点をVTと呼ぶ．

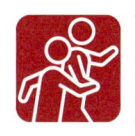

基本技術

1. エネルギー代謝量の評価

エネルギー代謝量を求める方法には，環境制御されたチャンバー内で行う直接法と，呼気を評価することによって求める間接法がある．間接法では，チャンバーを模したフード法，ダグラスバッグを用いたダグラスバッグ法，1呼吸ごとに評価するブレスバイブレス法などがある．通常は，簡便である間接法を用いて呼気ガスを評価する．呼気ガス分析装置を用いて，呼気の酸素および二酸化炭素濃度，ガス量，ガス温の測定を行い，これらに基づいて酸素摂取量ならびに二酸化炭素排泄量，呼吸交換比などを算出することができる．なお，ガス分析機器は測定開始前に15〜30分程度のアイドリング時間が必要であり，あらかじめ測定前には時間に十分な余裕を持って準備をしておくことが必要である (図2)．

被験者には，マスクを装着させる，もしくはノーズクリップを装着した上でマウスピースをくわえさせることによって，弁で調節して外気（大気）を吸気させ，呼気をダグラスバッグに採集もしくはガス分析機器に直接流れるようにし，吐き出された呼気を分析する．

> **メモ**
> **呼気ガス採気時のマスク装着ポイント**
> マスクは顔の大きさに合わせて大きさを選択し，弁の向きに注意して装着させる．装着後は，マスクの漏れがないか，特に上部および側部を，確認をする．

> **メモ**
> **ダグラスバッグ使用前の注意点**
> ダグラスバッグ使用前には外気などを採集し，2方活栓または3方活栓を閉栓して漏れがないかどうか確かめる．また，栓の開閉具合も同時に確認し，滑りが悪い場合には分解してグリスを塗り直し，スムーズに開閉できるようにしておく．グリスを塗りすぎると勝手に開栓してしまう恐れがあるので，塗り直す場合は量に注意する．

2. 基礎代謝量の求め方

夕食後12〜18時間経過し，翌朝は朝食を食べずに空腹状態で安静臥床し，室温20℃で測定する．

また，基礎代謝量は，体表面積に依存することから，体表面積を把握することによって，計算で推定することも可能である．ただし，体表面積を実測することが困難であることから，以下に示す

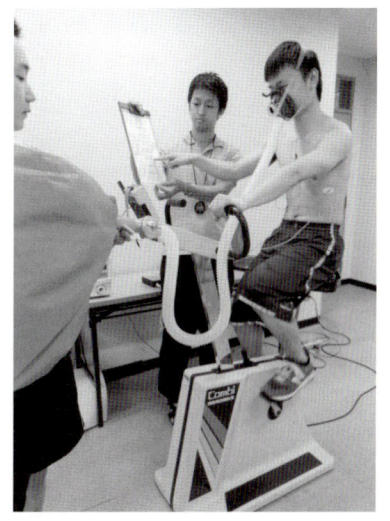

図2 ダグラスバッグ法を用いた酸素摂取量測定の実際

Du Boisの式を用いて算出する．

　　A＝W$^{0.425}$×H$^{0.725}$×71.84

　　A：体表面積（cm^2），W：体重（kg），

　　H：身長（cm）

特に，日本人を対象として算出する際には，日本人のための高比良の式によって，定数71.84の代わりに，男性72.46，女性70.49になる．

> **メモ**
>
> **基礎代謝量の推定**
>
> 基礎代謝量の推定には，国立健康・栄養研究所の式（Ganpule et al, EJCN, 2007）を用いると，軽度のやせやBMIが30程度の肥満でも推定誤差が少なく，簡便に算出できる．
> 基礎代謝量（kcal/day）
> ＝（0.0481×体重（kg）＋0.0234×身長（cm）－0.0138×年齢－0.5473×（男性：1，女性：2）＋0.1238）×1000/4.186

3. 最大酸素摂取量の求め方

臨床的には，トレッドミルまたは自転車エルゴメータを用いて運動負荷試験を実施し，心電図および血圧測定を行いながら，最大酸素摂取量を求めることが多い．

トレッドミルは，最も生理的な運動のタイプ（歩行など）により容易に高い酸素摂取量に達することができ，自転車エルゴメータよりも高い心拍数を得ることができる．トレッドミルを用いる場合，被験者の安全性を確保するため，前方の手すりか少なくとも片側の手すりだけで支えるようにする．

一方，自転車エルゴメータは設置面積および騒音が少なく，運動中に上肢および胸部が大きく動くことはないことから，血圧測定が行いやすく，心電図にノイズが入ることも少ない．ただし，負荷の中止基準に達する前にトレッドミルと比較して早期に限局的な下肢の疲労で中止せざるを得ないことがある．このことから，自転車エルゴメータを用いた場合，最大酸素摂取量は5～25％程度過小評価されることがある．

測定プロトコルであるが，Bruce法が最もよく用いられる．特徴として，3分間で運動強度の大きな増加があること，またその増加が等量でないことがあげられる．一方，ramp法もよく用いられる．ramp法が負荷を漸増させるという点についてはBruce法と同様であるが，その増加は一定かつ連続的であるという違いがある．いずれの運動負荷プロトコルを選択しても，実際は個別に合わせることが必要であり，具体的には，トレッドミルの速度は被験者の運動能力に設定するべきである．また，運動時間が延長すると疲労が蓄積し，有酸素能力を過小評価する恐れもあることから，全運動時間が8分から12分以内で実施できるように設定することが望ましい．

> **メモ**
>
> **リスク管理**
>
> マスク装着の際，被験者の表情が確認しにくいことがある．Borgスケールを用いて自覚的運動強度を聞くなどし，安全に測定を進めることができるように配慮する．

> **メモ**
>
> **有酸素能力の指標**
>
> 呼気ガス分析装置を保有していない場合，有酸素能力を評価する簡便な指標として6分間歩行テスト（6 minutes walk test：6MWT）の結果を用いることがある．これは，6分間でできるだけ長い距離を走らないで歩行し，その距離を測定するものである．

4. 一定強度の運動における酸素摂取量の求め方

酸素摂取量は，運動強度が増加すればそれに比例して増加するが，運動強度が一定であれば数分後に定常状態を示す．定常に至る時間は運動強度によって異なるが，低強度であれば1～2分程度，

中等度でも数分で定常を迎える．一方で，高強度運動時には定常状態を観察することができない場合もある．したがって，運動開始直後，または運動強度変更直後に酸素摂取量を測定してその運動強度のエネルギー代謝量を求める際には，過小評価してしまう可能性がある．これらを踏まえて，酸素摂取量測定のタイミング（ダグラスバッグ法の場合，運動開始何分後にダグラスバッグに呼気を何分間採集するか，ブレスバイブレス法の場合，運動開始後何分後の結果をその運動強度に相当する酸素摂取量であると選択するか）を設定する必要がある．

運動療法1ヵ月後，3ヵ月後，などの効果判定に使用する際は，前回の測定方法と同様の方法で行う必要がある．記録用紙に備考欄を設け，初回の特記すべき測定方法（ダグラスバッグ使用かブレスバイブレスか，測定タイミングは何分か，自転車エルゴメータの回転数はいくらか，トレッドミルの速度はいくらか，など）および検者（測定者，記録者など）を記述しておくと，正確に比較することができ，結果のフィードバックも行いやすい．

● 参考図書 ●

1) Guyton AC, Hall JE（御手洗玄洋総監訳）：ガイトン生理学，原著第11版，エルゼビア・ジャパン，2010.
2) 山地啓司：改訂最大酸素摂取量の科学，杏林書院，2001.
3) 中村隆一，齋藤宏，長崎浩：基礎運動学，第6版（補訂），医歯薬出版，2012.
4) 春日規克，竹島宏明：改訂版運動生理学の基礎と発展，フリースペース，2006.
5) American College of Sports Medicine（日本体力医学会体力科学編集委員会監訳）：運動処方の指針．運動負荷試験と運動プログラム，原著第6版，南江堂，2001.

（小野くみ子）

14 ランダム化比較試験・症例研究

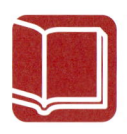

基礎知識

1. 根拠に基づく理学療法 (evidence-based physical therapy：EBPT)

近年，医療分野において，根拠に基づく医療 (evidence-based medicine：EBM) の概念が提唱されてきた．理学療法分野においても，根拠に基づく理学療法 (evidence-based physical therapy：EBPT)（第17章 システマティックレビュー・メタアナリシス参照）の確立に積極的に取り組んでいるが，現在のEBMの限界や理学療法特有の問題などから，EBMをそのままEBPTとして導入し実践するには課題も多く，研究の蓄積が臨床に十分生かされていない面がある．また，こうした理学療法技術の科学性を立証させる（エビデンスを「つくる」）ためには，実際の患者による効果を科学的に立証する必要がある．そして，何が効果的であり，何が効果的でないかということの判断ができるようにするためのエビデンスを提供すべきである．

その治療手技・技術の効果判定の方法である介入研究としては，ランダム化比較試験 (randomized controlled trial：RCT) や症例研究がある．本項では，RCTおよび症例研究の中のシングルケースデザインとの特徴および手法などについて説明をしていく．

2. RCT

RCTとは，想定される母集団から無作為に抽出された標本を，無作為に介入群とコントロール群に割付け(図1)，新しい治療法（介入）の効果の有無（アウトカム）を統計学的解析によって比較する

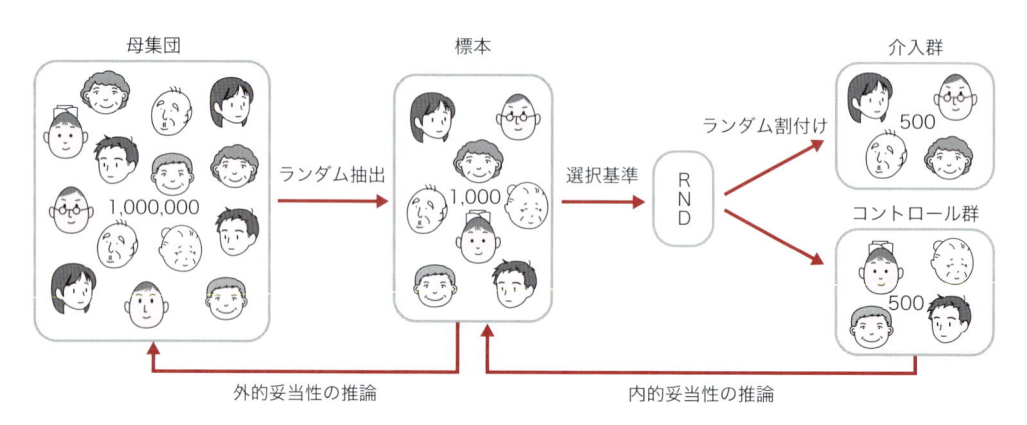

図1 無作為抽出とランダム割付け

ことで判定する研究デザインであり，実験的かつ前向き研究である．介入群には新しい治療法を用い，コントロール群には無治療，プラセボ，標準治療などを用い，これらを一定の期間追跡しそのアウトカムを比較し評価する．その結果，もし新しい治療法が有効であれば，それを受けた介入群では，コントロール群よりもよい結果が得られるはずである．

しかし，RCTは費用と時間がかかり，一度に試せることが限られる．そのため，その研究テーマに関する知見が十分成熟した段階，つまり観察的研究などによってその介入の有効性が示唆され，臨床応用できるかどうかを判断するには，より強いエビデンスが要求される段階に達してからRCTを実施すべきである．

RCTにて最も重要な課題は，いかに研究の妥当性を高めるかであり，データの偏り（バイアス）をできるだけ取り除くことが重要である．バイアスにはさまざまな種類があり，研究デザイン，データ収集，分析，レビュー，出版など研究の始まりから終わりまで，さまざまな段階で起こりうる．そのため，バイアスの除去が徹底していない研究は妥当性が低くなる．以下は主なバイアスの種類である．

1) 選択バイアス（第16章 疫学参照）

母集団から抽出された標本を介入群とコントロール群に割付ける際に生じるバイアスである．理想的には，両群の背景因子に差がないことが重要である．背景因子に差があれば，正しい効果判定をすることができなくなる．例えば，「積極的に研究に参加した患者」と「積極的に研究に参加しなかった患者」の場合，両群間には明らかに特性の差があり，その差がアウトカムに影響する．このバイアスは「ランダム割付け（random allocation）」によって防ぐことができる．

2) 評価バイアス

評価者が評価する際に主観的な要因が入ることで生じるバイアスである．治療者や評価者が治療内容を事前に知っていると，よい結果を得たいと思うあまり，期待する結果には「強調しやすい」となり，それ以外の結果には「見逃しやすい」という傾向になりやすい．また，患者がどちらの群に属しているかがわかっていると，それが患者の判断，行動，心理などに影響を与え，その結果，アウトカムにも影響を与える恐れがある．このバイアスは「盲検化（blinding）」によって防ぐことができる．

3) 分析バイアス

データ解析者の勝手な思い込みや判断で特定の患者をデータ解析から除外したり，脱落者をデータ解析から除去したりすることによって生じるバイアスである．このバイアスは「intention to treat（ITT）解析」によって防ぐことができる．

4) 公表バイアス

結果の良かった研究しか，論文として発表（引用）されないというバイアスである．臨床試験の登録，公開（レジスター制度）によって防ぐことができる．

> **メモ**
> **母集団と標本**
> 母集団とは，知識・情報を得たいと考えている対象の全体であり，標本とは，母集団から評価やデータ解析を実際に行う対象となる一部分を抽出したものである．母集団に対して，代表性のある標本を抽出するために，選択基準を適用する際に誤差が入り込まないようにし，その基準を患者全員に偏りなく適用することが求められる．

> **メモ**
> **観察的研究**
> 患者に生じる現象をあるがままに観察する研究デザインであり，コホート研究と横断研究，ケースコントロール研究などがある．

> **用語**
>
> **ランダム割付け**（図1）
> 母集団から標本を無作為に抽出する無作為抽出（random sampling）ではなく，選択基準をもとに標本を無作為に介入群とコントロール群に割付けるランダム割付け（random allocation）を指す．これにより，年齢や性別などアウトカムと介入との関連に交絡する可能性のある要因を，その測定の有無にかかわらず，ベースライン時点で両群間を均等化すること期待される．しかし，サンプルサイズが少ないと偶然誤差にて両群間に差が生じる可能性もある．

> **用語**
>
> **盲検化**
> さまざまなアウトカムの評価やデータ解析に対し，主観に基づくバイアスを取り除くために行われる方法であり，患者，治療者，評価者，データ解析者が治療方法の割付けについて知らされていないようにする．

> **用語**
>
> **ITT解析**
> 治療意図に基づく解析のことであり，介入群に割付けられたとしても最初の治療を続けられず脱落する場合もある．このような脱落者も含めて解析する方法である．これに対し，脱落者を除いて実際に行われた治療に基づいて行う解析を on treatment 解析という．あくまでランダム割付けを重くみて，データ解析のときにもランダム割付けによる背景因子の一致を維持し，背景因子の違いによるバイアスを除去するのが ITT 解析の立場である．

3. 理学療法分野でのRCTの課題

薬物療法の場合では，見かけも味もそっくりのプラセボを用いてコントロール群を設定することで盲検化が可能となる．また，患者に同じ組成の薬を投与することが容易である．しかし，理学療法の場合は，患者がどの治療を施されているかを体感してしまうので，プラセボという概念は存在せず，さらに無治療のままと比較することは倫理的に問題がある．また，特に運動療法は理学療法士自らの身体で行い，その技術・技量は経験など個人差があり一様ではないことから，介入内容を統制することが難しい課題である．介入の時間，回数，患者の反応による調整，理学療法士の技量の層別化，介入する理学療法士を一定期間トレーニングするなど定量化あるいは統制して用いるための工夫を蓄積していくことが必要だと考えられる．

また，効果を検証する評価指標であるアウトカムを確立することも難しい課題である．MMT，ROMなど標準的に用いられているアウトカムは少ないのが現状である．特に，理学療法評価の重要な柱である動作分析は，理学療法士の技量や経験年数によって結果が異なりやすい．理学療法の多くの領域で信頼性，妥当性に優れ，かつ臨床で用いやすい実用的な評価法が現在求められている．

上記の課題とは別に，多数の患者を必要とすること，設備面や費用面での問題があること，煩雑でしかも少しずつしか答えが得られないことなどが問題点としてあげられ，さらに理学療法の臨床活動と平行して研究を行うことは大変な困難を伴う．実際にRCTを進めるためには，多施設共同研究を始め，教育研究機関との環境整備が必要になる．そのため，現在臨床で行われているものとしては症例報告がまだまだ多く，まれな臨床事象を表す唯一の方法であるが，バイアスが生じやすい．そこで，臨床研究方法論として発達してきた方法が症例研究におけるシングルケースデザインであり，RCTと比較すると症例の収集が簡便である．RCTとシングルケースデザインとの比較を表1に示す．

表1 RCTとシングルケースデザインとの比較(参考文献6)より引用)

	RCT	シングルケースデザイン
従属変数の測定法	同一被検体に1回もしくは数回	同一被検体に繰り返し測定
使用手続きに対する依存度	弱い	強い
資料を観察,測定する時期(二次的変数の統制法)	すべての資料がそろったときに無作為化,保存,除去,統計処理,独立変数化	長期の実験期間を通して除去,保存,独立変数化
比較の方法	並行する諸操作の比較	連続する諸操作期間間の比較
従属変数の調整	不可能	可能
独立変数の調整	不可能	可能
結果の表示法	すべての個体の代表値を表示	個体の結果をそのまま図示
効果の判定法	推測統計法	目視法
一般化の方法	無作為抽出法	組織的反復法,研究者間一致
適応可能な研究	研究室内,応用分野の実験	研究室内,応用分野とくに臨床的研究

> **メモ**
>
> **症例研究**
>
> 症例研究とは,シングルケースレポート,シングルケーススタディ,シングルケースデザインに分けられる.シングルケースレポートは患者の特徴・診断・問題点・治療・反応を詳細に記述したものであり,学生時代の症例レポートや臨床の場での症例検討にあたる.シングルケーススタディはシングルケースレポートの内容に参考文献を加え,他のケーススタディと比較したものであり,さまざまな考察を加えて情報を統合される.これらはいわゆる症例報告であり,オリジナリティのある事柄が含まれる場合には学会報告や論文で公表する.

4. シングルケースデザイン

シングルケースデザインは,最低1人の患者に何らかの実験的介入を行い,その前後の行動変化に基づいて,介入の有効性を確認する研究法である.RCTでいう介入群とコントロール群それぞれの治療法を時間軸上で順に行う方法であり,患者に計画的に新しい治療を実施したりしなかったりして評価し,データ解析を行う前向きの研究デザインである.つまり,コントロール群を設定することが必要とせず,設定や前提条件が必要でなく,最低1人の患者でよいため,個体差を考える必要がなく,さらにRCTの持つ倫理的な問題を解決できる.また,設備面や費用面でも比較的簡便に行え,客観的な治療効果の評価を可能とするため,日常の臨床場面での応用も可能であり,理学療法の意思決定ツールとしても期待できるとされている[1].また,結果のデータ解析は,統計学的解析を必要とせず,基本的に目視のみで判断が可能である.逆に臨床的意義のある治療効果はこの目視で判断できる程度の大きさでなければならない.

シングルケースデザインには主に下記の実験デザインがあげられる.

1) AB型デザイン

新しい治療を加えないベースライン期(A)と新しい治療を加えた介入期(B)に分け,AとBのアウトカムを比較する.最初のベースライン期は独立変数である新しい治療を適用しない条件であり,RCTのコントロール群に相当し,一定するまで行う.次に独立変数を介入期に導入する条件を

Ⅲ 臨床研究

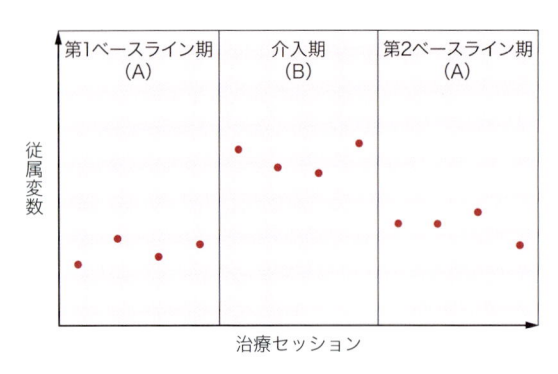

図2 ABA型デザインの例

行う．1回の独立変数の導入によって行動が変化しても，他の変数が原因である可能性が残されている．そのため，一般に説得力の乏しい研究デザインである．自然治癒などによる介入期でのアウトカム向上の可能性を否定できないため，論理的に治療効果を立証できない欠点を持つ．

2）ABA型デザイン（図2）

AB型デザインの欠点を改善するために治療の撤回相（第2ベースライン期）を介入期の後に設けたデザインである．これはシングルケースデザインを理解する上での基本形であり，最も一般的なデザインである．ABA型デザインは，治療の撤回相が介入期（B）の後にあるため，自然治癒などの二次的要因，つまり独立変数以外の従属変数に影響する要因を統制することが可能である．介入期で得られた治療効果が第2ベースライン期に減衰あるいは消失することを確認することにより，論理的にその介入が有効であることを証明できる．しかし，臨床上の問題点として，第2ベースライン期では効果があると仮定された介入を撤回してその水準の復元を観察するので，倫理的問題が発生する可能性がある．

3）Alternative Treatment Design

ABA型の複数の治療をランダムに急速に繰り返し変更する方法であり，2種類の治療方法の即時効果を比較するのに適している方法である．2つ以上の治療介入の効果を比較する場合に用いられる．複数実験条件の相対的効果検討が目的の場合，必ずしもベースライン測定を実施する必要がないとされている．また，短期間で複数の条件の効果を比較できるという利点があるため複数の治療法のうちもっとも効果的な方法を決定したい場合に有用である．統計学的解析を適用でき，客観的評価が可能である．しかし，条件間で生じる相互作用の可能性が指摘されるという欠点もある．

4）多層ベースライン法

基本的にはAB型デザインに基づくが複数の患者，複数の状況，複数の行動などを対象に実験条件への導入時期をずらしている点が違っている．これは従属変数の変化が実験変数に帰因することを明瞭にするためである．ベースラインへと反転させないので，ABA型デザインの問題点をも解消できる．

5. シングルケースデザインの課題

一番困難な部分の1つが得られた知見の一般化である．シングルケースデザインで得られた結果が母集団の中の異なる患者で，同一の介入を行った場合に同様の結果が得られるか否かということである．RCTの場合，母集団から標本を無作為に抽出するので得られた知見の母集団への一般化は高い確度で保証されている．しかし，シングルケースデザインの場合，同一母集団内の患者は同一反応を示すであろうという知識が過去の知見から明らかにされている場合以外，患者1人に対して行って得られた知見は原則的には残念ながら母集団に一般化できない．したがってシングルケースデザインにおいても複数の患者についての実験が必要であり，患者間の介入の効果の再現性を確認することが求められる．

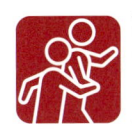

基本技術

1. RCTの手順

　1996年にCONSORT(Consolidated Standards of Reporting Trials：臨床試験報告に対する統合基準)声明が報告され，2001年には改訂版CONSORT声明が掲載[2)]され，RCTの条件，基準が明確に示された．これは国際的に使用されているRCTの評価法であり，22のチェックリスト(表2)とフローチャート(図3)からなる．取込基準や除外基準の明確化はもちろんのこと，サンプルサイズの確定，ランダム割付けや盲検化の方法，ITT解析の必要性など，多岐にわたるRCTの条件が提示されている．加えて，理学療法の場合は，先述した課題を解決する方法として非薬物療法の臨床試験を評価するチェックリストであるCLEAR NPT(a checklist to evaluate a report of non-pharmacological trial)(表3)が理学療法のRCTを実践するにあたっては参考になる．

RCTのプロトコル

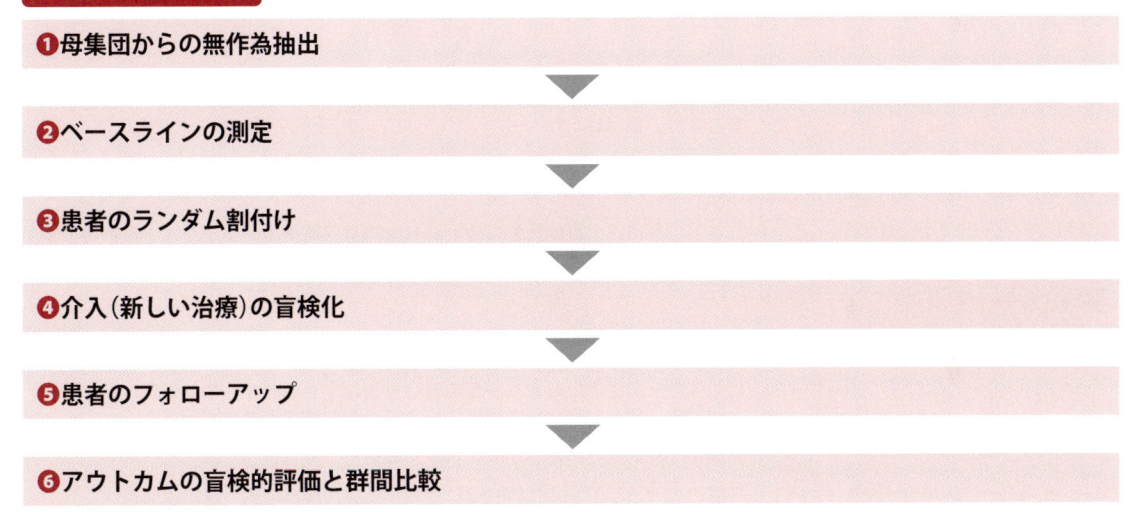

❶ 母集団からの無作為抽出
▼
❷ ベースラインの測定
▼
❸ 患者のランダム割付け
▼
❹ 介入(新しい治療)の盲検化
▼
❺ 患者のフォローアップ
▼
❻ アウトカムの盲検的評価と群間比較

1) 母集団からの無作為抽出

　母集団を代表する標本をいかに獲得するかが重要な問題となる．無作為抽出には，収集に時間や経費がかかりすぎないこと，偶然誤差の影響をコントロールできるだけの十分なサンプルサイズを確保すること，できるだけ代表性の高い患者を選ぶことが重要である．そのためには，母集団を定義付ける取込基準(母集団の主な特性を定義する条件)と除外基準(取込基準を満たす者の中で，フォローアップが難しい可能性があったり，データの質を低下させたり，ランダム割付けを拒否したりする可能性のある者を除くための基準)を設定する必要がある．標本の選択基準は，明確に定義し文章化しておくことが必要である．他人が再現できるものであることが原則であり，選択基準は再現性の高いものでなければならない．

　実際には，母集団から地理的，時間的な条件により研究を実施する施設や医療機関に入院あるいは外来受診している患者の中から，標本の選択基準をもとに抽出する必要がある．標本から得られ

表2 改訂版 CONSORT チェックリスト（RCT を報告する時に含まれるべき項目のチェックリスト）(引用文献2)より引用)

章とトピック section and topic	No.	記述項目　descriptor
タイトルと抄録 title and abstract	1	参加者はどのように介入群に配置されたか(例：「ランダム割振り」(random allocation)，「ランダム化された」(randomized)，「ランダムに割付けられた」(randomly assigned))
はじめに introduction		
背景 background	2	科学的背景と合理的根拠(rationale)の説明
方法 methods		
参加者 participants	3	参加者の適格条件とデータが収集された状況(setting)と場所
介入 interventions	4	各群に意図された介入の正確な詳細と実際にいつどのように実施されたか
目的 objectives	5	特定の目的と仮説
アウトカム outcomes	6	明確に定義された主要・副次的アウトカム評価項目．あてはまる場合には，測定の質を向上させる方法(例：複数の観察，評価者のトレーニング)
症例数 sample size	7	どのように目標症例数が決められたか，あてはまる場合には，中間解析と中止基準の説明
ランダム化 randomization		
順番の作成 sequence generation	8	割付け順番を作成した方法．割付けに制限を加えている場合(例：ブロック化，層別化)はその詳細を含む
割付けの隠蔽 allocation concealment	9	ランダム割付けの実施法(例：番号付き容器，中央電話登録)，各群の割付け順番が隠蔽されていたかどうかの明記
実施 implementation	10	誰が割付け準備を作成したか，誰が参加者を組み入れ(enrole)たか，誰が参加者を各群に割付けたか
ブラインディング／マスキング blinding/masking	11	参加者，介入実施者，アウトカムの評価者に対し群の割付け状況がブラインド化されていたかどうか，ブラインド化されていた場合，成功していたかをいかに評価したか
統計学的手法 statistical methods	12	主要アウトカムの群間比較に用いられた統計学的手法．サブグループ解析や調整解析のような追加的解析の手法
結果 results		
参加者の流れ participant flow	13	各段階を通じた患者の流れ(フローチャート図を強く推奨)．特に，各群ごとに，ランダム割付けされた人数，意図された治療を受けた人数，プロトコルを完了した人数，主要アウトカム評価項目の分析に用いられた人数の報告．計画された研究のプロトコルからの逸脱について，その理由も含めて記述
募集 recruitment	14	参加者の募集期間と追跡期間を特定する日付
ベースラインのデータ baseline data	15	各群のベースライン(試験開始時)における人口統計学的，臨床的な特性
解析された人数 number analyzed	16	各解析ごとに，各群の参加者(分母)，ITT 解析かどうか，可能ならば結果を実数で記述(例えば，50％ではなく 10/20)
アウトカムと推定 outcomes and estimation	17	主要および副次的アウトカムのそれぞれについて各群の結果の要約，介入のエフェクトサイズとその精度(例：95％信頼区間)
補助的解析 ancillary analysis	18	サブグループ解析や調整解析を含め，実施した他の解析を報告することで多重性に言及する．また，解析は事前に特定されたものか探索的なものかを示す
有害事象 adverse events	19	各群でのすべての重要な有害事象ないし副作用(side effect)
考察 comment		
解釈 interpretation	20	結果の解釈は，研究の仮説，可能性のあるバイアスや精度低下の原因，そして解析やアウトカムの多重性に関連する危険を考慮して行う
一般化可能性 generalizability	21	試験結果の一般化可能性(外的妥当性)
全体としてのエビデンス overall evidence	22	現在入手可能なエビデンスに照らした成績の包括的解釈

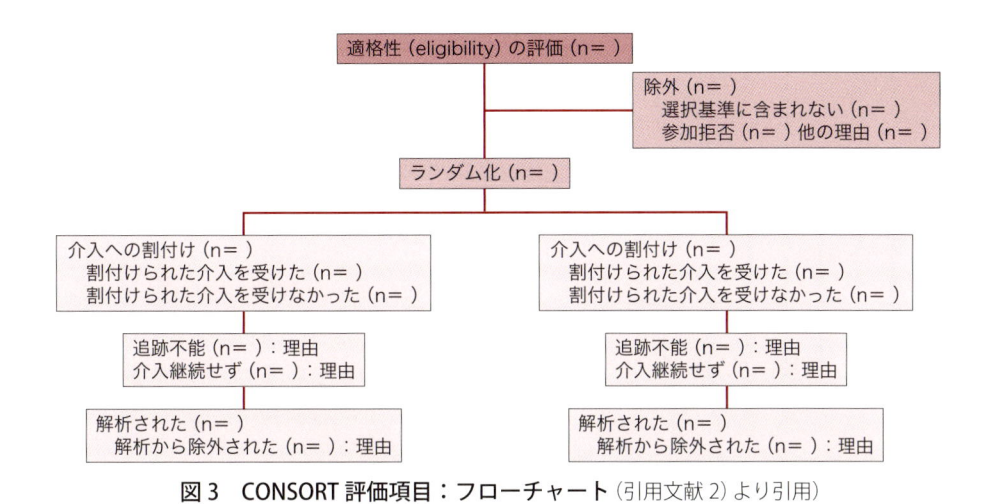

図3 CONSORT 評価項目：フローチャート（引用文献2）より引用）

表3 CLEAR NPT：非薬物療法のRCTチェックリスト

＜内的妥当性＞	10. 参加者の背景因子
1. ランダム数列（乱数）の作成	11. フォローアップ・スケジュール
2. ランダム割付けの遮蔽化	12. ITT解析
3. 治療者の経験やスキルの考慮	13. サンプルサイズを事前に計算
4. 患者の盲検化	＜外的妥当性＞
5. 治療者の盲検化	14. 参加者の性別・年齢・病状・検査結果・鍼経験の有無を報告
6. 評価者の盲検化	15. 試験に登録しなかった患者の除外理由リスト
7. 盲検化の成功の報告	＜その他＞
8. 介入以外の治療は等しいか	16. インフォームド・コンセント後，両群にエントリーの差はないか
9. 6が実施されなかった場合，確認バイアスを避ける方策	

た研究結果が母集団にも適用できるように，内的妥当性（結論が研究結果から合理的に導かれたものと言えるかどうか）と外的妥当性（結論が標本以外の母集団に一般化が可能かどうか）をいかに高めるかが重要で，研究の最終的な目標となる．

2）ベースラインの測定

年齢，性別，疾患重症度など，患者に対する十分なデータを集め，その研究結果がどれほど一般化可能なものかを他人が判断できるようにしなければならない．この測定の意義は，ベースライン時における各群間のバイアスの有無を確かめる役割もあり，目的としては群間の偶然誤差が生じていないことを確かめるためである．

重要な予測因子と考えられる因子をベースライン時に測定しておくことは重要である．また，サンプルサイズが小さい研究では，偶然によって群間に特性の違いが生じることがあり，その場合には，ベースラインで重要な予測因子が測定されていれば，それを用いて統計学的に補正した比較を行うことができる．

3）患者のランダム割付け

ランダム割付けが，アウトカムの違いを統計学

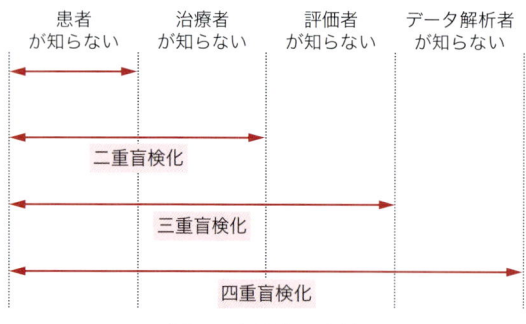

図4　盲検化の方法

的に検定する上での基礎となる．ランダム割付けにより，年齢や性別など，アウトカムと介入との関連に交絡する可能性のある要因をその測定の有無に関わらず，ベースライン時点で群間の均等化をすることが期待されるが，偶然誤差によって，群間に差が生じる可能性もある．

　割付け方法は，コンピューター化されたアルゴリズムに従って，あるいはランダムな番号を適用することによって，ランダムに介入群かコントロール群に割付ける．重要なことは割付けの実施方法が隠蔽化（concealment）されたかどうかである．隠蔽化とは，介入を開始する前に介入群とコントロール群の割付けを割付け担当者に知られないようにすることであり，研究に無関係な第3者によって割付けられる（中央割付け方式）のが理想的である．理学療法士がRCTに患者を組み入れるときに，それまでに他の患者が介入群と対照群のいずれに割付けられたかを知っていた場合，意図的あるいは無意識のうちに，両群のバランスを崩してしまうことがあるためである．したがって，中央割付け方式を実施することで隠蔽化が保証される．

4）介入（新しい治療）の盲検化

　RCTにおいて，割付け内容は介入が始まった後で患者，治療者，評価者，データ解析者など研究関係者に可能な限り知られることがないようデザインしなければならない．盲検化はランダム割付けと同じほど重要であり，共介入やアウトカム評価のバイアスを防ぐことに役立つ．

　ランダム割付けは研究開始時点での交絡の除去が可能であるが，研究開始後に混入する因子の交絡を防ぐことはできない．盲検化は，患者が介入群とコントロール群のどちらかに割付けられているかを，研究関係者に対して，どのレベルで知らせないかにより，単盲検化から四重盲検化までの4段階に分けられる（図4）．二重盲検化以上が適用されていれば盲検化については考慮されているといえる．

　しかし，理学療法という治療法の独自性から治療内容を患者および治療者である理学療法士に知らせないという盲検化が難しい場合が多く，理学療法のRCTにおいて常に盲検化をなし得るとは限らない．そこで，エンドポイントのアウトカム評価を実施する評価者を盲検化し，第3者に委ねることで，盲検化したRCTと同等の信頼性を持つことができるPROBE（prospective randomized open blinded end-point）studyの方が現実的である．

5）患者のフォローアップ

　脱落者が多く追跡率が低ければ，ランダム割付けにより均等に割付けられたはずの各群にバイアスが生じてしまう．ランダム割付け時の患者のうち，結果が判明している患者数の割合が追跡率であり，これが80％に達しないときは，ランダム割付けが保持されているとはいえず，内的妥当性は疑わしくなる．

6）アウトカムの盲検的評価と群間比較

　アウトカム評価におけるバイアスの混入を防ぐことも盲検化のもう1つの重要な役割であるため，アウトカム評価を行う評価者を盲検化することが重要である．また，ITT解析によって，初めのランダム割付けどおりに解析を行うことで，治療の効果が真の効果よりも過小評価されるため，得られた結論がより頑強となる．このような解析結果は臨床に適用しやすく，大きな欠点とならない．

> **用語**
>
> **共介入**
> 介入以外の治療のことであり，共介入が介入群とコントロール群の両方に等しく生じれば，両群の間のアウトカムの違いが減少することによって，統計学的パワーが減少し，共介入の影響が一方の群だけに生じれば，研究にバイアスが持ち込まれることになり，群間の差が実際以上に大きくなったり，逆に小さくなったりする．

2. シングルケースデザインの手順

今回はシングルケースデザインの最も一般的な方法であるABA型デザインの方法について説明する．その他の方法論については，他書を参照してほしい．

シングルケースデザインは，患者1人に対して繰り返し実験的介入を行うことで，偶然誤差や系統誤差の少ない精度の高い安定データを求めることができる．また，個体差の問題を検討でき，経時的であるため即座に対応を講じられるという柔軟性を持つ．介入によって得られたアウトカムに対する評価法として，同一個体内での介入の効果を検出することが目的であり，介入の対象とされた独立変数以外には変化するであろうとされる要因は原則としては仮定されていない．

シングルケースデザインのプロトコル

❶ 独立変数の決定
　▼
❷ 従属変数の決定
　▼
❸ 測定（ABA型デザイン）
　▼
❹ 測定結果の解析

1) 独立変数の決定

シングルケースデザインを実施するにあたってまず行うのは，リサーチクエスチョンである「どんな介入の効果を証明したいのか」を明確にすることである．この証明したい介入の効果のことを「独立変数」と呼び，これが研究期間中唯一変更する変数のことであり，効果を証明したい新しい治療を指す．

2) 従属変数の決定

次に「何をアウトカムにして治療効果を評価するか」であり，言い換えれば介入により患者の「何を改善したいのか」がそれにあたる．シングルケースデザインではこの従属変数を定期的に繰り返し評価することにより，RCTにおける複数の患者から得られるデータに対応する複数のデータポイントを得ることができる．採用する従属変数には以下のように備えるべき条件がある．

(1) 独立変数(介入)に対して敏感である．
(2) 二次変数，つまり独立変数以外の統制されていない変数に対して強靭である．
(3) 客観的で評価が容易である．

3) 評価

a. ベースライン期

第1ベースライン期では，実施されたデータポイントの集合がRCTにおけるコントロール群のデータと同等の役割を果たす．これを基準にして介入期のデータと比較する．理想的には特定の傾向や変動がなくなり，次の反応が高い確率で予測

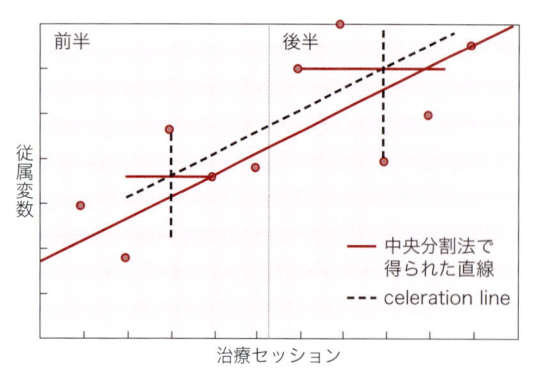

図5　celeration line の設定
（平岡浩一：理学療法研究法，第2版，内山靖（編），医学書院，東京，p.61，2006より引用）

できるようになるまで治療介入を繰り返す．RCTでは，評価者の主観的影響を取り除くために研究データは終了までモニターせず，研究の成否は研究終了後でないとわからない．しかし，シングルケースデザインでは，研究開始当初から従属変数の推移をモニターし，より安定したデータが得られるまで従属変数の調整が許される．実際の理学療法の臨床場面において，第1ベースライン期を十分長くとる間，全く治療をせず，無為に時間を浪費することは倫理的問題が発生してしまう．そのため，第1ベースライン期に従来の標準治療を実施しながらアウトカムを観察し，介入期にこの標準治療に加えて新しい治療を実施するデザインを使う方が臨床の現場においては現実的である．

b.介入期
　第1ベースライン期で実施した従属変数の評価を継続して実施しつつ，独立変数である新しい治療を導入する．この期間で得られるデータポイントはRCTにおける介入群のアウトカムに相当する．

c.第2ベースライン期
　従属変数の評価を継続しつつ再度独立変数を撤回する．この相にシングルケースデザインの大きな特徴がある．ベースライン期と介入期の水準の差は，確かに独立変数の導入による効果を示唆はするが，論理的にそれを証明するものではなく，時間効果，つまり自然治癒などの要因を排除できない．このことから，介入によりアウトカムが向上し，介入の撤回によってアウトカムがもとの水準に戻ればその独立変数は有効であったと考えることが可能である．復元しなければ介入期のアウトカムの向上は，経験や成熟，あるいは自然治癒といった二次的な変数が作用したものと解釈せざるを得ない．臨床上の問題点は，第2ベースライン期では効果があると仮定された介入を撤回してその水準の復元を観察するので，倫理的問題が発生する可能性がある．

4）測定結果の解析
　目視による分析で十分治療効果の判定が可能である．比較を行う際にはceleration lineを各期について描画し，その水準と傾きを観察して介入の効果の有無を判断する．また，celeration lineの変化率および水準を算出する定量的な分析方法もある．以下に手順を示す．

a.データのプロット
　縦軸に従属変数を，横軸に時系列を割当てた散布図に測定値をプロットする．

b.celeration lineの描画
　最も一般的で正確かつ簡便な方法は中央分割法（図5）であり，該当期間のデータポイントが2等分されるように時間軸で前半と後半とに分け，分けられた2つの区間のそれぞれ中央値を算出する．次に各区間の時間軸上の中間点を算出し，その垂線と中央値から引いた水平線の交点を求め，該当期間の前半と直線を引く．この直線の上と下にデータポイントが半分ずつ含まれるように直線を上（あるいは下）に平行移動させる．これにより得られる傾斜を各期間を代表するceleration lineとする．このceleration lineの傾斜や水準の期間間の違いを比較して，介入が従属変数に対して及

ぼす影響を検討する．統計学的解析としては，2項分布の確率を利用した方法(図6)があり，ベースラインのceleration lineを介入期まで延長し，そのceleration lineの上もしくは下にあるデータポイントの数を統計学的に検定するものである．

● 引用文献 ●

1) 平岡浩一：理学療法研究法，第2版，内山靖(編)，医学書院，東京，pp.56-66, 2006.
2) Schulz KF, et al：CONSORT 2010声明：ランダム化並行群間比較試験報告のための最新版ガイドライン，津谷喜一郎，他(訳)．薬理と治療，38：939-947, 2010.

● 参考文献 ●

1) 鶴岡浩樹，津谷喜一郎：臨床疫学からみたエビデンスのつくりかた．理学療法，25：753-763, 2008.
2) 伊藤光二：科学的根拠に基づく理学療法と研究方法論．理学療法学，30：447-451, 2003.
3) 白石浩：ランダム化比較試験の批判的吟味－EBPTのための必要なスキル－．理学療法福岡，22：32-36, 2009.
4) Hulley SB, et al：医学的研究のデザイン第3版－研究の質を高める疫学的アプローチ－，木原雅子，他(訳)，メディカル・サイエンス・インターナショナル，東京，2009.
5) 庄本康治：シングルケースデザインの意義と重要性．理学療法学，34：202-205, 2007.
6) 竹林秀晃：症例研究方法論．高知県理学療法，8：47-53, 2001.
7) 岩本隆茂，川俣甲子夫：シングル・ケース研究法－新しい実験計画法とその応用－．勁草書房，東京，1990.

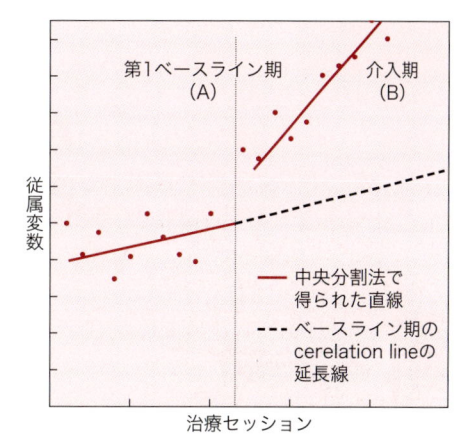

図6 期間間の比較（参考文献6)より引用）

（阿南雅也）

15 質問紙

基礎知識

1. 質問紙とは

質問紙調査が盛んに行われる心理学において，研究法は，観察による研究と言語を媒介する研究に分けられる．観察による研究は，実験を含めて「見ること」により人間を理解しようとする．一方，言語を媒介する研究は，「聞くこと」により理解しようとする．質問紙法は，言語を媒介する研究の1つの方法であり，心理学における代表的な研究法の1つとして位置づけられる．

理学療法士が行う研究でも，質問紙法はよく利用されている．質問紙法には，大別して2つの利用のしかたがある．1つは，心理尺度法であり，もう1つは社会調査法である．理学療法士であっても，質問紙法を利用することで，言語を媒介して人間や社会に起きている現象を捉える研究が実施できる．

> **用語**
> **心理尺度法**
> 心理尺度法は，人間の意識や行動を測定しようとする手法である．

> **用語**
> **社会調査法**
> 社会調査法は，社会に生起する事象に関する実態を捉えようとする手法である．

質問紙法では，質問紙を作成し，それを使って研究対象者に「聞くこと」で，何かしらの情報（データ）を収集できる．データは量的なデータと質的なデータに分類されるが，それぞれ分析する手法が異なる．本項では，量的なデータを収集するための質問紙の作成や調査の基礎を解説する．

> **用語**
> **量的なデータ**
> 量的なデータとは，数値で表現できるデータのことである．量的なデータは，平均，標準偏差，相関係数など統計的な指標を算出して分析される．

> **用語**
> **質的なデータ**
> 質的なデータは，定性的なデータあるいは記述的なデータとも呼ばれ，数値では表現することが難しい情報のことである．例えば，「自由記載」や「意見」を求める項目に対して回答された文章は，質的なデータとして扱われることが多い．

2. 質問紙の構成

多くの質問紙は，複数の調査項目および回答の選択肢から構成される（図1）．

```
質問    あなたがリハビリをしていて感じることをお伺いします．以下の質問に対して，
        あてはまるものを1～5の中から選び，その番号に○をしてください．
```

調査項目　　　　　　　　　　　　　　　　　　　　　　　　　　　　　**回答の選択肢**

① もっと難しいリハビリであっても，うまくできる自信を感じますか．

1 全く感じない　2 あまり感じない　3 どちらともいえない　4 まあまあ感じる　5 強く感じる

② 自分が行うリハビリは，自分で自由に選んでいると感じますか．

1 全く感じない　2 あまり感じない　3 どちらともいえない　4 まあまあ感じる　5 強く感じる

③ リハビリ担当者から暖かく見守られていると感じますか．

1 全く感じない　2 あまり感じない　3 どちらともいえない　4 まあまあ感じる　5 強く感じる

④ リハビリを始めてから，不快な症状が軽減したと感じますか．

1 全く感じない　2 あまり感じない　3 どちらともいえない　4 まあまあ感じる　5 強く感じる

図1　調査項目および回答の選択肢の例

1) 調査項目
a. 項目の内容

　質問紙を作成するにあたり，最初に考えることは「何を測定するのか」である．例えば，対象者のQuality of Life（以下，QOL）や患者満足があげられる．測定したい内容が年齢や性別といった人口統計学的な情報であれば，それぞれ1つの項目を用意すればよい．しかしながら，測定したい内容がQOLや患者満足といった心理的な構成概念であれば，直接目で観察することはできない．そこで，質問紙調査には，測定する構成概念を事前に定義し，観察可能（質問可能）な複数の項目を用意することになる（図2）．例えば，対象者の健康関連QOLを測定するために開発されたSF-36®は，健康に関するQOLを8つの構成概念から捉え，それぞれの構成概念を定義している．その中の1つである「身体機能」は，10項目の得点を使用して測定される．

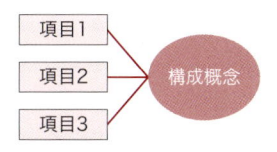

図2　構成概念の測定

項目1　項目2　項目3 → 構成概念

用語

構成概念
構成概念は，直接的に観察することが困難で，理論的に定義され，観察可能なデータから推論される．

メモ

SF-36®（MOS 36-Item Short-Form Health Survey）
SF-36®は，米国で作成され，概念構築の段階から信頼性および妥当性の評価に至るまで十分な検討を経て，現在，130ヵ国語以上に翻訳されて国際的に広く使用されている．
【NPO法人 iHope QOL事業】
http://www.i-hope.jp/activities/qol/list/sf-36.html

メモ

年齢の測定
年齢は目に見えないが，人の出生からの経過期間と定義されているため測定できる．

b. 項目の信頼性と妥当性

　もし，対象者の健康関連QOLを測定したいのであれば，すでにSF-36®という尺度があるため，SF-36®と他の既存尺度の長所や短所を比べたうえで，質問紙にSF-36®の項目を含めるかどうか判断すれば良い．しかしながら，患者満足のように，一般的に使用されている尺度がない場合，調査項目を自ら作成する必要がある．ただし，新たに作成する尺度には，信頼性および妥当性が検証されなければならない．

> **メモ**
> **尺度開発の研究**
> 尺度に含める調査項目の信頼性や妥当性を検証することも，研究論文の1つになる．

　信頼性は，「安定して測ることができている」程度を意味する．仮に，体重を3回測定した時に，測定の1回目と2回目だけでなく，3回目も値が同じだったとする．この場合，値の信頼性は高いと表現される．逆に，同じ体重計を使用しているにもかかわらず，測定の1回目と2回目で値が異なり，さらには3回目の値もこれらと大きく異なっていたら，少なくとも1回目に測定された値は再現されていないことになる．この場合，値の信頼性は低いと表現される．質問紙法において，信頼性は2つの観点から検討される．上記の例の信頼性は，再検査信頼性と呼ばれる．それに対して，ある構成概念を測定するために用意された項目が，すべてある程度同じ方向性を示しているかどうか，という観点から検討される信頼性を内的整合性（内的一貫性）という．例えば，患者満足という構成概念を測るための項目の中に，認知症を把握するための項目が混じっていたとする．おそらく，その項目の得点傾向は，患者満足を測定するために用意された別の項目得点の傾向とパターンが異なるであろう．この場合，内的整合性は低いということになる．

> **メモ**
> **再検査信頼性の評価**
> 再検査信頼性は統計学的に評価され，級内相関係数やκ係数といった指標が用いられる．

> **メモ**
> **内的整合性の評価**
> 内的整合性は，クロンバックのα係数によって統計学的に評価される．

　妥当性は，「測りたいものを測ることができている」程度とされる．通常，調査項目の妥当性はあらゆる観点から検討される．例えば，項目が測定したい内容をどの程度反映しているか（内容的妥当性），外的な基準となる指標が明確にある場合，それとの関連はどの程度あるか（基準関連妥当性），その測定値と，測定される諸概念に関して理論的に導かれた仮説に合致する他の測定値とがどの程度関連しているか（構成概念妥当性），である．調査項目の信頼性と妥当性は，それらを質問紙に含めるうえで，できるだけ確保したい要件である．

c. 項目のわかりやすさ

　質問紙には，研究対象者が誰であっても理解できる調査項目であることも要求される．例えば，理学療法士ならば理解できても，専門的な用語の意味を知らない一般人にはわからない表現は避けられるべきである．また，子どもや高齢者が研究対象者になる場合，より平易な表現でないと日本語が理解されない恐れもある．研究対象者が項目の内容を正しく理解するためには，調査項目を工夫する必要がある．

　工夫のポイントとしては，具体的な文章表現，1文の長さ，項目の多さ，などがあげられる．抽象的な文章表現であると，その言葉が何を意味しているのか理解されず，あいまいな回答となって

表1 代表的な回答方法の特徴と注意点

回答方法	特徴	注意点
2件法	・「はい」や「いいえ」,「そう思う」や「そう思わない」など,2つの選択肢の中から1つを選択してもらう ・性別を問う項目に対する「男性」や「女性」も2件法に含まれる ・短時間で回答できるため,多数の調査項目であっても回答の負担は比較的少ない ・研究対象者が子どもや高齢者の場合には適している	・データの傾向は頻度や割合で表現できるが,平均を算出することはできない ・適用できる統計解析の方法は限られる
3件法	・2件法にもう1つ選択肢が追加された回答方法である ・追加された選択肢には,中間的な回答である「どちらともいえない」「わからない」といった表現が使用されることが多い ・調査項目の内容に対して明確な回答をもっていない者にとっては,中間的な表現が用意されていたほうが悩まずに回答を選択できる	・明確な意見がないため「わからない」のか,調査項目の内容や意図が理解できないから「わからない」のか,区別できない
評定法	・何かしらの「程度」や「頻度」の段階を測定するための回答方法である ・回答方法の工夫次第で,多くの統計解析が適用できる ・段階の選択肢には,5段階や7段階などがある ・段階の選択肢が奇数個ある場合,中間に「どちらともいえない」という選択肢を用意することが多い ・中間の選択肢の回答が多ければ,正規分布を前提とする統計解析を適用できる可能性が高まる	・段階数が多いと,選択肢が多すぎて回答者を悩ませる ・段階の選択肢が偶数個の場合,中間的な選択肢は用意できない

しまいかねない.また,文章が長すぎると,意図せず2つの質問が含まれてしまうことになり,研究対象者が回答に困るケースが発生する.さらには,項目が多すぎると,質問の内容の理解に時間がかかりすぎ,その後の回答が雑になることもある.最適な項目数の上限は決まっていないが,研究対象者が子どもや高齢者であれば,なおさら回答の負担を軽くしたい.以上のような工夫に加え,調査前に数名の研究対象候補者に試験的に回答してもらうことで,調査者が気づかなかった問題を見つけることができる.予備調査の回答者の感想をもとに文章を見直すことができれば,より良い質問紙の完成に近づける.

メモ
二重質問(ダブルバーレル)の回避
例えば,「あなたにとってリハビリは楽しく,役立つものですか?」という問いに対して,「はい」「いいえ」で答えてもらう場合,リハビリは楽しくないが役に立つと思う回答者は回答を選択できない.

2)回答方法

通常,回答方法は調査項目ごとに用意される.質問紙調査で用意される回答方法は,2件法,3件法,多肢選択法,評定法,順位法,1対比較法である.回答方法の決定には,研究の目的や答えやすさが考慮される.SF-36®といった既存の尺度を使用するのであれば,回答方法は決められているため悩むことは少ない.しかしながら,調査項目と回答方法を独自に用意する場合には注意が必要である.その理由の1つとして,回答方法の形式によっては,調査後に行う統計解析の方法が制限される点があげられる.どういった統計解析を行うかあらかじめ計画しておけば,その解析が適用できるデータの収集に適した回答方法を選択できる.上記の回答方法のうち,使用頻度が多いと思われる2件法,3件法,評定法を表1に示す.

Ⅲ 臨床研究

> **メモ**
> **統計解析の選択**
> 統計解析の選択については，「第18章 医療統計」を参考にされたい．

　調査後に行う統計解析のために，否定的な回答の選択肢には小さい数字をつけておき，肯定的な回答の選択肢の順に数字を大きくする．こうしておくことで，すべての調査項目において，値が大きいほどよりポジティブな状態であると統一的に解釈しやすくなる．また，「非常に」や「少し」など，程度を示す語句は，否定的な回答と肯定的な回答で共通させておく．なぜなら，回答の選択肢の間が等間隔となるよう回答方法を工夫することで，適用できる統計解析の選択肢が増えるからである．

> **メモ**
> **逆転項目の設定**
> 回答者が惰性で回答することを防ぐためや，そういった回答がないか後で確認するために，聞きたいことを逆の方向から問う項目を含める場合がある．こういった項目を逆転項目という（普通の項目は順項目と呼ばれることがある）．逆転項目があれば，分析する前に，逆転項目の値を変換する必要がある．

3）フェイスシート

　通常，質問紙の1枚目にはフェイスシートと呼ばれる用紙が配置される（図3）．フェイスシートには，タイトル，質問紙の概要の教示，および人口統計学的変数の記入欄が含まれる．

a. タイトル

　フェイスシートには，調査の目的に合わせたタイトルが付けられる．適切なタイトルを決定するための厳密なルールはない．調査の目的や意図を明確にするために具体的なタイトルを付けることもあれば，調査者への不要な気遣いや配慮を避けるためにあえて抽象的なタイトルを付けることもある．例えば，担当している理学療法士と調査者が同一である研究対象者にとって，「リハビリテーションサービスに対する患者の満足度調査」というタイトルを見てしまうと，できるだけ肯定的な回答をしようという気持ちになるかもしれない．

> **メモ**
> **社会的望ましさへの注意**
> 人々が他の人に対しても，また自分自身に対しても，自分をよく見せようとする傾向のことを，社会的望ましさ，という．社会的望ましさの影響が強い回答は，調査項目に対する真の反応ではないため，結果の解釈を誤らせてしまう．

b. 質問紙の概要の教示

　タイトルの次には，質問紙の概要が教示される．教示される内容には，質問紙調査の目的や調査内容，データ処理の方法，プライバシー保護の方法，調査協力のお礼，調査者や氏名や連絡先などがある．回答者に対して何の説明もなく，一方的に質問紙を配布するのは，研究の倫理に反するため避けなければならない．調査者自らが研究対象者に対面して質問紙調査の概要を説明できれば良い．ただし，必ずしもそれができない場合もある．また，研究協力者が研究対象者に説明するケースもしばしばある．そのため，誰もが質問紙調査の概要を理解できるようわかりやすくしておくことが求められる．

c. 人口統計学的変数

　必要に応じて，人口統計学的変数の記載をフェイスシートに含める．これらの回答結果は，研究対象者の全体的な特徴を記述するために使用される．また，研究対象者を複数の集団に層別して何かを比較するために用いられる場合もある（例えば，男女別，年齢別など）．より複数の人口統計学的変数を用意すれば，多様な分析に使用できるかもしれない．しかしながら，それだけ研究対象者の負担は大きくなる．そのため，本当に必要な

リハビリについての意識調査（アンケート） ── a. タイトル

- このアンケート用紙は，表紙を除いて全部で 6 ページです．
- 質問の内容は，「あなた自身のこと」，「病院や施設，あなたのリハビリ担当者に関すること」，「リハビリの内容に関すること」，「リハビリをしていて感じること」，そして「全体的なリハビリの感想」についての簡単な質問です．
- この調査への回答は任意です．参加しなくても一切の不利益はありません．また，一旦参加を承諾した後，自由に撤回することができます．
- あまり考えすぎずに，思いついたままを気楽にご回答ください．
- 回答時間は，10分〜15分が目安です．全ての質問にお答えください．
- アンケートの結果は統計解析を用いて分析します．
- 回答はすべて無記名で結構です．個人が特定されることはありません．
- ご回答いただいたアンケート用紙は，リハビリ室に設置されています回収箱にお入れ下さい．

　　リハビリ中に大変恐縮ですが，私たちの調査にご協力いただけますよう宜しくお願い申し上げます．

　　　　　　　　　　　　　　　　【この調査に関するお問い合わせ先】
　　　　　　　　　　　　　　　　　　連絡先　　××-××　××
　　　　　　　　　　　　　　　　　××大学大学院××学科　××××
　　　　　　　　　　　　　　　　　　電話××××（研究室直通）
　　　　　　　　　　　　　　　　　　E-mail　××××

︸ b. 質問紙の概要の教示

① あなたの年齢を教えてください．
　（　　　　）歳
② あなたの性別を下の中から選び，○をしてください．
　男性　・　女性
③ あなたがここでリハビリを始めた時期を教えてください．
　昭和・平成（　　　　）年（　　　　）月頃
④ あなたの要介護度を下の中から選び，○をしてください．
　要支援1　　要支援2
　要介護1　　要介護2　　要介護3　　要介護4　　要介護5
　わからない

︸ c. 人口統計学的変数

図3　フェイスシートの文章例

変数のみ用意されるべきである．ときには，複数の人口統計学的変数から個人を特定できることもあるため，個人情報保護の観点からも人口統計学的変数の不必要な用意は避けたい．

3. 質問紙調査の基礎

1) 研究協力者の募集（サンプリング）

　サンプルとは標本という意味であり，サンプリ

Ⅲ 臨床研究

表2 サンプリングの方法とその概要

サンプリングの方法		概要
無作為抽出法	多段抽出法	抽出をいくつかの段階に分けて行う 1. 母集団をいくつかのグループに分け，その中から対象グループを無作為に抽出する 2. その抽出されたグループをさらにグループ分けし，その中から無作為抽出する 3. これを何段階か繰り返し，ある程度グループが小さくなったときに，最後に抽出されたグループから対象者を無作為に選択する
	層化抽出法	調査事項に影響をもつと考えられる既知の事柄によって母集団をいくつかの層(群)に分け，そこから適切な比率で標本を抽出する
有意抽出法		母集団をできるだけ代表するようなサンプルを調査者が主観的に選び出す方法

① 目的
② 方法
③ 実施期間
④ 予想される危険性および不利益
⑤ 予想される学問的，社会的貢献
⑥ 参加は自由意思によるものであり，参加を随時拒否・撤回できること，また，これによって不利な扱いを受けないこと
⑦ データは，外部に漏洩しないよう細心の注意を払って管理されること
⑧ 結果の公表の仕方について，また，結果が公表される場合であっても，個人情報は保護されること
⑨ 責任者の氏名・連絡先

図4 依頼文書に含める内容の例

ングとは標本抽出のことをいう．多くの質問紙調査では，調査前に研究対象者を特定する．例えば，疾患を基準にすると，脳卒中罹患者や変形性膝関節症罹患者などが想定される．このとき，脳卒中罹患者や変形性膝関節症罹患者は，母集団と呼ばれる．ただし，脳卒中罹患者は世界中にいるため，母集団全員に質問紙を配布して回答を得ることは現実的に不可能である．したがって，質問紙調査は調査を依頼できる脳卒中罹患者に限定される．このとき，限定して抽出された集団が標本となる．質問紙調査では，標本のデータを使用して，母集団の傾向を推定する．

用語

母集団
母集団とは，統計的推論の対象とする事物の集合のことである．

サンプリングの方法は，無作為抽出法と有意抽出法に大きく分けられる（表2）．無作為抽出法は，特別な意図を働かせずに母集団から標本を抜き出す方法である．一方，有意抽出法は，無作為抽出法とは異なり，調査者の特別な意図が入り込んでいる可能性がある．そのため，この方法で得られた結果から母集団を推定することはできないとされている．

2) 依頼文書

質問紙調査に先立ち，調査の協力を依頼する施設，および研究対象者に依頼文書をわたす必要がある．依頼文書には，図4のような内容が記載される．依頼文書は，文書を受け取る者に応じて別々に作成する．特に，研究対象者が子どもや高齢者である場合，依頼文書の内容をより平易に表現する必要がある．

3) 同意書

研究対象者には，依頼文書とともに同意書を用意する．調査者は，依頼文書などに記載した内容

表3 質問紙配布・回収の方法の概要と注意事項

配布・回収方法	特徴	注意事項
面接調査法	・調査者が研究対象者に面接し，質問紙の順に口頭で回答を得て，調査員が記入する ・誤記入が少ない，回収率が高いといった利点がある	・資金と多数の調査員を必要とする ・調査員の態度が研究対象者の回答に影響を及ぼす
留置調査法	・調査者が質問紙を配布し，研究対象者自身が記入し，一定期間後にそれを回収する ・研究対象者の都合に合わせられる	・本当に本人が回答したかわからない
郵送調査法	・郵送にて質問紙の配布・回収を行う ・広範囲を対象にできる，調査者の人的影響を排除できる	・封筒購入や郵送の経費がかかる ・回収率が低い
集合調査法	・研究対象者に一定の場所に集まってもらい，その場で配布および回収を行う ・効率的に調査を行うことができる	・会場の雰囲気や集合的な効果が研究対象者の回答に影響を及ぼす
電話調査法	・調査者が電話をかけ，質問を読み上げながら回答を得る ・海外では一般的な方法である ・短期間・広範囲の調査ができる	・電話を持っていない人には実施できない
インターネット調査	・研究対象者がインターネットのホームページから直接回答する ・設計によりデータセットの構築まで可能	・高齢者を研究対象とする場合，インターネットの利用率が問題となる

を研究対象者に説明し，調査への参加に同意を求める．同意書には，説明日，説明者氏名，同意日，同意者氏名を記載する．

4) 質問紙配布・回収

質問紙調査には，面接調査法，留置調査法，郵送調査法，集合調査法，電話調査法，およびインターネット調査などがある(表3)．それぞれに特徴や注意事項があるため，研究の目的や対象，状況に応じて選択する．

5) 催促状

回収率が低く，回答数が少ないと，その後に行う統計解析が実施できない場合もある．また，回答数が多くても，回収率が低ければ，得られた標本が母集団を反映していないこともある．その場合，その標本を分析しても母集団を推定できない恐れが生じる．そのため，研究対象者の住所がわかっていれば，催促状を送付して，配布した質問紙の回収率をできるだけ高め，十分な回答数を確保する必要がある．

メモ

個人情報の利用許諾
催促状を送付する可能性が事前に分かっていれば，同意書に署名してもらう際にその旨を説明して，個人情報の利用の許諾を得ておく．

催促状の送付以外に，回収率を上げ，未回答数を少なくする工夫として，以下のような手段がある：質問紙で使用される日本語をわかりやすくする，研究対象者の興味を引き調査の価値が伝わるような依頼文書を作成する，謝礼を出す，返送用封筒には切手を貼る．調査者の貴重な時間と研究資金を効率よく使うためには，催促状の送付は避けたいことから，調査方法を慎重に選択し，上記のような工夫を施す．

6) 謝礼とフィードバック

施設や研究対象者に対する調査協力のお礼には，謝礼を出す方法と，調査結果をフィードバックする方法がある．謝礼の品として，図書券・図書カードや商品券などがある．ただし，施設や研究対象者によっては金品の授受を断る場合もある．調査結果のフィードバックはできるだけ実施する．回答した対象者1人ひとりにフィードバックするのは膨大な時間と労力がかかるため現実的ではないにしても，調査の場を提供してくれた施設に対しては丁寧に説明することが勧められる．調査結果がその施設に役立つこともあり，意義は少なくない．膨大な分析結果を冊子にして郵送する方法や，円グラフや棒グラフを多用して作成した簡易な報告書を持参して直接説明する方法がある．インターネットを使用して，広く公開することも可能である．

> **メモ**
> **データの取扱い**
> 研究対象者への結果のフィードバックを目的に分析結果をインターネットにて公開する場合，依頼文書の中で記載した倫理的配慮，データの管理方法，結果の公表，などとの整合性に注意する．

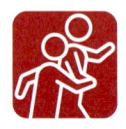

基本技術

1. 調査の計画・準備（図5）

1) 先行研究を調べる

臨床現場では，①この患者にはどのような理学療法が有効なのか，②この症状はADLの自立度と関連しているのか，③この疾患の悪化にはどのような要因が関係しているのか，④何の検査をすれば理学療法の適応と不適応を判断できるのか，といった疑問が生じる．これらを，本項ではクリニカルクエスチョンと呼ぶ．クリニカルクエスチョンについて，自分なりの仮説がある場合もあれば，全く思いつかない場合もある．そこで，このクリニカルクエスチョンについて先行研究を調べ，現時点で「わかっていること」と「わかっていないこと」を整理する．これは，質問紙調査に限らず，あらゆる研究に共通した最初のステップである．

> **メモ**
> **クリニカルクエスチョンの多様性**
> クリニカルクエスチョンには，本文①〜④以外の疑問もある．必ずしも①〜④に準じる必要はない．

2) リサーチクエスチョンを設定する

クリニカルクエスチョンをリサーチクエスチョンへと発展させる．リサーチクエスチョンの設定は，漠然とした臨床上の疑問を研究可能な課題に変換させる作業である．適切なリサーチクエスチョンを設定できれば，それを解決するための方法を組み立てやすくなる．リサーチクエスチョンの種類には，①治療・予防の有効性・安全性の評価，②記述疫学研究，③要因と害との関連性を分析する研究，④診断法の評価，がある．先に示したクリニカルクエスチョン①〜④は，これらリ

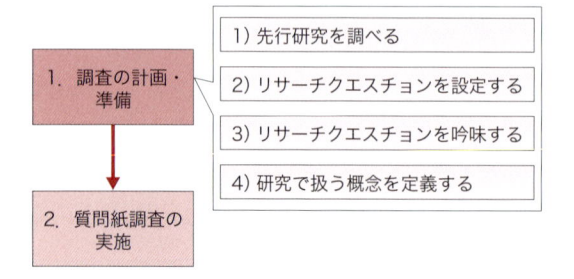

図5 調査の計画・準備の手順

1. 調査の計画・準備
   1) 先行研究を調べる
   2) リサーチクエスチョンを設定する
   3) リサーチクエスチョンを吟味する
   4) 研究で扱う概念を定義する
2. 質問紙調査の実施

サーチクエスチョン①〜④の例に相当する．自分のクリニカルクエスチョンが①〜④のどれに近いかわかれば，リサーチクエスチョンを設定しやすくなる．

Patient, Participant	対象
Intervention/Exposure	介入/暴露
Comparison	比較，対照
Outcome	帰結

図6　PI(E)CO

Feasible	実施可能
Interesting	おもしろさ
Relevant	切実さ
Measureable	測定可能
Novel	新しさ
Ethical	倫理的
Structured	構造化
Specific	明確さ，絞り込み

図7　FIRMNESS

> **メモ**
> **クリニカルクエスチョンとリサーチクエスチョンの関係**
> クリニカルクエスチョンを解決するために，複数のリサーチクエスチョンを設定することもある．具体的なリサーチクエスチョンを立て，それらを明らかにしていけば，最終的にクリニカルクエスチョンに対する結論が導き出される．

3）リサーチクエスチョンを吟味する

リサーチクエスチョンの構造は，PICOあるいはPECOで表される（図6）（第17章 システマティックレビュー・メタアナリシス参照）．PI(E)COが具体的であるほど，質問紙調査で調べる内容が絞りやすくなる．先行研究を調べ，PI(E)COを明らかにしている論文がなければ，ここでリサーチクエスチョンを吟味してみる．設定されたリサーチクエスチョンの適切さを吟味するうえで，FIRMNESSの基準は参考になる（図7）．研究には，新規性だけでなく，患者や社会にとって有用であることも求められる．また，現実的に実施可能な方法であり，測定できる内容でなければ，研究として成り立たない．さらには，倫理的な問題のある研究は，社会に受け入れられない．FIRMNESSの基準をクリアしたリサーチクエスチョンであれば，質問紙調査の実施が意義深いものになっていると思われる．

> **メモ**
> **データ収集の方法**
> 疑問の内容によっては，質問紙法以外の方法でデータ収集したほうが良いものもある．

4）研究で扱う概念を定義する

FIRMNESSに沿ってリサーチクエスチョンを吟味した後は，研究で扱う概念を定義する．その理由を端的に言えば「回答者の誤解を招かないため」あるいは「適切な測定尺度を選択するため」である．疼痛を例にすると，調査者は安静時の疼痛を調べるつもりであったとしても，どの時の疼痛を測定しようとしているのか定義されていなければ，研究対象者は歩行時の疼痛について回答するかもしれない．また，慢性痛をリサーチクエスチョンのO（帰結）に設定するのであれば，慢性痛は痛みの質や疼痛の出現する時間帯が多様であるため，疼痛の強度しか測れないVASではなく，上記の内容が考慮された調査項目が含まれた質問紙を用意するべきかもしれない．

> **メモ**
> **操作的定義の必要性**
> 客観性や検証可能性をもつ科学的研究や論文作成を行うために，概念をわかりやすく明確に定義する必要がある．これを操作的定義という．操作的定義がなされなければ，概念はあいまいかつ多義的なままであり，概念の測定が困難となる．

Ⅲ 臨床研究

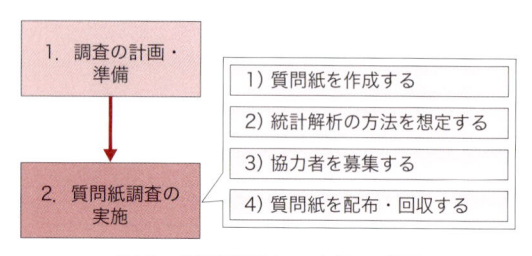

図8　質問紙調査の実施の手順

メモ
質問紙の折り作業

質問紙は，A3サイズの用紙を2つ折りにして使用することが多い．研究対象者が数百人になると2つ折りの作業も煩雑となる．紙折り機があると作業効率は高まる．研究資金に余裕があれば，ホチキスの作業とこれらの作業を業者に委託することも可能である．

2. 質問紙調査の実施 (図8)

1) 質問紙を作成する

調査前の計画や準備を終えたら，質問紙の作成を開始する．質問紙に含める調査項目，回答方法，および質問紙の1枚目に配置されるフェイスシートについては，本項の「基礎知識」ですでに説明している．ここでは，レイアウトに関する技術をいくつか列挙する．用紙の大きさは，A3サイズのような大きなものを選択する．用紙の色は特に決まっていないが，白か，クリーム色あるいは水色といった目に優しい色が無難である．文字の大きさは，できるだけ大きなほうが研究対象者に好まれる（目安としては12～14ポイント以上）．文字のスタイルは，明朝体よりもゴシック体のほうが見やすい．ページは，できれば設問ごとに切り替える．調査内容に関連した挿絵やイラストが掲載できれば，文字ばかりの質問紙よりも研究対象者はリラックスして回答できるかもしれない．余白や行間を十分にとったほうが，文字を読むストレスが少なくなる．

メモ
質問紙のサイズとホチキス

A3サイズの用紙を使用する場合，2つ折りにして真ん中をホチキスで止める．通常のホチキスではA3の真ん中を止めることが難しい．その場合，A3サイズの中とじ製本に対応したホチキスを用意しておくと便利である．

2) 統計解析の方法を想定する

多くの場合，研究で明らかにしたいことを検討するために，質問紙調査にて得られたデータを使って統計解析を実施する．このとき，使用する統計解析は，質問紙の配布・回収後ではなく，質問紙の作成時，特に回答方法を検討する段階で見通しておく．なぜなら，本項の「基本知識」で述べたとおり，調査後に適用できる統計解析の方法は，回答方法の形式によって制約されるからである．例えば，疼痛を測定するために，「あり」「なし」という回答方法を用意したとする．この場合，筋力増強運動の有無と疼痛の有無の関連を検討することはできるが，筋力増強運動の有無によって疼痛軽減の程度に差が生じるかという疑問は検討できない．統計解析の種類や適用条件を知っておけば，研究の目的に応じて使用する統計解析はおよそ決められるため，使用したい統計解析が適用できる回答方法を質問紙の中で用意しておく必要がある．

メモ
研究の目的と統計解析

回答方法の形式以外にも，「差を比較する」「関連性を調べる」「因果関係を調べる」など目的に応じて適用する統計解析は異なる．詳細は「第18章 医療統計」を参照されたい．

> **メモ**
> **統計解析の事前確認**
> 統計解析の選択に自信がもてない場合，統計解析に詳しい指導者に作成した質問紙をみてもらい，適用できる統計解析について助言を求めておくことを強く勧める．

> **用語**
> **全数調査**
> 全数調査とは，母集団をすべて調査対象とする調査方法のことである．

> **メモ**
> **標本としての適切さ**
> 母集団の特徴を示すデータがあれば，それと比較することで，標本が母集団を反映しているかどうか検討できる．

3) 協力者を募集する

　質問紙調査に協力してもらえる施設や人をできるだけ多く募っておく．理想は全数調査であるが，現実的には不可能であることが多い．そのため，母集団を反映した標本を集めることになる．研究対象者が回答したデータは標本のデータになるが，この標本が母集団を反映しているとみなせるかどうかが，後に重要となってくる．

　実際の調査では，調査者が所属している，あるいは関係している1つの施設に質問紙調査の協力を依頼することが多い．このように，単一施設からサンプリングしたデータを使うことも可能であるが，この場合，データの分析から得られた結果を，あらゆる施設の患者に適用できるかどうかは注意を要する．なぜなら，その標本はその施設を利用している者に限定されており，母集団を反映していると言い切れないためである．この問題を深刻化させないためには，できるだけ複数の施設に協力を依頼して「多施設共同研究」という形にすると良い．ただし，その実現が困難な場合も少なくない．そのため，現実的には収集したサンプルを使って分析を進めることになるが，学会での発表や投稿する論文では，結果の一般化の範囲に限界があることを述べておく必要がある．

　質問紙を配布する前に，研究対象者に研究内容を説明し同意を得る必要がある．説明はできるだけ対面にて行い，不明な点や疑問点は解決しておく．その際，調査への回答は任意であり，参加しなくても一切の不利益はないことを伝える．一旦参加を承諾した後，自由に撤回できることも説明する．

4) 質問紙を配布・回収する

　同意書への署名が得られた後に，研究の協力の同意が得られた研究対象者のみ質問紙を配布し，一定期間後に回収する．ここでは，留置調査法と郵送調査法で使用する技術を説明する．

　留置調査法では，質問紙を配布する前に，通常，調査者もしくは研究協力者が，研究対象者に対して対面にて調査の概要を説明する．ここで，丁寧かつ誠実な説明を心掛けることで，研究対象者の回答意欲を高めたい．質問紙の回答を記入するための筆記用具，机，および高齢者のための老眼鏡を用意しておく．場合によっては，回答した質問紙をその場で回収することもあるため，回収後も礼儀を尽くさなければならない．質問紙を直接回収する方法もあるが，回答者は回答した内容から自分を特定されたくないと思っているかもしれない．このような不安を軽減するために，容易に開閉できない回収箱を使用すると良い．質問紙の回収を研究協力者に依頼する場合，煩雑さを少しでも減らすために，手渡しによる回収は避けるべきである．

　郵送調査法でも，留置調査法と同様に，研究対象者に対して対面にて調査の概要を説明する機会が設けられる．ただし，郵送調査法での質問紙の回収は郵送となるため，この時の印象が回収率を左右しかねない．回収率を高める方法の一部はす

でに説明したが，その他にも，質問紙を入れやすい大きめの封筒を用意したり，糊づけが不要な返信用封筒を使用したりする，といった工夫があげられる．また，手続きは面倒かもしれないが，料金受取人払という方法もある．研究資金が潤沢でない中で大規模な調査を実施したい調査者にとっては検討の価値がある．

> **メモ**
> 筆記用具の用意
> 筆記用具は，安価なボールペンを大量に購入しておき，謝礼として研究対象者に持ち帰っていただくこともある．

> **メモ**
> 机やバインダーの準備
> もし，机の数が十分に用意できないのであれば，一度に複数の研究対象者が質問紙に回答する場面に備えて，A4サイズのバインダーを用意しておく．

> **メモ**
> 回収箱の設置
> 回収箱は自作可能であるが，研究資金に余裕があれば市販の回収箱を購入する方法もある．

> **メモ**
> 料金受取人払の活用
> 料金受取人払は，日本郵便（郵便局）のオリジナルのサービスである「ハガキ」「封筒」の郵便代金（送料）を，「差出人」ではなく，『受取人』が負担（支払う）するサービスである．100枚以上配布することが必要となる．
> 【郵便局　料金受取人払】
> http://www.post.japanpost.jp/fee/how_to_pay/uke_cyaku/（2013年12月24日アクセス））

●文献●

1) 続有恒，村上英治：質問紙調査（心理学研究法9），東京大学出版会，1978．
2) 田中亮，戸梶亜紀彦：欲求の充足に基づく顧客満足測定尺度開発のための項目分析—リハビリテーションサービスにおける予備的研究．理学療法の臨床と研究，18：33-39，2009．
3) 田中亮，戸梶亜紀彦：欲求の充足に基づく顧客満足測定尺度の信頼性と内容的妥当性および基準関連妥当性の検討：リハビリテーションサービスにおける調査研究．理学療法科学，24：569-575，2009．
4) 田中亮，戸梶亜紀彦：欲求の充足に基づく顧客満足測定尺度の因子的妥当性の検討：リハビリテーションサービスにおける調査研究．理学療法科学，24：737-744，2009．
5) 田中亮，戸梶亜紀彦：欲求の充足に基づく顧客満足測定尺度の交差妥当性の検討：リハビリテーションサービスにおける調査研究．理学療法科学，25：95-101，2010．
6) 鎌原雅彦，宮下一博，大野木裕明，他：質問紙法，北大路書房，1998．
7) 福原俊一：リサーチ・クエスチョンの作り方，NPO法人健康医療評価研究機構（iHope），2008．
8) 堀洋道（監修），吉田富二雄（編）：心理測定尺度集Ⅱ，サイエンス社，2001．

（田中　亮）

16 疫学

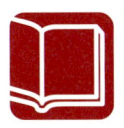

基礎知識

1. 疫学とは

疫学は元来感染症の流行を明らかにする学問であった．疫学（＝epidemiology）はepi（＝上に），demi（＝民衆），ology（＝学問）を意味しており，「民衆の上に何が起こっているのかを明らかにする学問」と捉えることができる．公衆衛生の発展は感染症を克服し，わが国における疾病構造はこの100年で大きく変化した（表1）．一方で，悪性新生物や心疾患のように，高カロリーの摂取・運動不足・ストレス・タバコなど生活習慣を基盤として発生する多要因の疾病が増加してきた．つまり，「民衆に何が起こったのか」を明らかにして対策をとる（原因物質を見つけて抗生物質を投与するなど）だけでは十分とはいえない．このことから複数の要因によって発症する疾患が主流な現代において疫学を定義すると，"the study of the distribution and determinants of disease frequency"（疾病頻度の分布と決定要因を明らかにする学問）ということができる．

日常臨床を思い浮かべて欲しい．同じ職場で理学療法を実施しているのに，腰に痛みを訴えるセラピストもいれば，腰に痛みを訴えないセラピストもいる（多少，男性女性で体重の重い患者の割当は異なるかもしれないが）．なぜ同じ職場において痛みを訴える人と訴えない人がいるのだろうか？　どうすれば防ぐことができるのか？　この疑問に答えるためには，人の集団において，腰の痛みという症状（疾病）はどのくらい起こっている（頻度）のかを調べ，腰に痛みを訴えている人と訴えてない人とで何が違うのか（腰の痛みを引き起こす原因＝決定要因）を調査しなくてはいけない．このように人の集団における事象に対して，最善の答えを探求しなければならないとき，疫学はより真実に近い答えへ我々を導いてくれる．

本項では，理学療法において人の集団を対象とした臨床研究を実践するうえで，必要な疫学的思考について述べる．

2. 臨床研究の重要性

なぜ臨床研究が重要なのであろうか．特定の原因が人の健康事象（≒結果：アウトカム）に対して本当に影響を及ぼしているかどうかは，最終的に

表1　わが国における年代による死亡原因の違い

	1899年	2012年
第1位	脳血管疾患	悪性新生物
第2位	結核	心疾患
第3位	胃腸炎	肺炎
第4位	老衰	脳血管疾患
第5位	肺炎	不慮の事故
第6位	心疾患	自殺
第7位	悪性新生物	老衰

Ⅲ 臨床研究

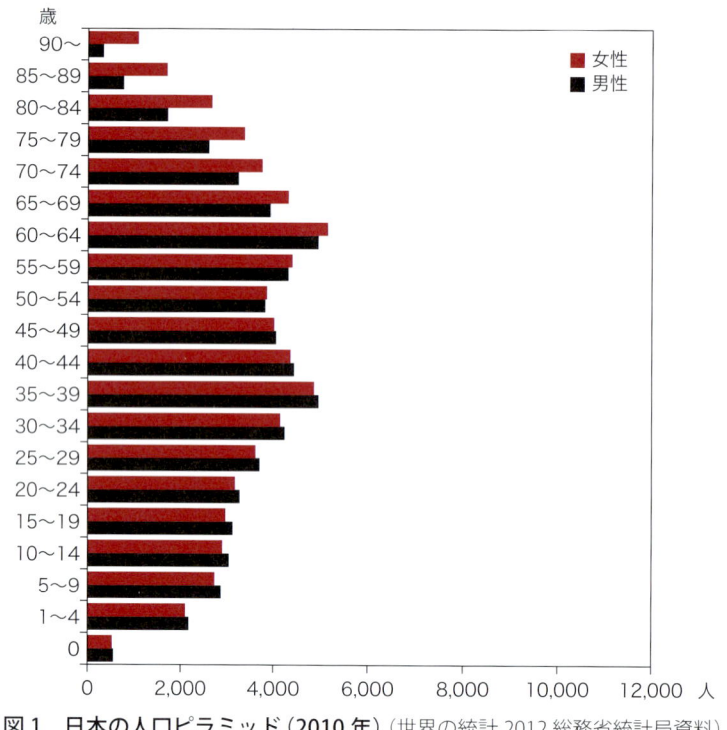

図1 日本の人口ピラミッド（2010年）（世界の統計 2012 総務省統計局資料）

　人を対象としないと明らかにならない．動物実験や実験室での基礎研究は疾病発生のメカニズムを明らかにするためには必要である．しかし，動物実験や実験室で得られた結果が種の異なる人にあてはまるかどうかはわからない．

　近年の死因の上位を占める疾病は，感染症と異なり非感染性の疾患（悪性新生物や心疾患，脳血管疾患）である（表1）．これらの疾患は発生原因（＝決定要因）が1つではなく，遺伝的要因，タバコ，高カロリーの食事，運動不足，ストレスなどさまざまである．また，近年の死因は自殺や不慮の事故のように，特定の物質が原因で死に至るのではなく，社会から受ける曝露（＝原因）によって死に至るような健康事象も多い．この場合，動物実験や実験室では解決できず，臨床研究によってのみしか解明できない．

　以上のように，社会の中で生きている人の集団を対象とした場合は，動物実験や実験室での実験のみでは解決できないことも多くある．しかし，臨床研究が万能であるわけではなく，基礎研究と臨床研究のバランスが大切である．

3. 疫学的思考の例

　臨床研究または人の集団から得られた結果や事象から真実を導き出すためには，疫学的思考が必要となる．もう少しわかりやすく考えてみる．日本とパキスタンでは1年間の死亡数はどちらが多いであろうか？　日本は世界一の長寿国であることを考えると，疑うべくもなくパキスタンの方が死亡数は多いと思うだろう．しかし，実際に2010年の日本の1年間の粗死亡率は9名で，パキスタンは7名である．では，パキスタンの方が日本より長生きするのであろうか？　図1と図2は日本とパキスタンの人口ピラミッドである．見てのとおり，日本は高齢化社会に突入しており，パキスタンより高齢者へ人口が偏っている．つまり，パキスタンは若年者が多い．どちらの国においても，高齢者

208

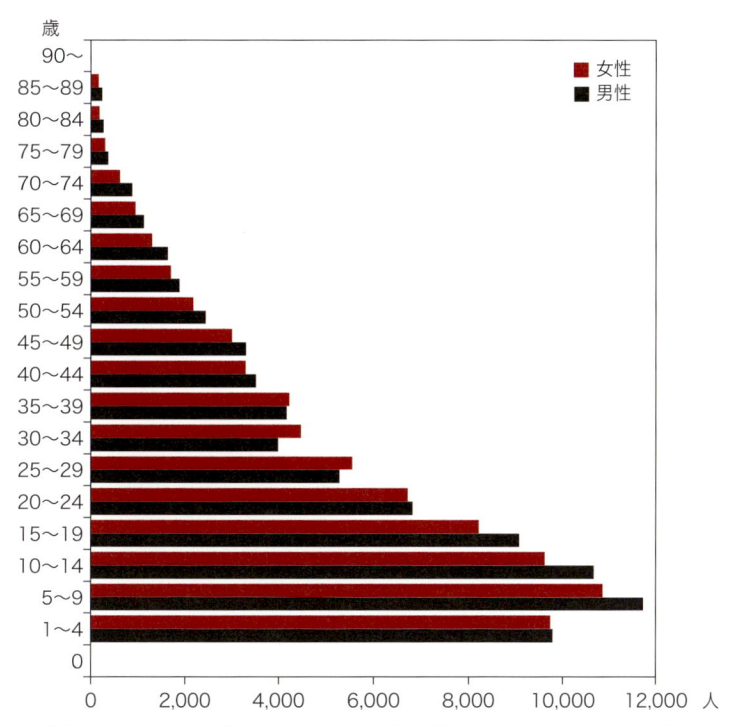

図2 パキスタンの人口ピラミッド（2007年）（世界の統計2012 総務省統計局資料）

表2 日本とパキスタンの年代別粗死亡率（仮想例）

年齢	日本 人数	日本 死亡者数	日本 粗死亡率	パキスタン 人数	パキスタン 死亡者数	パキスタン 粗死亡率
0〜20	20,000	130	6.5	80,000	630	7.9
20〜40	30,000	140	4.7	40,000	220	5.5
40〜60	30,000	150	5.0	20,000	120	6.0
60〜80	30,000	400	13.3	7,000	100	14.3
80〜	8,000	280	35.0	800	30	37.5
合計	118,000	1,100	9.3	147,800	1,100	7.4

の方が若年者より死亡する確率は高いので，死亡数としては日本の方が多くなる．これは疫学的には「交絡」と呼ばれる現象が起こっているのである．後述するが，交絡とは原因と結果に影響を与える第3の要因である．この例でいうと，日本とパキスタンという国の違いが（原因）と粗死亡率（結果）の間には異なる年齢分布（交絡）があった．表2は日本とパキスタンの粗死亡率の仮想例を示している．各年代はそれぞれパキスタンの方が粗死亡率が高いのだが，全体で見るとパキスタンの方が粗死亡率が低くなる．このような場合，年齢で分けて検討しないと真実を見誤ることになる．

基礎研究であれば原因と結果との間の関係が明確であるが，臨床研究では今回示した例のように，観察された事実だけを見ていては真の関係に辿り着かない．では，基礎研究だけで良いのであろうか？ やはりこれも違う．基礎研究と臨床研究のバランスが大切であり，そのために臨床研究

図3 誤差の分類

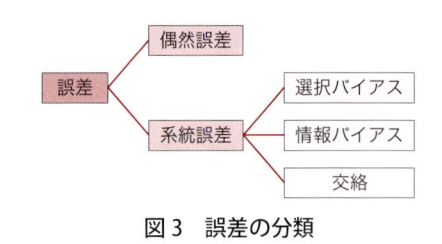

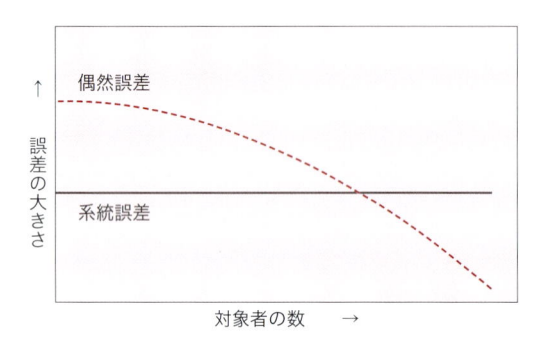

図4 研究の規模と偶然誤差・系統誤差の関係(矢野栄二,他(監訳):第5章 研究デザインにおけるバイアス.ロスマンの疫学,篠原出版新社,p.124,2004を一部改変)

表3 誤差の発生段階(福原俊一:第6章 比較の質を落とす原因.臨床研究の道標─7つのステップで学ぶ研究デザイン,健康医療評価研究機構,p.197,表6-2,2013を一部改変)

	偶然誤差	系統誤差(バイアス)		
		選択バイアス	情報バイアス	交絡
対象者の選択	○	○		
要因・比較対照群の設定	○			○
アウトカムの測定	○		○	
効果の推定	○			○

においては真実に辿り着くための疫学的思考(≒誤差への対応)を磨かなければならない.

用語

粗死亡率
一定期間に死亡した数を人口で割った値で,人口1,000人に対して示す.

4. 誤差の種類

先ほどの例に示したように観察された結果は真の関係を反映しているかどうかわからない.腰痛の過去1ヵ月の有病率は20〜40％といわれているが,わが国では約30％といわれており,有病率という観察された結果には幅がある.腰痛の有病率という真の値は1つであるが,なぜ腰痛の有病率はこのように違うのであろうか？ また,腰痛の有病率は,男性より女性の方が腰痛を訴える人が多いとも明らかな男女差がないともいわれ,性別という原因が有病率という観察された結果に与える影響が研究によって異なっている.このようなことは臨床研究でよく見られることである.

用語

有病率
ある時点または期間での疾病の頻度を示す(ある一時点または期間の患者数÷観察した対象者).

この観察された結果と真の姿の差を誤差(error)という.誤差は偶然に起こるもの(偶然誤差 random error)と偶然ではなく何らかの意図を持って起こる誤差(系統誤差 systematic error)に分類される(図3).偶然誤差と系統誤差の違いをイメージしたものを図4に示した.ある研究において対象者の数を限りなく多くした場合,誤差を限りなく少なくすることができるのが偶然誤差で,対象者の数を大きくしても誤差に影響を与えないのが系統誤差である.

臨床研究である以上誤差のない研究はあり得ない.しかし,その程度が大きすぎると結果の妥当性がなく解釈を誤り,結果として患者のためにならない.いかに誤差の程度を小さくするかというのが臨床研究において最も重要なこととなる.誤差は,対象者を選ぶ段階,要因・比較対照を設定する段階,アウトカムを測定する段階,効果を推定する段階といった4つの段階で起こる(表3).

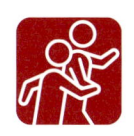

基本技術

1. 偶然誤差

真の姿を中心にランダムに散らばった誤差を偶然誤差という．170cmの身長の人の身長を巻き尺で測ることを想像して欲しい．何回測定しても毎回170cmの数字がきっちりとは出ないであろう．169cmの時もあれば，171cmの時もある．では，身長が測定の度に伸び縮みするのであろうか？身長は思春期まで高くなり，その後一定である（高齢になると圧迫骨折の影響などで縮むといわれている）．つまり，測定側の問題である．巻き尺の張り具合や，測定開始や終了の位置など，さまざまな理由で数値がわずかであるが増減する．しかし，巻き尺が短く（長く）表記されていたり，測る側がわざと短く（長く）しているわけではない．つまり，結果は170cmを中心にランダムに散らばっている．理学療法の臨床場面で歩行速度や筋力を測定することは多いが，1回で真の姿（真の歩行速度，筋力）が見えるであろうか？ 一般的な感覚として，おおよそは代用できるが，1回の測定が真の値とは思わないであろう（その結果，臨床では同じ測定を1回でなく，2〜3回測定してその平均値をとる）．

偶然誤差の制御

偶然誤差を少なくするためには，対象者を選ぶ段階では対象者の人数を増やすことである．表4は平均5で観察数が異なるデータを示している．同じ平均であるが，推定の幅である95％信頼区間はかなり異なり，観察数が多ければ信頼区間の幅が小さくなる．理学療法の臨床場面で筋力をハンドヘルドダイナモメーターで測定した場合，1回だけより2〜3回の方がよりその人の筋力の値を反映していると考えることと同じで，観察数が多ければ偶然誤差の影響が少なくなる．

アウトカムを測定する段階でも偶然誤差は現れ

表4 観察数と推定の幅

例	数字	観察数	平均	95％信頼区間
1	4, 6	2	5	−7.7〜17.7
2	2, 4, 6, 8	4	5	0.9〜9.1
3	1, 2, 3, 4, 5, 6, 7, 8, 9	9	5	2.9〜7.1

る．事象を測定する場合，その事象を何度測定しても同一の数値が出ること（信頼性），その事象が本当に知りたい目的の事象を測定しているか（妥当性）を考えなければいけない．偶然誤差の対応には信頼性（検者間，検者内）が高い測定方法が望ましい．

2. 系統誤差

系統誤差はバイアスともいわれ，いろいろな場面に存在し研究結果をねじ曲げている．系統誤差は選択バイアス，情報バイアス，交絡の3つに分類できる．系統誤差のうち選択バイアスと情報バイアスは選ばれた対象者または測定されたデータそのものに偏りがあることなので，研究終了してしまってからはその制御が不可能であり，研究計画の段階で対処しなければならない．一方，交絡は研究前だけでなく研究終了後に対応することにより影響を少なくすることが可能である．

1) 選択バイアス (selection bias)

選択バイアスは対象者を選ぶ（参加を募る）ときに起こり，研究に参加する人の背景が研究結果をねじ曲げてしまう．図5は正規分布を示している．この正規分布を研究において想定できる対象者全員と仮定してみてほしい（例：日本の大学

図5　正規分布

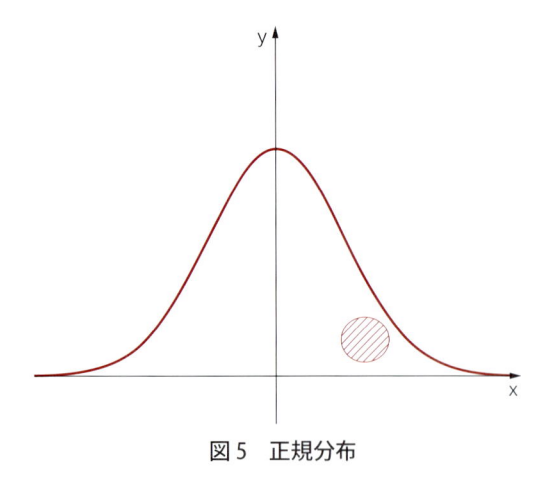

生全員).低負荷高頻度の運動療法が有酸素運動能力に効果があるかを検証するとしよう.ある一部(図5の斜線部分)を研究対象者と抽出した場合(例：x軸を運動能力),この集団を選んだこと(例：日本体育大学の学生)で,その研究結果がねじ曲がらないだろうか? 介入前後で有酸素運動能力に変化がなかった場合,本当にこの結果が真実であろうか? 想定できることとして,日本体育大学の学生は非常に有酸素運動能力が高いので(すでに十分な有酸素運動能力があり)低負荷高頻度の運動療法効果が出ないと考えられる(真の効果は,低負荷の運動療法が有酸素運動能力かもしれない).

また,臨床研究でよく見られる選択バイアスは,参加者募集型の研究である.町の広報や新聞の広告などで研究の対象者を募集すると,ある程度参加者が集まる.一般的に研究に参加する人は参加しない人と比べて,経済的にゆとりがあり,健康に気を付けている生活習慣を送っている傾向にあるといわれている.

選択バイアスの制御

上記選択バイアスの例への対策は,想定する目標母集団からの無作為抽出である.図6は選択バイアスが当初の研究テーマと実際に得られた結果を解釈する段階における推論の過程を示している.上記例においては「目標母集団」として日本の大学生を想定した.しかし,実際日本の大学生全員を対象にすることは不可能である.そうすると「予定されたサンプル集団」は,実行可能な人数を日本の大学生から無作為サンプリングすることである.しかし,これもどこまで実行可能であろうか? 日本全国に散らばっている大学生から抽出されるので,研究者が全国各地に飛び散って,研究の説明・測定・介入(低負荷高頻度の運動療法)を行わなければならない.しかし,これには相当の予算と労力がかかることが想定できる.となると,仮説の証明においてより実行可能な集団(大学の教員であれば,自分の大学の学生,臨床家であれば職場に通院中の患者)で研究を行うことは

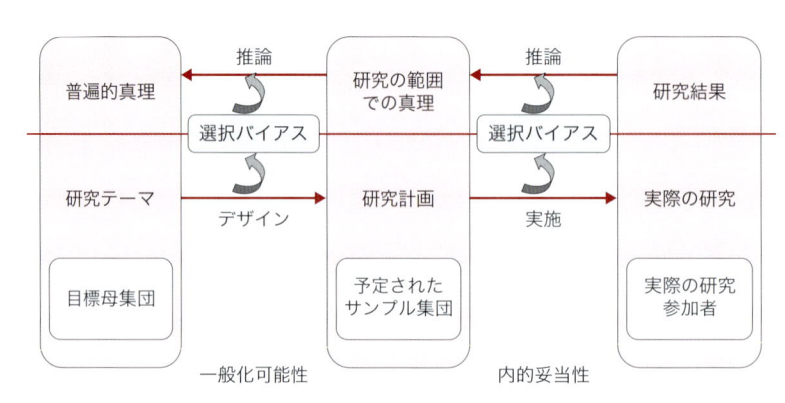

図6　選択バイアスと研究の推論との関係

(木原正博,他(監訳)：医学的研究のデザイン第3版,メディカル・サイエンス・インターナショナル,p.13,図1-6,2009より一部改変)

良くある．町の広報や新聞の広告で対象者を募集する場合も同じである．目標母集団をA県の在住で65歳以上の高齢者全員と想定する．一方で，予定されたサンプル集団はそのA県の住民台帳から無作為サンプリングして選ばれた65歳以上の高齢者となる．いきなり，研究に参加して欲しいといわれて参加に同意するであろうか？ 実際は，広報や新聞の広告を通じて65歳以上のA県在住高齢者に参加を募る方が効率良い．ただ，募集に応じた高齢者は研究に参加する余裕のある人達かもしれない．公民館などに集まって行う場合は，そこまで行ける移動能力を有している高齢者が参加する傾向にある．このように，選択バイアスは参加した集団の特性により，普遍的真理から乖離した結果，結果の一般化可能性が低下する．では，一般化可能性の低い研究は行う必要がないのであろうか？ その答えはNOである．一般化可能性の高い研究には予算・組織力などが必要となり，誰でも行えるものではない．

選択バイアスで研究者が注意を払わなければいけないのは，「予定されたサンプル集団」から「実際の研究参加者」の誤差（選択バイアス）をいかに少なくして，企画した研究の内的妥当性を高めるかということである．これは，実際予定されていた研究対象者に対して参加率が少なかったり，介入研究において一方の群で研究継続率が低い，解析において欠損値が多い場合がこれに当たる．このことを防ぐ最善の方法はフォローアップ率を高くしたり，欠損値が少なくなるように測定時に確認作業を行うことである．

ケース・コントロール研究においては，コントロール群の設定に選択バイアスが入り込む余地が多い．ケース・コントロール研究はアウトカムの違いから群間の要因の散らばりを検討する．ケース群はある程度任意に選ぶが，コントロール群はケース群と同じ背景要因を持っている集団から選ばれるのが理想的である．例を示すと，B県のK総合病院に変形性膝関節症で通院している患者を対象として，昔の膝の外傷が変形性膝関節症発症と関係しているか検討しようとした．変形性膝関節症の有無と過去の膝の外傷歴が関係すると仮説を立て，ケース・コントロール研究により仮説証明を計画した．仮説の証明には，変形性膝関節症の診断を受けた人をケース群として，同疾患の診断を受けていない人をコントロール群として，過去の膝の外傷歴を調べ，各群での膝の外傷歴に違いがあるかどうかを検討すれば良い．ここで，コントロール群の設定によっては選択バイアスが発生する．この研究の場合，目標母集団は何であろうか？ ケース群がB県のK総合病院なので，コントロール群を単にB県の在住住民としてはケース群とコントロール群を比較した場合，変形性膝関節症を罹患していること以外同じ集団と保証できない．K総合病院がB県の中でも，山の手にあり（お金持ちの住む地区と考えて欲しい）その近隣住民が通院していれば，山の手でない人からコントロール群を取れば，ケース群とコントロール群は異なる背景を持つ集団同士を比較することになるかもしれない．この場合の目標母集団は（病気になれば）B県のK総合病院に通院するであろうと想定される集団であり，この場合のコントロール群は変形性膝関節症の診断を受けていない，他の通院患者（五十肩，風邪，高血圧症など）となる．

2）情報バイアス（information bias）

研究対象者から得られた情報が間違っていた場合に起こるバイアスである．データをカテゴリーに分類したとき，誤った所に分類されることを誤分類（misclassified）という．誤分類にはその生じ方によって選択的（differential）と非選択的（non-differential）に分けられる．選択的誤分類とは誤分類の割合が研究群間で異なる場合である．例として，先ほどの変形性膝関節症と若年期の膝外傷の有無との関係の調査を考えてみる．ケース群は変形性膝関節症の診断を受けた人，コントロール群は同年代で変形性膝関節症の診断を受けていない人である．この時，若い時代の膝のけがを聞くのだが，今（変形性膝関節症のために）膝に痛みを

Ⅲ 臨床研究

表5 情報バイアスの種類

情報バイアスの種類	内容
思い出しバイアス	過去の情報を思い出すことが不十分なときに起こるバイアス
面接バイアス	面接の仕方によって誘導されてしまうバイアス
代理面接バイアス	本人以外が答える場合に起こるバイアス
サーベイランスバイアス	集団のモニターを行うとき，疾病の確認を他の集団より念入りに行い，要因と疾病発症の関係をねじ曲げてしまうバイアス
発見兆候バイアス	要因の有無によってアウトカムの測定のされやすさが異なり，要因とアウトカムの関係をねじ曲げてしまうバイアス

表6 ライター所持と肺癌発生の関係（仮想例）

		肺癌 +	肺癌 −	合計
ライターの所持	＋	75	25	100
	−	25	75	100

訴えている人は，過去の小さな膝外傷でも思い出す（または誇張して教える）だろう．一方，膝の痛みなど全くない人は，いきなり若い時代（一般的に変形性膝関節症は高齢になってから症状が出るのでかなり時間経過がある）の膝のけがについて聞かれても，病院で手術したなどのかなりインパクトのあるイベントに関しては覚えているであろうが，ちょっとしたけがでの受診などは思い出せない（その気がない）．つまり，変形性膝関節症の人は小さな膝のけがについても報告しその件数が多くなり，変形性膝関節症でない人は大雑把に報告しその件数が少なくなった結果，変形性膝関節症と若年期の膝外傷有無は関係ありとなってしまう（真実はわからない）．一方，非選択的誤分類は，対象者からの情報を得るときの不確かさによるもので，先ほどのケース・コントロール研究のようにどの群になっても，その群に関わりなく無関係に生じる場合である．

臨床研究において情報バイアスはさまざまな場面で遭遇する．良く遭遇するバイアスを表5にまとめた．

情報バイアスの制御

思い出しバイアスは上記の変形性膝関節症のように思い出しが不十分な場合に起こり，面接バイアスは個々の面接者で問いかける手順が異なる場合に起こる．思い出しバイアスに対しては診療録など過去に記載されている記録から抽出するなどが一般的であり，面接バイアスは面接者の質問の順番や質問の仕方など標準化したマニュアルを作成することが勧められている．サーベイランスバイアスや発見兆候バイアスは，対象者がどちらに割り振られているのかがわからないように盲検化されることによりある程度回避は可能である．

3）交絡（confounding）

臨床研究において，AとBの関連を調べるとき，Aを要因にBをアウトカムとして因果関係を結論付ける場合が少なくない．交絡はこのように因果関係を考える場合に起こり，要因Aの効果が他の変数（要因X）の効果と混ざり合い，結果として要因Aとアウトカム Bの間の関係をねじ曲げてしまうことである．例として，ライターと肺癌の関係を考えてみよう．ある研究者が，近年の肺癌が増加傾向を予防するために，その原因を探索して予防しようと考えた．その原因として研究者は先行研究からライターが強い危険因子ではないかと考え，肺癌に罹患していない集団に対して，要因（ライター所持の有無）が数年後の肺癌の発症率に関係しているかを調査した．10年後見事に「ライターを所持していた集団はライターを所持していない集団と比較して，10年後の肺癌発症率が統計学的に有意に高い」という結果を得た．これは真実であろうか？ 表6はライター所持と肺癌発生率についての仮想データを示している．ライターを所持していた群のうち肺癌を発生したのは75名（発生率75％：75名/100名）

で，ライターを所持していない群のうち肺癌を発生したのは25名（発生率25％：25名/100名）であった．ライターを所持していない場合とライターを所持している人の肺癌発生率は3倍になる（75％/25％）．この結果が統計学に有意であれば，ライターという要因が肺癌発生というアウトカムに影響を与えたことと考えることができる．これは本当に真実であろうか？　普通に考えてこの事実はおかしいと考えるべきである．では，なぜこのような結果が出てしまったのであろうか？　これが交絡である．つまり，ライター所持という要因Aと肺癌発生というアウトカムの因果関係（図7）に第3の要因（要因X（この場合は，タバコ≒喫煙習慣））が混在した結果（図8），要因Aとアウトカムの間の関係をねじ曲げてしまったのである．冒頭の日本とパキスタンの粗死亡率も年齢という交絡の存在により，全体での粗死亡率のみを見ると日本のほうが亡くなる人が多く，不衛生で危険な国ということになる．

交絡を定義すると，要因Xはアウトカム B のリスク因子であり，かつ要因Xは要因Aと関連があるが，要因Aの結果ではない（要因Xは要因Aとアウトカム B の中間要因ではない）．図9は要因Xが中間要因であることを示している．この場合は，要因Xは交絡要因とならない．

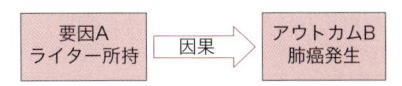

図7　ライター所持と肺癌発生の関係

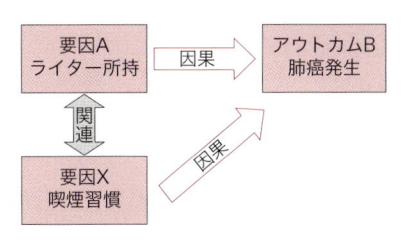

図8　ライター所持，肺癌発生と喫煙習慣との関係

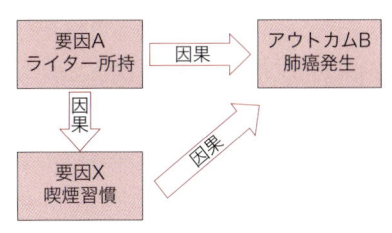

図9　ライター所持，肺癌発生と喫煙習慣との関係
（喫煙習慣が中間要因の場合）

> **用語**
> **リスク因子**
> 危険因子ともいい，アウトカムを引き起こすまたは付加的に働く因子のこと．

交絡の制御
交絡の制御は計画段階における無作為化・限定・マッチング，解析段階における層化・モデルによる調整によって行う．

（1）無作為化（ランダム化）
無作為化は交絡を制御する最も強力な方法である．交絡要因は計画・解析段階で対応できるが，事前にその変数を測定しておかなければならないので，制御できるのは既知の交絡要因についてのみである．つまり，研究終了後に新たに未知の交絡要因が見つかっても，測定していなければ，その変数を考慮することができない．無作為化は確率的に各群にあらゆる要因を均等に分布させることが可能である．つまり，未知の交絡についても制御可能である．しかし，無作為化を行っても，対象者の数が少ないと偶然誤差の影響を受けるため無作為に割付けられないこともあり，無作為割付けの場合は必要十分なサンプルサイズを見積もった上で行う必要がある．

（2）限定
交絡因子がある値を持つ集団に限定する方法である．冒頭の日本とパキスタンの粗死亡率の比較をする場合，計画の段階で両国に在住している40歳未満の粗死亡率を比較したとしよう．表2より日本の粗死亡率は5.4名（130＋140/20,000

Ⅲ 臨床研究

表7 喫煙群におけるライター所持と肺癌発生の関係（仮想例）

		肺癌		合計
		＋	－	
ライターの所持	＋	73	7	80
	－	18	2	20

表8 非喫煙群におけるライター所持と肺癌発生の関係（仮想例）

		肺癌		合計
		＋	－	
ライターの所持	＋	2	18	20
	－	7	73	80

＋30,000）で，パキスタンの粗死亡率は7.1名/1,000人（630＋220/80,000＋40,000）となる．全体の粗死亡率9.3名と7.4名と異なり真の姿が見えてくる．しかし，限定を行うと結果の一般化可能性が損なわれたり，全体が見えて来ない．この例では，日本とパキスタンの死亡率を示しているのではなく，あくまで40歳未満の死亡率について検討したに過ぎないからである．

(3) マッチング

マッチングは交絡因子が比較する群間で均等に分布するように対象者を選択することである．病院で疾患を有している群（ケース群）に対してその病院で疾患を有していない群（コントロール群）を選ぶとき，闇雲にコントロール群を選んでは，両群の背景要因が異なってしまうだろう．そこで，疾患と知りたい要因の間に年齢階級（20歳未満，21〜40歳，41〜60歳，60歳以上）という交絡因子が想定される場合，ケース群の年齢階級に合わせてコントロール群も対象者を選ぶことをマッチングという．しかし，この方法では交絡因子が複数（年齢階級，喫煙あり，毎日お酒を飲む，女性）になると，それにマッチする病院通院中の患者の数が減って，結果としてコントロール群が十分に確保できなくなってしまう．そのため，マッチングを行う場合は重要な因子のみに限る必要がある．近年は複数の交絡因子に対する対処法として，複数の交絡因子を利用して，各対象者が要因を持つ確率を推定してマッチングを行う方法も行われている（傾向スコア）．

(4) 層化

データ収集後に交絡を調整する方法の1つである．層化は交絡因子を特定の値をとる集団（層）に分けて，それぞれの集団において要因とアウトカムの関係を調べる方法である．表7と表8は表6のライターと肺癌発生の関係を喫煙の有無で層化した表である．表7は喫煙群においてライターの所持と肺癌発生の関係を示しており（仮想例），ライター所持における肺癌発生率は91％（73人/80人）で，ライター所持していない群における肺癌発生率は90％（18人/20人）で，肺癌発生率の比は1.01％であった．一方，表8は非喫煙群においてライターの所持と肺癌発生の関係を示しており（仮想例），ライター所持における肺癌発生率は10％（2人/20人）で，ライター所持していない群における肺癌発生率は8.8％（7人/80人）で，肺癌発生率の比は1.14％であった．層化しないでライター所持と肺癌発生の関係を調べると，発生率の比は3倍となり，ライター所持の方が肺癌発生を誘発させているように受け取れる．しかし，層化を行うとその関係はほとんどなくなり，ライター所持と肺癌発生の関係が喫煙習慣という交絡因子で歪んだ結果を示したことを提示している．

しかし，層化によって交絡因子に対する問題が完全に解決できるわけではない．要因とアウトカムの交絡因子が1つであれば（そういうことはまずないのだが），上記のように層化できるが，もう1つ2つと交絡因子が増えて行けばどうあるであろうか？ 少なくとも表7, 8には1つのセルに2とか7といった1桁の数字が入っている．つまり，交絡因子が増えるほど，層化された各群（セル）の対象者が少なくなり，解析が不安定になったり，解析不可能な群ができてしまう．

表9　2年後の健診参加者と非参加者の開始時の背景

	n(%)	開始時の参加者(n=2,651)		p値
		2年後に不参加(n=1,013)	2年後に参加(n=1,638)	
年齢	40歳以上，50歳未満	100(10)	77(5)	<0.001
	50歳以上，60歳未満	232(23)	254(15)	
	60歳以上，70歳未満	393(39)	780(48)	
	70歳以上，75歳未満	288(28)	527(32)	
性別	男性	425(42)	638(39)	0.13
	女性	588(58)	1,000(61)	
BMI	25kg/m² 未満	596(65)	1,023(67)	0.34
	25kg/m² 以上	318(35)	502(33)	
喫煙	なし	821(83)	1,400(87)	0.002
	あり	168(17)	201(13)	
飲酒	なし	260(27)	436(27)	0.54
	たまに	172(18)	302(19)	
	時々	223(23)	374(24)	
	毎日	319(33)	479(30)	
仕事	なし	405(41)	581(36)	0.015
	あり	579(59)	1,017(64)	
身体活動量	低い	304(30)	382(23)	<0.001
	普通	211(21)	344(21)	
	高い	498(49)	912(56)	

(5) モデルによる調整

データ収集後に交絡を調整するもう1つの方法は，回帰モデルに当てはめて要因とアウトカムに交絡要因を投入する方法である．回帰モデルを使用する特徴は，層化には限界があるためである．例えば，2値(あり・なし)の交絡因子が3つくらいで層化を行うと，8つの層(2×2×2)に分ければ良い．しかし，5つになると32の層(2×2×2×2×2)になり，各層に含まれる対象者の数が減少し解析が不安定になる．しかし，回帰モデルの場合，要因(独立変数)とアウトカム(従属変数)の関係に複数の交絡因子で調整することが可能である．

臨床医学をはじめ理学療法学分野で良く使用されている回帰モデルは，線形回帰モデルとロジスティック回帰モデルである．線形回帰モデルはアウトカムが連続変数で，要因(独立変数)とアウトカム(従属変数)に線形の関係を仮定している．ロジスティック回帰分析はアウトカムが2値の変数の場合である．これらは要因とアウトカムの関係をあるモデルに従うと仮定して効果の指標(線形回帰モデルでは回帰係数，ロジスティック回帰分析ではオッズ比)を推定している．そのため，そのモデルに当てはまっていないと誤った結果を導くことがある．

3. 系統バイアスの解釈

系統バイアスとその制御方法について記述して

きたが,「これでOK」という完全な制御方法はないのが現実である．そのため，自分の行った研究の限界を理解して解釈する必要がある．論文中の考察では，限界(limitation)について記載する項目があり，よく以下のように記載されている：本研究の限界は2点ある．1点目は……であり，2点目は……である．しかし，これでは自らの研究の限界を示しているだけで，解釈しているとはいえない．重要なのはそのバイアスにより結果がどのような方向に偏っているのかを考えることである．つまり，得られた結果が過大評価（真実と異なり要因とアウトカムは関係がある）しているのか過小評価（真実と異なり要因とアウトカムは関係ない）しているのかを考慮して結果を解釈する必要がある．バイアスの解釈の1例を示す．我々は地域在住住民を対象に健診を行い，2年後に同様の健診を行った．しかし，開始時に2,651名であったが，2年後の健診に参加した人は1,638名(62％)であった．表9は2年後の健診参加者と不参加者の開始時の背景の違いを示している．本研究の目的が，メンタルヘルスの低下が2年後の糖尿病発症を増加させるかという仮説を検証するものであるとする（仮想例）．結果はメンタルヘルスの低下が糖尿病発生率を有意に増加させたというものであった．しかし，参加者の背景要因が異なっており，選択バイアスの影響が否定できない．2年後の参加者は不参加者より高齢でタバコを吸っていない人が多く，仕事をしており，身体活動量の高い人たちであった．つまり，高齢にやや偏っているものの，より健康的で社会との接点のある人が多く参加したと解釈できる．一般的に，糖尿病の関連要因に加齢と喫煙習慣と低活動量があるので，2年後の参加者は不参加者と比較して糖尿病の発生のリスクが低い（加齢はリスクを高めるが，非喫煙や高活動量はリスクを低める）集団が参加したと考えることができる．つまり，メンタルヘルスの低下が糖尿病発生率を有意に増加させたという結果は，もともと結果の出にくい集団（不参加者より健康的な集団）において結果が出たので，選択バイアスが入っていても過大評価しているわけではないと解釈できる．

治療の効果を調べる研究においては，過小評価よりも過大評価に気を付けなければいけない．これは，効果がないのに効果があるという結果なので，患者にとって無意味あるいは有害な治療を世の中に教示することとなる．

● 参考文献 ●

1) 矢野栄二, 橋本英樹, 大脇和浩(監訳)：ロスマンの疫学―科学的思考への誘い, 篠原出版新社, 2004.
2) 木原正博, 木原雅子, 加治正行(訳)：疫学―医学的研究と実践のサイエンス, メディカル・サイエンス・インターナショナル, 2010.
3) 福原俊一：臨床研究の道標(みちしるべ)―7つのステップで学ぶ研究デザイン, 健康医療評価研究機構, 2013.
4) 木原雅子, 木原正博(監訳)：医学的研究のデザイン第3版―研究の質を高める疫学的アプローチ, メディカル・サイエンス・インターナショナル, 2009.
5) 中村好一：基礎から学ぶ楽しい疫学, 医学書院, 2002.

〔小野　玲〕

17 システマティックレビュー・メタアナリシス

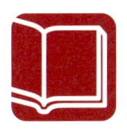

基礎知識

1. システマティックレビューとメタアナリシスの基本事項

1) EBM と EBPT

EBM は，evidence-based medicine の略であり，根拠に基づいた医療と呼ばれている．EBM は，1991 年にカナダの McMaster 大学の Gordon Guyatt 氏が提唱した概念であり，現在では，根拠に基づいたヘルスケア (evidence-based health care：EBHC) の下位概念として位置づけられている．根拠に基づいたヘルスケアは，「個々の患者のケアに関する意思決定において，最新かつ最良のエビデンスを良心的，明示的かつ思慮深く使用すること」と定義されている．

根拠に基づく理学療法 (evidence-based physical therapy：EBPT) (第 14 章 ランダム化比較試験・症例研究参照) も，EBM と同じく EBHC の下位概念に含まれる．そのため，EBPT の実践にも，最新かつ最良のエビデンスの使用が必要になる．エビデンスを使用しないまま，勘や臨床経験のみを頼りにしたり，権威者の意見を鵜呑みにしたりして行われる理学療法は EBPT とはいえない．また，臨床研究で実証されている理学療法を患者に無批判に適用することも EBPT にはならない．正しい EBPT の実践には，患者の価値観や期待，個々の理学療法士の臨床技能，そして最適なエビデンスの 3 者の統合が求められる．

2) エビデンスの強さと研究デザイン

エビデンスの広義の意味は，系統的かどうかを問わず，あらゆる観察結果とされている．つまり，理学療法士が臨床現場で観察した事実もエビデンスであるし，動物実験で観察された結果もエビデンスである．しかしながら，臨床研究のエビデンスは，臨床で起こっている現象の系統的観察の結果に限定される．すなわち，ヒトを対象にした観察研究や臨床試験の結果のみが臨床研究のエビデンスとなる．

臨床研究のエビデンスの強さは，臨床研究の研究デザイン (第 2 章 研究計画参照) によって異なる．AHCPR (米国医療政策研究局 [現 AHRQ]) が作成した，エビデンスの強さと研究デザインの関係を表 1 に示す．エビデンスのレベルは，非実験的

表 1 エビデンスの強さと研究デザイン

エビデンスの強さ	研究デザイン
1a	複数のランダム化比較試験に対するメタアナリシス
1b	少なくとも 1 つ以上のランダム化比較試験
2a	少なくとも 1 つ以上の非ランダム化比較試験
2b	少なくとも 1 つ以上の慎重にデザインされた準実験的研究
3	非実験的記述的研究 (比較研究, 相関研究, ケーススタディなど)
4	専門家委員会の報告や意見および／もしくは権威者の臨床経験

Ⅲ 臨床研究

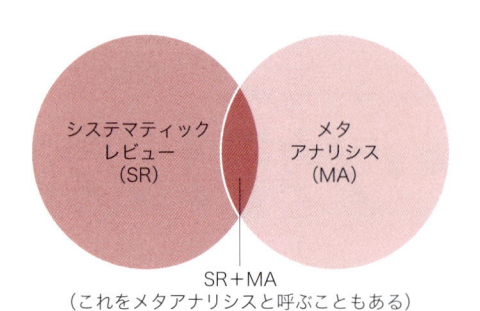

図1 システマティックレビューとメタアナリシスの関係

（SR＋MA：これをメタアナリシスと呼ぶこともある）

記述的研究，準実験的研究，非ランダム化比較試験，ランダム化比較試験（randomized controlled trials：RCT）の順にエビデンスレベルは高くなっていく．そして，エビデンスレベルの最も高い研究デザインが，RCTに対するメタアナリシスである．また，Oxford大学EBMセンターの分類によると，RCTに対するシステマティックレビューがエビデンスレベルの最上位に位置づけられている．

メモ
臨床研究のエビデンスの強さ
エビデンスの強さの決め方は，治療効果を調べる臨床研究と，予後・診断・有病率を調べる臨床研究で異なる場合もある．ここでの説明は，主に治療効果を調べる臨床研究を前提としている．

メモ
AHCPR（米国医療政策研究局〔現AHRQ〕）のエビデンスの分類
http://www.bcshguidelines.com/BCSH_PROCESS/EVIDENCE_LEVELS_AND_GRADES_OF_RECOMMENDATION/46_AHCPR.html（2013年12月24日アクセス）

メモ
Oxford大学EBMセンターのエビデンスの分類
Oxford Centre for Evidence-based Medicine-Levels of Evidence
http://www.cebm.net/?o=1025（2013年12月24日アクセス）

3）システマティックレビューとメタアナリシス

システマティックレビュー（systematic review：SR）とは，「明確に定式化された疑問について，関連する研究の特定・選択・批判的吟味，および採用研究からのデータを集めて解析する，系統的で明確な方法を用いるレビュー」と定義される．SRの具体的な手順は後述し，ここでは簡単に流れを説明する．まず，臨床のなかで感じた疑問を，リサーチクエスチョンとして扱える形式に変換する．次に，関連する研究論文の特定・選択では，電子データベースを使用したり，原著論文の文献リストから自分の手でリサーチクエスチョンに関連した研究論文を検索したりする．そして，入手した研究論文に記載されている研究の方法を確認して，方法論の質（研究の質）を批判的に吟味する．その後，選択した研究論文からデータを集めて解析する．このとき，過去に行われた複数の研究結果を定量的に統合して結論を得る方法があり，メタアナリシスと呼ばれる．

メタアナリシス（meta-analysis：MA）とは，「複数の臨床研究のデータを単純に平均するのではなく，データのばらつきの度合いで重みづけしてからデータを統合する統計学的手法」である．データの統合方法は，データの種類（2値変数，連続変数），統合する要約指標の値（オッズ比，相対リスク，リスク比，相関係数，平均差など），および統合モデル（母数効果モデル，変量効果モデル）に基づいて選択される．MAを用いたSRの結論は，用いなかった場合の結論よりも，研究者の恣意的な判断の余地が少ない．

SRとMAの関係は図1のように示される．SRは，必ずしもMAを必要としない．MAは，データさえあれば実施できる（データを系統的な方法で収集できなくても実施可能）．再現性のある方法でより恣意的でない結論を得るためには，SRによって収集された研究論文に記載されたデータを集めて統合することが必要となる（図1中のSR＋MA，図2）．

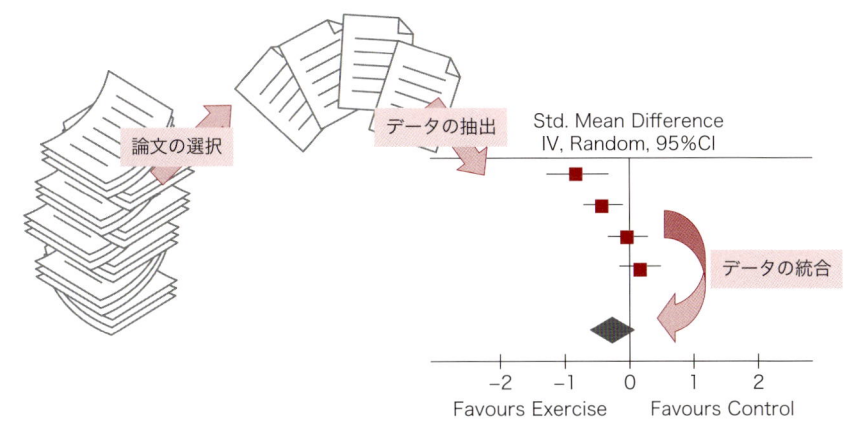

図2　システマティックレビューおよびメタアナリシス

表2　リサーチクエスチョンの種類とPI(E)COの例

種類	リサーチクエスチョン ①治療・予防の有効性・安全性の評価	②記述疫学研究	③要因と害(益)との関連性を分析する研究	④診断法の評価
P	変形性膝関節症の罹患者において	脳卒中片麻痺患者において	慢性閉塞性肺疾患の患者において	腰痛の患者において
I(E)	筋力増強運動を行えば	麻痺が強ければ	喫煙歴があれば	膝蓋腱反射が消失していれば
C	何もしない患者よりも	麻痺の弱い患者よりも	喫煙歴がない患者よりも	反射が正常な患者よりも
O	8週後の疼痛は改善するか	ADLの自立度は高いか	5年後の息切れの程度は悪化しているか	腰椎椎間板ヘルニアと診断される確率は高いか

2. システマティックレビューの手順

1) 疑問の定式化

臨床的な疑問（クリニカルクエスチョン）を，PICOあるいはPECOに従って文章にする．P(patient, participant)は対象，I(intervention)は介入，E(exposure)は暴露，C(comparison)は比較対照，O(outcome)は帰結や転帰をそれぞれ意味する（第15章 質問紙参照）．リサーチクエスチョンの種類とPI(E)COの例を表2に示す．

2) 研究論文の検索

定式化したPI(E)COについて調べられている研究論文を検索する．通常，検索の情報源として電子データベースが使用される．ここでいう電子データベースとは，PubMed，Cochrane Library，PEDro (physiotherapy evidence database)，医中誌Webなど，インターネットを使用して利用できる，研究論文の情報が登録されたデータベースのことを指す（第2章 研究計画参照）．一般に，電子データベースには，文献の著者，タイトル，抄録，および収録雑誌の情報が登録されている．ユーザは，PI(E)COに関連する単語を入力し，研究論文を検索する．検索の結果表示された研究論文の情報を確認し，PI(E)COを明らかにするために必要な研究論文を特定・選択する．

どのデータベースを使えばよいか判断するための，合意が得られた決定的な基準はない．複数の

電子データベースを使用したほうがより多くの研究論文を収集でき，研究論文の漏れも少なくて済む．しかしながら，その場合，研究論文が重複して検索されてしまうため，重複論文を除外しておく必要が生じる．

　電子データベース以外の情報源には，各研究論文の参考文献リストや，過去のSRがある．電子データベースのみを情報源にしてしまうと，研究論文を網羅的に収集できないため，このような情報源も使って自分の手で検索する．これを，ハンドサーチという．

> **メモ**
> **Cochrane Library**
> Cochrane Libraryは，Cochrane共同計画が発行する複数のデータベースである．Cochrane共同計画は，1992年にイギリスの国民保健サービス(National Health Service：NHS)の一環として始まり，現在，世界的に急速に展開している治療，予防に関する医療テクノロジーアセスメントのプロジェクトである．ランダム化比較試験を中心に，世界中の臨床試験のSRを行い，その結果を，医療関係者や医療政策決定者，さらには消費者に届け，合理的な意思決定に供することを目的としている．
> http://www.thecochranelibrary.com/view/0/index.html（2013年12月24日アクセス）

> **メモ**
> **PEDro**
> PEDroは，24,000の理学療法に関する，RCT，SRや診療ガイドラインを網羅する無料のデータベースである．The George Institute for Global HealthのCentre for Evidence-Based Physiotherapyによって提供されている．
> http://www.pedro.org.au/（2013年12月24日アクセス）

3）組み入れ基準と除外基準の適用

　PI(E)COに関連した研究論文を効率よく選択するために，あらかじめ組み入れ基準と除外基準を定義しておく．組み入れ基準は，分析の対象に含める要件のことである．除外基準は，分析の対象から除外される要件のことである．組み入れ基準と除外基準は，PI(E)COの項目ごとに定義しておくと適用しやすい．例えば，Pに関する組み入れ基準は「変形性膝関節症罹患者」として，除外基準には「画像診断が行われていない」とする．このように設定しておくことで，画像所見が確認された変形性膝関節症罹患者のみを臨床研究の対象とした研究論文だけが選択される．

　タイトルおよび抄録に組み入れ基準と除外基準を適用して，スクリーニングを行う．スクリーニングでは，組み入れ基準に従って，明らかにPI-(E)COに関連しない研究論文を除外しておく．そして，それ以外の研究論文(SRに含める可能性のある研究論文)を取り寄せ，全文を読み込み，組み入れ基準と除外基準を適用して研究論文を絞り込んでいく．最終的には，組み入れ基準に合致して，かつ，除外基準に合致しない研究論文が採用される．適常，これらの作業は2名以上で行われる．

4）データの抽出と評価

　採用された研究論文の内容を読み込み，研究の概要を示したデータを抽出して，アブストラクトテーブルを作成する(表3)．アブストラクトテーブルには，研究参加者の特性，実験群の介入，アウトカム測定尺度などが記載される．コントロール群の介入や，研究結果の概要が含まれることもある．アブストラクトテーブルを作成することで，研究論文の内容を容易に比較できるようになる．

　アブストラクトテーブルとは別に，採用された研究論文ごとに方法論の質を評価して，その評価結果を一覧化する(表4)．この評価も2名以上で行うことで，誤った判断を少なくできる．方法論の質は研究の質と表現されることもある．それらの質は，潜在的なバイアスの有無で決定される．バイアスとは偏りのことであり，バイアスが大きい研究は，研究の質が低いと表現される．研究の質が低いほど，その研究によって得られた結論は

表3 アブストラクトテーブルの例

研究論文	研究参加者の特性 人数	研究参加者の特性 平均年齢	研究参加者の特性 性別（女性の割合）	実験群の介入 内容	実験群の介入 頻度（1週あたり）	実験群の介入 期間（週）	アウトカム測定尺度	PEDroスケールの得点
Lin et al. 2009	E：36 C：36	E：61.6 C：62.2	E：67% C：72%	求心性−遠心性運動	3	8	WOMAC	8
Schilke et al. 2006	E：10 C：10	E：64.5 C：68.4	85%	等速性運動	3	8	OASI	4
Jan et al. 2008	E1：34 E2：34 C：34	E1：68.3 E2：61.8 C：62.8	E1：79% E2：79% C：83%	E1：レッグプレス−高負荷運動 E2：レッグプレス−低負荷運動	3	8	WOMAC	7

E：実験群，C：コントロール群

表4 研究の質評価の例（PEDroスケール（後述）を使用した場合）

研究論文	1	2	3	4	5	6	7	8	9	10	合計
Aglamis et al. 2009	Yes	No	No	No	No	No	No	No	Yes	Yes	3
An et al. 2008	Yes	No	Yes	No	No	No	No	No	Yes	Yes	4
Baker et al. 2001	Yes	No	Yes	No	No	Yes	Yes	Yes	Yes	Yes	7

1：ランダム割付け，2：割付けの秘匿，3：ベースラインの比較，4：対象者の盲検化，5：治療者の盲検化，6：評価者の盲検化，7：適切なフォローアップ，8：治療企図解析，9：群間比較，10：点推定と分散

信用されにくい．研究の質に関する情報を掲載しておくことで，SRによって示された結論とその信頼性を読者が判断できるようになる．

用語
アブストラクトテーブル
アブストラクトテーブルとは，採用論文ごとに概要が要約され，一覧化された表のことである．

5）データの解析
研究論文の数，内容，および研究の質評価の結果をもとに，SRの結論やその信頼性，限界，および今後の研究課題などを検討する．もし，採用された研究論文のうち，結果に関する統計量を掲載している研究論文が複数あった場合，MAを行うことで結論を裏づける客観的な証拠が得られる．

3. メタアナリシスの方法

1）要約指標の決定
要約指標とは，臨床試験や観察研究の結果をまとめた情報のことである．要約指標の値は効果量とも呼ばれる．一般的には，平均差，標準化平均差，相対リスク（リスク比），オッズ比などがある（表5）．連続変数が扱われている研究論文が多ければ，要約指標には平均差や標準化平均差が使われる．2値変数の場合であれば，相対リスクやオッズ比が使用される．要約指標は，介入による効果の差の大きさや，有害な事象が起こる確率などを把握するために用いられる．

2）データの統合
研究論文に記載された統計量（例えば，サンプルサイズ，平均，および標準偏差）を使用して効果量

表5 要約指標の種類と内容

要約指標	内容
平均差	臨床試験の2群間の平均値の絶対差を測定する基本統計量
標準化平均差	2つの推定平均値の差を標準偏差の推定値で割った値．研究間で異なる尺度を用いてアウトカムを測定している場合に用いる
相対リスク(リスク比)	介入研究では，実験群におけるリスクとコントロール群におけるリスクの比．リスクとは当該イベントを経験した参加者の割合
オッズ比	ある群におけるイベント発生のオッズと，もう1つの群におけるイベント発生のオッズの比

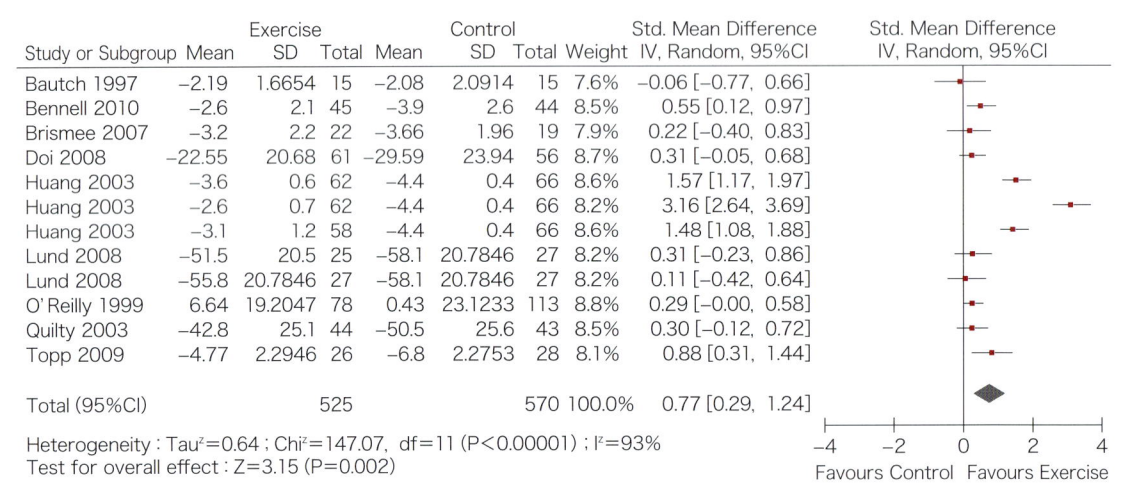

	Exercise			Control				Std. Mean Difference
Study or Subgroup	Mean	SD	Total	Mean	SD	Total	Weight	IV, Random, 95%CI
Bautch 1997	−2.19	1.6654	15	−2.08	2.0914	15	7.6%	−0.06 [−0.77, 0.66]
Bennell 2010	−2.6	2.1	45	−3.9	2.6	44	8.5%	0.55 [0.12, 0.97]
Brismee 2007	−3.2	2.2	22	−3.66	1.96	19	7.9%	0.22 [−0.40, 0.83]
Doi 2008	−22.55	20.68	61	−29.59	23.94	56	8.7%	0.31 [−0.05, 0.68]
Huang 2003	−3.6	0.6	62	−4.4	0.4	66	8.6%	1.57 [1.17, 1.97]
Huang 2003	−2.6	0.7	62	−4.4	0.4	66	8.2%	3.16 [2.64, 3.69]
Huang 2003	−3.1	1.2	58	−4.4	0.4	66	8.6%	1.48 [1.08, 1.88]
Lund 2008	−51.5	20.5	25	−58.1	20.7846	27	8.2%	0.31 [−0.23, 0.86]
Lund 2008	−55.8	20.7846	27	−58.1	20.7846	27	8.2%	0.11 [−0.42, 0.64]
O'Reilly 1999	6.64	19.2047	78	0.43	23.1233	113	8.8%	0.29 [−0.00, 0.58]
Quilty 2003	−42.8	25.1	44	−50.5	25.6	43	8.5%	0.30 [−0.12, 0.72]
Topp 2009	−4.77	2.2946	26	−6.8	2.2753	28	8.1%	0.88 [0.31, 1.44]
Total (95%CI)			525			570	100.0%	0.77 [0.29, 1.24]

Heterogeneity : Tau²=0.64 ; Chi²=147.07, df=11 (P<0.00001) ; I²=93%
Test for overall effect : Z=3.15 (P=0.002)

図3 フォレストプロットの例

(例えば，実験群とコントロール群の平均差)を推定し，各研究論文の効果量を統合して1つの統合効果量を算出する．この結果は，フォレストプロットとして示される(図3)．フォレストプロットでは，研究論文の数だけ横棒があり，横棒の真ん中に四角(■)が図示される．この四角で各研究論文の効果量を表し，左右の横棒で効果量の95%信頼区間を表現する．四角の大きさは研究論文によって異なる．この四角の大きさは，サンプルサイズの大きさや効果量のばらつきを反映している．サンプルサイズが大きくデータのバラつきが小さいほど，この四角は大きくなる．

データの統合は，統計学的パワーの低い研究の結果を慎重に扱うためにも必要である．その理由は，統計学的パワーの低い研究は，真実に近い結果を検出できていない可能性があるためである．このような場合，複数の研究のデータを統合することで，真実をより正確に検出した結果が得られる．ただし，対象者や介入内容が著しく異なる複数の研究のデータは統合されるべきでない．なぜなら，研究の結果が異なる理由は，統計学的パワー以外にあるかもしれないためである．データを統合すべきかどうかの判断は，統計学的に下されるのではなく，MAの実施者の主観に委ねられるため，合理的な説明が求められる．

データの統合方法には2つの基本モデルがある．1つは母数効果モデルである．母数効果モデルは，「すべての研究における効果の大きさのばらつきは偶然誤差のみが原因であり，すべての研究における真の効果の大きさは共通である」とい

う仮定のモデルである．もう1つは変量効果モデルである．変量効果モデルは，「すべての研究における効果の大きさのばらつきは偶然誤差と研究ごとの偏りが原因である」という仮定のモデルである．どちらのモデルを使用すればよいかは，研究論文ごとに結果がばらついているかどうか，すなわち異質性（後述するI^2値）によって判断される．

> **用語**
> **統計学的パワー**
> 統計学的パワーとは，統計学的にある集団に対しての何らかの効果を正しく検出できる確率のことである．パワーとも呼ばれる．パワー分析によって計算できる．

3) 異質性の確認

異質性とは，複数の研究論文間で内容もしくは結果が一致しない程度を意味する用語である．この異質性が統計解析によって明らかになった場合，統計学的異質性が疑われることになる．統計学的異質性の判定方法には，コクランの統計量Qを使用したχ^2検定がある．しかしながら，χ^2検定の検出力は研究論文の数に依存するため，偽陽性や偽陰性のケースが発生してしまう．そのため，最近では，異質性の判定にI^2値という指標が用いられている．I^2値は以下の式で算出される．

$$I^2 = 100\% \times (Q-(k-1))/Q$$
Q：コクランの統計量Q，k：研究論文数

このとき，I^2値が25％以下であれば「異質性がない」，25～50％程度であれば「異質性は中等度」，50％以上であれば「異質性が強い」，75％以上であれば「異質性が非常に強い」と判断される．データの統合方法を決定する際，これらは1つの目安になる．I^2値が25％以下であれば母数効果モデルを使用し，それ以外であれば変量効果モデルを使用しておくと良い．

異質性が強くなる原因は複数ある．その1つは，研究論文の方法論の質（研究の質）が低く，バイアスの影響によって結果が歪められている場合である．また，研究論文間に以下のような差異がある場合にも，異質性は生じてしまう；研究参加者の特性，実験群の介入内容・頻度・期間，コントロール群の介入内容，アウトカム測定尺度．後者の場合，研究論文間の概念的異質性が大きいと表現される．

> **用語**
> **偽陽性**
> 偽陽性は，統計上の過誤を表す用語であり，第1種の過誤（αエラー，Type 1 error）とも呼ばれる．ここでは，研究論文の数が多いと，検出力が過剰になり，異質性がないのに異質性があると判定される過誤を意味する．

> **用語**
> **偽陰性**
> 偽陰性は，統計上の過誤を表す用語であり，第2種の過誤（βエラー，Type 2 error）とも呼ばれる．ここでは，研究論文の数が少ないことにより，異質性があるのに異質性がないと判定される過誤を意味する．

4) 追加的な分析

追加的な分析には，感度分析，サブグループ分析，およびメタ回帰分析がある．これらの分析は，概念的異質性や統計学的異質性が認められた場合，その原因を検討するために行われる．

a. 感度分析

感度分析では，組み入れ基準や除外基準などの設定変更が結果にどのような影響を及ぼすか検討する．例えば，バイアスが強く疑われる研究（PEDroスケールにて得点が低い研究）の結果をデータの統合に含めた場合と含めなかった場合で統合効果量を比較する．感度分析により，MAの

Ⅲ 臨床研究

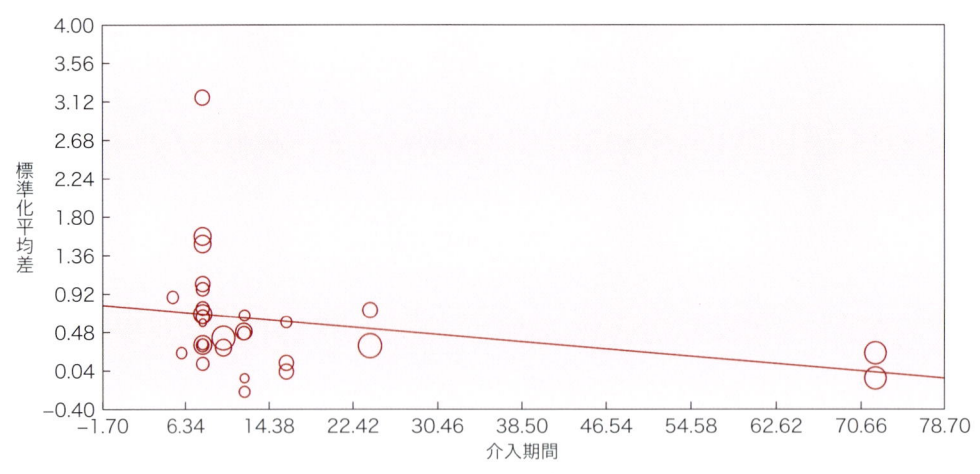

図4 メタ回帰分析の例

結果にどの程度の普遍性，頑健性があるかを明らかにできる．

b. サブグループ解析

サブグループ解析とは，研究参加者の特性や実験群の介入内容などで研究論文を分類（サブグループ化）し，サブグループ間で結果に差があるか検討する統計学的手法である．例えば，運動介入による疼痛軽減の効果を検討した研究論文の中から，介入内容が非荷重位での筋力増強運動のみの研究論文，荷重位での筋力増強運動のみの研究論文，および有酸素運動のみの研究論文を選択する．そして，各論文の効果量をサブグループごとに統合して，統合効果量をサブグループ間で比較する．差の比較にはI^2値が使用され，この値が大きいほどサブグループ間の統合効果量の差は大きいと判断される（表9）．

c. メタ回帰分析

メタ回帰分析とは，各論文の効果量を従属変数とし，各論文の研究内容の特性（例えば，研究参加者，介入内容）を独立変数とした回帰分析のことをいう．メタ回帰分析では，どのような特性が効果量に影響を及ぼしているかを検討できる．通常の回帰分析では個人が観察単位となるが，メタ回帰分析では個人ではなく研究論文が観察単位となる．メタ回帰分析の結果は，x軸を独立変数の値，y軸を効果量として各論文をプロットした図で表現できる（図4）．このとき，プロットした丸（○）の大きさは，サンプルサイズの大きさを反映している．

5）メタアナリシスを行うためのソフトウエア

無料のソフトウエアであれば，Review Manager（RevMan，レブマン）がある．RevManは，コクラン共同計画が使用しているソフトウエアでもある．RevManでは，種々の異なった解析方法による結果の表示や，出版バイアスをチェックするためのファンネルプロットも表示できる（図5）．その他の無料ソフトウエアにはEZR（第18章 医療統計参照）がある．有料のソフトウエアであればStata，SAS，およびComprehensive Meta-analysisなどがある．

> **メモ**
>
> **Review Manager（RevMan，レブマン）**
> Review Managerは，以下のサイトからダウンロードできる．
> 【Cochrane IMC RevMan】http://ims.cochrane.org/revman（2013年12月24日アクセス）

用語

ファンネルプロットと出版バイアス

ファンネルプロットは，x軸に各研究論文の効果量の推定値（平均差やリスク比など），y軸に研究の精度（効果量の誤差やサンプルサイズの大きさなど）がプロットされた図である．ファンネルとは「漏斗」という意味であり，プロットされた図が漏斗のように左右対称の三角形に近ければ，出版バイアスの可能性は低いと判断される．出版バイアスとは，否定的な結果が出た研究は，肯定的な結果が出た研究に比べて公表されにくいというバイアスである．公表バイアスとも呼ばれる．

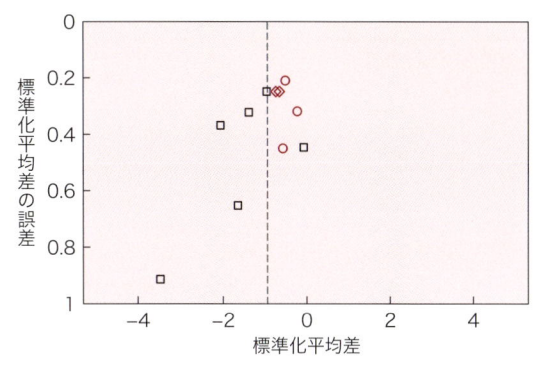

図5 ファンネルプロットの例
- □ 非荷重位での筋力増強運動
- ◇ 荷重位での筋力増強運動
- ○ 有酸素運動

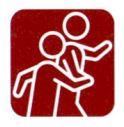

基本技術

1. PRISMA 声明に従ったシステマティックレビューおよびメタアナリシス

臨床試験に関するSR論文やMA論文に求められる要件を基準化したものにPRISMA声明（Preferred Reporting Items for Systematic reviews and Meta-Analyses）がある．PRISMA声明は，RCTに関するメタアナリシス報告の質を向上させるために作成されたQUOROM声明（The Quality of Reporting of Meta-Analyses：メタアナリシス報告の質）が修正されたものである．SR論文などを募集しているいくつかの国際ジャーナルは，PRISMA声明に準じた書式での原稿提出を求めている．ここでは，PRISMA声明にある27項目のチェックリスト（表6）について，筆者がこれまでに報告したSR論文の図表を引用しながら補足説明する．

1）タイトル

タイトル（#1）：タイトルの副題にシステマティックレビュー，メタアナリシス，もしくはその両方の言葉を含める．例えば，"Evidence of improvement in various impairments by exercise interventions in patients with knee osteoarthritis：a systematic review and meta-analysis of randomized clinical trials"「変形性膝関節症患者に対する運動介入による機能障害の改善のエビデンス：ランダム化比較試験に対するシステマティックレビューおよびメタアナリシス」といった表現がある．

2）抄録

構造化抄録（#2）：表6の#2で指定された情報を抄録に含める．投稿するジャーナルによっては，抄録の文字数制限により，これら情報をすべて提示できない場合がある．この場合，少なくとも，目的，研究の適格基準，研究における吟味および統合方法，結果，結論を優先させる．MAを実施したのであれば，統合効果量とその95%信頼区間を記載する．

3）はじめに

論拠（#3）：SRを行う意義や正当性を述べる．自分自身の興味本位だけでSRを行っても，第3者

Ⅲ 臨床研究

表6 PRISMA声明のチェックリスト

セクション/項目 (section/topic)	#	チェックリスト項目(checklist item)	報告頁 (page #)
タイトル(title)			
タイトル	1	その報告がシステマティックレビューなのか，メタアナリシスなのか，あるいはその両方なのかを特定すること	
抄録(abstract)			
構造化抄録 (structured summary)	2	背景，目的，データの情報源，研究の適格基準や参加者や介入，研究における吟味および統合方法，結果，限界，結論ならびに主要結果の意味，システマティックレビュー登録番号などの情報を適宜含んだ，構造化された要約を提供すること	
はじめに(introduction)			
論拠(rationale)	3	既知の事項と照らし合わせてレビューの理論的根拠を説明すること	
目的(objectives)	4	参加者，介入，比較対照，アウトカム，研究デザイン(study design)と関連づけ(PICOS)て，懸案の疑問に関する明確なステートメントを提供すること	
方法(methods)			
研究計画書と登録 (protocol and registration)	5	レビューの研究計画書の有無や，そのアクセス可能性とアクセス可能な場所(例：ウェブアドレス)を示し，また入手可能であれば登録番号を含む登録情報を提供すること	
適格基準(eligibility criteria)	6	適格基準として採用された研究特性(例：PICOS,追跡期間)や報告特性(例：検討した年数，言語，出版状況)について，理論的根拠を示しながら明示すること	
情報源 (information sources)	7	検索における全情報源(例：データベースと対象期間，追加的な研究の特定を目的とした研究著者へのコンタクト)ならびに最終検索日を示すこと	
検索(search)	8	少なくとも1つのデータベースの電子検索式について，使用されたあらゆる"limits"を含め，再現できるくらいに詳細に示すこと	
研究の選択(study selection)	9	研究の選択過程(すなわち，スクリーニング，適格性，システマティックレビューへの組み入れ，また，該当する場合はメタアナリシスへの組み入れ)を提示すること	
データの抽出過程 (data collection process)	10	報告からのデータ抽出方法(例：見本用書式，独立して抽出，二重に抽出)，ならびに研究者からデータを取得し，確認するためのあらゆるプロセスについて説明すること	
データ項目(data items)	11	データ検索を行う手がかりとなったすべての変数(例：PICOS,資金提供者)，ならびにあらゆる仮定や単純化を列挙，定義すること	
個々の研究のrisk of bias (risk of bias in individual-studies)	12	個々の研究のrisk of biasを評価するために用いられた方法(これが研究レベルで行われたのか，アウトカムレベルで行われたかの明示を含む)，そしてこの情報があらゆるデータ統合においてどのように使用されるのかを説明すること	
要約指標(summary measures)	13	主な要約指標(例：リスク比，平均差)を提示すること	
結果の統合 (synthesis of results)	14	データの取り扱い方法，そして実施されていれば各メタアナリシスにおける一貫性(例：I^2)の指標も含め，研究結果の統合方法について説明すること	

研究全般に関するrisk of bias (risk of bias across studies)	15	累積エビデンスに影響するかもしれないあらゆるrisk of biasの評価(例：出版バイアス，研究内での選択的報告)について明示すること
追加的な分析 (additional analysis)	16	追加的な分析(例：感度分析またはサブグループ解析，メタ回帰分析)が実施されていれば，その方法を説明し，そのうちのいずれが事前に規定されていたのかを示すこと
結果(results)		
研究の選択(study selection)	17	スクリーニングされた研究，適格性が評価された研究，レビューに加えられた研究の件数を示し，各段階での除外の理由について，理想的にはフローチャートを用いて述べること
研究の特性 (study characteristics)	18	各研究について，データ抽出が行われる手がかりとなった特性(例：研究の規模，PICOS，追跡期間)を示し，引用を提示すること
研究内のrisk of bias (risk of bias within studies)	19	各研究のrisk of biasに関するデータ，そして入手可能であれば，アウトカムレベルのあらゆる評価を提示すること(#12参照)
個々の研究の結果 (results of individual studies)	20	検討対象となったすべてのアウトカム(利益や害)について，研究別に(a)各介入群に関する簡単な要約データ，(b)効果推定値と信頼区間を，できればフォレストプロットを付けて提示すること
結果の統合 (synthesis of results)	21	実施された各メタアナリシスの結果を信頼区間や一貫性の指標を含めて提示すること
研究全般に関するrisk of bias (risk of bias across studies)	22	研究全般に関するあらゆるrisk of bias評価の結果を提示すること(#15参照)
追加的な分析 (additional analysis)	23	追加的な分析[例：感度分析またはサブグループ解析，メタ回帰分析(#16参照)]が実施されていれば，その結果を示すこと
考察(discussion)		
エビデンスの要約 (summary of evidence)	24	各主要アウトカムに関して，エビデンスの強さを含め，主な結果について要約すること．またそれらが主要な集団(例：医療提供者，利用者，政策決定者)とどう関係しているか検討すること
限界(limitations)	25	研究レベルおよびアウトカムレベルにおける限界(例：risk of bias)，さらにはレビューレベルにおける限界(例：特定された研究が完全に検索されていない，報告バイアス)について議論すること
結論(conclusions)	26	結果の一般的解釈を他のエビデンスと関連づけて提示し，今後の研究への影響を示すこと
資金(funding)		
資金(funding)	27	システマティックレビューの資金提供者，ならびにその他の支援(例：データの提供)，そしてシステマティックレビューにおける資金提供者の役割について説明すること

は納得しない．医療提供者，医療利用者(患者)，もしくは政策決定者にとってSRが有意義であることを論理的に説明する．この説明には，SRで扱う疑問の重要性，および既存研究の貢献と限界が含まれる．

目的(#4)：SRやMAにて明らかにしたい疑問を明示するために，PI(E)COに相当する情報を含める．目的記述は，読者がSRの結果の適用範囲を理解するのに役立つ．もし，比較対照(C)を限定する合理的な理由があれば明示する．

4）方法

研究計画書と登録（#5）：投稿するジャーナルによっては，事前にレビュー計画の登録が求められる．例えば，Journal of Physiotherapyの場合，PROSPEROなどへSRのプロトコルを事前に登録することが投稿者に求められている．登録されたプロトコルとは異なる方法でSRが行われた場合，著者は変更点を記述し，その根拠を説明する．

> **メモ**
> PROSPERO
> PROSPEROは，SRが事前登録されている国際的なWebサイトである．
> 【PROSPERO】www.crd.york.ac.uk/PROSPERO
> （2013年12月24日アクセス）

適格基準（#6）：適格基準は，組み入れ基準と除外基準を含む．これらの基準は，検索（#8）に使用する単語の決定や，研究の選択（#9）にも関連してくる．これらの基準は，研究特性と報告特性ごとに設定する．

情報源（#7）：使用した電子データベースとともに検索の期間を明記する．特に明確な理由がなければ，検索の期間は，各データベースにおいて研究論文の登録が開始された日付から，SR論文の著者が検索を実行した日付までとなる．検索した研究論文の中には，重要なデータが公開されていないことがある．未公開データは，主に治験責任者にコンタクトすることで，入手できることもある．

検索（#8）：一般的な検索式の作成方法は見当たらない．検索式に含める単語をPI（E）COごとに整理しておくとよいかもしれない．検索の再現性を保証するために，検索式の詳細な記載が求められる．検索式の開示は，読者が検索の妥当性を検討するのに役立つ．

研究の選択（#9）：通常は，事前に設定した適格基準に基づいて，2名の研究者が独立して研究論文を選択する．2名の判断が一致しなかった場合，合議をするか，第3の研究者の判断を考慮する．研究の選択を複数人で行うことの意義は，選択の恣意性を排除できる点にある．

データの抽出過程（#10）：各論文の概要が要約されたアブストラクトテーブルを作成するために，どのようなデータを抽出するのか（通常は，PI（E）COに関するデータ），および誰が抽出するのか（独立した2名が行うか，1名が行いもう1名が追認するか）を明記する．必要なデータが研究論文に記載されておらず，それを収集するために原著者へ問い合わせをした場合，その方法も説明する．

データ項目（#11）：PI（E）COに含まれる用語を定義する．例えば，O（帰結）を歩行能力とした場合，歩行能力について操作的に定義する．そうすることで，SRやMAに含める帰結とそうでない帰結を区別することが可能となる．また，読者の誤解を避けることにも役立つ．

個々の研究のrisk of bias（#12）：理学療法研究の場合，PEDroスケールを使用して個々の研究の質を評価できる（表7）．PEDroスケールは10点満点であり，得点が高いほど信頼性（内的妥当性）の高い知見が得られている研究と解釈される．

> **メモ**
> PEDroスケール
> PEDroスケールは，日本理学療法士協会が運営しているWebサイトにて開設されている．
> 【EBPTチュートリアル】http://www.japanpt.or.jp/ebpt/evidence/pedro04.html．（2013年12月24日アクセス）

要約指標（#13）：MAを実施する場合，個々の研究論文のオッズ比や平均差のデータを使って，統合オッズ比や統合平均差が算出される．名義尺度などで測定された2値変数にはオッズ比などが適用され，間隔尺度や比率尺度で測定された連続変数には平均差などが使用される．効果量の1つである平均差を統合する場合，各論文に記載されている実験群とコントロール群のそれぞれのサン

表7 PEDroスケール

#	項目	内容
1	ランダム割付け (random allocation)	対象は比較する群に無作為に割当てられているか（crossover studyの場合，対象は治療を受ける順番について無作為に割当てられているか）
2	割付けの秘匿 (concealed allocation)	比較する群への割当ての仕方は隠されたか
3	ベースラインの比較 (baseline comparability)	比較した群間では最も重要な予後の指標について治療前で類似していたか
4	対象者の盲検化 (blind subjects)	すべての対象者に盲検化はされたか
5	治療者の盲検化 (blind therapists)	治療を施行したすべての治療者に盲検化はされたか
6	評価者の盲検化 (blind assessors)	治療効果を示す結果の計測を行った評価者に盲検化はされたか
7	適切なフォローアップ (adequate follow up)	治療効果を示す結果の計測は比較した群間に割当てられた対象者の85％以上について実施されているか
8	治療企図解析 (intention-to-treat analysis)	結果の測定が可能なすべての対象者において，治療効果を示す結果のデータが，"intention to treat"に基づく解析をなされているか．その治療を受けた群，もしくは割当てられたままのコントロール群，もしくは脱落した群も，すべて解析に含まれているか
9	群間比較 (between-group comparisons)	治療効果を示す結果について，統計学的群間比較の結果は報告されているか
10	点推定と分散 (point estimates and variability)	その研究は治療効果を示す結果について，（統計学的に）点推定値と信頼区間の両方を提示しているか

プルサイズ，平均，標準偏差などの統計量が使用される．標準偏差が記載されていなかった場合，標準誤差や95％信頼区間などの統計量を使って標準偏差を算出することができる．もし，実際に行う場合，そのことを本文に記載する．

結果の統合（#14）：統計学的異質性の有無によって，データの統合に適用するモデルが異なるため，その判断基準を記載する．また，統計学的異質性の判定方法（χ^2検定やI^2値）を明記する．

研究全般に関するrisk of bias（#15）：採用された研究論文の研究の質，統合効果量の95％信頼区間，統計学的異質性，もしくは出版バイアスなどは，SRやMAの結果の信頼性に影響を及ぼす．研究全般に関するrisk of biasを評価する1つの方法にGRADEシステムがある．GRADEシステムを使用すれば，得られた結果のエビデンスレベルが判定できる．

> **メモ**
>
> **GRADEシステムとは**
>
> エビデンスの質と推奨の強さを系統的にグレーディングするアプローチである．GRADEシステムは，EBMを提唱したGuyattらが中心となって立ち上げたGRADE Working Groupにより作成された．GRADEでは，エビデンスレベルを「高」「中」「低」「非常に低」の4段階に分類している．エビデンスレベルは，研究の限界，結果の非一貫性，エビデンスの非直接性，データの不精確さ，出版バイアスの可能性，という5つの要因で判定される．GRADEは，Grading of Recommendations Assessment, Development and Evaluationの略である．
> 【GRADEシステム】http://www.grade-jpn.com/
> （2013年12月24日アクセス）

Ⅲ 臨床研究

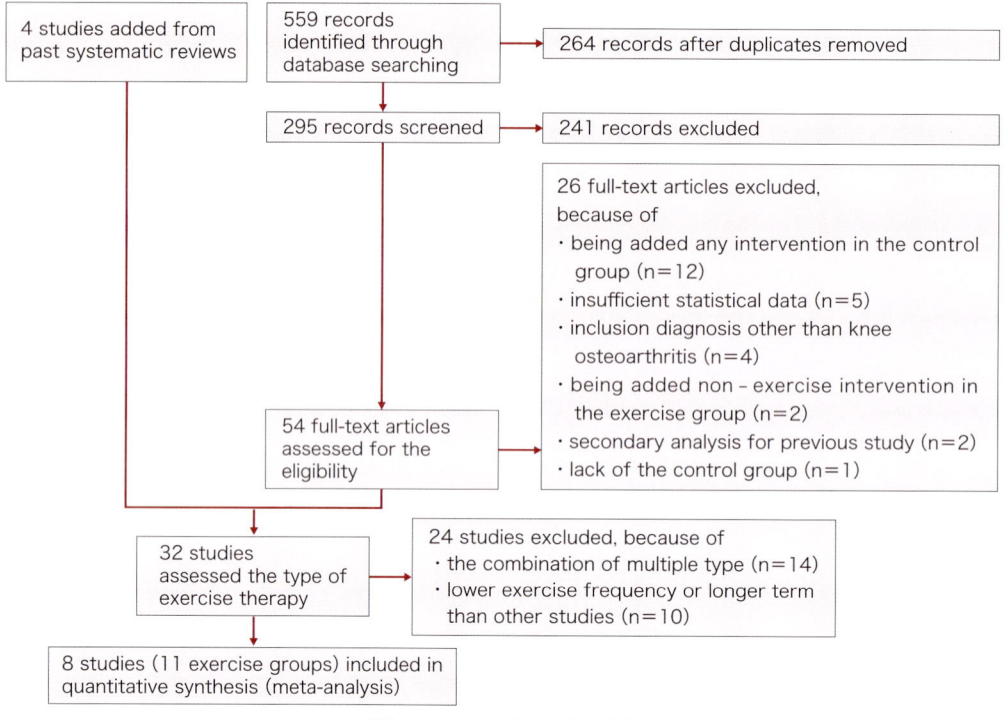

```
4 studies added from          559 records
past systematic reviews       identified through     →    264 records after duplicates removed
                              database searching

                              295 records screened    →   241 records excluded

                                                          26 full-text articles excluded,
                                                          because of
                                                          ・being added any intervention in the control
                                                            group (n=12)
                                                          ・insufficient statistical data (n=5)
                                                          ・inclusion diagnosis other than knee
                                                            osteoarthritis (n=4)
                              54 full-text articles        ・being added non-exercise intervention in
                              assessed for the              the exercise group (n=2)
                              eligibility            →    ・secondary analysis for previous study (n=2)
                                                          ・lack of the control group (n=1)

                              32 studies                  24 studies excluded, because of
                              assessed the type of   →    ・the combination of multiple type (n=14)
                              exercise therapy           ・lower exercise frequency or longer term
                                                           than other studies (n=10)

                              8 studies (11 exercise groups) included in
                              quantitative synthesis (meta-analysis)
```

図6　フローチャートの例

追加的な分析(#16)：統計学的異質性の検討を目的に，感度分析，サブグループ解析，もしくはメタ回帰分析を行ったのであれば，その方法を説明する．

5) 結果

研究の選択(#17)：データベース間で重複した研究論文数，除外された論文数とその理由，およびハンドサーチにて追加した論文数をフローチャート(図6)にして図示する．このとき，本文の説明は，図と重複しないよう注意する．

研究の特性(#18)：表3のように，研究論文，研究参加者の特性，実験群の介入の内容，頻度，期間，アウトカム測定尺度などを一覧にする．PEDro得点や研究結果を表に含めることもある．本文では，PI(E)COごとに，SRやMAに含まれた全論文の概要を説明する．

研究内のrisk of bias(#19)：理学療法研究の場合，必要に応じてPEDro得点の詳細を記載する(表4)．本文では，PEDro得点の平均や，各論文で共通していた方法論上の問題を記載する．

個々の研究の結果(#20)：SRあるいはMAに含まれた研究の結果を記載する．Cochraneが無償で提供しているRevManを使用すると，フォレストプロットを作成できる．アブストラクトテーブル内に記載することもある．

結果の統合(#21)：#14に対応させて，データの統合結果を記載する．RevManを使用した場合，作成されたフォレストプロットの図内に，必要な情報が提示される(図3)．データの統合の対象となった帰結が複数ある場合，表にして示す場合もある．

研究全般に関するrisk of bias(#22)：#15に対応させて，データを統合することで得られた知見について，バイアスの影響を検討する．もし，GRADEシステムを使用して結果のエビデンスレベルを判定しているのであれば，その結果を表とともに記載する(表8)．出版バイアスを視覚的に

表8　GRADEによるエビデンスの質評価の例

	研究論文の数 (実験群の数)	PEDro<6の 研究論文の割合	参加人数	標準化平均差 [95% 信頼区間]	I²	エビデンスの質 (GRADE)
疼痛(VAS)	9(12)	33%	1,095	0.77[0.29, 1.24]	93%	中§
疼痛(WOMAC)	16(20)	25%	1,667	0.43[0.29, 0.57]	48%	中§
こわばり(WOMAC)	8(9)	63%	424	0.24[0.05, 0.44]	0%	中∥
筋力(膝伸展)	13(18)	38%	1,692	0.37[0.24, 0.50]	38%	中§
筋力(膝屈曲)	9(14)	22%	1,503	0.59[0.42, 0.77]	58%	中§
ROM(膝伸展)	1(2)	0%	104	0.89[0.49, 1.30]	0%	―
ROM(膝屈曲)	1(2)	0%	104	0.51[0.12, 0.90]	0%	―
柔軟性	2(2)	0%	167	0.34[−0.32, 1.01]	73%	低¶
最大酸素摂取量	3(4)	0%	680	0.22[0.07, 0.37]	0%	高
深部感覚	2(4)	0%	285	0.96[0.00, 1.92]	93%	中§

GRADE = GRADE working group grades of evidence.
VAS：Visual Analogue Scale, WOMAC：Western Ontario and McMaster Universities Arthritis Index,
ROM：Range of Motion
§　下げた理由：統計学的異質性($I^2 > 25\%$)
∥　下げた理由：大半の研究論文のPEDroスケール得点が6点未満(50%以上)
¶　下げた理由：大きすぎる信頼区間，統計学的異質性($I^2 > 25\%$)

検討した場合，ファンネルプロットの図を示す(図5)．

追加的な分析(#23)：サブグループ解析を実施したのであれば，サブグループ間の異質性の指標値を表9のように示し，本文でその解釈を説明する．メタ回帰分析の場合であれば，独立変数ごとに回帰係数とp値を表で示したり，回帰直線を図で示したりする(図4)．

6) 考察

エビデンスの要約(#24)：SRによって明らかになった知見を説明し，そのエビデンスレベルを明示する．それらの知見が，臨床的に有意義であったり，医療制度の見直しを示唆するものであったりすれば，本文の中でそのことを合理的に説明する．

限界(#25)：SRやMAによって得られた結論の解釈に注意を要す必要があれば明記する．例えば，統合に含められた研究間に概念的異質性がある場合である．そのような異質性があれば，それらが結果にどのような影響を及ぼしているか，結果の解釈にどのような注意を払うべきか検討する．

結論(#26)：SRによって明らかにされた事実を述べる．結論は，研究開始前に設定した疑問(PI(E)CO)への回答となる．場合によっては，質の高いエビデンスは存在しなかったと結論づけることもある．

7) 資金

資金(#27)：科学研究費や民間団体から助成された資金を使用してSRを行った場合，そのことを記載して利益相反に関する情報を開示する．もし，いかなる資金提供者からも援助を受けなかった場合，そのことを明記する．

表9 サブグループ分析の結果の例

運動のタイプ	統合標準化平均差 [95% 信頼区間]	サブグループ間の異質性(I^2)		
		非荷重位での 筋力増強運動	荷重位での 筋力増強運動	有酸素運動
非荷重位での筋力増強運動 (6実験群)	−1.42 [−2.09, −0.75]	−	71.1%	84.6%
荷重位での筋力増強運動 (2実験群)	−0.70 [−1.05, −0.35]		−	7.5%
有酸素運動 (3実験群)	−0.45 [−0.77, −0.13]			−

この値が25%を超えればサブグループ間での統合効果量に差があると解釈する

2. MOOSE 提案に従った観察研究のメタアナリシス

　MOOSE 提案（Meta-Analysis Of Observational Studies in Epidemiology）は，RCT のような臨床試験を対象とせず，コホート研究や横断研究といった観察研究を対象にした SR 論文に推奨される事項がまとめられている．MOOSE 提案は，臨床医，臨床試験，統計学，疫学，社会科学，および生物医学雑誌編集など各領域の専門家 27 人によって作成された．一般的に，観察研究は，RCT よりも各種バイアスの影響が深刻である．しかしながら，RCT が適用できない状況の中で臨床の疑問を解決するためには，現実的な研究デザインである．理学療法士が利用できる検査の結果から，疾患の有無を推論したり，障害の予後を予測したりするためには，MOOSE 提案に従って執筆された論文の知見を活用すると良い(表10)．

●参考文献●

1) Guyatt G : Evidence-based medicine. ACP J Club, 114 : A-16, 1991.
2) 相原守夫，池田正行，三原華子，他：医学文献ユーザーズガイド 根拠に基づく診療のマニュアル，凸版メディア，2010.
3) 増井健一：ここからはじめるメタ・アナリシス―Excel を使って簡単に，真興交易医書出版部，2003.
4) Liberati A, Altman DG, Tetzlaff J, et al : The PRISMA statement for reporting systematic reviews and meta-analyses of studies that evaluate healthcare interventions : explanation and elaboration. BMJ, 339 : b2700, 2009.
5) Moher D, Cook DJ, Eastwood S, et al : Improving the quality of reports of meta-analyses of randomised controlled trials : the QUOROM statement. Quality of Reporting of Meta-analyses. Lancet, 354 : 1896-1900, 1999.
6) Tanaka R, Ozawa J, Kito N, et al : Efficacy of strengthening or aerobic exercise on pain relief in people with knee osteoarthritis : a systematic review and meta-analysis of randomized controlled trials. Clin Rehabil, 27(12) : 1059-1071, 2013.
7) Tanaka R, Ozawa J, Kito N, et al : Evidence of improvement in various impairments by exercise interventions in patients with knee osteoarthritis : a systematic review and meta-analysis of randomized clinical trials. J Jpn Phys Ther Assoc, 16 (1) : 7-21, 2013.
　Tanaka R, Ozawa J, Kito N, et al : Effect of the frequency and duration of land-based therapeutic exercise on pain relief in people with knee osteoarthritis : A systematic review and meta-analysis of randomized controlled trials. J Phys Ther Sci (in press)
8) Schroll JB, Bero L, Gotzsche PC : Searching for unpublished data for Cochrane reviews : cross sectional study. BMJ, 346 : f2231, 2013.
9) Maher CG, Sherrington C, Herbert RD, et al : Reliability of the PEDro scale for rating quality of randomized controlled trials. Phys Ther, 83 : 713-721, 2003.
10) 相原守夫，三原華子，村山隆之，他：診療ガイドラインのための GRADE システム，凸版メディア，2010.
11) Stroup DF, Berlin JA, Morton SC, et al : Meta-analysis

表 10　MOOSE 提案のチェックリスト

背景には以下の事項が含まれるべきである

- 問題の定義
- 仮説の設定
- 研究結果の説明
- 使用された曝露もしくは介入のタイプ
- 使用された研究デザイン
- 研究対象集団

検索ストラテジーには以下の事項が含まれるべきである

- 検索担当者の適格性(例えば，図書館員および調査員)
- 検索ストラテジー―統合および検索用語(キーワード)に含まれる期限も含めて
- すべての入手可能な研究を盛り込む努力―著者との連絡も含む
- 調査対象となったすべてのデータベースおよび記録
- 調査のために使用されたソフトウエアの名前とバージョン―特別機能(explosionなど)も含む
- ハンドサーチの使用について(例えば，入手した論文の参考文献リスト)
- 特定された文献のリストおよび除外された文献のリスト―除外の妥当性に関する理由も含めて
- 英語以外で発表された文献の取り扱い方法
- 抄録および未発表の研究の取り扱い方法
- いかなる形式であれ著者と連絡をとった事実があれば，それについての説明

方法には以下の事項が含まれるべきである

- 検証すべき仮説を評価するために集められた研究の関連性および適切さについての記述
- データの選択およびコード化に関する論理的根拠(例えば，確固とした臨床的原則，または臨床上の便宜)
- データの分類とコード化の方法に関する詳細な記述(例えば，複数評価者，盲検，評価者間信頼性)
- 交絡因子の評価(例えば，適切な設定であれば，研究の症例と対照の比較可能性)
- 研究の質の評価．研究の質の評価者に対する盲検(研究結果の予測因子の層別化または回帰)を含む
- 不均一性の評価
- 統計学的手法について，その再現を可能にする詳細な記述(例えば，固定効果モデルまたはランダム効果モデルについての詳細な記述，選択されたモデルが研究結果の予測因子となりうるものかどうかについての正当な理由，用量反応モデル，累積メタアナリシス)
- 適切な表およびグラフの準備

結果には以下の事項が含まれるべきである

- 個々の研究における推定値および研究全体としての推定値をまとめたグラフ
- 報告に含まれる各研究についての記述的情報を盛り込んだ表
- 感度分析の結果(例えば，サブグループ解析)
- 知見における統計学的不確かさの指摘

考察には以下の事項が含まれるべきである

- バイアスの量的評価(例えば，出版バイアス)
- 除外の妥当性に関する説明(例えば，非英語引用文献の除外)
- 解析に含まれたすべての研究の質的評価

結論には以下の事項が含まれるべきである

- 観察結果に対する他の説明の考慮
- 結論の一般化(提示されたデータに対し適切で，また文献レビューの範囲内での一般化)
- これからの研究に向けての指針
- 財源の公表

of observational studies in epidemiology : a proposal for reporting. Meta-analysis Of Observational Studies in Epidemiology(MOOSE) group. JAMA, 283 : 2008-2012, 2000.
12) 中山健夫, 津谷喜一郎：臨床研究と疫学研究のための国際ルール集, ライフサイエンス出版, 2008.
13) 野口善令（著）, 福原俊一（シリーズ監修）：はじめてのメタアナリシス, NPO法人健康医療評価研究機構（iHope）, 2009.

（田中　亮）

Ⅳ 公　表

18 医療統計

1. 統計解析の基本事項

1) なぜ統計解析が必要か

　理学療法士はさまざまな検査を行うことで，患者の症状の原因を探索したり，予後を予測したりする．また，運動療法や物理療法を介入手段として用いて，疾患や症状を予防したり改善させたりしようとする．しかしながら，理学療法士が行う検査や治療は多種多様であるため，何を選択すれば良いかしばしば悩む．加えて，研究を行う理学療法士であれば，どうすれば自分の仮説を実証できるのか，行き詰ってしまうこともある．統計解析は，このような問題を解決するために活用される．その活用目的は，臨床現場で働く理学療法士であれば，客観的な根拠に基づいて適切な検査や治療の方法を選択するためであり，学術の世界に身を置く理学療法士であれば，自分の研究の結論に説得力を持たせるためである．統計解析は，収集したデータから統計学の理論を利用して普遍的な現象を推測しようとする手法である．本項では，統計解析の実践に必要な最小限の基礎知識を解説し，基本技術として統計解析の実践例を紹介する．

> **用語**
> **データ**
> データとは，基礎的な事実や資料をさす言葉である．理学療法研究において，データは考察によって学術的あるいは臨床的に意味づけされるために集められる．

2) データの尺度

　データは，基本的に複数個の事象や数値の集合となっている．例えば，「変形性膝関節症罹患者100名の疼痛に関するデータ」といった表現がなされる．「100名」というのはデータの個数（場合によってはサンプルサイズともいう）である．個々の値を指すときは「データの値」と呼ぶこともある．

　データを収集するために使用する測定尺度は1つとは限らない．例えば，疼痛であればvisual analogue scale (VAS) を用いて測定することもあるし，疼痛の有無だけを調べることもある．VASを使用すれば，疼痛の程度を数値化できるため，疼痛の訴えが強い患者Aと弱い患者Bの違いを数値で表現できる．しかしながら，疼痛の有無だけしか調べてないのであれば，患者Aも患者Bも疼痛ありと回答するため，両者の疼痛の違いは表現できない．このように，データの測定尺度（VASや有無）によって，データの精密さは異なる．データを収集する際には，使用する尺度のタイプに注意しなければならない．尺度は，精密さの高い順から，比率尺度，間隔尺度，順序尺度，名義尺度に分類される．

a. 比率尺度（比尺度）

　0という原点が「何もない」ことを意味し，倍数の関係を問題にできる尺度を，比率尺度（比尺度）という．力(N)，身長(cm)，体重(kg)などは，絶対的な原点が定まっている．100mmVASも比率尺度に含められる．比率尺度で得られたデータに対しては，加減乗除が可能である．例えば，100mmVASの20mmと40mmでは，疼痛の程度は2倍として解釈できる．

> **メモ**
> **VASの値の比較**
> 疼痛は主観的なものであるため，VASの値の比較は個体内ではあまり問題にならないが，個体間では注意を要す．

b. 間隔尺度

比率尺度と異なり，絶対的な原点が定まっていないが，目盛りの間隔がどこも等しい尺度を，間隔尺度という．例えば，温度計で計られた摂氏温度は，0度であっても「温度がない」というわけではない．そのため，摂氏10度の3倍の温度が摂氏30度であるとはいえない．しかしながら，摂氏10度と摂氏30度の差である20度と，摂氏30度と摂氏50度の差である20度は「同じ熱量」である．このように，間隔尺度で得られたデータに対して，乗除はできないが加減は可能である．

c. 順序尺度

数値が測定値間の大小関係のみを表す尺度を，順序尺度という．MMTやブルンストロームステージは，順序尺度の代表例である．疼痛の評価スケールであるnumerical rating scale（NRS）も順序尺度とみなされる．順序尺度で得られたデータに対しては，加減乗除が不可能である．

> **用語**
> **numerical rating scale（NRS）**
> NRSは，0～10までの11段階の数字を用いて，患者自身に痛みのレベルを数字で示してもらう方法である．

d. 名義尺度

データをカテゴリーに分類するだけの尺度を，名義尺度という．性別や疾患分類などは，名義尺度になる．疼痛あり，疼痛なしは，それぞれがカテゴリーとなる（例えば，疼痛あり群，疼痛なし群）．名義尺度で得られたデータに対しては，順序尺度と同様，加減乗除が不可能である．

3）代表値と散布度

一般に，上記のいずれかの尺度で収集されたデータは，個人ごとに入力される．例えば，患者Aのデータ，患者Bのデータ，といった具合である．しかしながら，個々のデータを眺めているだけでは，データ全体の特徴が見えてこない．統計解析では，データ全体の特徴を把握するために，代表値や散布度といった指標を利用する．

a. 代表値

代表値とは，データの中心を表す値のことである．一般的な代表値には，平均，中央値，最頻値がある．

（1）平均

平均は，測定されたデータから算術的に計算して得られる．例えば，患者A，B，Cの疼痛を100mmVASで測定し，値がそれぞれ55mm，60mm，80mmであったとする．3名の疼痛の平均は(55mm＋60mm＋80mm)/3＝65mmとなる．厳密にいえば，これは算術平均と呼ばれる．一般的に呼ばれる平均は，算術平均のことである．算術平均以外にも，平均には相乗平均や調和平均などがある．

（2）中央値

中央値とは，データを大きさの順に並べた時に中央に位置する値のことである．データが偶数個ある時は，中心の両隣の値を平均して求める．例えば，患者A，B，C，Dの疼痛が，それぞれ55mm，60mm，80mm，80mmだったとする．この場合，中央値は(60mm＋80mm)/2＝70mmとなる．中央値は，加減乗除ができない順序尺度のデータに適用されることが多い．

> **メモ**
> **中央値と50パーセンタイル値**
> 中央値は，50パーセンタイル値とも呼ばれる．

（3）最頻値

度数（頻度）の多い測定値を最頻値という．前例

Ⅳ 公表

の患者A, B, C, Dであれば, 観察の頻度が最も多い80mm(4名中2名)が最頻値となる. 最頻値は, 細かい数値で測定されたデータに対して用いられることが少ない. その代り, 平均や中央値が算出できない名義尺度で得られたデータに適用されることが多い.

b. 散布度

散布度は, データの散らばりを表す指標である. データの散らばりを示す指標には, 標準偏差, 分散, 四分位範囲がある.

(1) 標準偏差

標準偏差は, 個々の値x_iからデータ全体の平均xとの差を求めてそれを2乗し, その総和をデータの個数nで除して, その値の正の平方根を求めたものである. 式で表せば

$$標準偏差(s^2) = \sqrt{\frac{1}{n}\sum_{i=1}^{n}(x_i - \bar{x})^2}$$

となる. 前例の患者A, B, Cであれば, 平均は65であるので, 標準偏差$(s^2) = \{(55-65)^2 + (60-65)^2 + (80-65)^2\}/3$の平方根となる. この値が大きいほど, データはばらついていると表現される. 個々の値が平均に近ければ標準偏差は小さくなり, 遠ければ大きくなる.

> **メモ**
> **標準偏差の記載**
> 研究論文において, 標準偏差は平均と一緒に記載されることが多い.

(2) 分散

分散とは, 標準偏差を2乗したものである. そのため, 分散の式は, 標準偏差の式から平方根をはずしたもの, つまり

$$分散(s) = \frac{1}{n}\sum_{i=1}^{n}(x_i - \bar{x})^2$$

となる.

> **メモ**
> **分散の種類**
> 分散には, 母分散と標本分散があり, その他にもn個の標本と平均との差の2乗和をn−1で除した不偏分散がある. 一般に, 研究論文で述べる, または統計ソフトで求める標本分散は, 不偏分散であることが多い.

(3) 四分位範囲

データを小さい順に並べたとき, 小さい値から1/4番目(25%)のデータを25パーセンタイル値(第1四分位数)と呼ぶ. 例えば, データが100個あった場合, 小さい順に100個並べて, 小さい値から数えて25番目の値が25パーセンタイル値となる. 同様に, 2/4番目(50%)のデータは50パーセンタイル値(第2四分位数), 3/4番目(75%)のデータは75パーセンタイル値(第3四分位数)となる. パーセンタイルは, 日本語で「百分位数」という.

> **メモ**
> **四分位範囲の記載**
> 四分位範囲は中央値と一緒に記載されることが多い.

2. 統計学的検定の基礎

1) 母集団と標本

母集団とは, 関心のある対象全体のことをいう. 例えば, 変形性膝関節症に関心があれば, 世界中のありとあらゆる変形性膝関節症患者が母集団になる. 一方, 標本とは, 母集団の一部であり, 実際に調査や実験を実施した集団のことをいう. 自分の所属施設を利用している変形性膝関節症罹患者のデータを収集した場合, それは母集団ではなく標本として扱われる. 統計解析では, 自分が収集した標本を使って, 母集団の平均や標準偏差を推定することになる. これらを推定するために, データの分布が用いられる.

2）分布

　分布とは，どの値のデータが多いか少ないかといった，データのばらつき（偏り）の様相である．分布の特徴によっては，適用できない統計解析の方法（後述）がある．そこで，統計解析の方法の適用を判断するために知っておく必要のある正規分布について解説する．

> **メモ**
> **理論上の分布の種類**
> データの分布には，正規分布の他に，t分布，χ^2分布，およびF分布などがある．しかしながら，統計解析の結果を解釈するうえで，必ずしもその内容を理解しておく必要はない．そのため，本項ではそれらの説明を割愛する．

　正規分布は，実際のデータをもとに作成される理論上の分布である．正規分布は，値を横軸に，確率密度を縦軸にしたグラフとして表現される．正規分布は，左右対称の釣鐘型の形をなす．例えば，100mmVASを使用して変形性膝関節症罹患者100名の疼痛のデータを収集し，このデータが正規分布していると仮定する．このとき，疼痛の平均をμ（ミュー），標準偏差をσ（シグマ）とし，さらに，疼痛の値を横軸に示して，その値をとる人が全体（100名）に占める割合を縦軸で示すと，このデータの分布は**図1**となる．この形をよく見ると，平均μに近いほど縦軸の値は大きくなり，遠いほど小さくなっている．

> **メモ**
> **平均や標準偏差を示す記号**
> 母集団と標本では，平均や標準偏差を示す記号が異なる．標本の平均は$\bar{x}$，標準偏差はsと表現される．

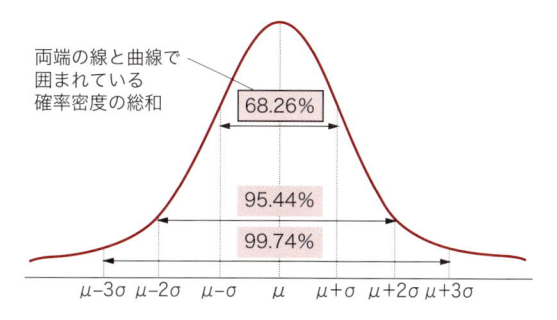

図1　正規分布

（両端の線と曲線で囲まれている確率密度の総和）
68.26%
95.44%
99.74%
$\mu-3\sigma$　$\mu-2\sigma$　$\mu-\sigma$　μ　$\mu+\sigma$　$\mu+2\sigma$　$\mu+3\sigma$

> **メモ**
> **確率密度の解釈**
> 理論上，図1内の区間（$\mu-\sigma$, $\mu+\sigma$）に入る確率は68.26%となる．これは，100名中約68名は，疼痛の強さが平均±標準偏差の範囲にあることを意味する．別の表現をすれば，ある患者の疼痛の程度が，（$\mu-\sigma$, $\mu+\sigma$）の範囲にある確率は68.26%である．同様に，ある患者の疼痛の程度が（$\mu-2\sigma$, $\mu+2\sigma$）の範囲にある確率は95.44%であり，（$\mu-3\sigma$, $\mu+3\sigma$）の範囲にある確率は99.74%となる．

　データの母集団が正規分布に従う（データの分布が正規分布とみなせる）という前提が確実であれば，標本の平均と分散を利用して統計学的検定が行える．そのため，標本のデータが正規分布に従うかどうかの判断が重要となる．この判断の方法の1つは，ヒストグラム（**図2**）を作成して視覚的に判断する方法である．ヒストグラムは，値を横軸で表し，任意の値をとる人数を縦軸で示される．ただし，ヒストグラムの形が正規分布に似ているかどうかの判断は主観となる．そのため，都合よく「正規分布に従う」といえてしまう．もう1つの方法には，Kolmogorov-Smirnov検定やShapiro-Wilk検定がある．これらは，分布の正規性を客観的に判断できる統計解析の手法である．できる限り，これらの検定の結果をもとにデータの母集団が正規分布に従うかどうかを判断することが望ましい．

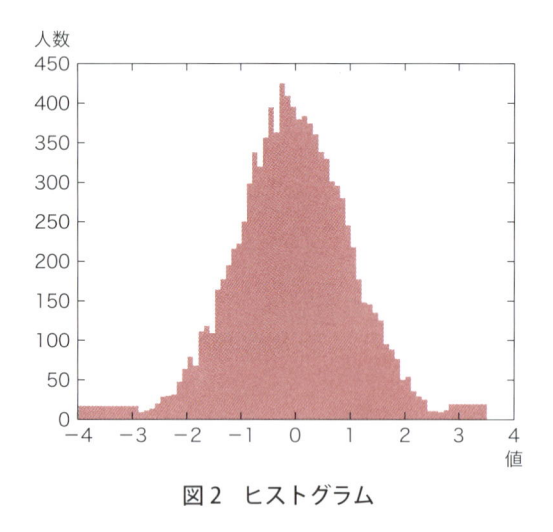

Ⅳ 公表

図2 ヒストグラム

> **用語**
> **パラメトリックとノンパラメトリック**
> 正規分布を前提にする統計解析をパラメトリック解析といい，正規分布を前提にしない統計解析を，ノンパラメトリック解析という．

> **メモ**
> **Kolmogorov-Smirnov検定とShapiro-Wilk検定の方法**
> 後述する統計解析ソフトEZRを用いて実施できる（ただし，本項では実施方法の解説を省略している）．

3）統計学的検定の手順

　統計学的検定とは，母集団についてある仮説を立て，それが正しいかどうかを標本から判断することをいう．例えば，「差の検定」は，母集団の平均や中央値に差があるかを検定し，「相関・回帰」では母集団の2変数に相関や因果が想定できるかを検定する．統計学的検定は，5つの手順：a.仮説の設定，b.有意水準の設定，c.検定統計量の算出，d.有意確率の算出，e.判定，に従って実施される．

a.仮説の設定

　まず，統計学的検定にて検証したい仮説を設定する．例えば，「運動療法を実施した患者と，実施しなかった患者では，8週後の疼痛の程度に差がある」という仮説を立てる．ここで，統計学的検定の場合，「差がある」の逆である「差がない」といった仮説を設ける．そして，「差がない」ことが起こる確率を求めて，「差がない」といえるかどうかを判断する．このとき，「差がない」といった仮説を帰無仮説といい，「差がある」といった仮説を対立仮説という．もし，きわめて小さい確率でしか帰無仮説が成立しないのであれば，「差がないといえる確率はきわめて小さい→差がないという仮説は疑わしい→差がありそうだ」と判断する．

> **メモ**
> **帰無仮説を検証する理由**
> 「差がある」といっても，差には大小あるため，仮説が無限にも立てられてしまい，仮説を1つ1つ検証しなければならない．これは，事実上不可能である．一方，「差がない」（帰無仮説）は1通りしかなく，検証が単純になる．

b.有意水準の設定

　有意水準とは，帰無仮説を棄却する基準のことである．有意水準は危険率とも呼ばれる．有意水準は，さまざまな研究で共通の基準であり，5％または1％に設定されることが多い．統計学的検定によって帰無仮説が成立する確率（後述する有意確率）が有意水準未満であれば，帰無仮説は棄却され，対立仮説を採択する．

c.検定統計量の算出

　検定統計量とは，統計学的検定のために標本から計算される統計量（標本統計量）のことをいう．統計解析のプログラムやソフトを使用すれば自動的に計算されるため，算出方法を知らなくても判定には困らない．

> **メモ**
> **検定統計量**
> 検定統計量の指標はさまざまであり，代表的なものにt値，χ^2値，F値などがある．

d.有意確率の算出

　統計解析のプログラムやソフトを使用すると，検定統計量の値とともに，有意確率（p値）が算出される．pはprobability（確率）の略であり，p値とは，帰無仮説のもとで得られた検定統計量が実現する確率のことである．検定統計量の算出と同様に，判定はp値の算出方法の理解を必要としない．

e.判定

　標本を使って計算された検定統計量の有意確率（p値）が5％または1％未満であれば，帰無仮説は棄却される．例えば，有意水準を5％未満に設定していた場合，「運動療法を実施した患者と，実施しなかった患者では，8週後の疼痛の程度に差がない」という帰無仮説が実現する確率が0.1％であれば，この仮説は棄却され（「差がない」とはいえないと判断され），「差がある」という対立仮説を採択することになる．

3. 統計学的検定に使うデータの準備

　本項では，統計学的検定の例を示すために，EZR（Easy R）というソフトを使用する．EZRは，無料の統計ソフトであるRを変更して，マウスを使ってクリックしながら解析を進められるようにしたパッケージオプションであるRコマンダーに，さらに多彩な統計解析機能を組み込んだ統計解析ソフトである．EZRには，特に医療統計で役立つ解析が充実している．以下では，変形性膝関節症罹患者の架空データを使用してEZRを用いた統計解析の手順を紹介する．架空データは，以下のWebサイトからダウンロードできる（http://www.ebpt-labo.org/home/）．なお，本項で紹介している統計解析の有意水準は5％にしている．

> **メモ**
> **EZR（Easy R）**
> EZRのインストーラは，著作者が所属する施設のWebサイトか書籍の付属CDから入手できる．【自治医科大学付属さいたま医療センター血液科】http://www.jichi.ac.jp/saitama-sct/SaitamaHP.files/statmed.html（2013年12月24日アクセス）

> **メモ**
> **改変Rコマンダー**
> EZR（Easy R）の他にも，Rを利用しやすくしたプログラムが世界中で公開されている．そのなかでも，改変Rコマンダーは理学療法研究でよく使用される統計学的検定のプログラムを搭載している．改変Rコマンダーは，理学療法士である対馬栄輝氏の研究室Webサイトにある「RとRコマンダー」（http://www.hs.hirosaki-u.ac.jp/~pteiki/research/stat/S/）にて公開されている（2013年12月24日アクセス）．

　1）データをエクセルファイルに入力する．統計解析に使用するデータの範囲を指定して，コピーする．EZR on R commanderを起動し（図3），データをインポートする．

　2）Rコマンダーの画面から，「ファイルまたはクリップボード…」を選択する（図4）．①「データファイル」をクリップボードにし，②「フィールドの区切り記号」を空白にして③「OK」をクリックする（図5）．

　3）「表示」をクリックし，正しくデータが読み込まれているか確認する．

4. 統計学的検定の選択

　研究の疑問は，「AとBに差があるか」といったタイプに限らない．例えば，「AとBは関連（相関）しているか」や「AはBに影響を及ぼしているか」など，関連性や因果関係に疑問を持つこともあ

Ⅳ 公表

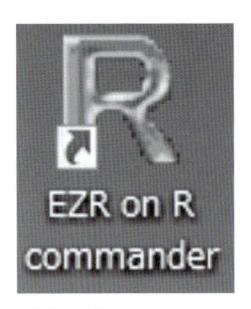

図3 EZR on R commander の起動

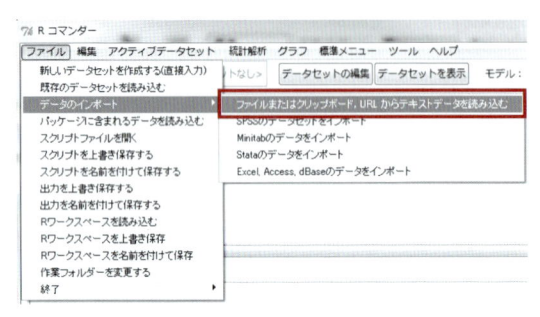

図4 「ファイルまたはクリップボード…」の選択

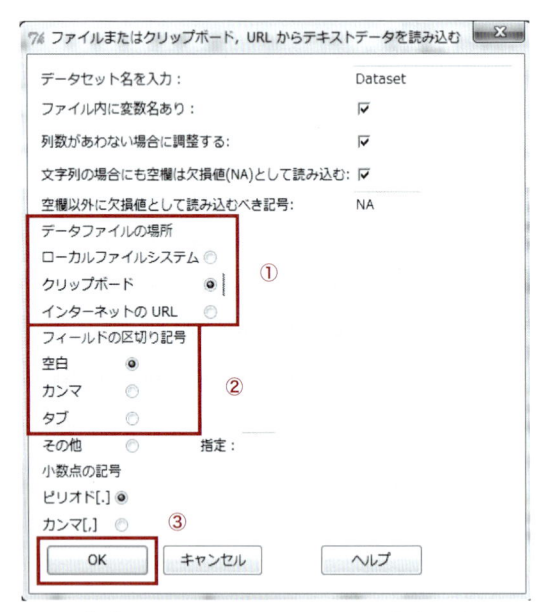

図5 「データファイル」をクリップボードにし，「フィールドの区切り記号」を空白にしてOKとする

る．統計学的検定では，疑問のタイプによって検定方法を使い分ける．また，すでに説明してきた，尺度の種類，正規分布，標本の数によって適用できる検定方法は変わる．検定選択のフローチャートを図6に，検定方法の適用条件と実例を表1に示す．

5. 統計学的検定の実際

1) 差を比較する
a. 独立したサンプルのt検定【例1】

1)「統計解析」→「連続変数の解析」→「2群間の平均値の比較（t検定）」を選択する．

> **メモ**
> 独立したサンプル
> 比べたいデータが，それぞれ異なる標本のものである場合，独立したサンプル（標本，集団）と表現される．

> **用語**
> **連続変数**
> 比率尺度や間隔尺度で測定される変数．

2) ①目的変数に「歩行速度_ベースライン」を選択し，②比較する群に「疼痛_ベースライン」を選択して，③OKをクリックする（図7）．

3) 解析結果として，t値，自由度（df），p値（p-value）などが出力される（図8）．群の平均（mean）と標準偏差（sd）もここで表示される．有意差の有無は，④「p-value」が0.05未満かどうかで判定する．なお，ここでは「1.752e-09」とあるが，これは1.752×10^{-9}のことである．

> **用語**
> **t値**
> 検定統計量の1つである．

244

18 医療統計

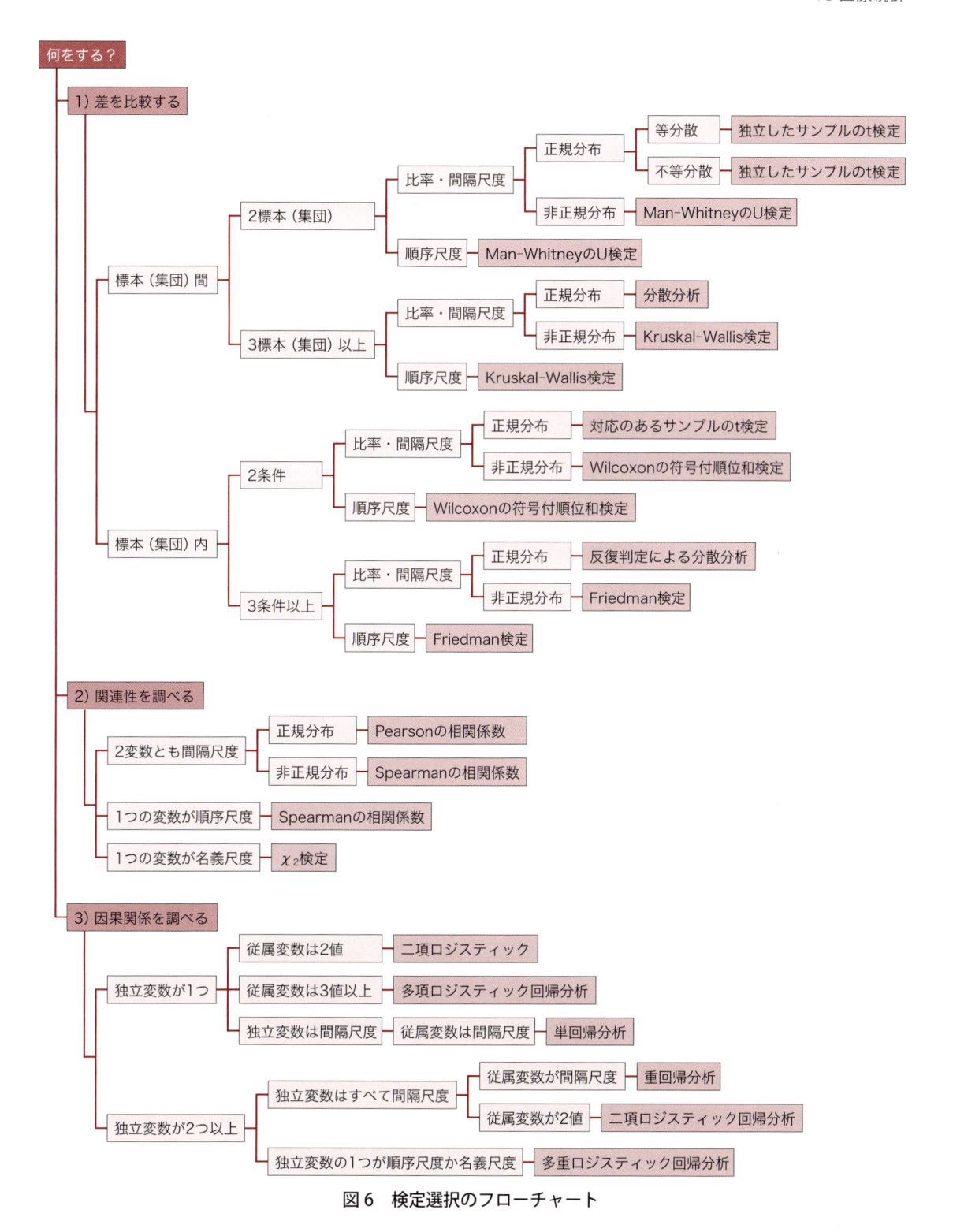

- 何をする？
  - 1) 差を比較する
    - 標本（集団）間
      - 2標本（集団）
        - 比率・間隔尺度
          - 正規分布
            - 等分散 → 独立したサンプルのt検定
            - 不等分散 → 独立したサンプルのt検定
          - 非正規分布 → Man-WhitneyのU検定
        - 順序尺度 → Man-WhitneyのU検定
      - 3標本（集団）以上
        - 比率・間隔尺度
          - 正規分布 → 分散分析
          - 非正規分布 → Kruskal-Wallis検定
        - 順序尺度 → Kruskal-Wallis検定
    - 標本（集団）内
      - 2条件
        - 比率・間隔尺度
          - 正規分布 → 対応のあるサンプルのt検定
          - 非正規分布 → Wilcoxonの符号付順位和検定
        - 順序尺度 → Wilcoxonの符号付順位和検定
      - 3条件以上
        - 比率・間隔尺度
          - 正規分布 → 反復判定による分散分析
          - 非正規分布 → Friedman検定
        - 順序尺度 → Friedman検定
  - 2) 関連性を調べる
    - 2変数とも間隔尺度
      - 正規分布 → Pearsonの相関係数
      - 非正規分布 → Spearmanの相関係数
    - 1つの変数が順序尺度 → Spearmanの相関係数
    - 1つの変数が名義尺度 → χ_2検定
  - 3) 因果関係を調べる
    - 独立変数が1つ
      - 従属変数は2値 → 二項ロジスティック
      - 従属変数は3値以上 → 多項ロジスティック回帰分析
      - 独立変数は間隔尺度 → 従属変数は間隔尺度 → 単回帰分析
    - 独立変数が2つ以上
      - 独立変数はすべて間隔尺度
        - 従属変数が間隔尺度 → 重回帰分析
        - 従属変数が2値 → 二項ロジスティック回帰分析
      - 独立変数の1つが順序尺度か名義尺度 → 多重ロジスティック回帰分析

図6 検定選択のフローチャート

245

Ⅳ 公表

表1 検定方法の適用条件（変形性膝関節症罹患者のデータ）

検定の目的	検定方法と具体例			適用条件		
				標本	データの尺度	分布の条件
1）差を比較する	独立したサンプルのt検定	【例1】疼痛のある群とない群では歩行速度に差があるか？		2標本	比率尺度か間隔尺度，または一部例外として段階数の多い順序尺度	正規分布
	対応のあるt検定	【例2】介入前後で歩行速度は変化するか？		1標本		
	Mann-WhitneyのU検定	【例3】疼痛のある群とない群では変形の重症度に差があるか？		2標本	順序尺度[*1]	不問
	Wilcoxonの符号付順位和検定	【例4】介入前後で変形の重症度は変化するか？		1標本	順序尺度[*1]	不問
	分散分析	【例5】変形の重症度によって歩行速度に差があるか？		3標本以上	比率尺度か間隔尺度，または一部例外として段階数の多い順序尺度	正規分布
	反復測定	【例6】介入前，介入1ヶ月，介入3ヶ月で歩行速度は変化するか？		1標本		
	Kruskal-Wallis検定	【例7】変形の重症度によってこわばり（5段階）に差があるか？		3標本以上	順序尺度[*1]	不問
	Friedman検定	【例8】介入前，介入1ヶ月，および介入3ヶ月でこわばり（5段階）は変化するか？		1標本	順序尺度[*1]	不問
2）関連性を調べる	カイ2乗検定	【例9】杖使用とサポーターの使用は関連しているか？		1標本	比率尺度，間隔尺度，または順序尺度	不問
	Pearsonの相関係数	【例10】筋力と大腿周径は関連しているか？		1標本	2つの変数ともに，比率尺度か間隔尺度，または一部例外として段階数の多い順序尺度	正規分布
	Spearmanの相関係数	【例11】KLの重症度とこわばり（5段階）は関連しているか？		1標本	少なくとも一方の変数が順序尺度[*1]	不問
3）因果関係を調べる	単回帰分析	【例12】筋力は歩行速度に影響を及ぼしているか？		1標本	従属変数は，比率尺度か間隔尺度，または一部例外として段階数の多い順序尺度	従属変数および独立変数ともに正規分布
	重回帰分析	【例13】筋力，ROM，および片脚保持時間は歩行速度に影響を及ぼしているか？		1標本	独立変数は，比率尺度か間隔尺度，またはわずかな順序尺度・名義尺度	

[*1] 比率尺度か間隔尺度，または一部例外として段階数の多い順序尺度であっても，データが正規分布していなければ適用される．

用語

自由度（df）
互いに独立に動けるデータの個数のようなものである．

b. 対応のあるt検定【例2】

1）「統計解析」→「連続変数の解析」→「対応のある2群間の平均値の比較（paired t検定）」を選択する．

2）①第1の変数に「歩行速度_ベースライン」を

18 医療統計

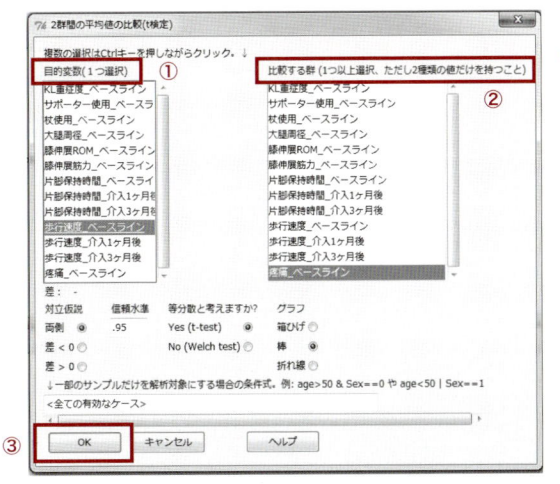

図7 目的変数と比較する群の選択

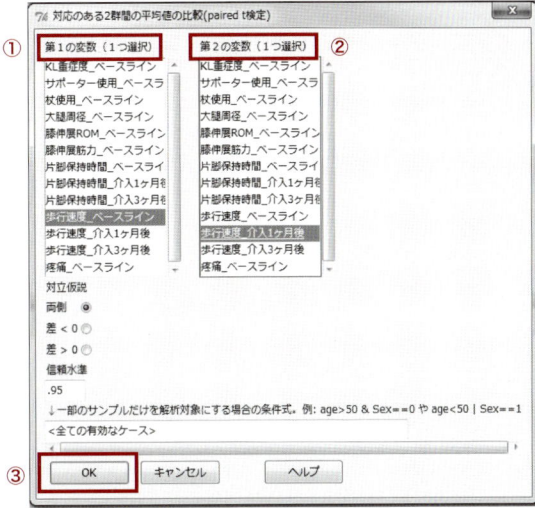

図9 第1の変数と第2の変数の選択

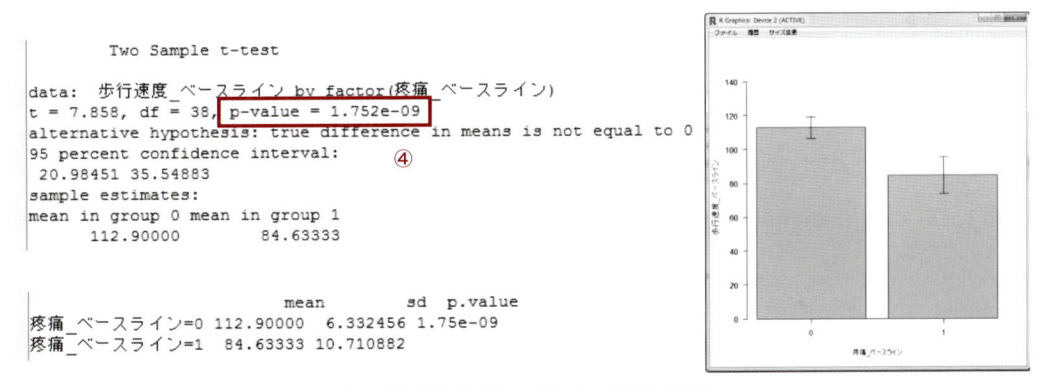

図8 独立したサンプルのt検定の結果

選択し，②第2の変数に「歩行速度_介入1ヶ月後」を選択して，③OKをクリックする(図9)．

3) 解析結果が出力される(図10)．有意差の有無は，④「p-value」が0.05未満かどうかで判定する．

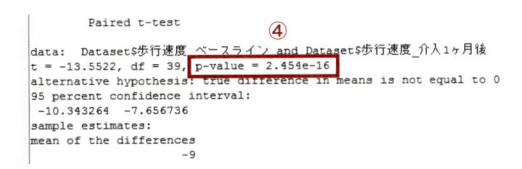

図10 対応のあるt検定の結果

> **メモ**
> **対応のあるデータ**
> 比べたいデータが，同一人物のものである場合，対応のあるデータと表現される．

c. Mann–WhitneyのU検定【例3】

1)「統計解析」→「ノンパラメトリック検定」→「2群間の比較(Mann–WhitneyのU検定)」を選択する．

2) ①目的変数に「KL_ベースライン」を選択し，②比較する群に「疼痛_ベースライン」を選択して，③OKをクリックする(図11)．

247

Ⅳ 公表

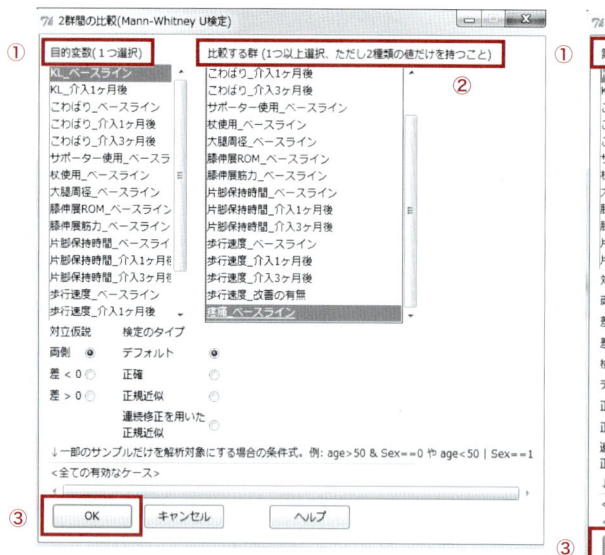

図11 目的変数と比較する群の選択

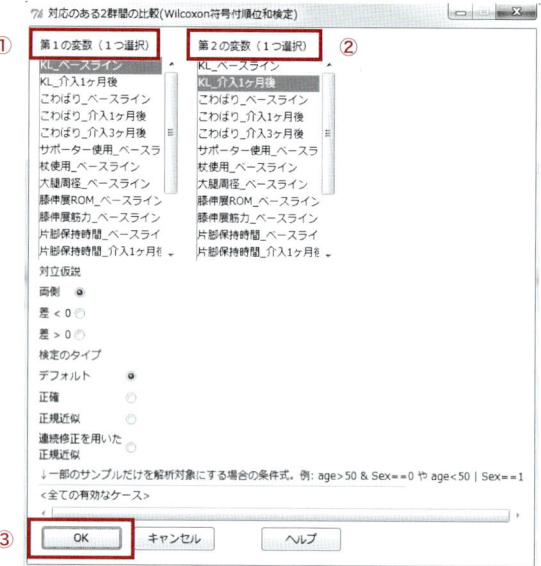

図14 第1の変数および第2の変数の選択

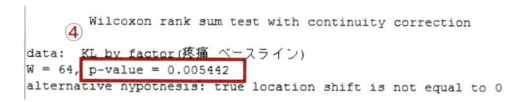

図12 Mann-Whitney の U 検定の結果

3) 解析結果(図12)と箱ひげ図(図13)が出力される．有意差の有無は，④「p-value」が0.05未満かどうかで判定する．

メモ

箱ひげ図
中央値の差を比べる場合に使用される図である．

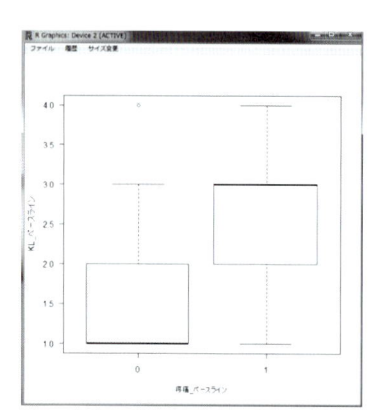

図13 箱ひげ図

メモ

KL
Kellgren-Lawrence の略であり，変形性膝関節症の重症度をレントゲンで判定した分類である．

d. Wilcoxonの符号付順位和検定【例4】

1)「統計解析」→「ノンパラメトリック検定」→「対応のある2群間の比較（Wilcoxon符号付順位和検定）」を選択する．

2) ①第1の変数に「KL_ベースライン」を選択し，②第2の変数に「KL_介入1ヶ月後」を選択して，③OKをクリックする（図14）．

3) 解析結果（図15）が出力される．有意差の有無は④「p-value」が0.05未満かどうかで判定する．

e. 分散分析【例5】

1)「統計解析」→「連続変数の解析」→「3群以上の間の平均値の比較」を選択する．

2) ①目的変数に「歩行速度_ベースライン」を選

18 医療統計

択し，比較する群に②「KL_ベースライン」を選択する．さらに，③「2組ずつの比較(Tukeyの多重比較)」をチェックし，④OKをクリックする(図16)．

図15 Wilcoxonの符号付順位和検定の結果

> [!メモ]
> **2組ずつの平均の比較(Tukeyの多重比較)**
> 3群以上の間の平均を比較する場合，どの群とどの群の間に差があるか検討するために多重比較が行われる．多重比較の方法はいくつかあるが，Tukeyの方法は最も適用範囲が広く，ほとんどの比較で利用できる．場合によっては別の方法を選択する必要があるため，詳細は他書を参考にされたい．

3) 解析結果が出力される(図17～19)．まず，図17の⑤「Pr(>F)」の値を確認し，その値が0.05未満であれば，要因間に有意差があると判断される．図18には，⑥平均(mean)と標準偏差(sd)が出力されている．

4) 次に，図19の⑥「p adj」の値を確認する．ここでは，どの群とどの群の間に有意な差があるのかが示されている．この値が0.05未満であれば，その群間には有意差があると判断される．

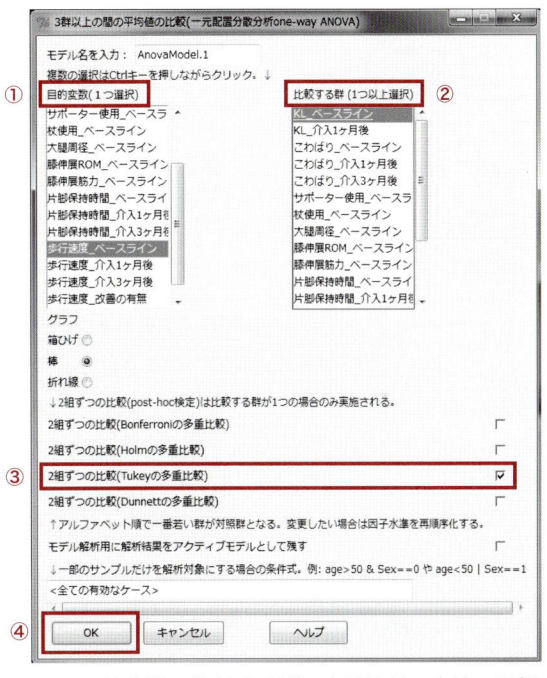

図16 目的変数，比較する群，多重比較の方法の選択

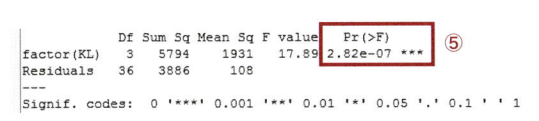

図17 分散分析の結果(その1)

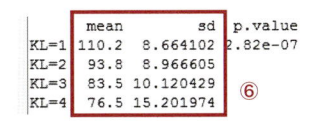

図18 分散分析の結果(その2)

図19 分散分析の結果(その3)

249

Ⅳ 公表

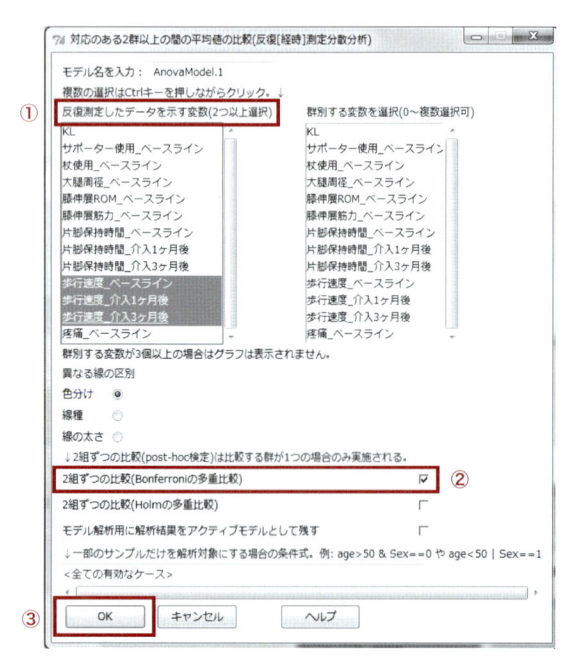

図20 反復測定したデータを示す変数と多重比較の方法の選択

用語

反復測定

反復測定とは，繰り返し測定することである．異なる条件や異なる時期に同じ測定方法で得られたデータを比較する場合も，反復測定による分散分析が適用される．

2) ①反復測定したデータを示す変数として「歩行速度_ベースライン」「歩行速度_介入1ヶ月後」「歩行速度_介入3ヶ月後」を選択する．そして，②「2組ずつの比較(Bonferroniの多重比較)」を選択して，③OKをクリックする(図20)．

メモ

Bonferroniの多重比較

Bonferroniの不等式に基づく多重比較法は，あらゆる検定方法に対して使える．

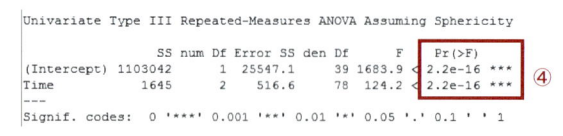

図21 反復測定による分散分析の結果(その1)

3) 解析結果が出力される(図21～22)．まず，図21の「Time」の行にある④「Pr(>F)」の値を確認する．その値が0.05未満であれば，水準間に有意差があると判断される．

4) 次に，図22の⑤の値を確認する．ここでは，水準間の有意確率(p-value)が示されている．この値が0.05未満であれば，その水準間には有意差があると判断される．

f.反復測定による分散分析【例6】

1)「統計解析」→「連続変数の解析」→「対応のある2群以上の間の平均値の比較」を選択する．

g.Kruskal-Wallis検定【例7】

1)「統計解析」→「連続変数の解析」→「対応の

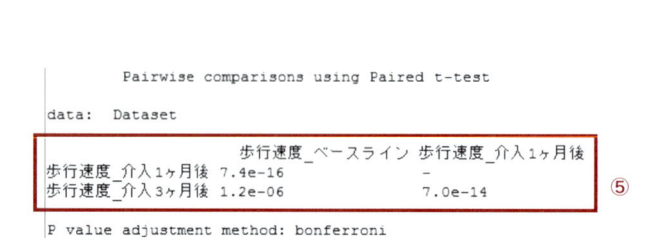

図22 反復測定による分散分析の結果(その2)

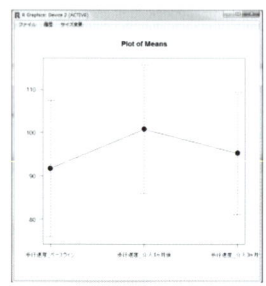

ある2群以上の間の平均値の比較」を選択する．

2) ①目的変数に「こわばり_ベースライン」を選択し，②グループに「KL_ベースライン」を選択する．そして，③2組ずつの比較（Bonferroniの多重比較）をチェックして，④OKをクリックする（図23）．

3) 解析結果が出力される（図24）．有意差の有無は⑤「p-value」が0.05未満かどうかで判定する．今回のケースでは，この値が0.05以上であるため，群間に有意差はなしと判断される．もし，「p-value」が0.05未満であれば，⑥を確認する．ここでは，各集団間の有意差（p-value）が示されている．この値が0.05未満であれば，その集団間には有意差があると判断される．

h. Friedman検定【例8】

1) 「統計解析」→「連続変数の解析」→「対応のある3群以上の間の比較（Friedman検定）」を選択する．

2) ①繰り返しのある変量に「こわばり_ベースライン」「こわばり_介入1ヶ月後」「こわばり_介入3ヶ月後」を選択する．そして，②「2組ずつ比較（Bonferroniの多重比較）」を選択して，③OKをクリックする（図25）．

3) 解析結果が出力される（図26）．まず，④「p-value」をみる．この値が0.05未満であれば，

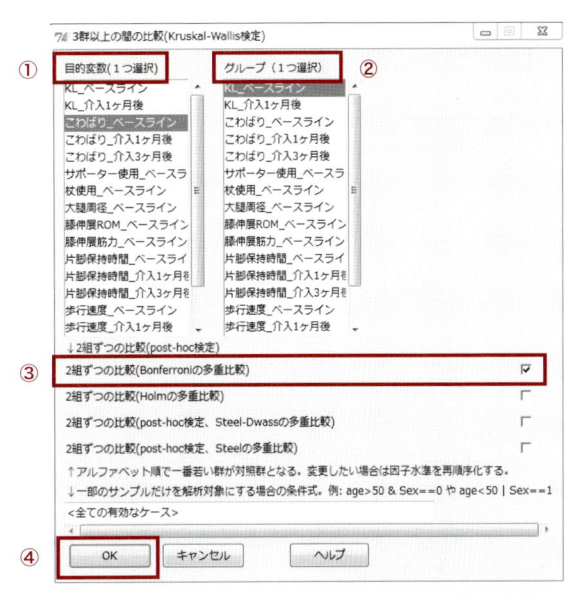

図23 目的変数，グループ，および多重比較の方法の選択

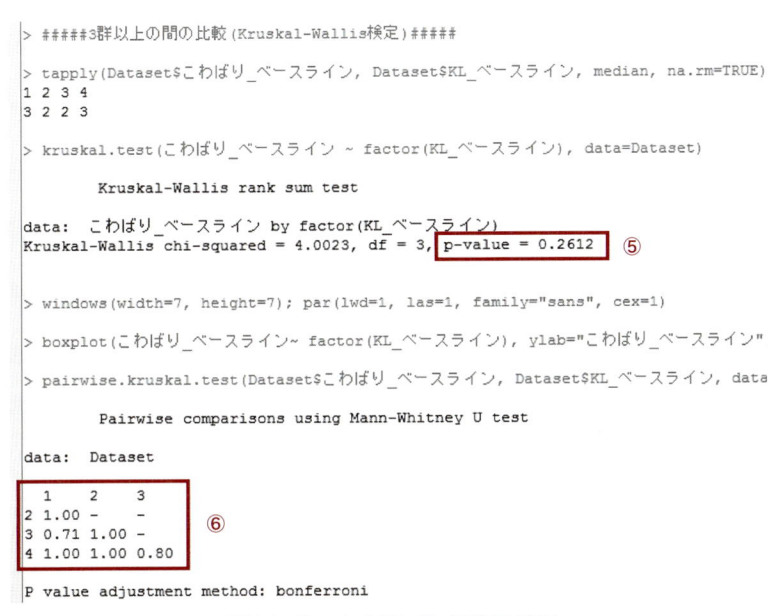

図24 Kruskal-Wallis検定の結果

Ⅳ 公表

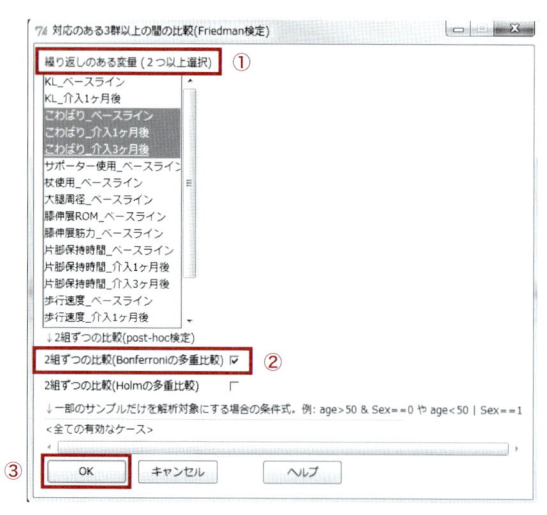

図25 繰り返しのある変数の選択

各時期（水準）のいずれかの間に有意差があると判断される．

4）次に⑤を確認する．ここでは，各時期（水準）間の有意確率（p-value）が示されている．この値が0.05未満であれば，その時期（水準）間には有意差があると判断される．

2）関連性を調べる
a. カイ２乗検定【例9】

1）「統計解析」→「分割表の作成と群間の比率の比較」を選択する．

2）①行の選択には「サポーター使用_ベースライン」を選択し，②列の変数には「杖使用_ベースライン」を選択する．仮説検定にある③「カイ２乗検定」のチェックボックスをチェックし，④期待度数の表示と，⑤フィッシャーの正確検定にもチェックしておく．⑥OKをクリックする（図27）．

> **用語**
>
> **期待度数**
> 期待度数とは，行データの合計や列データの合計の比率から逆算して期待される度数のことを指す．

3）解析結果が出力される（図28）．2×2で示された⑦観測度数と⑨期待度数を確認する．このとき⑨をみて5未満のセルが全セルに対して20％以上存在するときは，フィッシャーの正確検定の結果（図28には表示されていない）を参考にするが，今回のケースではすべて5以上である

図26 Friedman 検定の結果

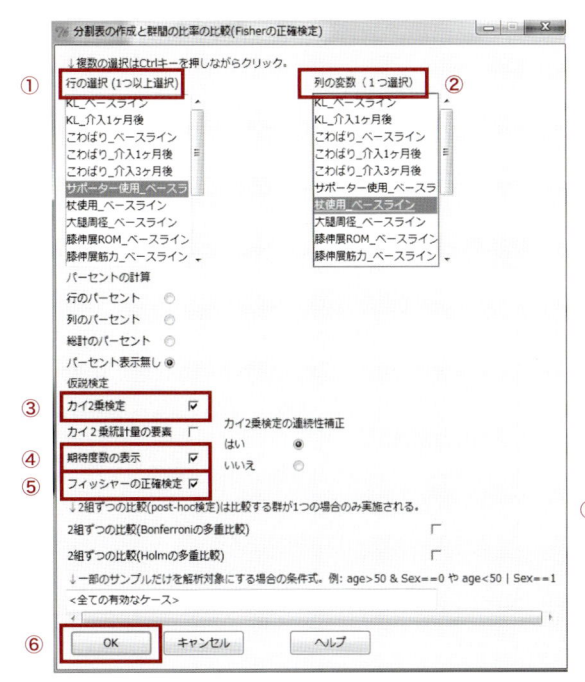

図27 行と列に含める変数の選択と「カイ2乗検定」「期待度数の表示」「フィッシャーの正確検定」のチェック

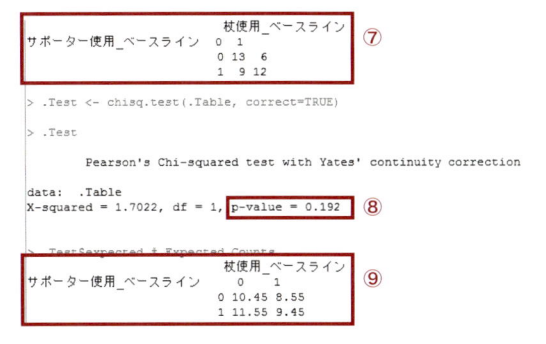

図28 カイ2乗検定の結果

ため，通常のカイ2乗検定の結果を参考する．⑧「p-value」が0.05未満であれば，要因間に有意な関連があると判断される．

b. Pearsonの相関係数【実例10】

1）「統計解析」→「連続変数の解析」→「相関係数の検定」を選択する．

2）①変数として，「大腿周径_ベースライン」と「膝伸展筋力_ベースライン」を選択して，②OKをクリックする（図29）．

3）散布図と直線が図示されたグラフ（図30）と，解析結果が出力される（図31）．まず，グラフを確認して外れ値の有無を判断する．

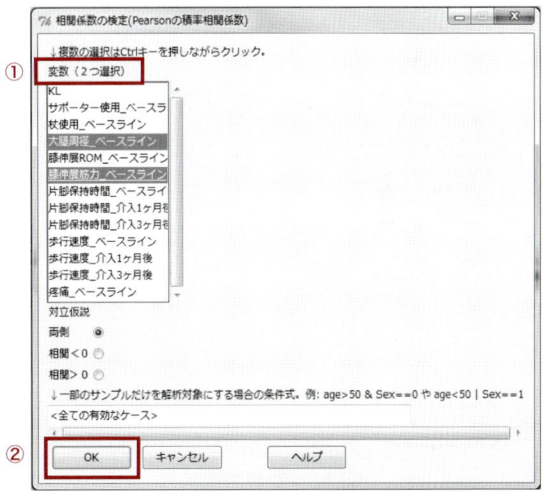

図29 変数の選択

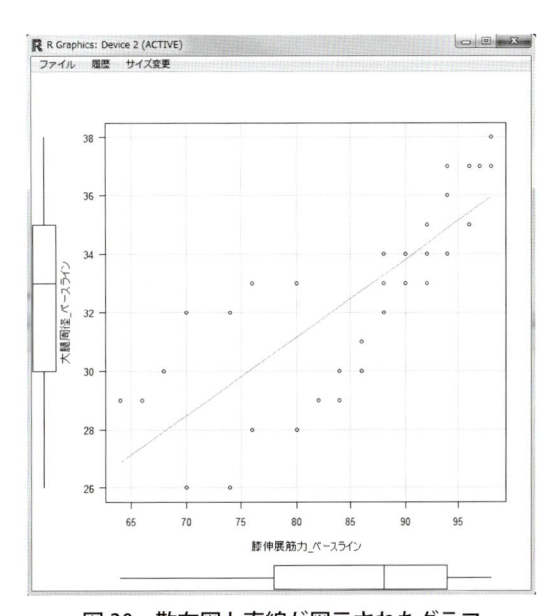

図30 散布図と直線が図示されたグラフ

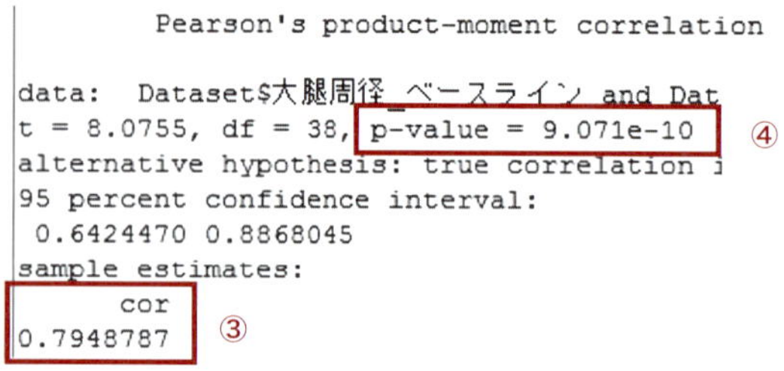
Pearson's product-moment correlation
data: Dataset$大腿周径_ベースライン and Dat
t = 8.0755, df = 38, p-value = 9.071e-10
alternative hypothesis: true correlation i
95 percent confidence interval:
0.6424470 0.8868045
sample estimates:
cor
0.7948787
③
④

図 31　Pearson の相関係数の検定結果

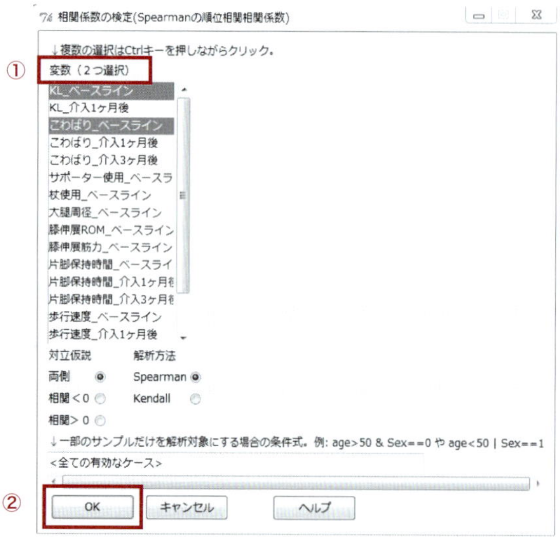
相関係数の検定(Spearmanの順位相関相関係数)
↓複数の選択はCtrlキーを押しながらクリック。
変数（2つ選択）
KL_ベースライン
KL_介入1ヶ月後
こわばり_ベースライン
こわばり_介入1ヶ月後
こわばり_介入3ヶ月後
サポーター使用_ベースラ
杖使用_ベースライン
大腿周径_ベースライン
膝伸展ROM_ベースライン
膝伸展筋力_ベースライン
片脚保持時間_ベースライ
片脚保持時間_介入1ヶ月後
片脚保持時間_介入3ヶ月後
歩行速度_ベースライン
歩行速度_介入1ヶ月後
対立仮説
解析方法
両側
Spearman
相関＜0
Kendall
相関＞0
↓一部のサンプルだけを解析対象にする場合の条件式。例: age>50 & Sex==0 や age<50 | Sex==1
<全ての有効なケース>
OK
キャンセル
ヘルプ
①
②

図 32　変数の選択

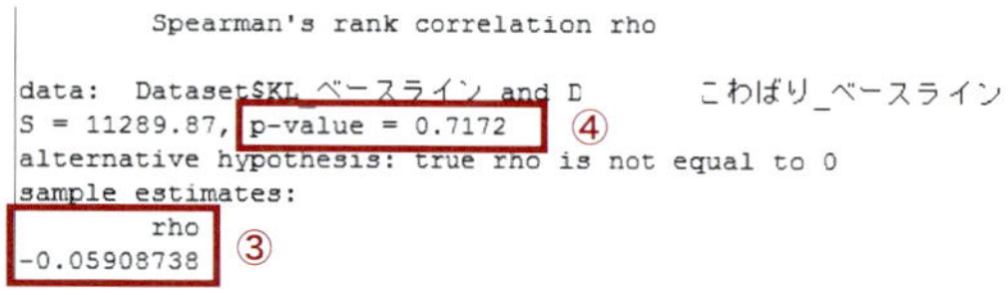
Spearman's rank correlation rho
data: Dataset$KL_ベースライン and D　　こわばり_ベースライン
S = 11289.87, p-value = 0.7172
alternative hypothesis: true rho is not equal to 0
sample estimates:
rho
-0.05908738
③
④

図 33　Spearman の相関係数の検定結果

用語

外れ値

外れ値とは，統計において他の値から大きく外れた値である．サンプルサイズが小さいとき，外れ値は結果(相関係数)に大きく影響を及ぼす．外れ値は転記ミスや入力ミスによる場合もあるため，そのときは外れ値を修正して再度分析する．

4）その後，解析結果にある③「cor」(相関係数)の大きさを確認する．そして，④「p-value」を確認し，この値が0.05未満であれば相関係数は有意であると判断される．

メモ

cor(相関係数)の大きさ

Pearsonの相関係数は，「r」と略され，－1.00から1.00までの値をとる．値が1に近いほど，相関が強いと表現される．相関の強さの目安は以下のとおりである．

|r|＝1.0～0.7→かなり強い(高い)相関がある
|r|＝0.7～0.4→かなり相関がある
|r|＝0.4～0.2→やや相関がある
|r|＜0.2　　→ほとんど相関なし

c.Spearmanの相関係数【例11】

1）「統計解析」→「連続変数の解析」→「相関係数の検定(Spearmanの順位相関係数)」を選択する．

2）①変数として，「KL_ベースライン」と「こわばり_ベースライン」を選択して②OKをクリックする(図32)．

3）散布図および直線が図示されたグラフと，解析結果が出力される(図33)．まず，グラフを確認して外れ値の有無を判断する．

4）その後，解析結果にある③「rho」(相関係数)の大きさを確認する．そして，④「p-value」を確認し，この値が0.05未満であれば相関係数は有意であると判断される．

メモ

rho(相関係数)の大きさ

相関の強さは，Pearsonの相関係数と同様に判断する．

3) 因果関係を調べる

a.単回帰分析【例12】

1）「統計解析」→「連続変数の解析」→「線形回

18 医療統計

帰」を選択する.

2) ①目的変数として「歩行速度_ベースライン」を選択する．次に，②説明変数として「膝伸展筋力_ベースライン」を選択して③OKをクリックする(図34).

> **用語**
> **目的変数**
> 回帰分析では，独立変数と従属変数の間の関係を表す式を統計的手法によって推計する．目的変数(従属変数)とは，説明したい変数(注目している変数)を指す．被説明変数とも呼ばれる.

> **用語**
> **説明変数**
> 説明変数(独立変数)とは，目的変数を説明するために用いられる変数のことである.

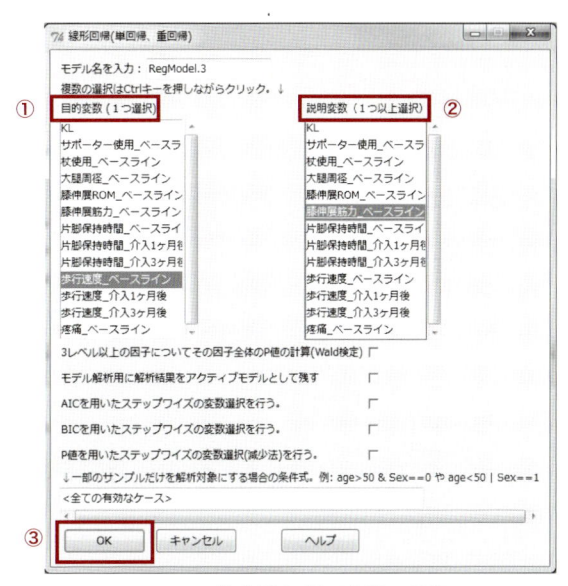

図34　目的変数と説明変数の選択

3) 解析結果が出力される(図35)．「F-statistic」の行にある④「p-value」を確認し，0.05未満であれば次のステップに行く．ここで0.05以上であれば，回帰式は有意でないので，ここで確認は終了する.

4) 「膝伸展筋力_ベースライン」の右にある⑤「Pr(>|t|)」の値を確認し，0.05未満であれば回帰係数が有意であると判断される.

5) ⑥「Estimate」(回帰係数)を確認すると，「Intercept」(切片)は−31.3586であり，「膝伸展筋力_ベースライン」は1.4393となっている．つまり，回帰式は，歩行速度＝−31.3586＋1.4393×膝伸展筋力_ベースラインとなる.

6) ⑦「Multiple R-squared」(決定係数)は0.8106であり，⑧「Adjusted R-squared」(自由度調整済決定係数)は0.8056となっている．つまり，歩行速度の81％は膝伸展筋力によって説明できることを意味している.

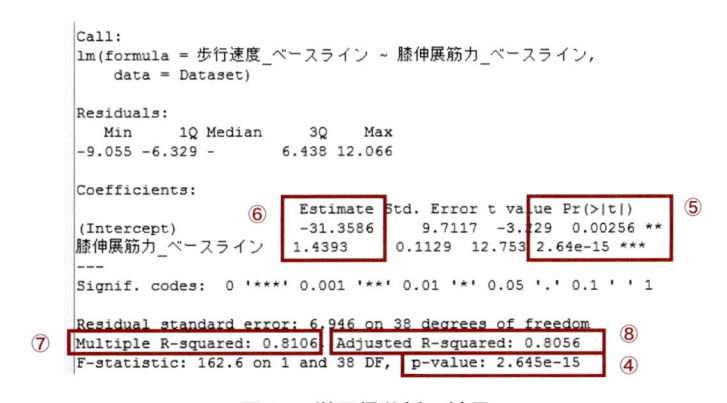

図35　単回帰分析の結果

Ⅳ 公表

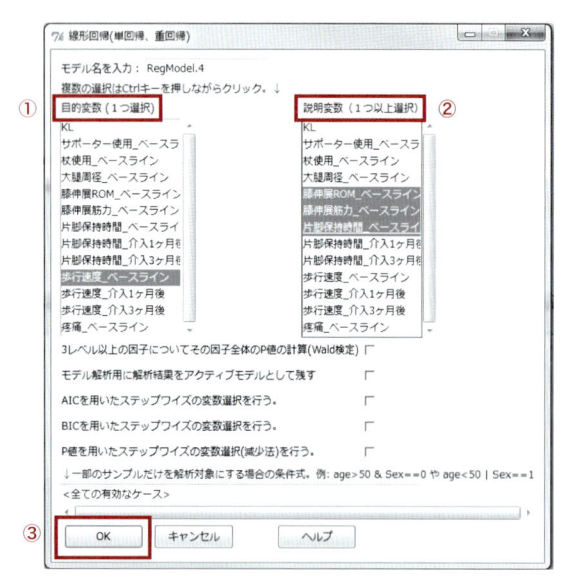

図 36　目的変数と説明変数の選択

用語

自由度調整済決定係数
自由度調整済決定係数は，説明変数の数やサンプルサイズによって，決定係数を再計算したものである．通常，論文では自由度調整済決定係数の値を記載する．

b.重回帰分析【例13】

1）「統計解析」→「連続変数の解析」→「線形回帰」を選択する．

2）①目的変数として「歩行速度_ベースライン」を選択する．次に，②説明変数として「膝伸展ROM_ベースライン」「膝伸展筋力_ベースライン」「片脚保持時間_ベースライン」を選択して③OKをクリックする（図36）．

3）解析結果が出力される（図37）．「F-statistic」の行にある④「p-value」を確認し，0.05未満であれば次のステップに行く．ここでは0.05未満であるので，回帰式は有意と判断される．

4）図37の右にある⑤「$\Pr(>|t|)$」の値を確認し，0.05未満であれば回帰係数が有意であると判断される．ここでは「膝伸展ROM_ベースライン」「膝伸展筋力_ベースライン」が有意な回帰係数であると判断される．

用語

決定係数
決定係数は，回帰式の予測精度を意味する．決定係数は，0から1までの値となり，1に近いほど回帰直線が観測データに合致している．一般に，決定係数は0.5以上が望ましい．

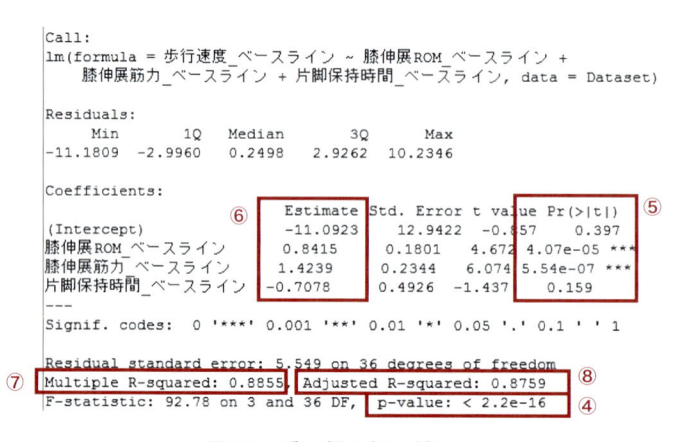

```
Call:
lm(formula = 歩行速度_ベースライン ~ 膝伸展ROM_ベースライン +
    膝伸展筋力_ベースライン + 片脚保持時間_ベースライン, data = Dataset)

Residuals:
     Min      1Q  Median      3Q     Max
-11.1809 -2.9960  0.2498  2.9262 10.2346

Coefficients:
                        Estimate Std. Error t value Pr(>|t|)
(Intercept)             -11.0923    12.9422  -0.857    0.397
膝伸展ROM_ベースライン     0.8415     0.1801   4.672 4.07e-05 ***
膝伸展筋力_ベースライン    1.4239     0.2344   6.074 5.54e-07 ***
片脚保持時間_ベースライン  -0.7078     0.4926  -1.437    0.159
---
Signif. codes:  0 '***' 0.001 '**' 0.01 '*' 0.05 '.' 0.1 ' ' 1

Residual standard error: 5.549 on 36 degrees of freedom
Multiple R-squared: 0.8855,  Adjusted R-squared: 0.8759
F-statistic: 92.78 on 3 and 36 DF,  p-value: < 2.2e-16
```

図 37　重回帰分析の結果

5）⑥「Estimate」（回帰係数）を確認すると，「Intercept」（切片）は－11.0923であり，「膝伸展ROM_ベースライン」は0.8415，「膝伸展筋力_ベースライン」は1.4239となっている．つまり，回帰式は，歩行速度＝－11.0923＋0.8415×膝伸展ROM_ベースライン＋1.4239×膝伸展筋力_ベースラインとなる．

6）⑦「Multiple R-squared」（決定係数）は0.8855であり，⑧「Adjusted R-squared」（自由度調整済み決定係数）は0.8759となっている．先に述べた基準に従えば，この2つの回帰係数が考慮された回帰式の予測精度は高いと判断される．歩行速度の89％は，膝伸展ROMと膝伸展筋力によって説明できることを意味している．

● 文献 ●

1) 神田善伸：EZRでやさしく学ぶ統計学―EBMの実践から臨床研究まで―，中外医学社，2012.
2) 対馬栄輝：SPSSで学ぶ医療系データ解析，東京図書，2007.
3) 石村貞夫, デズモンド・アレン：すぐわかる統計用語，東京図書，1997.

（田中　亮）

19 学会発表

1. 学会

　学会は，研究の情報収集において欠かすことのできない機会である．学会に参加するときは，何か具体的な目的をもって参加するのがよい．例えば，自分の研究に対する第3者からの批評，現在の最新情報や知識の情報交換，共通の研究トピック・テーマを持つ人とのネットワークの形成，ある実験方法についての情報収集などである．発表には主に，口頭発表とポスター発表がある．これらプレゼンテーションは奥が深く，正しいあるいは理想的な方法を示すことは困難である．そのため，ここでは口頭発表とポスター発表に関して，知っておくべき基本的な事柄について述べる．なお，プレゼンテーション全般の方法について「研究者の劇的プレゼン術」[1]に詳しいので，参照されたい．

2. 口頭発表

　口頭発表を初めて行う場合，今まで経験したことがないことなので苦手意識が少なからずあるのが当然である．人前で話をした経験があまりない人は，学会発表する以前に学会などで発表者に質問をしてみるとよい．会場の中で発言をする経験も学会の雰囲気に慣れる方法の1つである．
　口頭発表全体を通して重要なのは，抄録やプレゼンテーションツールの推敲そして発表練習である．以下に，口頭発表に関する方法論を述べる．

1) 演題登録

　演題登録は，口頭発表，ポスター発表いずれでも，学会で研究成果を発表するために，最初に行うことである．通常の学会では，学会が開催される半年以上前に，研究の抄録を送付し，演題登録を行わなければならない．抄録の形式は学会によって異なるので，執筆要項に厳密に従い作成しなければならない．演題が採択されると，学会の開催日の数ヵ月前に，学会事務局から採択通知が来る．

2) 発表前の確認事項
a. 聴衆の分析

　聴衆がどういった人でどのような目的をもっているかを予想し，それによって話す内容を若干変える．もちろん発表内容は同じであるが，説明する部分と説得する部分の割合を状況により変える．聴衆が多数で発表についての予備知識がバラバラであろうと予想するときは，用語や方法などについて説明する部分が多くなるだろうし，逆に聴衆が少なく予備知識が多いと予想するときは，発表内容について説得する部分が多くなる．

b. 発表時間

　通常の発表時間は，7〜15分で，その後に3〜5分の質疑応答の時間がもたれる．発表時間を厳守するのは，最低限のマナーである．短時間に成果を発表するのはベテランでも難しいので，原稿を用意し，発表時間内に発表が終了するように十分に練習しておかなければならない．

3) スライドの作成

　スライドの作成には，一般的にMicrosoft PowerPointが用いられる．使用するスライドの枚数

は，発表時間との兼ね合いを考えて決める．目安は1枚1分とする．文字より図表のほうが説明に若干長めの時間を必要とするので，1枚ごとの映写時間は異なる．何をポイントとして発表するかが決まれば，発表時間によりおおよそのスライド枚数が決まる．10分の発表であれば，スライドが10枚で，最初の2〜3枚が序論，次の1〜2枚が方法など，3〜4枚が結果，1〜2枚が考察，最後の1枚が結論というのが標準的な発表のスタイルである．

多くの文章や，数字を並べても，聴衆が理解できなければ発表の意味がない．良いスライドを作成するポイントは，背景と文字のコントラストを十分に保つこと，フォント（タイトルと本文で各1つ），色を統一すること（1枚のスライドで3色以内），図，写真，動画を有効に活用することである．フォントは，基本的に，和文ではゴシック体，欧文ではサンセリフ体を使用する．文章はできる限り避け，なるべく短い語句で表現する．やむを得ず文章にする場合，フォントサイズは，プロジェクタの画面の大きさによるが，一般的には24ポイント以下の文字は見えづらい．24ポイントの文字でスライドを埋めると300字強になるが，スライド1枚あたり1分で進行していくならば，24ポイント以下の文字で書いた内容は聴衆には読んでもらえないと考えるべきである．行数はできるだけ少なくし，行間は「フォントサイズ×1.3」が理想とされる．また，コンピュータープレゼンテーションで使用する文字については，学会場のコンピューターで再現できるように，特殊な文字は使わない．

効果的なスライドの作成に関して，初心者〜中級者には，「研究発表のためのスライドデザイン」[2]，上級者には「プレゼンテーションZen」[3]が参考になる．

用語

フォント
和文のフォントはゴシック体と明朝体，欧文のフォントはサンセリフ体とセリフ体に大別される．ゴシック体とサンセリフ体は，飾り髭がなく，字画の太さが均一なフォントで，欧文ではHelveticaやArialなどがある．一方，明朝体とセリフ体は，飾り髭があるフォントで，欧文ではTimesなどがある．口頭発表では，一般的にゴシック体とサンセリフ体が使用される．その理由は，文字の線幅が一定なので視認性が高いためである．明朝体とセリフ体は，文字の線幅に太いところと細いところがあり，可読性に優れている．そのため長い文章に向いているが，スライドで明朝体を使うと，文字がチカチカした感じになる．

4）発表

発表は，いうまでもなく人前で話をすることである．人それぞれ声質や声量も違い，人前で話すことの得意・不得意もあるが，発表の最たる目的は，発表内容を聴衆に理解してもらうことであることを意識したい．そのために，すぐに変えられることとして，話す速度がある．学会発表では，1分間に280〜300字程度にすると，比較的ゆったりとした話し方になり，理解を促しやすくなる．

実際の発表の時に使用するか否かは別として，発表内容をわかりやすく，正確に話すためにも，しっかりとした良い発表原稿を作成し，十分に練習することを薦める．練習では，話す時間を発表時間内に収めることは当然として，原稿を丸暗記するのではなく発表時に重要なポイントとなるところを覚える．

実際の発表においては，事前に発表会場に行き，ポインターやマイクの調子を観察し，会場の雰囲気に慣れておく．開始前に，指定の席に着席し，座長から紹介されたら，直ちに登壇する．最初のスライドにいきなり入らず，明るい光のもとで，聴衆にこれからどのような発表をするのかを簡単に述べ，聴衆に自分の顔と発表の内容を認識してもらう．また，レーザーポインタで読んでいる箇所をずっと指し示し続けたり，ぐるぐる回し

たりすると，見ている方は気分が悪くなる．ポイントを指し示したら，意識的にレーザーをオフにする．発表時間を厳守し，「以上で終わります．ありがとうございました」あるいは「ご静聴ありがとうございました」と感謝の言葉で終わる．

5) 質疑応答

発表が終了すると，座長の司会により，質疑応答の時間になる．通常，発表直後は，すぐに質問がない場合も多い．座長などの司会者がその時間を埋めるために発言あるいは質問をする．質問者は所属と名前を名乗り，簡潔に質問するのがマナーであるが，質疑応答の雰囲気は学会によって異なるので，あらかじめ雰囲気を知っておくとよい．発表者はあらかじめ，質問を予想し，答えを用意しておくのがよい．発表者は質問の意味をよく理解して答えることを心掛け，自分勝手に質問を解釈してはいけない．質問の意味がわからない場合は，丁重に再質問を依頼するのがよい．

3. ポスター発表

最近では，主題演題を口頭発表，一般演題をポスター発表とする形式が一般的になりつつある．人に情報を正しく伝えるという点で，ポスター発表は与えられた掲示板の範囲内ではあるが，論文のような多量の文書を使うことや何枚もの写真や図を使うことが可能であり，その意味では理想的な発表形式といえる．

1) ポスター発表の長所と短所

ポスター発表の長所と短所を理解し，ポスター発表の機会を積極的に活かせば，ポスター発表ならではの大きなチャンスが得られる．

長時間，研究成果を提示でき，質疑応答の時間に制限がないため，多くの人に自分の研究成果の重要性を大きくアピールできるチャンスがある．これは，人脈を得る機会にもつながり，また深い討論から生じた質問やコメントを今後の研究の展開や論文執筆の際に活かすことができる．ときには未発表の貴重な情報を得られることもある．この他，発表者は聴衆の興味やレベルに応じて，伝える内容を変えられる長所もある．聴衆からすれば，発表内容を詳細に好きなだけゆっくり考えながら見ることができる，短時間に関心のある発表だけを重点的に都合良く回ることができる，何回でも遠慮なく質問できるといった長所がある．

一方，短所としては，事前に関心のない参加者にアピールすることが難しいこと，発表に長時間の待機が義務付けられること，研究内容が漏洩しやすいこと，ポスターの作成や持ち運びに特別な工夫や配慮が必要なことがあげられる．

2) 発表前の確認事項

ポスター発表は，参加する学会で決められた大きさの掲示板に発表内容を貼付することが一般的である．また，口述発表が許されているか，掲示できる時間はどれくらいかといった情報も，ポスターを作成するうえで重要なポイントとなる．

3) ポスターのレイアウト

良いポスターとは，聴衆の興味を引き付け，概要を短時間で理解できるものである．引き付けるとは，奇抜なデザインのポスターという意味ではなく，内容を工夫して，研究の要点を明確にするという意味である．また発表者が不在のときでも理解できるように，ポスターのみで説明が完結していることが大切である．

まず，ポスターのスペースを縮小した設計図を作成する．発表に使用する紙のサイズ（A4〜A3判）を決め，掲示板のスペースに何枚貼ることができるか，枚数を決める．理学療法学術大会では，横90cm×縦160cmの縦長の範囲にレイアウトするため，最大で横置きのA4判（21cm×29.7cm）の場合，横に3枚，縦に7枚，A3判（29.7cm×42cm）の場合，横に2枚，縦に5枚となる．ただし，ポスターのスペースを一杯に使用してはいけない．かがみ込まないと読めない位置には何も貼らず，そ

のうえでさらに，最下部には重要度の低い付帯情報（後述）を配置するなど配慮すべきである．効果的なレイアウトについては難しい問題であるが，聴衆があまり姿勢を変えずに読み進めることを考慮するのも一法である．その場合，縦長では，図1のレイアウトがよいかもしれない．また学会によっては縦長ではなくて横長のポスターが要求される場合もある．横長では，図2がよいかもしれない．

> **メモ**
>
> **大判刷りポスター**
>
> 最近，大判1枚刷り（A0判，B0判）のポスターが増えている．大判1枚刷りポスターの利点は美しさと，大きな1枚の紙の上を自由にレイアウトできることである．また，発表当日ポスターを貼るのが楽という長所もある．しかし，大判プリンターが手元にない場合，印刷コストがかかる．さらに，訂正する場合，A4〜A3判では間違えた用紙だけを差し替えればよいのに対して，全体を印刷し直さなければならない．大判ポスターは持ち運びに苦労するが，最近では布ポスターもある．登場当初からすると解像度も十分になり，折りたたむこともできるので，今後は主流になるだろう．

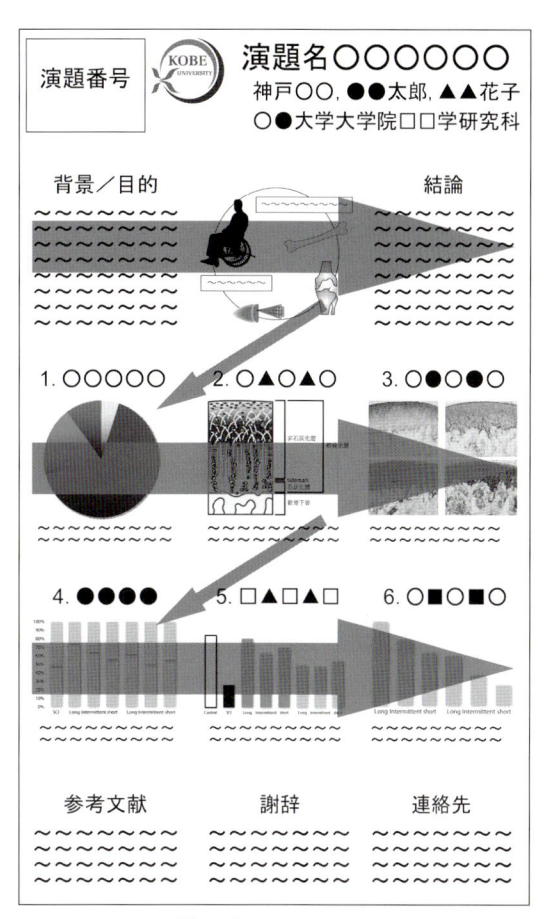

図1　縦長ポスターのレイアウト

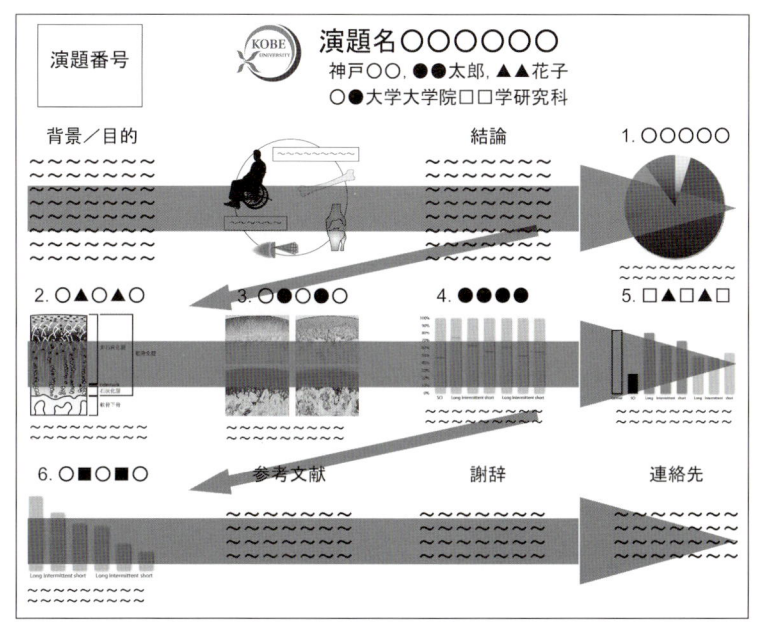

図2　横長ポスターのレイアウト

Ⅳ 公表

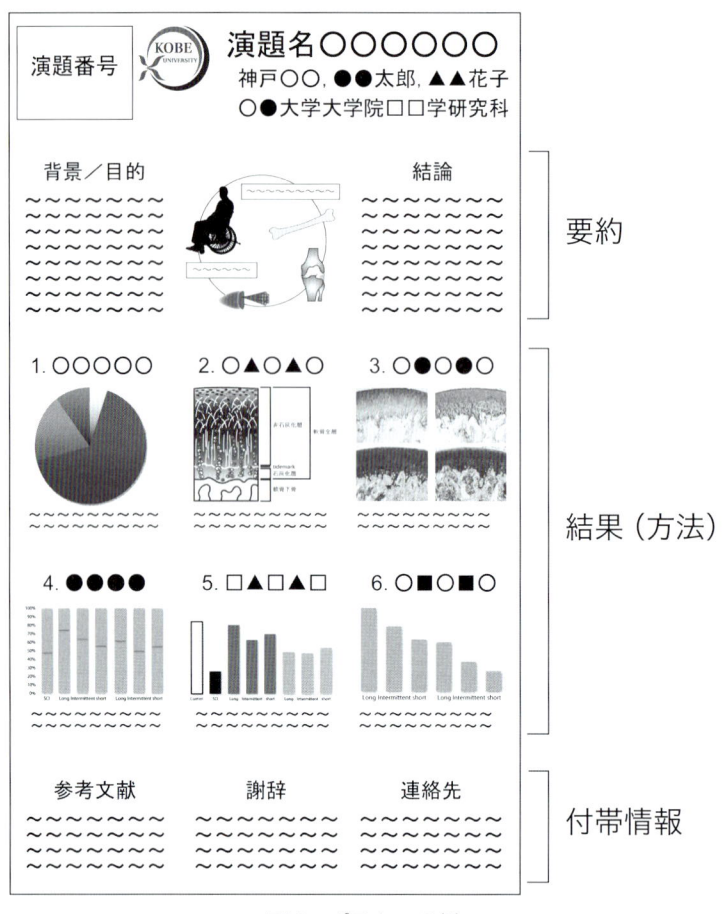

図3　ポスターの例

4） ポスターの項目（図3）

　会場を歩く聴衆は，最初に演題名を目にするため，演題名は具体的に研究内容（結論）を表す魅力的なものにする．演題名は，この時点で変更できないため，演題登録時に熟考しておく必要がある．演題名でまず聴衆の足を止め，次にポスターの内容の概要を把握してもらう．その役割を担うのが要約であり，研究の背景，目的，実験内容の概要，結論のすべてを含む．つまり要約を読むだけで研究の全体像を聴衆が理解できるようにしなければならない．要約が，ポスターの最重要項目であるので，聴衆が立ったまま読める目の高さに配置するのがよい．その下に，主に結果の図表を配置する．ここに方法にあたる情報も含めるが，可能な限り必要最低限に抑えるのがよい．ポスター発表では結果の詳細な考察は必要ない．ほとんどは省略し，必要なことだけを要約の中に盛り込んでおく．各項目の見出しは，研究内容に応じて，序論，背景，目的，結果，結論など適当に設ける．そして，ポスターの最下部には，参考文献，謝辞，連絡先など付帯情報を配置する．

5） テキスト

　読みにくければポスターに近づけばよいと考え，使用するフォントに気を配らない人がいるが，間違っている．ポスターの前のスペースの広さは，ポスター本文のフォントサイズに依存する．フォントが大きいと，聴衆はポスターから離

れても内容を読むことができるので，ポスター前が広くなり同時にたくさんの聴衆を受け入れることができる．このフォントサイズの目安は，フォントの種類にもよるが，おおむね18ポイントである．演題名や短い単語はゴシック体(サンセリフ体)が，ある程度の文章を聴衆に読んでもらいたい場合は明朝体(セリフ体)がよい．

6) 発表

口頭発表と異なり，ポスター発表では，発表の準備をしている人が圧倒的に少ない．日本の学会のポスター発表では，口述発表が許されていたとしても，発表時間は短く設定されていることが多い．当然のことながら，口頭発表と同じく，発表時間を厳守するのは，最低限のマナーである．そのため練習もせず，場当たり的に発表しても，発表時間内に終了することは不可能である．また，騒々しい割にマイクも用意されていないことが多いため，大きな声を出さないと，聴衆に聞こえない．聴衆に聞こえない発表は，発表していないのと同じである．これらのことを理解せず，準備不足で臨めば，聴衆に発表内容を十分に理解してもらえない．口頭発表にもまして，十分な準備が必要である．

● 参考図書 ●

1) 堀口安彦：発表が楽しくなる！研究者の劇的プレゼン術 見てくれスライド論＆よってらっしゃいポスター論と聴衆の心をつかむ講演技術，羊土社，2013．
2) 宮野公樹：研究発表のためのスライドデザイン，講談社，2013．
3) ガー・レイノルズ：プレゼンテーションZen，第2版，ピアソン桐原，2012．

(森山英樹)

20 論文執筆

　この章では，基本的に，英語論文を執筆するための手順を解説する．日本語論文では，ここで述べる手順に準じて執筆すればよい．ただし，特に分けて記載した方がよい箇所については，別途解説する．

1. 論文執筆の準備

1) 執筆構想

　良い論文を執筆するためには，当然のことながら良い研究を行わなければならない．しかし，せっかく良い研究ができても，いざ論文執筆のために研究結果を解析し，まとめる段階になると，計画段階では明確にみえていたはずの仮説が，分かりづらくなることがある．このようなことを防ぐためには，論文の構想を練る前に，研究を開始する前に書いた研究計画書に立ち帰って確認する．一般的に，研究の過程で，複数の仮説が混在し，新たな仮説が提案されることもあるので，論文の執筆にあたりこれらの絡み合いを明確にしておく．

　論文の大まかな構想を，研究目的，仮説，結果，読者へのメッセージの4項目で練る．研究で得られたデータを簡単な図表（手書きのラフなもので十分である）にして手元に置いて行うとよい．この時に大切なことは，研究目的と読者へのメッセージを1本の線で結ぶことである．仮説と得られた結果は，あくまでもこのメッセージを発信するための手段であると認識する．

2) 投稿雑誌と原稿の種類の決定

　研究成果が出始めると，その段階でどの雑誌に投稿するかを考えなければならない．どの雑誌が最も適当であるかを判断するための最も簡単な方法は，類似した内容の論文が掲載されている雑誌を選ぶことである．また同じ専門領域の雑誌でも，難易度がある．この雑誌に掲載してもらうためには，最低限これだけのデータが必要であるといった基準がある．この基準の指標として，インパクトファクターを調べることも一法である．

　また，原著論文（original article），短報（short communication），速報（rapid communication）など，原稿の種類も論文の文字数や図表の数に関わるため，この段階で決めておきたい．

3) 投稿規程と最近の掲載論文の入手

　雑誌のウェブサイトから投稿規定（雑誌によって，言い方はさまざまで，Guidelines for Authors, Instructions to Authors, Preparation of Manuscripts, Information for Contributors などある）と最近の掲載論文（可能であれば自分の研究と関連する論文）を入手する．ウェブサイトから入手できない場合，大学の図書館などに複写申込を行う．

　投稿規定に記載されている指示に厳密に従い，論文を執筆する．その指示に沿って執筆されていない論文は，審査されずに返却されることがある．もしも投稿予定の雑誌に詳しい投稿規定がない場合は，医学関連雑誌編集者国際委員会（International Committee of Medical Journal Editors：ICMJE）の生物医学雑誌投稿に関する統一規定（いわゆるバンクーバー方式）(Uniform Requirements for Manuscripts Submitted to Biomedical Journals）を参考にするとよい．これは医学雑誌

の掲載スタイルのガイドラインであり，投稿規程の国際標準となっている．また最近の掲載論文から，例えば，危険率が大文字のPを使用しているか，小文字を使用しているか，イタリック体かなど，細かい点まで，当該雑誌のスタイルを確認する．

> **メモ**
> **生物医学雑誌投稿に関する統一規定**
> 原文は英語であるが，その日本語訳がインターネットからPDFファイルでダウンロードできる．英語医学論文を執筆するうえでの有益な情報が多く含まれているため，一読することを薦める．

4) 関連文献の入手

執筆する論文に関連する文献50～100編程度を入手する．EndNoteなどの文献管理ソフトで整理している文献に加えて，足りない文献をPubMedで検索し，集めておく．

5) IMRAD

医学関連雑誌では，論文の内容を項目別にまとめる形式，すなわちIMRAD（イムラド）形式を採用している雑誌がほとんどである．IMRADの名前は，Introduction（序論），Methods（方法），Results（結果）And Discussion（考察）の略である．IMRADの構成を取る論文には，これらの4つの項目が含まれている．ただし通常は，Introductionの前にTitle（タイトル，標題）をおくことや，Titleの後にAbstract（アブストラクト，抄録）が入るのが普通である．その他，文章の最後にReferences（引用文献），必要に応じて，Acknowledgments（謝辞）やAppendix（付録）が入る．なお，雑誌によっては，IMRADの順番でなく，Discussionの後にMethodsがくることもある．

6) アウトラインの作成

まず仮題をつける．最終的なタイトルは論文を書き終えてから決めるが，仮題をつけることで，論文執筆の方向付けができる．次にアウトライン（どこに何を書くか）を考える．IMRADの項目ごとに，どのような内容を書くのかを簡単に，箇条書きで列挙する．思考の流れを止めずに気軽に文字にすることが重要である．この大まかなアウトラインがある程度できあがってきたら，単語を簡単な文章にするなどして少しずつ肉付けしていく．また，いくつかの項目をまとめて，大見出しや小見出しをつける．

アウトラインは，図1の流れになることが理想である．序論では，科学の広く総合的（全体的）な状況から書き出して，自分が研究で取り上げるテーマへと絞っていく．そして，今回の研究の中で最も具体的な部分である方法と結果に連結される．これとは逆に考察では，具体的な報告から書き始めて，今回の研究の結果からどのような一般的真理が得られるか，また実際にどのように応用できるかという結論へ広げていく．

ここまで完成すれば，先に集めた関連文献を，これから執筆する論文の展開にどのように盛り込むのかを考えながら，アウトラインに反映させる．ここで重要なことは論文執筆を通じて，文献で報告されている知識が執筆者自身の中できちんと整理され理解されていることである．

2. 原稿の様式

原稿の様式は，投稿規定に細かく指示されていることもあるため，ここでは一般的な様式について述べる．なお，テキストエディタソフトは数多くあるが，ここではMicrosoft Word 2010 for Windowsの使用を前提とする．

1) 余白

通常，上下左右のマージン（欄外の余白）をそれぞれ1インチ（2.54cm）取る．［ページレイアウト］タブ→［ページ設定］グループ→［余白］ボタンから，上下左右をそれぞれ25mm程度に設定する．

Ⅳ 公表

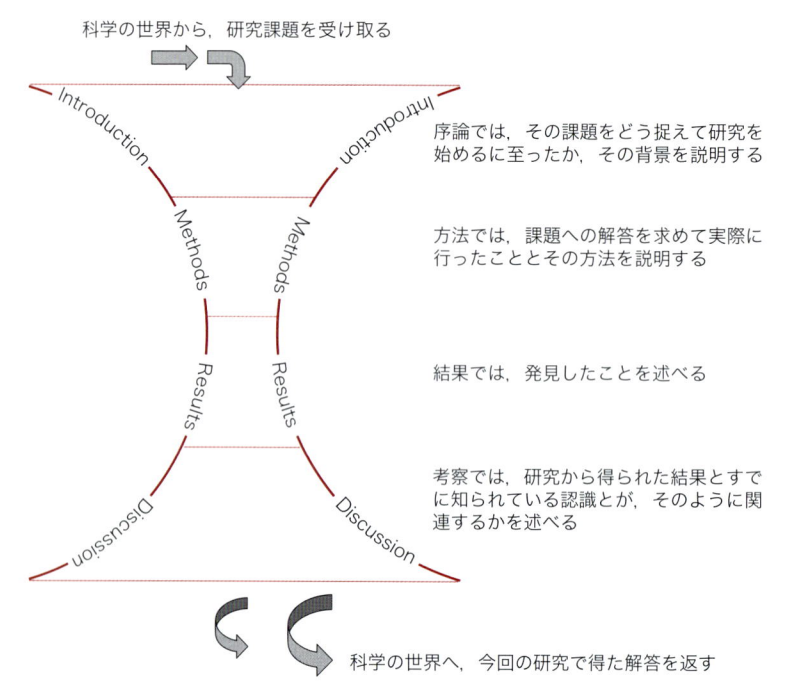

図1　アウトラインの流れ（文献1）p.68を一部改変）

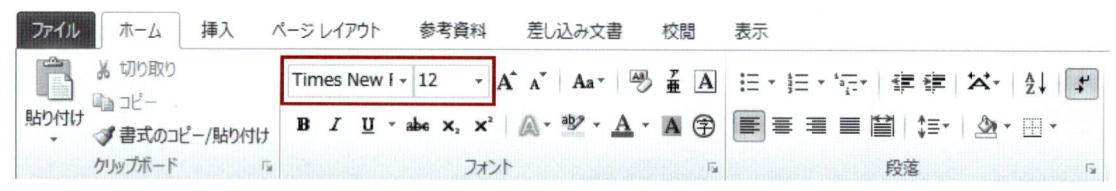

図2　フォントの設定

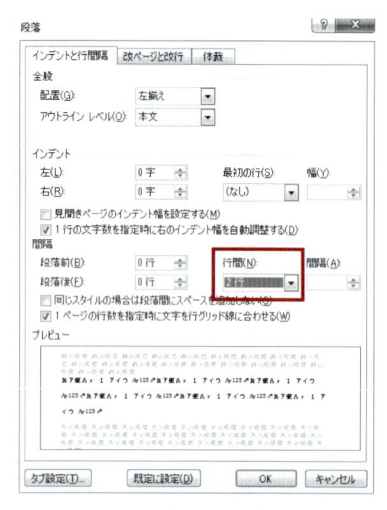

図3　段落 ダイアログボックス

2) **フォント**

　フォントは，一般的にTimesまたはTimes New Romanを用いるが，まれにフォントを指定している場合もあるので，投稿規程を確認する．フォントサイズは12ポイントが用いられる．［ホーム］タブ→［フォント］グループから，フォントとサイズを設定する(図2)．原稿執筆後に，すべてを選択してフォントの変更を行うと，本文中の単位や不等号などの記号文字(後述するSymbolなど)が文字化けしてしまうことがあるので執筆前に設定する．

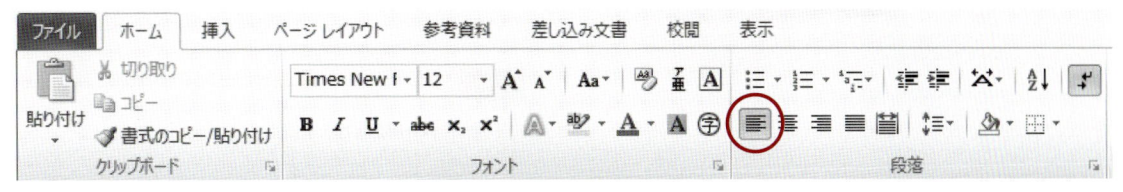

図4　文字列を左に揃える

3）行間

　原稿の行間はダブルスペース（行間を2行）にする．［ホーム］タブ→［段落］グループで，右下隅の［ダイアログボックスランチャー］をクリックする．表示された［段落］ダイアログボックスで，行間を2行に設定する（図3）．

4）文字列

　文字列の設定を，［ホーム］タブ→［段落］グループから，［文字列を左に揃える］にする（図4）．デフォルトでは，［両端揃え］になっている．これは日本語に適した設定である．日本語は文字単位で構成されるため，両端揃えとなっていることで，文字間のスペースが均一になり，見た目が美しくなる．しかし，英語は単語単位で構成されるため，両端揃えでは各単語間のスペースが均一にならず，間延びした見た目となる．場合によっては，誤って余計なスペースが入っているか，間延びか区別がつかない．雑誌に掲載されている論文をみればわかるが，段組の最後に来る単語にハイフンを入れて，シラブルで区切り，両端を揃えている．

5）ページ番号

　原稿にはページ番号を入れる．ページ番号を入れる位置については，特に規定はないが，英語論文では右上・右下・下中央，日本語論文では下中央が多い．［挿入］タブ→［ヘッダーとフッター］グループ→［ページ番号］ボタンから，目的の位置にページ番号を挿入する．

　また原稿の1ページ目には，後述するタイトルページがくるが，通常，タイトルページにはページ番号を入れないため，追加の設定が必要である．［ページレイアウト］タブ→［ページ設定］

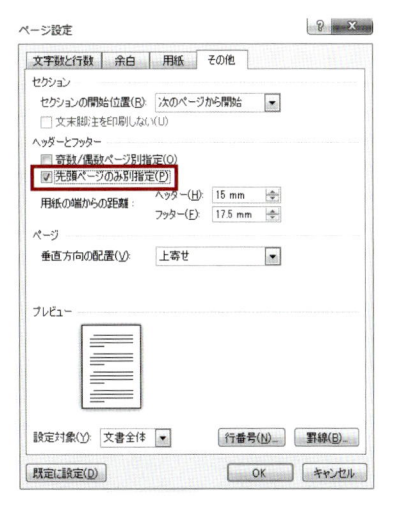

図5　ページ設定ダイアログボックス

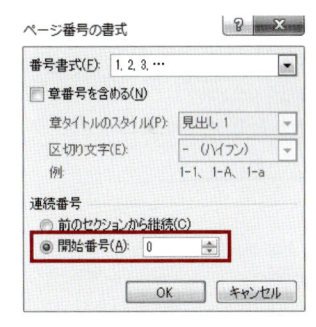

図6　ページ番号の書式 ダイアログボックス

グループで，右下隅の［ダイアログボックスランチャー］をクリックし，［ページ設定］ダイアログボックスを表示する．［その他］タブで，［先頭ページのみ別指定］にチェックを入れる（図5）．その後，［挿入］タブ→［ヘッダーとフッター］グループ→［ページ番号］ボタン→［ページ番号の書式設定］から，［ページ番号の書式］ダイアログボックスを表示する．［開始番号］にチェックを入れ，「0（ゼロ）」を入力すると（図6），タイトルページの次の

Ⅳ 公表

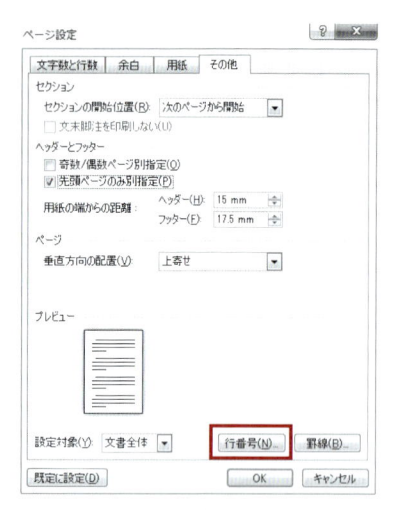

図7 行番号

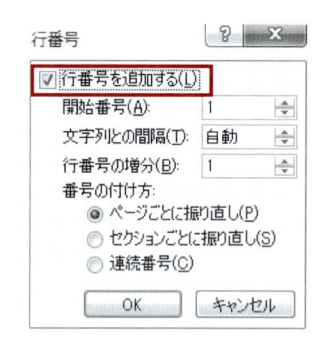

図8 行番号ダイアログボックス

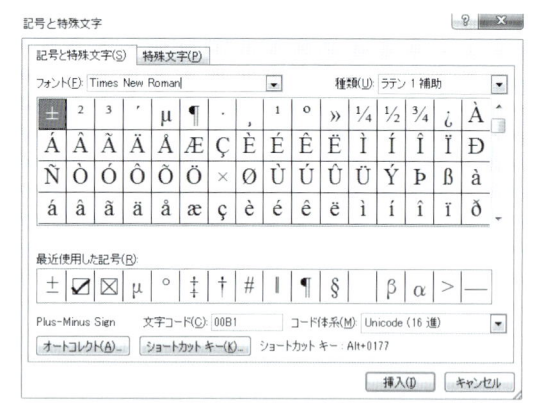

図9 記号と特殊文字 ダイアログボックス

2ページ目から，ページ番号「1」が始まる．

> **メモ**
> **タイトルページ**
> 雑誌によっては，タイトルページを別のファイルとして求められる場合がある．その場合には，この追加の設定は必要ない．

6）行番号

　雑誌によっては，原稿の左のマージンに行番号を入れることを求められる場合がある．［ページレイアウト］タブ→［ページ設定］グループで，右下隅の［ダイアログボックスランチャー］をクリックし，［ページ設定］ダイアログボックスを表示する．［その他］タブで，［行番号］をクリックし（図7），［行番号］ダイアログボックスを表示する．［行番号を追加する］にチェックを入れ（図8），［行番号］ダイアログボックスと［ページ設定］ダイアログボックスの［OK］をクリックすると，行番号が追加される．

7）記号と特殊文字

　±，ギリシャ文字，後述する＊（アスタリスク）や†（ダガー）など，記号や特殊文字を入力することは多い．［挿入］タブ→［記号と特殊文字］グループ→［記号と特殊文字］ボタン→［その他の記号］をクリックすると，［記号と特殊文字］ダイアログボックスが表示される（図9）．表示されている文字一覧のなかから入力したい文字を探し，ダブルクリックし入力する．

　このうち，ギリシャ文字については，［記号と特殊文字］ダイアログボックスからでなくても，キーボードから入力する方法もある．［ホーム］タブ→［フォント］グループから，［Symbol］フォントを選択する．この状態で，aのキーを押すとアルファ（α），bを押すとベータ（β），gを押すとガンマ（γ），dを押すとデルタ（δ），mを押すとマイクロ（μ）が入力できる．

　英語論文を執筆する際には，MS-IMEやATOK

などの日本語入力システムを使用してはいけない．これは日本語環境がない場合，文字化けしてしまうからである．cm（「センチメートル」と入力して変換）などやりがちであるが，常に日本語入力をオフにしていれば，この間違いは避けられる（キーボードから半角で「c」と「m」を入力する）．入力方法がわかりにくいものとして，摂氏（℃）がある．これも同様に，日本語入力システムから「度」を「℃」に変換して入力してはいけない．[記号と特殊文字] ダイアログボックスから「°」を，キーボードから「C」を入力する．

8) 字間

英語論文の場合，数字と，記号（=，±，<，>など）や単位（℃，mm，μl など）の間は，必ず半角で1スペース空ける．また括弧の前後にも，半角で1スペース空ける（括弧の中に入る単語・文の前後にはスペースを入れない）．なお例外として，数字と％の間にはスペースを入れない．

9) 句読法

句読法は複雑なので，ここでは基本的な使用法を述べる．ピリオド（.）は文の終わりを示す，コンマ（,）は語句を区切る符号である．コロン（:）は，リストの直前や独立的な節の前に使用する．セミコロン（;）は，コンマと同じく語句を区切るが，コンマよりも区切りの度合いが強い．いずれも符号の後にのみ，1スペースを入れる．昔は，これらの符号の中で，ピリオドの後のみ，2スペース入れるのが通例であったが，現在では1スペース入れるのが一般的である．また，3つ以上のリストを列挙する際には，最後のリストの前にandを入れるが，andの前にコンマを入れる（serial comma）か否かの用法は明確になっていない．一般的に，アメリカ英語ではserial commaが用いられるが，イギリス英語では基本的にserial commaを使わない．投稿予定の雑誌の最近の掲載論文で確認されたい．

10) 数字

雑誌によるが，1桁の数字はスペルアウトし，2桁以上は算用数字で記載する．最近の掲載論文を確認し，それに従って記載する．また，2桁以上の数字であっても，文頭にくる場合にのみ，算用数字ではなくスペルアウトするのが基本である．しかし可能な限り，文頭の単語が数字にならないように文を再構築したほうがよい．

11) 連続する数字と単位

連続するものや範囲を表す数字に付く測定単位の記号は，最後の数字にのみ付ける．例えば，「2 mm to 10 mm」と「7 d, 14 d, and 21 d」は誤りであり，正しくはそれぞれ「2 to 10 mm（7-12 mm）」と「7, 14, and 21 d」である．

3. 論文の執筆

> **メモ**
>
> **論文執筆に有用なウェブサイトと書籍**
>
> 読者には，苦なく英語論文を執筆できる人は，きわめてまれではないかと思う．そこで英語論文の執筆にあたって有用な情報を紹介する．ウェブサイトとしては，「WebLSD検索語入力」と「スペースアルク」を薦める．特に「WebLSD検索語入力」では，英語論文で頻用される共起表現を検索できる（特定の単語とその前後の文章を部分的に抜き出して一覧表示する）．書籍では，「アクセプトされる英語医学論文を書こう！」[1]と「ライフサイエンス論文を書くための英作文＆用例500」[2]は良書である．

英語論文を執筆する際には，日本語で書いた論文を英訳するのではなく，アウトラインを指針として，最初から英語で書くことを薦めたい．これは，日本語的発想の文章をそのまま英訳すると，たいていの場合，ぎこちない文章になるからである．

1) 序論（Introduction）

序論の目的は，研究を始めた理由を明確にする

ことである．①今回の研究を行った理由（今回の研究の背景となった疑問点・問題点を述べる），②文献のレビュー（研究テーマに関連がある他の報告に触れ，それに不足している点を指摘し，さらに研究が必要である理由を述べ，今回の研究のノイエス［Neues新規性］を明確にする），③今回の研究の目的（研究の目的を序論の最後で述べ，場合によって今回の研究の意義を述べる）という順番で記載する．

2）方法（Methods）

論文の対象によって，対象と方法（Subjects and Methods）あるいは材料と方法（Materials and Methods）とも記載される．通常，前者は人を対象とした研究の場合，後者は人以外を対象とした場合に用いられる．方法の項目は，研究計画の段階でほとんどが決まっているため，比較的書きやすい部分である．しかし，研究の質を左右する重要な部分であるため，慎重かつ正確に記載する必要がある．後述する査読では，導き出された結果よりも，結果を導いた方法のほうが厳しく審査され，研究の再現性や妥当性に問題があるような場合は，どんなに興味深い結果が報告されていても評価されない．

方法では，第3者が追試を行う場合に，同じ研究を正確に再現できるように情報を与えることが重要である．他の研究者が従来用いた方法をそのまま用いる場合は，文献を引用してその概略のみを記載する．新しい方法を用いた場合には，詳細に至るまでその方法を記載すべきであり，その再現性や妥当性を検討したデータを示す．標準的な方法を少しでも修正して用いた場合も，その旨記載することが必要となる．また，倫理委員会の承認を受けたことも記載する．そして導き出された結果をどのような方法で評価・分析したか，統計学的分析方法も含めて記載する必要がある．

3）結果（Results）

論文を結果から書き始める人が多い．執筆構想の段階で作成した簡単な図表をもとに，投稿用の図表を作成し（後述），それを参照しながら結果を書く．各実験の結果を小見出しにして，方法に従って得られた結果を順に淡々と論理的に，かつできる限り明瞭・簡潔に書く．何を伝えたいのかをよく考え，意味のあるものを中心に記載する．また，特に強調すべき事柄を除いて，図や表で示した結果を本文中で反復することは避ける．

4）考察（Discussion）

考察では，最初に序論で取り上げた疑問に対する解答を簡潔に述べる．そして，この解答の意義や位置付けについて，得られた結果を支持する過去の自分や他の研究者の研究結果を引用して考察する．また逆に，この解答に対立する研究結果がある場合は，それらを引用して考察する．さらに，この研究の限界やこの解答をどこまで一般化できるのかについての議論も忘れてはならない．最後に結論を述べて締めくくる．

5）謝辞（Acknowledgements）

共同執筆者に名を連ねるほど研究に貢献したわけではないが，援助してくれた人や企業などに対して，本文の終わりに謝辞を述べる．謝辞に名前をあげる人にはあらかじめ承諾をとっておく．雑誌によっては，研究を助成してくれた機関や財団などをここに入れる場合もある．

6）引用文献（References）

雑誌により形式が異なるので，注意する．第2章 研究計画で述べたとおり，EndNoteを使用すれば，雑誌の指定する形式に合わせた引用文献リストの作成が容易にできる．

7）アブストラクト・抄録（Abstract）

アブストラクトは，論文の内容を忠実に反映するようにし，研究の新しい重要な面はしっかり強調しつつ，論文の概略を端的に示し，タイトルから予想される疑問への解答を示す．これらのこと

から，アブストラクトは，論文完成後に書き始めた方がよい．

アブストラクトは，多くの場合，前述したIMRAD形式をとる．雑誌によって，制限単語数(日本語論文では文字数)が異なるので，投稿規定をよく読むことが大切である．単語(文字)数は，調べたい範囲を選択し，[校閲]タブ→[文章校正]グループ→[文字カウント]ボタンをクリックすると表示される[文字カウント]ダイアログボックスで確認できる(図10)．

8) タイトル・標題(Title)(副題を含む)

タイトルは，いわば研究論文の第一印象となる重要な顔であり，論文の内容を適切に表現する最も少ない言葉の並びである．論文執筆前に仮題を付けることは，論文の目的を明らかにし，論文で触れる範囲を限定することで，著者を導く役割がある．一方，最終的なタイトルは，読者を導くためのものである．論文完成後に，論文の実際の内容や強調すべきところを明確に反映するように，最も適した言葉と語順を，熟慮を重ねて決定する．さらに，①自分の論文と他の論文を区別する，②文献データベースでの検索における論文の分類や索引の手掛かりを与える，③キーワードによる論文の文献検索を助ける，④文献を探している読者の興味を引き付ける，これらすべてを満たす必要がある．

副題は曖昧なタイトルを具体的にする役割があるが，たいていは副題が要らないように書き直すことができる．副題を使ってはいけないわけではないが，一般的すぎるタイトルを補足するために副題が研究のキーワードを含んでいることは好ましくない．

4. 図表の作成

科学論文において，図表の果たす役割は非常に大きい．本文が論文の中心であることはいうまでもないが，図表がしっかりしたものであれば，論

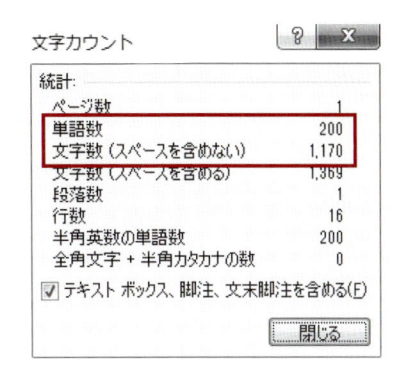

図10　文字カウント

文の内容をより理解しやすくなる．なお，図表のタイトルは表では表の本体の上，図では下に付す．

1) 表(Table)

表は，より正確な数値とそれらの明確な比較が必要であり，本文中に記載すると多数の段落やページを必要とする場合に使用する．

特に英語論文の場合，縦線は使用しない．横線についても，一般的に最上段，見出しとデータの間，最下段の3本のみとする．表は，原稿の他の部分と同じく，ダブルスペースでタイプする．そのため，表をMicrosoft Excelで作成した場合，Microsoft Wordに貼り付ける際には，HTML形式で貼り付ける([ホーム]タブ→[クリップボード]グループ→[貼り付け]ボタン→[形式を選択して貼り付け])．これにより，表を写真としてではなく，文字として扱うことができる．文献を見ると，雑誌によって，表の体裁が異なっていることがわかる．表が写真として投稿されると，この体裁を整えることができない．

脚注(Footnotes)は，表全体を説明するものであり，表の下に配置される．ここには，略語，本文で触れなかった実験の詳細，統計的意味のある数値への言及，見出し欄に記入できなかった単位などを記載する．脚注は，次のような記号を並べてある順で使うのが慣習になっている．＊(asterisk)，†(dagger)，‡(double dagger)，§(section mark)，∥(parallel mark)，¶(paragraph symbol），#（number sign），**（asterisk repeated），††（dagger repeated），‡‡（double dagger repeated）．また一般的に，表のタイトルに関するもの，縦列見出しを左から右へ，横行を上から順番に左から右へと順に付けていく．

2）図（Figure）

図は，読者に伝えるべき内容，盛り込むべき情報が忠実に，そして一目みてわかるように示され，論文の内容を理解する助けとなるべきである．

論文投稿にあたって，図には，さまざまな指定があることが多く，それらの要求を満たしていないと査読すらしてもらえない．図の作成をMicrosoft PowerPointで行っている人も多いが，PowerPointはスライド作成ソフトであり，投稿規定には十分に応えられない．投稿規定を満たすためには，高価ではあるが，Adobe Illustratorが必須である．Adobe Illustratorを用いた投稿論文用の図の作成方法については，「Illustratorのやさしい使い方から論文・学会発表まで」[3]が詳しい．これには，Adobe Illustratorの基本操作方法や学会用の大判刷りポスターの作成方法も掲載されている．

特に気を付けるべきことは，ファイルフォーマットと解像度である．ファイルフォーマットは，「TIFF」と「EPS」が多いが，「JPEG」や「PDF」を可としているところもある．また，解像度は一般的に，カラー写真は300dpi以上，テキストを含んだカラー写真やプロットやゲルなどのグレースケールは600dpi以上，グラフなどの白黒の線画は1,200dpi以上という指定が多い．PowerPointではこれらの基準を満たすことは不可能である．なお，図は，表と違い，Microsoft Wordなどのテキストエディタに貼り付けて投稿してはいけない．

図には説明文が付く．英語では，これをFigure legends（レジェンドといっても，伝説ではない）という．図とFigure legendsを組み合わせれば，論文の本文を読まなくても結果が理解できることが理想である．

カラーの写真や図は，印刷の費用を著者が負担しなければならない場合もあるので，投稿規定を確認しておく必要がある．ただし，雑誌によるが，カラーはオンラインでの出版（PDF）のみとし，印刷物ではモノクロと指定すれば（図をカラーとモノクロの2種類用意しなければならない），印刷の費用は発生しない．

5．論文投稿の準備

1）カバーレター・添付手紙（Cover letter）

カバーレターは，編集委員会への挨拶状であり，論文を投稿する際に必須のものである．編集者はカバーレターやアブストラクトなどを参考に，査読者（後述）を選出する．図11にカバーレターのサンプルを示す．

> **用語**
>
> **Dr.**
> Dr.は医師ではなく，博士号（Doctor of Philosophy：Ph.D.）取得者である．医師はMedical Doctor（Doctor of Medicine：MD.）である．

> **メモ**
>
> **利益相反（Conflict of Interest：COI）**
> 利益相反とは，外部との経済的な利益関係により，公的研究で必要とされる公正かつ適正な判断が損なわれる，または損なわれるのではないかと第3者から懸念が表明されかねない事態のことを指す．利益相反があること事態が問題なのではなく，それにより研究の倫理性および科学性が揺るがないことが大切である．

2）タイトルページ（Title page）

タイトルページは，論文の表紙である．図12にタイトルページのサンプルを示す．

20 論文執筆

February 11, 2013

Professor Suresh I.S. Rattan
Editor-in-Chief
Biogerontology
Department of Molecular Biology and Genetics
Aarhus University, Denmark

Dear Professor Rattan,

On behalf of all authors, I would like to ask you to consider our manuscript entitled "**Effects of aging and exercise training on the histological and mechanical properties of articular structures in knee joints of male rat**" for publication in *Biogerontology* as a Research Article. The study design was approved by the ethical committee for animal experiments of Kobe University. We would like to opt for online publication of color illustrations for figure 1 (see enclosed "Figure1_color_online").

The effects of aging on joints can have a tremendous impact on an individual's overall functioning. This is the first study to assess the structural and biomechanical changes taking place in the whole joint during normal aging and to examine the effects of exercise on these age-related changes. Our results confirm that aging alone eventually leads to joint degeneration, such as osteoarthritis, in a rat model. We feel that the findings from this study will be of special interest to the readers of *Biogerontology*.

We further state that all authors contributed to and take full responsibility for the data described in the paper, that the results, data, and figures in this manuscript have not been published elsewhere, and that there are no conflicts of interest.

We thank you for considering our paper for publication in *Biogerontology* and look forward to hearing from you at your earliest convenience.

Sincerely yours,

Hideki MORIYAMA, Ph.D.
Professor, Graduate School of Health Sciences
Kobe University
Tomogaoka 7-10-2, Suma-ku
Kobe 654-0142, Japan
Telephone & Facsimile: +81 78 792 2555
E-mail: moriyama@kobe-u.ac.jp

注釈
本文は1つのフォントで統一し，フォントサイズは12ポイントとする．行間は，原稿と異なり，シングルスペースにする
レターサイズ (215.9 mm × 279.4mm) の所属機関のレターヘッド (Letter head) のある用紙を使用する
手紙が2ページ以上にわたる場合には，2ページ以降はLetter headのないものを用いる
相手方住所 (Inside Address) 投稿規定あるいは雑誌のウェブサイトに記載されている宛先を記載する
冒頭の挨拶 (Salutation) 特定の個人への手紙はすべてDearで始まる．肩書きは通常，Dr., Professor (Prof.は無作法とされる)，Mr., Ms.とする．相手方住所では，肩書きの後，姓名 (full name) を記載するが，ここでは姓のみとする
冒頭で，論文のタイトル，著者名 (ここでは，記載していない)，雑誌名 (イタリック体で)，原稿の種類 (原著論文，短報，速報など) を記載する
必要に応じて，カラーの図をオンラインの出版で希望する旨を記載する
論文の重要性のアピールなどを記載する
原稿を著者全員が読んで了承していること，以前の発表と重複 (二重投稿) しないこと，利益相反について記載する
署名 (Signature) 結びの挨拶の後に3行の空白行を入れ，署名する．
連絡先になる著者の氏名，住所，電話番号，FAX番号，Eメールアドレスを記載する

図11　カバーレターのサンプル

Ⅳ 公表

Effects of aging and exercise training on the histological and mechanical properties of articular structures in knee joints of male rat ……… 論文のタイトル

Hideki Moriyama, PT, PhD, Naohiko Kanemura, PT, PhD, Inge Brouns, PhD, Isabel Pintelon, PhD, Dirk Adriaensen, PhD, Jean-Pierre Timmermans, MD, PhD, Junya Ozawa, PT, PhD, Nobuhiro Kito, PT, PhD, Toshiaki Gomi, PhD, and Masataka Deie, MD, PhD ……… 著者の氏名・最高学位・資格 各著者のファーストネーム，ミドルネーム，ラストネーム，資格，最高学位の順に書き，コンマ（最後はand）でつなぐ

H. Moriyama: Graduate School of Health Sciences, Kobe University, Hyogo, Japan

N. Kanemura, T. Gomi: School of Health and Social Services, Saitama Prefectural University, Saitama, Japan

I. Brouns, I. Pintelon, D. Adriaensen, J-P. Timmermans: Laboratory of Cell Biology and Histology, University of Antwerp, Antwerp, Belgium

J. Ozawa, N. Kito: Faculty of Health Sciences, Hiroshima International University, Hiroshima, Japan

M. Deie: Graduate School of Health Sciences, Hiroshima University, Hiroshima, Japan

……… 所属機関・部署名 所属する部署名および施設名，都市名，郵便番号，国名など（何を記載するか投稿規定あるいは最近の掲載論文を確認する）を記載する

Running title: Effect of aging and exercise on articular structure ……… 欄外見出し用の短縮題名 (Running title) 雑誌によって，短いランニングタイトルを要求する場合がある．論文が出版された際にページの上欄外に表示されるものである

Correspondence:
Hideki MORIYAMA, Ph.D.
Professor, Department of Rehabilitation Science,
Graduate School of Health Sciences, Kobe University
Tomogaoka 7-10-2, Suma-ku, Kobe 654-0142, Japan.
Tel & Fax +81 78 792 2555
E-mail moriyama@kobe-u.ac.jp

……… 責任著者 (Corresponding author) の連絡先

……… その他 投稿規定を確認し必要に応じて，助成金，機器，薬剤などすべての形態で受けた援助の出所（利益相反を明示するため），キーワード (Key words)，略語 (Abbreviation)，権利放棄申告を記載する

図12　タイトルページのサンプル

```
1回目（第2稿）
• 全体を通して足りない部分を追加する
• 1パラグラフ1トピックの原則を守る（あるパラグラフで言及したことは，そのパラグラフの中で説明する）
• スペルチェックをする（テキストエディタソフトのスペルチェック機能に加えて，自分の目で確認する）

2回目（第3稿）
• この分野の研究者が読んだらどう思うか想像し，考えられる反論に対する予防線を張る
• 思考の流れに一貫性があり，論理的であるか検討する

3回目（第4稿）
• 最初から読んで，読者がスムーズに読めるか確認する
• センテンスの長さや形式を検討する（文章の長さが適切で，強調する部分やリズムに変化があり，修飾語が適切に用いられているか）
• 図表をもっと見やすくする
• 冠詞や名詞の単複が正しく使用されているか確認する
• 動詞が正しい時制で使用されているか確認する

4回目（第5稿）
• 音読する
• 文法の誤りやスムーズに読めない箇所があれば修正する．修正する箇所がなくなるまで繰り返す

5回目（第6稿）
• ネイティブチェックを受けた後，最後の推敲を行う
```

図 13　推敲の手順

> **メモ**
>
> **学位**
>
> 英語論文では，姓名の後に最高学位が記載されていることが多い．日本での学位の名称（学士・修士・博士）を，そのまま欧米の名称に変換することはできないが，一般的に，学士は，文学系の場合 BA (Bachelor of Arts)，自然科学系の場合 BS あるいは BSc (Bachelor of Science)，修士は，文学系の場合 MA (Master of Arts)，自然科学系の場合 MS あるいは MSc (Master of Science)，博士は文系，自然科学系ともに PhD (Doctor of Philosophy) である．理学療法士の場合，学士は BS あるいは BSc，修士は MS あるいは MSc，博士は PhD となり，必要に応じて，PT も併記するとよい．

3) 推敲

論文が採択されるか否かは，原則的には研究内容そのものによって決定される．しかし，たとえ優れた内容の論文であっても，その研究内容や重要性が正しく伝えられなければ不採択（リジェクト）になることもある．これを避けるために，推敲は欠かすことができない．推敲の手順を図13に示す．英語論文における手順を示すが，日本語論文でも，基本的な手順は一緒である．稿を上げる度に，関連文献をさらに探し，重要な論文を読み返すなど，再度検討することが必要である．また稿を上げる際に，数日から1週間くらいおくと，新鮮な目で推敲でき，漏れが少なくなる．第6稿以上になり，修正がなくなれば，投稿する．

> **メモ**
>
> **時制**
>
> 方法の項など，論文を執筆している段階で完了していることは，過去形で記載する．先行研究に言及する際に，現在完了形を使用した場合には，過去に報告されたが現在でも重要な意味をもつ報告であることを表す．また考察の項で，今回の結果を論じる際には，過去形を使用するが，定説の根拠となる報告を引用するときは現在形を用いる．

Ⅳ 公表

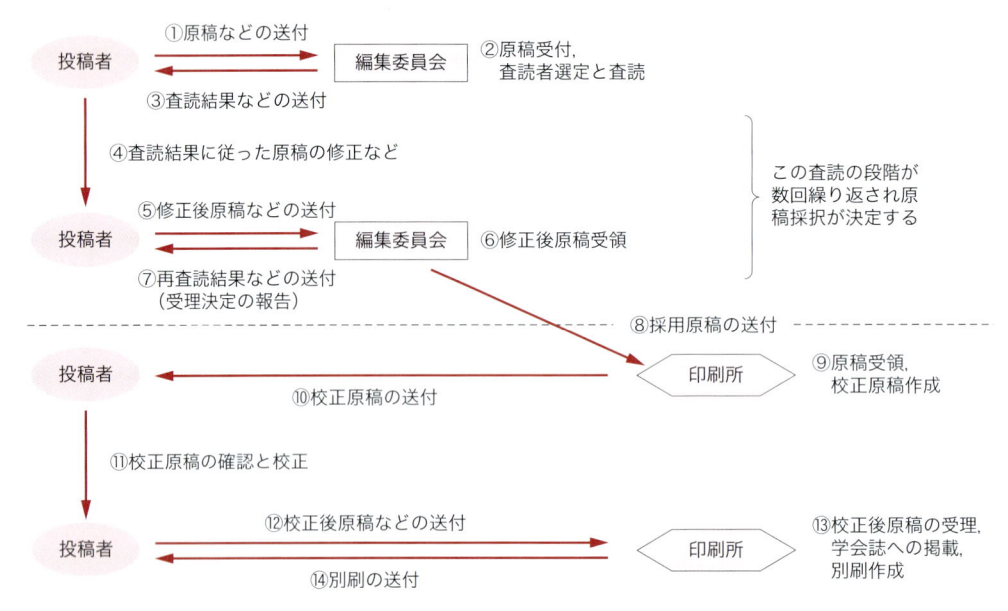

図14 論文投稿から雑誌掲載までの流れ (杉森裕樹,菅野靖司,加藤聡一郎:論文投稿と校正の方法.科学論文がスラスラ書ける!パソコンのやさしい使い方,日本コンピュータサイエンス学会(監),水島洋,廣島彰彦(編),羊土社,p.168,図1「論文投稿から雑誌掲載までの流れ」,2005 を一部改変)
上段:採択までの編集委員会との査読・修正の手続き(①〜⑦),下段:採択後の印刷所との校正の手続き(⑧〜⑭).

> **メモ**
>
> **ネイティブチェック**
>
> ネイティブチェックとは,ネイティブスピーカーによる文章のチェック作業である.日本人の英語論文にありがちなことであるが,査読の結果,英語が適切ではないため,ネイティブスピーカーにチェックしてもらうようにとの指示がある.ネイティブチェックを請け負う業者は数多くあるので,その中から自分の研究分野に合った業者を選ぶことが重要である.安易に選んだ結果,再度ネイティブチェックを受けるように指示される場合もあり,費用も時間も無駄に終わる.よく勘違いされることであるが,ネイティブチェックで良い論文になるわけではない.文法がぎこちなくない,意味の通る文章になるだけということを肝に命じる必要がある.したがって,推敲を重ね,自分では限界というところまで完璧に論理的な文章にしてからネイティブチェックを受けるべきである.なお,ネイティブチェックを受けた原稿をそのまま投稿せず,ネイティブチェックで修正された箇所を十分に検討して欲しい.これが,より良い英語の文章を書く最高のトレーニングになる.

6. 論文投稿から雑誌掲載まで

1) 論文投稿

　論文投稿から雑誌掲載までの手続きには,採択までの編集委員会との査読・修正の手続きと,採択後の印刷所との校正の手続きの2つがある(図14).論文の投稿は,一昔前の郵送ではなく,特に英語論文の場合,オンラインで行うことが標準になっている.投稿方法の詳細は,投稿規定に記載されているため,ここでは一般的な共通事項について述べる.雑誌のウェブサイトで「Submit」あるいは「Submission」と記載のあるところに投稿用ページへのリンクがある.投稿用ページの構成は雑誌によってさまざまであるが,論文投稿・審査のシステムとしてEditorial Manager®が多くの雑誌で採用されている.最初に,投稿者は「Register」から基本情報(名前や所属など)を入力し,「Username」と「Password」を取得する.それらを用いて,「Author」としてシステムにログインし,指示に従い,情報を入力するとともに,原

稿と図のファイルをアップロードする．終了すると，すべてのファイルが統合されたPDFファイルが自動で作成されるので，確認して問題がなければ，投稿手続きを完了し，論文を編集委員会へ送付する（修正がある場合，完了ボタンを押す前に修正できる）．投稿後，遅くとも翌々日までには，編集委員会から，責任著者宛に，論文を受理した旨と論文に割当てられた番号（manuscript number）がEメールで送られてくる．

2）査読・判定

雑誌によっては，投稿論文は無条件に査読者（reviewer，レビューアー）に回送されるが，一部の雑誌では編集委員会の段階で査読に回すものと，その場で不採択（リジェクト）になるものが選択される．通常，編集委員会は論文の内容から審査にふさわしい専門家を世界中から選出し，査読を依頼する．審査は，複数の査読者（2～3人）と編集者により行われる．

投稿後，数ヵ月すると，編集長名で判定の通知がEメールで送られてくる．おおよその査読期間は，通常，投稿規定に記載されているので，その期間を大幅に超えている場合には，そのまま放置せず，編集委員会に連絡を入れ現在の状況を確認する方がよい．判定には，①accept（アクセプト，論文をそのまま受理してよい），②minor revision（若干の修正の必要あり，正しく修正されれば，掲載してもよい），③major revision（大幅な修正の必要あり，著者による修正後，再度査読される），④reject（リジェクト，掲載拒否すべきであり，同じ内容での再投稿も認めない）の4つがある．①はまれであり，多くは②あるいは③である．その場合は，査読者と編集長のコメントをよく読み，論文の修正や必要な追加実験などを行い，指定された期日内に，修正後原稿を送付しなければならない．④の場合は，コメントを吟味し，取り入れるべきは取り入れ，論文の内容を改善し，改めて別の雑誌に投稿することになる．

メモ

査読（peer review，ピア・レビュー）
研究論文の審査方法である．peerは同僚・仲間の，reviewは審査の意である．研究分野の近い専門家が研究内容を吟味し，公正に評価するために行われる．

メモ

査読者の選出
査読者は投稿された論文に関連する領域の専門家であるため，競合している研究者のもとに論文が送付される問題がある．そこで，雑誌によっては査読者をある程度指定できたり，あるいは避けて欲しい査読者を指定できる．

3）再投稿

minor revisionあるいはmajor revisionの場合，論文を修正し，再投稿することになる．この論文修正の過程をrevision（リビジョン）あるいはrevise（リバイズ）という．再査読の過程は，初回よりも迅速なことが多く，通常1ヵ月程度である．

再投稿に必要なものは，カバーレター（図15），A point-by-point reply to all reviewers' comments（査読者と編集長のコメントに対する返答文）（図16），修正後原稿の3つである．まず査読者と編集長のコメントを受けて，原稿を修正する．修正した箇所には，赤下線を引くなど，変更した部分がわかるようにしなければならない．この修正後原稿をもとに，返答文を書く．査読者のコメントは1つたりとも無視してはならず，コメント1つ1つについて返答文を書く．コメントの一部が，複数の査読者で同じものがあっても省略してはいけない．返答には明確かつ一点の曖昧さもないようにしなければならない．なお，コメントをすべて受け入れる必要はなく，不服な場合は根拠を示したうえで反論する（rebut）こともできる．

4）校正

校正とは，論文が編集委員会でアクセプトされ

IV 公表

> 手紙の内容以外は，初回投稿時のカバーレターと同じである

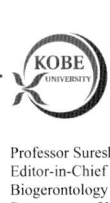

April 11, 2013

Professor Suresh I.S. Rattan
Editor-in-Chief
Biogerontology
Department of Molecular Biology and Genetics
Aarhus University, Denmark

Dear Professor Rattan,

RE: BGEN-11-99
"**Effects of aging and exercise training on the histological and mechanical properties of articular structures in knee joints of male rat**" by Hideki Moriyama, Naohiko Kanemura, Inge Brouns, Isabel Pintelon, Dirk Adriaensen, Jean-Pierre Timmermans, Junya Ozawa, Nobuhiro Kito, Toshiaki Gomi, and Masataka Deie.

We are most grateful to you and the reviewers for the helpful comments on the original version of our manuscript. We have taken all these comments into account and are pleased to submit the revised version of our paper.

We have addressed all the comments raised by reviewers (see enclosed a point-by-point reply to the reviewers' comments). The parts of the manuscript that have been significantly revised are highlighted in red. We hope that the revised version of our paper is now suitable for publication in *Biogerontology* and we look forward to hearing from you at your earliest convenience.

Sincerely yours,

Hideki MORIYAMA, Ph.D.
Professor, Graduate School of Health Sciences
Kobe University
Tomogaoka 7-10-2, Suma-ku
Kobe 654-0142, Japan
Telephone & Facsimile: +81 78 792 2555
E-mail: moriyama@kobe-u.ac.jp

> 論文に割当てられた番号を記載する
> 論文のタイトルと著者名を記載する
> 審査のお礼を記載する
> 修正箇所は，原稿に赤色で明示したことを記載する

図15　再投稿用のカバーレター

た段階で，印刷所から送られてくるゲラ（校正刷り）と元原稿を見比べて，活字の組み誤りや不備などを修正することである．この段階で，新たな内容を加えることや大幅な修正はできない．ただし，原稿のときに気付かなかった不備をそのまま印刷するのも問題があるので，どうしても訂正が必要であれば，行の増減がないように最小限の訂正であれば可能である．校正の期限は，通常24〜48時間程度なので，迅速に対応しなければならない．

英語論文では，雑誌のウェブサイトで，校正前あるいは校正後の論文を，in press（印刷中）として，オンラインで公開する場合が多い．併せて，PubMedにも収載される．校正が終了すると，出版されるまでに数カ月待つことになる．

5）論文別刷

別刷（reprint，リプリント）は，雑誌に掲載された著者の論文のみを別に綴じた小冊子で，表紙を付ける場合と付けない場合がある．校正の段階で，必要部数を注文する．有料か無料かは雑誌に

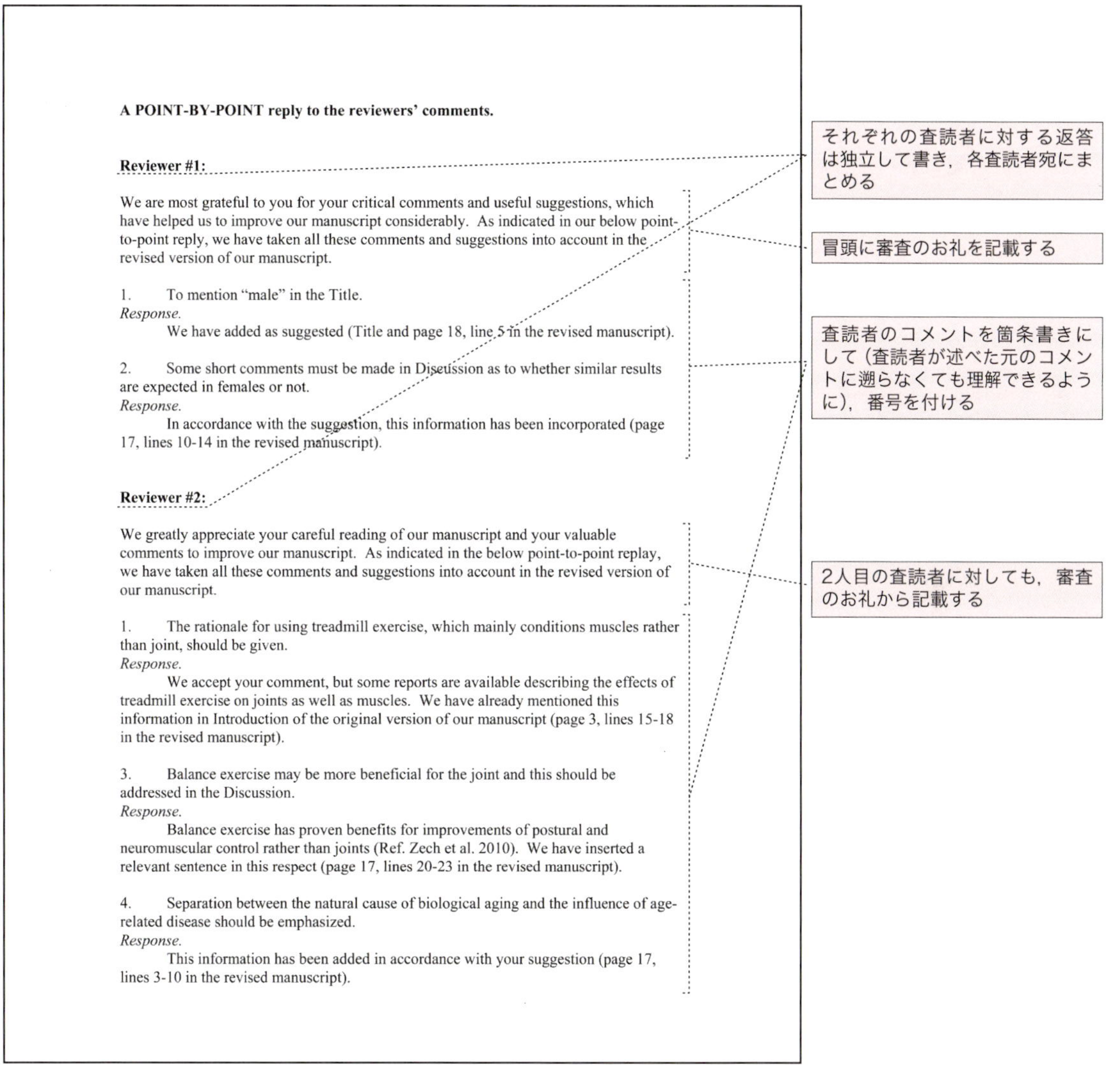

A POINT-BY-POINT reply to the reviewers' comments.

Reviewer #1:

We are most grateful to you for your critical comments and useful suggestions, which have helped us to improve our manuscript considerably. As indicated in our below point-to-point reply, we have taken all these comments and suggestions into account in the revised version of our manuscript.

1. To mention "male" in the Title.
Response.
We have added as suggested (Title and page 18, line 5 in the revised manuscript).

2. Some short comments must be made in Discussion as to whether similar results are expected in females or not.
Response.
In accordance with the suggestion, this information has been incorporated (page 17, lines 10-14 in the revised manuscript).

Reviewer #2:

We greatly appreciate your careful reading of our manuscript and your valuable comments to improve our manuscript. As indicated in the below point-to-point replay, we have taken all these comments and suggestions into account in the revised version of our manuscript.

1. The rationale for using treadmill exercise, which mainly conditions muscles rather than joint, should be given.
Response.
We accept your comment, but some reports are available describing the effects of treadmill exercise on joints as well as muscles. We have already mentioned this information in Introduction of the original version of our manuscript (page 3, lines 15-18 in the revised manuscript).

3. Balance exercise may be more beneficial for the joint and this should be addressed in the Discussion.
Response.
Balance exercise has proven benefits for improvements of postural and neuromuscular control rather than joints (Ref. Zech et al. 2010). We have inserted a relevant sentence in this respect (page 17, lines 20-23 in the revised manuscript).

4. Separation between the natural cause of biological aging and the influence of age-related disease should be emphasized.
Response.
This information has been added in accordance with your suggestion (page 17, lines 3-10 in the revised manuscript).

図 16　A point-by-point reply to all reviewers' comments

よる．英語論文の場合，無料のPDF形式の別刷も選ぶことができる．別刷をいろいろな機会に相手に渡すことで，研究領域で自分が何をしてきた人間であるかを端的に示すよい材料になるので，大いに活用すべきである．

●引用図書●

1) Kennedy NL：アクセプトされる英語医学論文を書こう！ ワークショップ方式による英語の弱点克服法，メジカルビュー社，2001.
2) 河本健，大武博：ライフサイエンス論文を書くための英作文＆用例500，羊土社，2009.（日本人が間違いやすい助動詞，副詞，名詞の可算・不可算，冠詞の使い方に詳しい）
3) 門川俊明（編）：Illustratorのやさしい使い方から論文・学会発表まで すぐに描けるイラスト作成のコツと研究者のためのポスター・論文Figureの作成法，羊土社，2008.
4) 日本コンピュータサイエンス学会（監）．水島洋，廣島彰彦（編）：科学論文がスラスラ書ける！ パソコンのやさしい使い方，羊土社，2005.

（森山英樹）

和 文 索 引

あ

アウトカム 207
アガロースゲル 65
アジュバント 39
アデノシン3リン酸 171
アトウォーターの係数 171
アナログデジタル変換 123
アブストラクト 270
── テーブル 222
安静時代謝量 175
安楽死 39

い

閾値線 57
イソフルラン 38
一次抗体 51
1段階負荷 161
1秒量 145
医中誌 10
遺伝子改変動物 33
イムラド 265
依頼文書 200
インターネット調査 201
インパクトファクター 4
隠蔽化 190
引用文献 270

う

ウエスタンブロッティング法 55, 65, 66
羽状筋 126
運動負荷試験 158
運動負荷装置 161

え

英文抄読会 9
疫学 207
エーテル 38
エネルギー代謝率 174

エビデンス 219

お

横紋筋 119
大判刷りポスター 261
オッズ比 223
オープンアクセスジャーナル 5

か

解析 101
外挿気量 154
外的妥当性 189
カイ2乗検定 252
概念的異質性 225
学位 275
ガス希釈法 147
可塑性 80
学会 258
── 発表 4
カバーレター 272
株化細胞 17
カルタヘナ議定書 14
間隔尺度 239
換気性作業閾値 178
間接熱量計測法 172
関節モーメント 109
── のパワー 109, 110
感度 120
── 分析 225
灌流固定 47

き

偽陰性 225
基準関連妥当性 196
基礎研究 30
基礎代謝量 174
機能的核磁気共鳴画像法 130
機能的近赤外分光法 131
帰無仮説 242
逆転項目 198
逆転写反応 61

キャリブレーション 111
救急機器 167
共介入 190
共焦点レーザー顕微鏡 42
偽陽性 225
筋代謝受容器反射 92
筋電図 118

く

空間座標系 102
偶然誤差 184, 210, 211
組み入れ基準 222
クリオスタット 43
クリニカルクエスチョン 202
クリーンベンチ 20
クロストーク 120

け

計測 101
継代 17
頸椎脱臼 39
経頭蓋磁気刺激法 132
経頭蓋電気刺激 140
系統誤差 210, 211
結果 270
血球計算盤 25
血清 18
血中乳酸蓄積開始点 178
研究業績 6
研究計画書 12
研究デザイン 12
研究テーマ 8
研究の質 222
研究の流れ 3
研究の不正 7
研究費 6
研究論文 4
原著論文 5
限定 215
検量線法 64

和文索引

こ

光学顕微鏡　42
抗原の賦活化　53
考察　270
後肢懸垂　40
校正　277
構成概念　195
── 妥当性　196
高速フーリエ変換式　127
口頭発表　258
交絡　214
呼気ガス分析装置　160
呼吸筋力テスト　154
呼吸交換比　172
呼吸商　163, 172
国際10-20基準点　134
誤差　210
固定液　46
コンフルエント　24
コンベンショナル動物　32

さ

再検査信頼性　196
最大吸気口腔内圧　155
最大酸素摂取量　162, 178
再投稿　277
最頻値　239
細胞培養　16
査読　277
サブグループ分析　225
差分法　133
3件法　197
三次元動作解析機器　100
酸素借　177
酸素需要量　177
酸素摂取量　177
酸素負債　178
散布度　240
サンプリング（標本抽出）　199
── 周波数　103, 123

し

紫外線法　67
事象関連デザイン　133
システマティックレビュー　220
自然発症疾患モデル　31, 33
実験的発症モデル　31, 33
シナプス前抑制　90
四分位範囲　240
社会的望ましさ　198
謝辞　270
重回帰分析　256
集合調査法　201
修正Borgスケール　159
12誘導心電図　169
周波数特性　121
順序尺度　239
情報バイアス　213
抄録　270
除外基準　187, 222
初代培養　17
序論　269
自律神経　82
シングルケースデザイン　182
神経筋接合部　118
神経血管カップリング　130
神経性循環調節機構　94
腎交感神経活動計測　94
浸漬固定　46
心臓交感神経　84
身体運動学　100
身体重心　105
伸長反射　82
針電極　120
心肺運動負荷試験　158
心拍数　83
信頼性　196

す

図　272
推敲　275
スパイロメータ　144
スパイロメトリー　144
スライドグラス　44

せ

正規化　126
正規分布　241
生物医学雑誌投稿に関する統一規定　264, 265
整流平滑　126
セグメント座標系　102
絶対定量法　64
接着性細胞　17
全数調査　205
選択バイアス　211
前置増幅器　122

そ

層化　216
総説　5
相対定量法　64
相対リスク　223
相補的DNA　55
測定　101
組織学　42
組織培養　16
粗死亡率　209

た

対応のあるt検定　246
代謝　171
── 当量　174
タイトル　271
── ページ　272
代表値　239
体プレチスモグラフ　147
対立仮説　242
ダグラスバッグ　179
── 法　179
多層ベースライン法　186
脱灰　48
脱血　39
妥当性　196
単回帰分析　254
段階的漸増負荷法　162

ち

中央値　239
中脳歩行誘発野　97
直接熱量計測法　171

て

ディスポーザブル電極　120
ディープフリーザー　27
データ　194, 238
電気泳動　65

和文索引

――法 55
電気生理学 78
電気的インピーダンス 128
電子顕微鏡 43
電子データベース 221
電子伝達系 173
添付手紙 272
電話調査法 201

と

同意書 200
統計学的異質性 225
統計学的検定 242
統計学的パワー 225
投稿規定 264
等尺性収縮 125
動物実験指針 13
独立したサンプルのt検定 244
取込基準 187
トリパンブルー 25
トリプシン / EDTA 19

な

ナイキスト定理 124
内的一貫性 196
内的整合性 196
内的妥当性 189
内容的妥当性 196

に

2件法 197
二酸化炭素排出量 163
二次抗体 52
2シナプス性Ia相反抑制 87
2乗平均平方根 126
乳酸性作業閾値 178
2連発磁気刺激 142

ね

ネイティブチェック 276
ネガティブコントロール 53

の

ノイズ除去 126

脳磁図 132
脳電図 131
ノトバイオート 32
ノンパラメトリック 242

は

バイアス 211
肺活量 144
肺機能検査 144
肺気量分画 146
培地 18
――交換 22
ハイパスフィルター 121
ハウスキーピング遺伝子 58
薄切 47
ハム 122
パラメトリック 242
半球間抑制 132
反射マーカ 112
判定 277
ハンドサーチ 222
反復経頭蓋磁気刺激法 132
反復測定による分散分析 250

ひ

ピア・レビュー 277
非運動性熱産生 175
比較CT法 64
皮質脊髄路 140
皮質内促通 142
皮質内抑制 142
比尺度 238
非侵襲的脳機能計測方法 130
ヒストグラム 241
ヒトゲノム宣言 13
ピペッティング 23
ビューレット法 68
表 271
標準化平均差 223
標準偏差 240
標題 271
評定法 197
標本(サンプル) 199, 240
表面電極 118, 120
比率尺度 238

ふ

ファンネルプロット 227
フェイスシート 198
フォレストプロット 224
副題 271
浮遊性細胞 17
ブラッドフォード法 67
フーリエ変換式 127
ブレスバイブレス法 179
ブロックデザイン 133
文献 8
分散 240
――分析 248
分時換気量 145, 163
分析 101
分布 241

へ

平均 239
――差 223
平行筋 126
別刷 278
ヘマトキシリン・エオジン染色 49
ヘルシンキ宣言 13
ペントバルビタール 39
変量効果モデル 225

ほ

放血 39
方法 270
ポジティブコントロール 53
母集団 200, 240
母数効果モデル 224
ポスター発表 260
保定 36
ホモジナイズ 59
ポリアクリルアミドゲル 65
ポリクローナル抗体 52
ポリビニリデンジフロライド 73
ホルター心電図 169

ま

マイクロニューログラフィ 91

和文索引

マッチング 216

み

ミクロトーム 43

む

無菌操作 20
無菌動物 32
無作為化 215
無作為抽出 184
―― 法 200
無酸素性代謝閾値 178

め

名義尺度 239
メタアナリシス 220
メタ回帰分析 225
免疫組織化学 50, 51
面接調査法 201
メンブレン 67

も

盲検化 183
モデルによる調整 217

モノクローナル抗体 52

ゆ

有意確率 243
有意水準 242
有意抽出法 200
郵送調査法 201
有病率 210
床反力 106
―― 作用点 106

よ

陽電子断層撮影法 131
要約指標 223
予測肺活量 146

ら

ラボノート 5
ランダム化 215
―― 比較試験 182
ランダム割付け 183

り

リアルタイムPCR法 55

利益相反 272
リクルートメント 119
―― カーブ 89
リサーチクエスチョン 202, 221
リスク因子 215
リスク比 223
リファレンス遺伝子 58
リプリント 278
留置調査法 201
臨床研究 31
臨床試験報告に対する統合基準 187

れ

レイアウト 204
レートコーディング 119
レビュー 5

ろ

ローパスフィルター 121
6分間歩行試験 158, 180
ローリー法 67
論文投稿 276
論文発表 4

欧文索引

A

AB型デザイン　185
ABA型デザイン　186
Abstract　270
Acknowledgements　270
Alternative Treatment Design　186
anaerobic threshold(AT)　178
ATポイント　164
ATP　171
────-CP系　173
Atwater index　171

B

basal metabolic rate(BMR)　174
BCA　67
Borgスケール　159, 180
breath-by-breath法　161
Bruce法　180

C

cDNA　61
CI療法　81
CLEAR NPT(a checklist to evaluate a report of non-pharmacological trial)　187
CO_2インキュベーター　19
concealment　190
CONSORT(Consolidated Standards of Reporting Trials)　187
contact inhibition　17
contamination　20
cortical silent period　141
Cover letter　272
Ct値　65

D

⊿Ct値　65
⊿⊿Ct値　65
DIFFモデル　114

DIFF(Data Interface File Format)　15
　点マーカモデル　112
direct calorimetry　171
Direct Linear Transformation(DLT)法　102
Discussion　270

E

EBM　16, 219
EBPT　219
EndNote　11
EPOC　178

F

FEV_1(forced expiratory volume in 1 second)　144
Figure　272
Friedman検定　251
F-V曲線　148

G

GRADEシステム　231

H

H反射　87
HE染色　49

I

I^2値　225
IMRAD　265
In vitro　34
In vivo　34
indirect calorimetry　172
intention to treat(ITT)解析　183
Introduction　269

K

Kruskal-Wallis検定　250

L

lactate threshold(LT)　178

M

Mann-WhitneyのU検定　247
maximal oxygen uptake($\dot{V}O_2$max)　178
Mendeley　11
metabolic equivalent(MET)　174
metabolism　171
Methods　270
mixing chamber法　160
MOOSE提案　234
MV(minute ventilation)　145

N

non-exercise activity thermogenesis (NEAT)　175

O

onset od blood lactate accumulation (OBLA)　178
on treatment解析　184
Oxford model　112

P

PBS(－)　19
PCR　56
peak $\dot{V}O_2$　163
PECO　203
PEDroスケール　230
peer review　277
PEmax　155
PICO　203
PImax　155
point cluster法　112
polyvinylidene difluoride(PVDF)　73

285

欧文索引

PRISMA声明　227
PROBE(prospective randomized open blinded end-point) study　190
PubMed　9

R

ramp負荷　162
ramp法　180
RCポイント　164
References　270
relative metabolic rate(RMR)　174
reprint　278
RER　172
resting metabolism　175
Results　270
review　5
Review Manager　226
RNase　59
RQ(respiratory quotient)　163, 172

S

6MWT(6 minutes walk test)　158, 180
SCAWの分類　34
SDS-PAGE　66
Spearmanの相関係数　254
SPF動物　32
SWT(shuttle walking test)　158
SYBER Green I　57

T

Table　271
Tagmanプローブ　57
TCA回路　173
Title　271
—— page　272
total RNA　60

V

VC(vital capacity)　144
$\dot{V}CO_2$(carbon dioxide output)　163
$\dot{V}E$(minute volume)　163
ventilation threshold(VT)　178
Vicon Plug-In-Gait　114
—— 下肢モデル　112
$\dot{V}O_2$　162, 177
—— max(maximum $\dot{V}O_2$)　162

W

Wilcoxonの符号付順位和検定　248

検印省略

理学療法研究の進めかた
基礎から学ぶ研究のすべて

定価（本体 5,200円＋税）

2014年3月4日　第1版　第1刷発行
2014年4月8日　　同　　第2刷発行

編　者	森山　英樹（もりやま　ひでき）
発行者	浅井　宏祐
発行所	株式会社 文光堂
	〒113-0033　東京都文京区本郷7-2-7
	TEL（03）3813-5478（営業）
	（03）3813-5411（編集）

© 森山英樹, 2014　　　　　　　　　　　　　印刷・製本：公和図書

乱丁，落丁の際はお取り替えいたします．

ISBN978-4-8306-4504-4　　　　　　　　　　　　Printed in Japan

・本書の複製権・上映権・譲渡権・翻訳権・翻案権・送信にかかわる権利・電子メディア等で利用する権利は，株式会社文光堂が保有します．
・本書を無断で複製する行為（コピー，スキャン，デジタルデータ化など）は，私的使用のための複製など著作権法上の限られた例外を除き禁じられています．大学，病院，企業などにおいて，業務上使用する目的で上記の行為を行うことは，使用範囲が内部に限られるものであっても私的使用には該当せず，違法です．また私的使用に該当する場合であっても，代行業者等の第三者に依頼して上記の行為を行うことは違法となります．
・JCOPY〈（社）出版者著作権管理機構　委託出版物〉
本書を複写（コピー）される場合は，そのつど事前に（社）出版者著作権管理機構（電話 03-3513-6969, FAX 03-3513-6979, e-mail：info@jcopy.or.jp）の許諾を得てください．